LEÇONS

DE

CLINIQUE CHIRURGICALE

PAR

O.-M. LANNELONGUE

PROFESSEUR A LA FACULTÉ DE MÉDECINE DE PARIS

CHIRURGIEN DES HOPITAUX

MEMBRE DE L'ACADÉMIE DES SCIENCES ET DE L'ACADÉMIE DE MÉDECINE

Avec 40 figures dans le texte

et 2 planches en couleurs

PARIS

MASSON ET Cie, ÉDITEURS

LIBRAIRES DE L'ACADÉMIE DE MÉDECINE

120, BOULEVARD SAINT-GERMAIN

1905

LEÇONS

DE

CLINIQUE CHIRURGICALE

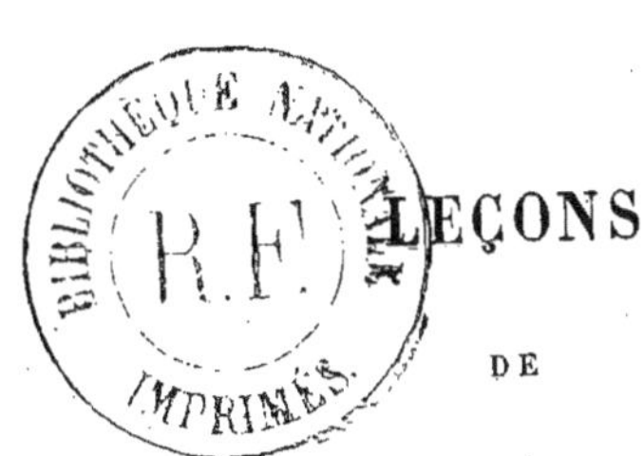
BIBLIOTHÈQUE NATIONALE
R. F.
IMPRIMÉS

OUVRAGES DU MÊME AUTEUR

A LA MÊME LIBRAIRIE

Méthode de transformation des produits tuberculeux des articulations et de certaines parties du corps humain. Br. in-8, avec figures......... 3 fr.

La Tuberculose chirurgicale. 1 vol. petit in-8 de l'*Encyclopédie des Aide-Mémoires*, 2 fr. 50; cartonné.. 3 fr.

LIBRAIRIE ASSELIN ET HOUZEAU

Abcès froids et Tuberculose osseuse. 1 vol. gr. in-8, avec figures dans le texte et 12 planches en chromolithographie............................... 8 fr.

Traité des Kystes génitaux, avec la collaboration de Cн. Achard. 1 vol. gr. in-8, avec figures dans le texte et 12 planches en chromolithographie. 18 fr.

Coxotuberculose. Leçons recueillies par le Dʳ V. Ménard. 1 vol. gr. in-8, avec figures dans le texte et 4 planches en chromolithographie............ 12 fr.

Tuberculose vertébrale. Leçons recueillies par le Dʳ V. Ménard. 1 gr. vol. in-8, avec figures dans le texte et 4 planches en chromolithographie....... 12 fr.

Affections congénitales, par le professeur Lannelongue et le Dʳ V. Ménard. Tome I, *Tête et Cou.* 1 gr. vol. in-8, avec figures dans le texte et 5 planches en chromolithographie.. 15 fr.

3759-05. — Corbeil. Imprimerie Éd. Crété.

LEÇONS

DE

CLINIQUE CHIRURGICALE

PAR

O.-M. LANNELONGUE

PROFESSEUR A LA FACULTÉ DE MÉDECINE DE PARIS

CHIRURGIEN DES HOPITAUX

MEMBRE DE L'ACADÉMIE DES SCIENCES ET DE L'ACADÉMIE DE MÉDECINE

Avec 40 figures dans le texte

et 2 planches en couleurs

PARIS

MASSON ET Cⁱᵉ, ÉDITEURS

LIBRAIRES DE L'ACADÉMIE DE MÉDECINE

120, BOULEVARD SAINT-GERMAIN

1905

BIBLIOTHÈQUE NATIONALE — R.F. — IMPRIMÉS

TOUS DROITS RÉSERVÉS.

PRÉFACE

J'ai toujours fait précéder chacun de mes ouvrages d'une préface dans laquelle je développais, en les mettant en évidence, les idées les plus personnelles ou les faits les plus nouveaux qui y étaient présentés. Sans renoncer à une tradition conforme aux mœurs anciennes, je crois néanmoins qu'il faut tenir un très grand compte aujourd'hui du peu de temps que l'on a pour la lecture de tout ce qui paraît, même dans les spécialités où l'on se complaît et que l'on cultive avec le plus de soin.

Aussi, l'introduction ne me semble-t-elle plus devoir être un plaidoyer en faveur des doctrines ou des mérites de l'ouvrage, mais l'esquisse à grands traits de quelques-unes de ses parties fondamentales.

Faire que l'observation clinique soit aussi vraie que possible et qu'il n'en soit perdu que l'inévitable part du hasard, a été une des préoccupations les plus constantes de ma carrière chirurgicale et de mon enseignement. Pour cela j'ai cherché et employé les méthodes d'examen les plus exactes, les plus rigoureuses. La vue, la mensuration, le toucher du *corps humain mis à nu dans toute son étendue,* chez les enfants surtout, doivent servir pour établir des comparaisons constantes entre les parties saines et les parties similaires plus ou moins déformées par la maladie.

Une position que j'appelle *position d'examen*, combinée à l'emploi de la *méthode graphique* qui vient, par une inscription facile sur la peau, montrer les différences de forme et de rapports des parties ; une méthode comparative d'investigation directe, minutieuse ; un interrogatoire serré et judicieux comme celui qui incombe à un juge d'instruction et qui porte à la fois sur le présent et sur le passé immédiat, éloigné et parfois héréditaire, tels sont les moyens employés qui m'ont semblé les appuis les plus sûrs de l'observation médicale.

J'ai cherché l'origine des maladies dites nouvelles dans les transformations des maladies anciennes, et je suis arrivé à cette conclusion que l'interprétation seule en était différente. Pour ne prendre qu'un exemple frappant et bien établi d'ailleurs, j'ai fait voir que l'appendicite existait longtemps avant la création du nom et la période de ces vingt dernières années.

Un rapport algébrique m'a paru exister entre les soins à donner tout à fait au début des maladies et les résultats d'une cure parfaite, dans les affections à évolution lente, les tuberculoses chirurgicales en particulier ; j'en développe les termes et je montre la nécessité qu'il y a de savoir faire un diagnostic précoce pour agir vite et directement sur les tissus tuberculeux, afin de les transformer avec rapidité en un tissu de guérison, c'est-à-dire normal.

Il y a deux ans à peine, j'ai fait la démonstration que la maladie de Paget n'était qu'un des stades ultimes de la syphilis héréditaire ; j'y ai ajouté le chapitre très peu connu de cette maladie chez les *puéri-adolescents*, en faisant ressortir combien en étaient fréquentes les conséquences fâcheuses dans l'âge adulte et à quelles méprises elles exposaient.

Je m'arrête, espérant en avoir assez dit pour montrer l'esprit qui a présidé à ces leçons ; elles ne sont plus le récit de faits agrémentés par des commentaires, mais l'exposé des pensées réfléchies de celui qui aimant la clinique, sachant combien elle est difficile et infidèle, a fait tout ce qu'il a pu pour se préserver d'erreurs dans lesquelles, hélas ! on ne tombe que trop souvent, et qui ne s'est pas pour cela laissé détourner des préoccupations, dégagées autant que possible de tout emballement, de certaines réformes ayant un caractère social comme celle, en apparence minime, mais grosse de conséquences, du *carnet sanitaire individuel*.

15 juin 1905.

LANNELONGUE.

TABLE DES MATIÈRES

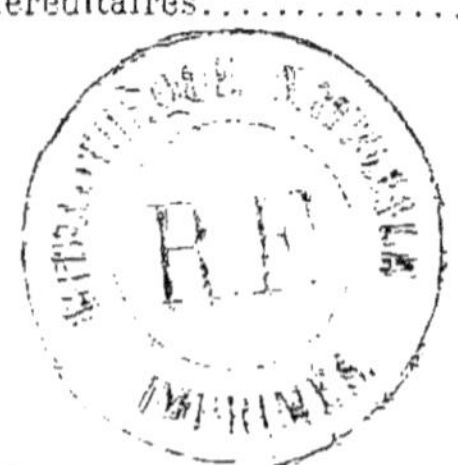

R F

LEÇONS

DE

CLINIQUE CHIRURGICALE

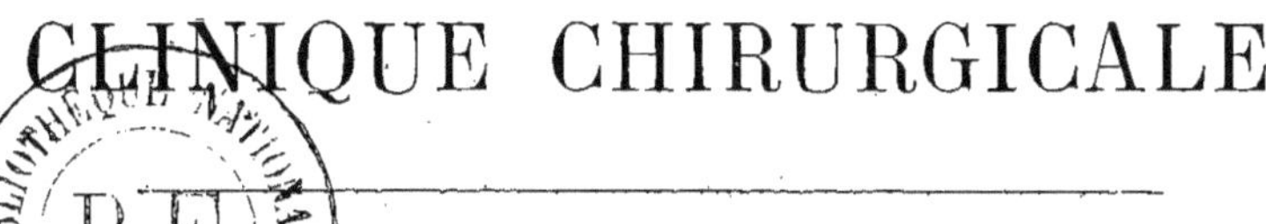

TRANSFORMATIONS DES MALADIES. — MALADIES EN VOIE DE DISPARITION ET MALADIES NOUVELLES. — DESCRIPTIONS ERRONÉES, QUOIQUE CLASSIQUES.

Sommaire. — Changements apportés dans la pathologie humaine par les progrès de la médecine. — Maladies chirurgicales anciennes dont il n'est presque plus question : infection purulente. — Infections mieux connues aujourd'hui dans leur cause : streptocoque, pneumocoque, staphylocoque. — Le phlegmon diffus a disparu comme entité morbide distincte. — De même ont disparu : la carie, la nécrose, les périostites, les abcès osseux, les panaris osseux, le torticolis simple essentiel, le lumbago idiopathique, les phlegmons et abcès de la fosse iliaque droite, la typhlite, la pérityphlite phlegmoneuse, la psoïtis. — Avènement de l'appendicite : cette maladie était connue autrefois, mais elle n'était pas mise à sa véritable place. — Elle remplace un grand nombre d'autres maladies jadis mal déterminées. — Statistique personnelle de l'hôpital Trousseau. Statistique de Villaret. — L'appendicite n'augmente pas de fréquence, elle n'est pas supérieure, en nombre, à ce que sont, additionnées les unes aux autres, les maladies dont elle a pris la place.

Messieurs,

Les progrès inséparables de la découverte de branches nouvelles de nos connaissances, de l'application à l'observation médicale de procédés scientifiques plus exacts, du recours à la méthode expérimentale, d'une thérapeutique plus sûre et d'un déterminisme mieux compris entraînant à sa suite une réforme radicale dans l'art d'opérer et de guérir, ces progrès ont amené tant de nouveautés dans la manière de concevoir la pathologie humaine que l'histoire des maladies en est encore toute bouleversée. Elle est devenue, en fail, *nouveau style*, tout en restant encadrée dans un vieux moule que l'habitude et des langages différents ont conservé sans le briser, cherchant à le mettre en harmonie avec des descriptions qui, pour être plus conformes à la réalité, n'en sont pas moins en contradiction flagrante avec l'esprit ancien qui les abrite encore.

Pour ne pas sortir du domaine de la chirurgie, le seul qui nous préoccupe à ce point de vue, je puis tout de suite offrir une liste assez longue des maladies dont il n'est pour ainsi dire plus question : périostite, périostite phlegmoneuse, panaris osseux, psoïtis, abcès aigu des os, carie, nécrose aiguë, infection purulente et putride, phlegmon diffus, torticolis aigu idiopathique, phlegmons spontanés de la fosse iliaque, kystes séreux ganglionnaires. On ne saurait oublier, dans cette énumération, les déformations congénitales ou acquises par le fait du rachitisme, de la tuberculose, des brûlures, des ulcérations destructives de toute sorte rappelant le spectacle de la cour des miracles, toutes lésions dont la chirurgie actuelle, dans son besoin d'esthétique et dans sa pleine phase d'activité opératoire, ne saurait plus supporter la vue, et qu'une thérapeutique active ou préventive réforme ou empêche de se produire.

Et, comme il ne nous appartient pas de rayer d'un trait de plume ces différentes maladies, que d'ailleurs d'autres maladies dites nouvelles ont pris leur place, mais avec d'autres noms et des définitions plus précises, il en résulte une confusion très grande rappelant les périodes de schisme dans une religion, et une très grande gêne pour l'enseignement et la propagation des idées courantes qui viennent se heurter à des opinions surannées.

On ne peut guère séparer, en effet, les maladies de leur qualificatif, pas plus qu'on ne sépare les choses des mots qui les désignent, les idées du langage qui les représente. Or, certaines maladies ayant disparu, leur qualificatif devrait aussi disparaître et être remplacé par le terme affecté aux maladies qui sont venues se substituer aux précédentes. Les faits, c'est-à-dire la réalité, s'accommodent difficilement d'une confusion pareille ; il en résulte un trouble profond dans les idées, qui se traduit en définitive par un manque absolu d'unité de vues dans l'art de concevoir comme dans celui de guérir ces maladies.

Voici un exemple frappant et qui fut bien lamentable pour la chirurgie du dernier siècle jusqu'à la période 1875-1880. Il y avait alors une complication redoutable des plaies opératoires ou accidentelles ; c'était une entité morbide d'un caractère des mieux tracés, reconnaissable par des traits si décisifs, que personne parmi les médecins ne pouvait s'y tromper. Existant en tous temps, mais prenant parfois un caractère épidémique, elle était devenue la terreur des opérateurs, à ce point que la plupart des chirurgiens de Paris n'osaient plus pratiquer dans cette ville et qu'ils s'en allaient exercer leur art à la campagne, tandis que d'autres fermaient leur salle d'opération plusieurs mois par an.

Eh bien, cette entité morbide fixée par la clinique, qui déterminait une mortalité opératoire effrayante de 70 à 90 p. 100 dans l'amputation de cuisse, par exemple, je cherche quel est l'étudiant qui la connaît aujourd'hui. On ne la voit pour ainsi dire plus dans les hôpitaux. On l'appelait *infection purulente*, à défaut d'un nom plus exact, parce qu'on n'en connaissait pas la nature, et qu'on ignorait ce qui l'engendrait. On sait aujourd'hui qu'elle est provoquée par un empoisonnement dû au *vibrion septique*, et elle a disparu, grâce aux perfectionnements de nos opérations et de nos pansements.

A côté de cette infection, il en est d'autres moins redoutables qui se produisent de nos jours et qui existaient déjà autrefois, mais qu'on ne distinguait pas encore, parce que leurs causes étaient inconnues, ce sont ces infections que l'on reconnaît et que l'on désigne de nos jours, par le nom de l'agent qui a engendré la suppuration : streptocoque, pneumocoque, staphylocoque, etc.

Voilà donc prise sur le fait la substitution d'un état de choses nouveau, réel, défini, à un état ancien aussi réel, mais inconnu dans sa nature et dans son mécanisme organique, malgré toute l'attention qu'y avaient apportée les plus belles intelligences de la première moitié du siècle dernier : j'ai nommé Dupuytren, Cruveilhier, Sédillot, Velpeau, Ribes, pour ne parler que des Français, la question étant d'ailleurs très française.

Le mémorable phlegmon diffus, tel que les A. Cooper, les Dupuytren, les Denonvilliers ou les Nélaton nous l'ont enseigné, a lui-même disparu, on n'en parle plus, on ne le voit plus. Il n'a jamais, selon moi, constitué une entité morbide spéciale, c'est-à-dire une infection produite par un microbe spécial ; il se rattachait, à mes yeux, à deux affections de siège initial différent et qui expliquaient l'une et l'autre la modalité clinique qu'on s'accordait à lui reconnaître.

Dans un premier groupe de faits, le phlegmon diffus des auteurs anciens constituait une maladie de toute l'épaisseur du membre, il était à la fois sus et sous-aponévrotique, et il s'accompagnait promptement de la mortification du tissu cellulaire, de la dénudation des os, de leur suppuration et de leur nécrose. Je crois que, dans ce cas, on a méconnu le siège primitif du mal et que l'affection a été primitivement une maladie des os, *une ostéomyélite aiguë* avec gonflement concomitant des parties molles, mortification prompte du tissu conjonctif et suppuration de l'intérieur de l'os d'abord, de sa surface ensuite, des parties molles en dernier lieu, cette évolution se faisant avec une très grande rapidité. Le nom de typhus des membres a été donné par Chassaignac à cette ostéomyélite primitive des grands os

longs des membres, la seule connue alors, promptement
suivie d'un phlegmon diffus des parties extérieures à l'os.

L'agent infectant est le staphylocoque, doué, dans cette
circonstance, d'une virulence extrême déterminant des effets
de nécrose dans les os et de gangrène dans le tissu cellulaire.

Les faits de cette nature, à l'époque où l'ostéomyélite
n'était pas connue, recevaient une interprétation qui était
l'inverse de ce qu'elle aurait dû être. On était frappé par
l'étendue et la rapidité du gonflement des tissus mous, la
rougeur et la tension de la peau, la diffusion du mal, sa
tendance à la mortification. On n'examinait pas les os, et
lorsqu'on avait recours à l'incision, on trouvait d'abord des
foyers superficiels avec mortification du tissu cellulaire,
mais aussi des foyers profonds et un os dénudé dans une
plus ou moins grande étendue. On accusait la suppuration
des parties molles d'avoir envahi et détruit le périoste,
dénudé l'os et amené sa mortification, c'est-à-dire une
nécrose, dans une portion plus ou moins grande. On plaçait, que l'on me permette l'expression, la charrue avant les
bœufs ; je n'ai jamais vu le pus dénuder un os et entraîner
une mortification de cet os, petite ou grande, large ou
étroite ; les propriétés du pus ne sauraient avoir un tel
effet.

D'autre part, c'est bien mal comprendre le mécanisme de
la nutrition des os par leur admirable système circulatoire
que de supposer que la nécrose peut être la conséquence
d'une dénudation diaphysaire. Les nécroses sont le résultat
de l'ostéomyélite elle-même, qui remplit les canaux de
Havers de leucocytes purulents, en détruit les vaisseaux ainsi
que les éléments anatomiques, et non pas d'un trouble circulatoire superficiel. Cruveilhier, jadis, enlevait tout le
périoste d'une côte, c'est-à-dire toutes les connexions vasculaires de l'os, sauf les connexions épiphysaires, et il ne se

produisait pas de nécrose; la région ainsi dépouillée de périoste n'était même plus reconnaissable plus tard.

Cette variété de phlegmon diffus est, en fait, une ostéomyélite primitive avec propagation aux parties molles qui entourent l'os jusqu'à la peau.

Reste le deuxième groupe de faits, où l'on voit manifestement un véritable phlegmon diffus partir d'une écorchure, d'une plaie, pour s'étendre tantôt avec les caractères d'une inflammation franche, tantôt avec des apparences lymphangitiques, érysipélateuses, gangréneuses même, en surface et en profondeur, de la peau aux tissus sous-jacents et, dit-on, jusqu'au squelette. L'observation est exacte, sauf en ce qui concerne les os.

L'infection n'est pas, non plus, de nature spécifique et on n'a pas trouvé, on n'a pas décrit un agent spécial, qui la détermine. C'est, au fond, un vulgaire streptocoque, ou encore un staphylocoque qui va trouver un terrain favorable ou dont la virulence est accrue par des circonstances fortuites. Un exemple fera mieux comprendre cette explication.

Un homme de quarante ans, bien portant mais buveur, reçoit sur la jambe un fort coup, qui contusionne les parties molles placées entre l'os et le corps contondant; cet homme ne s'arrête pas, il continue à marcher, sans se soucier de la présence d'une petite plaie qui s'est produite consécutivement à la contusion. La rougeur ne tarde pas à s'étendre, les parties molles se gonflent autour de la plaie. L'homme ne s'arrête pas encore, il ne soigne même pas sa plaie, qui est exposée aux frottements incessants du pantalon ou du caleçon, malpropres. Le mal prend de l'extension, des phénomènes généraux graves, des frissons, de la fièvre se produisent; bientôt, c'est un véritable phlegmon diffus de toute la jambe, qui est devenue tendue, d'un rouge intense, livide même; c'est alors seulement que le malade prend le lit. Quand on incise la tuméfaction, on y découvre des infiltrations purulentes, des parties de tissu conjonctif mortifiées ressemblant à de la filasse. La suppuration dissèque les muscles, arrive sur le périoste du tibia, mais cet os est intact. Le bactériologue ne constate pas autre chose que des staphylocoques associés ou non à des saprophytes.

Dans un autre exemple de phlegmon large, étendu, en voie de devenir diffus, on pourra rencontrer des streptocoques.

Ainsi, il eût suffi, chez ces derniers malades, d'empêcher la marche et de tenir propre la partie infectée pour arrêter l'évolution du mal, et les circonstances extérieures ont été suffisantes pour accroître la virulence du microbe, au point que ses toxines ont mortifié les tissus, et que le mal s'est propagé au loin, au lieu de rester circonscrit et insignifiant. Il convient d'ajouter encore que le diabète, l'alcoolisme, la misère, en diminuant les résistances cellulaires de l'organisme, contribuent puissamment à l'augmentation de virulence et à la multiplication des microbes.

En résumé, un certain nombre de modalités cliniques d'apparence différente sont susceptibles de se transformer les unes dans les autres, selon la voie de pénétration de l'agent, son siège dans tel ou tel tissu, l'état de résistance ou d'affaiblissement de l'organisme, selon certaines conditions locales comme le mouvement et les frottements sur les tissus ouverts, par le fait de l'adjonction d'autres microbes virulents qui, sans avoir rien de pathogène, par eux-mêmes, le deviennent par association ou en accroissant la virulence du premier agent.

Il ne saurait entrer dans le plan de ces leçons de prendre une à une chacune des entités morbides étudiées jadis comme espèces bien distinctes, possédant des attributs cliniques déterminés, pour faire voir que le déclassement n'a pas eu d'autre motif de s'imposer que la connaissance de la nature de la maladie, qu'on ignorait auparavant. Il me suffira de parcourir la liste des principales, des plus en vue, en montrant le changement qui s'est opéré à leur égard.

Du jour où a été fixée la nature des abcès froids et des tumeurs blanches, on a vu disparaître comme une espèce morbide distincte, la *carie* qui occupait une si grande place dans le cadre nosologique. Sans aucun doute, l'état anatomique de la carie, l'ostéite raréfiante avec ses diverses modalités, est resté ce qu'il était et il ne pouvait varier. Mais, il est devenu fonction bacillaire, c'est-à-dire dépendant de la pénétration et du développement dans les os du microbe de Koch. Ces effets devaient donc être rapprochés logiquement dés effets analogues observés au niveau des parties molles articulaires ou non ; et cette comparaison s'imposait d'autant plus qu'on voyait tous les jours la carie osseuse associée aux fongosités tuberculeuses, ainsi qu'aux suppurations également tuberculeuses partant des os pour se prolonger plus ou moins loin dans les parties molles.

La continuité du travail se suit pas à pas, et ce serait commettre un non-sens d'observation ou d'analyse que de la méconnaître et de séparer des effets qui sont identiques, puisqu'ils possèdent la même origine et aboutissent au même résultat. De là, la nécessité de rejeter l'espèce morbide dite carie, des anciens auteurs, en la rapportant désormais à l'affection tuberculeuse des os. Argument d'une bien grande force pour démontrer une fois de plus que tant qu'on n'a pas défini une espèce morbide par sa cause, on peut l'interpréter de manières très différentes parce qu'on en ignore entièrement la nature ; elle ne saurait avoir alors ni définition, ni place dans un cadre nosologique établi sur une base scientifique.

Pareillement, dans le groupe des maladies tuberculeuses, j'ai fait voir que les kystes séreux des ganglions lympha-

tiques (1) ou du périoste (2) que l'on a voulu encore faire
rentrer dans le cadre pathologique des périostites dites albumineuses, ne sont que des abcès tuberculeux en évolution
vers la guérison, c'est-à-dire dont la paroi perd ses bacilles
et ses tubercules pour conserver la structure exclusivement
conjonctive, en même temps que le liquide devient séreux,
transparent et renferme de l'albumine en grande quantité.

Il y a longtemps déjà que Villejean (3) analysant, sur ma
demande, le liquide des abcès tuberculeux, y avait trouvé
beaucoup d'albumine, caractère qui, avec plusieurs autres,
séparait ces suppurations des autres suppurations microbiennes. Cette propriété appartient donc à l'organe nouveau
que possèdent les abcès tuberculeux et que j'appelle la *membrane tuberculogène*, et non pas au périoste ou à un ganglion
lymphatique. La sécrétion albumineuse est uniquement une
fonction de cette membrane et non des organes précédents ;
elle ne saurait donc caractériser une espèce morbide ; elle est
sous la dépendance directe de la paroi tuberculogène constituée spécialement pour cela.

L'entité qu'on appelait autrefois *nécrose aiguë* a subi le
sort de la carie, d'après des considérations analogues. A l'é-
poque où l'on en méconnaissait la nature, on ne savait quelle
place lui assigner. Elle évoluait cliniquement avec une telle
rapidité et avec des accidents si graves, pouvant frapper de
mort en quelques jours une partie ou la totalité d'une diaphyse, qu'il y avait là de bonnes raisons pour la séparer
des nécroses ordinaires qu'on rapportait à de prétendues
périostites ; le fait de la mortification rapide de l'os était
par lui-même un caractère suffisant pour légitimer en apparence, du moins, le nom de la maladie et le faire accepter,
faute d'expression meilleure.

(1) *Bull. et mém. de la Soc. de chirurgie*, p. 294, 1881.
(2) *Bull. et mém. de la Soc. de chirurgie*, p. 276, 1878, et in : Abcès froid et
tuberculose osseuse, p. 39.
(3) LANNELONGUE. Abcès froid et tuberculose osseuse, p. 177 (Asselin et Cie, 1881).

L'ostéomyélite avec ses microbes variés, s'est approprié toutes ces nécroses et en a définitivement fixé la place en les reléguant au rang d'accidents secondaires.

L'histoire des *périostites* a partagé les mêmes vicissitudes. Ces affections doivent cesser de former un groupe pathologique à part. Le périoste, en tant que membrane fibreuse, ainsi que Bichat l'a défini, n'a pas d'autres propriétés qu'une membrane de ce genre et la couche de cellules qui revêt sa face profonde est une dépendance du tissu osseux bien plus que du périoste lui-même. C'est le même tissu médullaire qu'on retrouve dans tout l'os, dans le canal médullaire, dans les canaux de Havers, aussi bien qu'à la surface immédiate de l'os. Aussi est-ce à tort qu'on veut l'annexer au périoste, prêtant à celui-ci des propriétés qu'il ne saurait posséder en tant que membrane fibreuse. Et cela est si vrai que, pour doter le périoste de ces propriétés, il faut, quand on le détache de l'os, ruginer celui-ci, de manière à en séparer la couche de cellules qui lui adhère pour la répartir à la face profonde du périoste.

Il importe peu, d'ailleurs ; comme le disait Robin : « *ce qui fait de l'os, c'est l'os,* » et on interprétera exactement la vérité en considérant le périoste comme appartenant à l'os et jouissant, par la couche des cellules médullaires de la surface de l'os, des propriétés de la moelle elle-même.

Il y aura donc d'abord une grande classe d'ostéomyélites aiguës ou à évolution lente, microbiennes, bacillaires, syphilitiques, dans lesquelles le périoste ne joue aucun rôle, ou qu'un rôle très effacé ; le mal est avancé quand il atteint la surface de l'os, c'est-à-dire cette membrane. En saine logique, on devrait compléter ce groupe par un autre beaucoup moins bien représenté d'affections de même nature, mais plus superficielles, émanant encore de cette couche de cellules sous-périostées, qui est une bien minime chose à côté de la masse des cellules du tissu médullaire du reste de l'os. Ce second groupe, pour l'exactitude et pour donner satisfaction aux apparences et à la tradition, pourrait s'appeler le groupe des *ostéomyélo-périostites* ; il comprendrait quelques affections traumatiques superficielles, quelques ostéomyélites syphilitiques et rarement tuberculeuses, des ostéomyélites éberthiennes, etc.

On voit par là qu'il n'y a pas qu'une simple substitution de mots ; ce sont, au contraire, les faits qui viennent forcer la main aux mots et qui n'imposent des mots nouveaux que pour les mettre plus en rapport avec ce qu'ils signifient. La démonstration que l'ostéomyélite est une affection d'origine médullaire, c'est-à-dire profonde, a fait justice d'une série d'erreurs incompatibles avec la donnée d'une affection superficielle. De ce nombre se trouvent les abcès des os, les nécroses, les hyperostoses interstitielles, tous ces états dont on ne connaissait pas l'origine et qui dérivent de l'ostéomyélite primitive de la même manière que des rameaux éloignés sortent d'un tronc principal. Ils persistent après l'ostéomyélite, en donnant lieu à ces poussées secondaires aboutissant aux états précédents que j'ai réunis sous le titre collectif d'*ostéomyélite prolongée ou chronique* (1).

Le groupe des abcès des os n'avait pas jusqu'alors trouvé son histoire, j'entends par là ses causes; on pensait que ces abcès naissaient spontanément dans les os. A part les cavités tuberculeuses qui peuvent contenir un pus spécial et qui sont des cavernes et non des abcès au sens propre de ce mot, et à part les suppurations dans les kystes osseux, tous les autres abcès sont ostéomyélitiques et je me hâte de dire qu'ils sont devenus extrêmement rares depuis, justement, qu'on a traité l'ostéomyélite des os longs par le vrai et le seul traitement qui lui convenait, l'ouverture du canal médullaire des os, dans la région du bulbe. Ces trépana-

---

(1) LANNELONGUE et COMBY. De l'ostéomyélite chronique ou prolongée (*Archives générales de médecine*, sept., oct., nov. et déc. 1879).

tions multiples, lorsqu'elles sont faites de bonne heure, *dès le début de l'ostéomyélite aussitôt le diagnostic posé*, amènent la guérison des malades dans des proportions inconnues avant le traitement, c'est-à-dire à l'époque où on ne traitait que les abcès dits sous-périostiques.

Et en même temps que la guérison des sujets s'obtient dans 90 p. 100 des cas aujourd'hui (la mortalité était de 70 p. 100 en 1879) (1), les réparations osseuses se font très facilement; les cavités se comblent et se cicatrisent, les séquestres se limitent et sont extraits. Il en résulte que les abcès des os jadis si fréquents, qui ont été l'objet de tant de commentaires, sont devenus tout à fait exceptionnels à l'heure présente. On n'a plus guère l'occasion d'en observer. Ils ont cessé ou cesseront d'être connus à leur tour, par le fait d'une thérapeutique mieux comprise de la cause qui les engendre et ils disparaîtront peu à peu de ce cadre nosologique incohérent, rempli de toutes *sortes d'espèces morbides* qui suscitaient descriptions et polémiques, lesquelles rendaient la question plus obscure encore.

Les nécroses resteront encore fréquentes tant qu'on hésitera dans l'intervention précoce, c'est-à-dire qu'on laissera se faire, sans le contrarier ou l'arrêter, le travail de mortification, qui est essentiellement une question de toxicité locale. Mais néanmoins elles ont beaucoup diminué de fréquence; les grandes nécroses surtout s'observent de plus en plus rarement, et cela milite en faveur des bienfaits de l'ouverture précoce des os.

Il n'est pas jusqu'aux déformations des parties de certains organes qui n'en aient bénéficié. Je fais allusion aux ostéomyélites des phalanges appelées autrefois et encore aujourd'hui, quoique à tort, panaris osseux. J'estime que, pour éviter la mortification partielle ou totale des phalanges, on doit, dans cette maladie, ouvrir l'os au plus tard dans les

____

(1) *Bulletins et mémoires de la Société de chirurgie*, t. V, p. 387, 1879.

quarante-huit heures qui suivent ce début, qu'il y ait ou non du pus dans les parties molles. En agissant de la sorte, on évitera la nécrose de la phalange et par suite les difformités très gênantes et très disgracieuses qui s'y attachent, surtout quand il s'agit de la dernière phalange du pouce et de l'indicateur.

Je serai bref sur la disparition de ces entités morbides désignées sous le nom de torticolis simple, essentiel, de lumbago idiopathique. En arrêtant l'attention sur elles, on n'est pas médiocrement surpris de voir deux ou trois muscles parmi tous les autres, devenir seuls la proie d'accidents passagers, fébriles ou non, dont la dominante est une contracture douloureuse, parfois excessive. Pourquoi les autres muscles du corps humain n'ont-ils jamais un pareil trouble fonctionnel et singulier? Sont-ils moins exposés qu'eux aux vicissitudes extérieures, particulièrement au refroidissement? Certainement non, témoin les muscles sous-cutanés de la main et du visage que rien ne protège et qui se refroidissent sans cesse. Et puis, les muscles sacro-lombaires ne sont-ils pas recouverts par les vêtements de l'homme? Ils ne sont certainement pas plus exposés à la fatigue que les autres et, d'ailleurs, la fatigue musculaire n'amène pas d'ordinaire une contracture ayant un caractère aussi spécial.

Ces muscles ne présentant aucune particularité anatomique qui les sépare des autres, il y avait lieu de rechercher si cette contracture musculaire évidente, soudaine, douloureuse quand on veut la vaincre, fébrile parfois, ne dépendait pas d'une maladie des organes voisins dont la contracture ne serait que le reflet, bien qu'elle paraisse le phénomène le plus essentiel et le seul sur lequel on se soit arrêté. Or, il existe dans les deux régions en cause, le cou et les lombes, une disposition anatomique des plus intéressantes et à laquelle on n'a pas suffisamment réfléchi.

Au cou, les fonctions du sterno-mastoïdien agissent sur la tête et la face par l'intermédiaire des jointures du rachis, des articulations supérieures et des apophyses articulaires. Toute atteinte aiguë d'une ou plusieurs de ces jointures fera naître immédiatement plus qu'un état de vigilance, une véritable contracture musculaire. Le sterno-mastoïdien tantôt seul, plus souvent avec d'autres muscles postérieurs ou latéraux du cou, entre en scène pour fixer la tête, ou plutôt pour immobiliser les jointures touchées. De là, la déviation et la fixité de la tête. Et, comme ces jointures sont profondément situées, qu'elles sont petites et que, de plus, elles sont immobilisées, rien n'indique leur état pathologique, le seul phénomène apparent est la contracture musculaire du sterno-mastoïdien, en particulier. Cette contracture passe ainsi pour être le fait initial et constituer la maladie, le *torticolis* idiopathique. Mais si l'on veut bien prendre le soin d'examiner les articulations des vertèbres du cou, en fixant la tête d'abord, et sans toucher au sterno-mastoïdien, on réveillera par la simple pression sur la région des articulations, une douleur intolérable qui sera ravivée à chaque nouvelle légère pression, tandis que le muscle demeure contracturé et ne subit aucun dérangement. Pareillement les mouvements de ces articulations sont impossibles et très douloureux, si on veut contrarier l'immobilité articulaire.

Aux lombes, les phénomènes sont identiques. Le *lumbago* vulgaire, classique, dirai-je, dépend d'une arthrite des *articulations des apophyses articulaires*, ou plutôt de contacts articulaires inusités dans les surfaces de ces articulations. En effet, le mouvement de ces jointures étant habituellement très limité, une partie des facettes articulaires d'une apophyse ne se met que très rarement en contact avec les facettes correspondantes de l'autre apophyse. Aussi ces parties qui ne subissent ni contact, ni compression habi-

tuelle, se déforment-elles aisément surtout chez les arthri-
tiques et les goutteux. Elles peuvent même devenir chez eux
le siège des dépôts de sels phosphatiques ou d'urates.

Dans ces conditions, si un sujet en apparence bien portant, d'ailleurs, vient à exécuter brusquement un mouvement
des lombes inusité, qui ne peut se produire qu'à l'aide des
contacts nouveaux dans les faccttes articulaires altérées, il
en résulte une vive douleur, une impossibilité d'aller plus
loin donnant immédiatement lieu à une contracture violente
de la masse sacro-lombaire.

Cette contracture a pour but d'arrêter net tout fonctionnement articulaire. On l'appelle lumbago.

Comme au cou, mais bien moins souvent que dans cette
dernière région, il peut se manifester en même temps dans
d'autres articulations des atteintes de rhumatisme articulaire subaigu, etc.

La *psoïtis* passait autrefois pour une maladie fréquente.
En y regardant de près, on arrive à reconnaître que la
psoïtis essentielle est une pure abstraction. Pour mon compte,
j'ai observé un assez grand nombre d'abcès ou d'inflammations du psoas avec contracture de ce muscle, mais ces
lésions ont toujours été consécutives à l'une ou à l'autre
des maladies suivantes, par ordre de fréquence : un mal de
Pott dorsal ou dorso-lombaire, accompagné d'un abcès
tuberculeux dans un des muscles psoas et quelquefois dans
les deux ; — une ostéomyélite de l'os iliaque avec suppuration osseuse et abcès dans le muscle ; — une ostéomyélite
lombaire avec abcès dans l'un ou dans les deux psoas ; — une
adénite tuberculeuse des ganglions iliaques ou une ostéite
iliaque tuberculeuse avec abcès tuberculeux dans le muscle ;
— une coxo-tuberculose avec abcès remontant dans la gaine
du psoas ou gagnant ce muscle par l'intérieur du bassin ;
— une appendicite, c'est-à-dire un abcès iliaque pénétrant dans
le psoas et y provoquant une psoïte suppurée ; — enfin, dans

certaines formes d'infections généralisées diffuses, le psoas, comme d'autres muscles, peut présenter des foyers de myosite suppurée, mais je n'en ai jamais observé. L'énumération précédente peut être incomplète et laisser dans l'ombre d'autres influences insolites, mais elle comprend certainement les plus habituelles.

La psoïtis telle qu'on l'a comprise, doit en définitive être considérée comme une affection secondaire et consécutive à une autre maladie. Cette psoïtis était différente de celle qu'on a quelquefois signalée dans les myosites suppurées de l'infection purulente. Ici donc encore on peut dire qu'une entité, qu'on était habitué à considérer comme propre, a en quelque sorte disparu. Qu'il me soit permis d'indiquer, en passant, que j'ai observé une fois seulement, avec le professeur Fournier, un cas de contracture du muscle psoas, qui nous parut devoir être de nature purement nerveuse. L'affection, qui était survenue brusquement, cessa de même, après plusieurs mois de durée, sous l'influence d'une légère friction. Le sujet était un garçon de quinze ans et l'état de contracture était très prononcé.

Je ne saurais terminer cet aperçu très incomplet sans jeter un coup d'œil sur une autre maladie iliaque disparue en entier, en tant que maladie essentielle et entité propre : je fais allusion au phlegmon ou abcès de la fosse iliaque, encore appelé *typhlite* ou *pérityphlite phlegmoneuse*, suppurée ou non. Mais cette étude ne peut être séparée de celle de la grande maladie, dite nouvelle, l'*appendicite*, qui est la remplaçante de l'affection précédente ; j'ajouterai qu'elle est, d'ailleurs, également la remplaçante d'une série d'autres maladies d'organes très divers. Jamais question n'a été plus brûlante et n'a eu autant d'actualité.

L'appendicite, les ostéomyélites, les maladies tuberculeuses ostéo-articulaires, avec les abcès qui en dépendent et qui les prolongent dans les tissus, sont les trois grandes

maladies actuelles qui ont, peut-on dire, bouleversé la nosologie chirurgicale proprement dite, simplifié la clinique en
bien des points et procuré à la chirurgie à l'aide de méthodes
opératoires appropriées et d'opérations nouvelles, l'occasion
de succès inattendus avant nos récentes connaissances à
leur sujet.

L'appendicite était hier une inconnue et aujourd'hui elle
est d'une grande fréquence. Si on admet que c'est une
maladie nouvelle, on doit reconnaître qu'elle continue,
depuis son apparition, à se développer chez l'homme avec
une puissance extrême. En progressant de la sorte, elle devient inquiétante et on peut se demander si l'on ne doit pas
songer à réclamer contre elle des mesures préventives, au
nombre desquelles se place en première ligne la résection de
l'appendice. Ce serait un mode de préservation comparable
à la vaccination contre la variole, qui aurait encore pour
avantage, dans la série des temps, de contribuer à l'amélioration de l'espèce humaine. Dépourvu d'appendice, c'est-à-
dire d'un organe inutile, d'un cul-de-sac dangereux, l'homme
s'accommoderait, avec moins de dangers, à tous les régimes
alimentaires et plus particulièrement au régime carnivore
qui, à l'heure actuelle, paraît être celui qu'il recherche le
plus, bien qu'il ne soit pas démontré que ce soit celui qui lui
convienne le mieux.

Mais, l'appendicite n'est pas une maladie nouvelle; ce qui
la caractérise anatomiquement, lorsqu'elle a parcouru son
évolution entière, la perforation de l'appendice, n'est pas
chose neuve; de nombreux faits en étaient connus et publiés
bien avant la période actuelle (1), sans parler de l'observation de Gambetta (2) dont l'appendice présentait trois petites
perforations.

Toutes les formes qu'on lui reconnaît aujourd'hui, toutes

(1) Voir *Historique de l'appendicite*, p. 281.
(2) Voir p. 286.

ses complications diverses étaient décrites sous d'autres
noms, sans qu'on les rattachât à leur véritable cause. Le
progrès accompli, et il est très grand, a été de faire restitu-
tion à ce petit organe qu'on appelle l'appendice, de toute
une série de maladies que, par mauvaise éducation médicale
ou par erreur, par défaut de précision ou de clairvoyance dans
l'observation de l'homme malade, on localisait dans les
organes voisins, le péritoine d'abord, le cæcum et son voisinage, la fosse iliaque ensuite, puis l'intestin gros ou grêle,
l'estomac, le foie, les reins, les annexes de l'utérus, le psoas,
la vessie, d'autres organes encore.

L'appendicite n'a certainement pas remplacé toutes ces
maladies qui existent bien réellement à l'état d'entités morbides ; elles sont seulement beaucoup plus rares qu'on ne le
croyait auparavant. Pour n'en citer qu'un exemple qui est à
lui seul toute une démonstration, je prendrai la péritonite
aiguë.

Les générations actuelles l'ignorent et ne peuvent pas s'en
douter : la péritonite a été l'effroi, pour ne pas dire la terreur
des familles et du public, bien plus encore que l'appendicite.
Cette dernière guérit et on la guérit presque toujours,
tandis que la péritonite aiguë était presque toujours
suivie de mort. Et la péritonite d'alors, d'il y a trente ans,
était très fréquemment observée, moins souvent pourtant
que l'appendicite aujourd'hui. C'est que l'appendicite a pris
la place non seulement des péritonites qu'on ne rencontre
plus que rarement, mais aussi d'une infinité d'autres maladies qu'il n'est pas inutile de passer en revue.

La typhlite, la pérityphlite, les phlegmons et abcès de la
fosse iliaque droite, affections qu'on rencontrait souvent
jadis, sont en réalité provoqués par une appendicite. La
justice exige que tout le groupe morbide soit remis en place.
Il est rare actuellement d'être appelé pour des obstructions
de l'intestin, des coliques de *miserere*, des étranglements

internes même, ce qui ne veut pas dire qu'il faille renoncer
à reconnaître ces divers états morbides. Seulement beaucoup
d'entre eux n'étaient que des appendicites avec ou sans
péritonite pendant un temps.

Un certain nombre de troubles de l'estomac, les indigestions au premier rang, dont les parents parlaient sans cesse
pour les enfants, et les adultes pour eux-mêmes, quelques
formes de dyspepsie, certaines entérites sont très souvent
le fait d'une appendicite méconnue.

Si je ne me trompe, voilà un gros contingent déblayé.
La substitution d'une espèce unique à une dizaine d'autres
réputées pour être des maladies journalières très communes,
suffit pour montrer le rang qu'occupe l'appendicite dans le
cadre nosologique. Il convient de ne pas oublier qu'il fut un
temps où on la confondait encore avec certaines maladies
du foie et du rein, avec certaines formes de coliques hépatiques ou néphrétiques en particulier, avec certaines maladies des annexes de l'utérus lui-même, avec les psoïtis
symptomatiques, avec des maladies de la vessie quelquefois
Ne la prend-on pas encore parfois pour une fièvre typhoïde
et n'est-elle pas en réalité quelque chose qui lui est comparable ?

L'observation clinique a fait sur cette maladie de tels progrès que le diagnostic ne présente que rarement aujourd'hui
des incertitudes ou des difficultés. C'est une raison pour que
ceux qui ont été les témoins des transformations précédentes
viennent dire à ceux qui n'ont pas assisté à cette grande
évolution et qui n'ont pas le sentiment d'un si grand nombre
d'erreurs commises : ne vous étonnez pas de ce qui se
passe, la disparition de ceci égale en substance la reconstitution de cela, et l'ordre est rétabli. Réjouissons-nous de
guérir les péritonites d'autrefois toujours mortelles, grâce à
l'extirpation d'un modeste appendice et soyons attentifs en
face d'accidents multiples d'apparence bénigne, parce qu'un

jour ou l'autre ces accidents conduiront à la même intervention.

Qu'on n'oublie pas, non plus, que l'idée opératoire a conquis un terrain qui ne saurait surprendre, étant donnés les
succès qui s'ensuivent. Le public a eu, à l'égard de la maladie, alors même qu'il ne s'agit que d'accidents légers, des
préoccupations et des soucis qui s'atténuent de plus en plus
chaque jour.

L'appendice est libre dans la cavité péritonéale : il en
résulte qu'une péritonite partielle et limitée, c'est-à-dire
protectrice ou, au contraire, étendue et générale, c'est-à-dire
pleine de périls, est la conséquence obligée de toute appendicite. Telle est la raison pour laquelle la maladie dite
appendicite était considérée, avant d'être connue, comme
une péritonite ou un phlegmon iliaque (pérityphlite), lequel
n'est, au fond, qu'une péritonite enkystée.

L'appendice, je le répète, flotte dans la grande séreuse, et
comme il est entouré lui-même d'un feuillet péritonéal, il ne
peut contracter des adhérences avec les organes voisins, eux
aussi recouverts par le péritoine, que par l'intermédiaire d'un
double feuillet séreux : cette disposition anatomique explique
la facilité avec laquelle, sous l'influence d'une poussée
inflammatoire, l'appendice vient contracter des adhérences
avec des organes différents, suivant la direction qu'il possède, suivant aussi sa propre longueur.

D'après Lafforgue (1), l'appendice se porte 40 fois sur 100
en bas et un peu en dedans vers le détroit supérieur ; il le
dépasse parfois et pénètre dans le petit bassin pour se
mettre en contact plus ou moins étendu avec les organes
pelviens, vessie, rectum, et chez la femme, avec les trompes,
l'utérus et les ligaments larges ; 20 fois sur 100, il se
dirige en haut et en dedans du côté de la masse intestinale

(1) Lafforgue (Thèse de Lyon, 1892).

et du mésentère ; 12 fois sur 100, il est placé en avant et rapproché de la paroi abdominale antérieure ; enfin 28 fois, il se porte en arrière et en haut, se mettant en rapport avec les reins et même le foie. Sa situation postérieure et haute, plus fréquente chez l'enfant, a fait l'objet d'un très intéressant travail de Legueu (1).

La longueur de l'organe est sujette à de très grands écarts. Tandis que quelques appendices atteignent à peine 2 à 3 centimètres, d'autres en mesurent 10, 15 et 20. L'appendice de Gambetta avait 23 centimètres de long ; il est vrai que Gambetta paraît avoir eu, à l'âge de onze ans, une première atteinte d'appendicite ; la longueur de l'appendice avait dû être augmentée à la suite de cette maladie.

N'ayant aucune opinion préconçue et ne cherchant que la vérité, au milieu d'opinions plus que contradictoires, opposées à celle qui est devenue la mienne depuis que j'ai étudié la question, j'ai tenu, avant de me décider, à faire procéder par un préparateur très consciencieux de mon laboratoire, le D{sup} Quilliot, à une statistique qui prend une certaine valeur à ce point de vue.

J'ai fait relever à l'hôpital Trousseau pendant une période de cinq ans, antérieure à l'appendicite — dont il n'était pas encore parlé en France, — de 1885 à 1889, le nombre des péritonites aiguës non tuberculeuses qui y ont reçu des soins hospitaliers, et on a noté pareillement dans le même hôpital, de 1895 à 1899, période pendant laquelle l'appendicite a battu son plein, le nombre de cas de cette dernière maladie qui ont été reçus dans les salles et qu'on a opérés ou non.

Le relevé des péritonites aiguës a donné 470 cas répartis ainsi par année : 104 en 1885, 76 en 1886, 94 en 1887, 110 en 1888, 86 en 1889.

(1) *Soc. anatomique*, 5 février 1892.

Le relevé des appendicites a donné 443 cas.

La différence a été de 27 en faveur des péritonites. Mais durant cette période quinquennale de 1895 à 1899, il y a eu en plus des 443 appendicites, 166 cas de péritonites aiguës et certainement beaucoup d'entre elles, sinon la plupart, devaient être des appendicites méconnues.

Cela revient à dire que le déficit de 27 cas n'est qu'apparent et qu'il y aurait eu, en réalité, un excédent d'appendicites dans la seconde période de 1895 à 1899, excédent provenant de ce que la maladie est connue, définie et séparée de bon nombre d'affections d'autres organes : maladies du foie et autres rubriques sous lesquelles on a certainement compris des attaques méconnues d'appendicite.

Je rappellerai, à cet égard, une autre statistique d'un médecin militaire allemand (1) Villaret, korpsgeneralarzt, qui établit également que, si les cas d'appendicite reconnus ont augmenté, les cas d'autres maladies à manifestations analogues ont diminué. Voici les chiffres relevés au cours de trois années d'observation.

	En 1874	En 1886	En 1901
Appendicites	156	319	918
Maladies du foie	85	63	57
— de l'estomac (abcès, etc.)	1.072	802	379
Péritonites	123	136	62
	1.436	1.320	1.416

Pour ces trois années, on le voit, les totaux de ces maladies similaires sont sensiblement égaux. L'appendicite en a donc *remplacé* d'autres.

Le rapprochement des chiffres hospitaliers fournis par ma statistique est éloquent; il fait voir que chez les enfants des pauvres qui n'ont guère, aujourd'hui, une nourriture différente de celle d'il y a vingt ans, l'appendicite n'est ni plus, ni moins fréquente que jadis.

(1) VILLARET. *Deutsche medizin. Wochenschrift*, 1904, n° 1.

On ne voit pas pourquoi il en serait autrement chez les enfants des riches; ce qu'on peut dire toutefois, et qui est plus accentué dans les milieux aisés et riches, c'est qu'actuellement l'attention des parents, des intéressés, même quand il s'agit de jeunes enfants, est, à Paris, orientée fortement vers l'appendicite. Toutes les fois qu'une douleur abdominale, qu'une colique, des troubles de l'estomac, de l'intestin, de la diarrhée ou des fausses digestions se produisent, on pense à l'appendicite. Et cela fait voir la maladie là où elle est d'abord, mais aussi là où jadis on n'aurait pensé qu'à des troubles sans importance, et l'on soigne ces accidents en conséquence.

Pour les raisons précédemment exposées, on ne peut pas croire, et ceci s'adresse au public extra-médical, à une maladie nouvelle. Il nous semble que l'appendicite n'augmente pas de fréquence et n'est pas, comme nombre de cas, supérieure à ce que sont, additionnées les unes aux autres, les maladies successives dont elle a pris la place.

Ces considérations nous amènent à conclure que les maladies prétendues nouvelles n'existent pas et qu'il n'y a que des maladies mieux connues, mieux interprétées dans leur essence et, par suite, il faut l'avouer, traitées plus rationnellement et avec plus de succès qu'autrefois.

MENSURATION DES MEMBRES

Mesurer, d'après Littré, c'est « chercher à connaître une quantité par le moyen d'une mesure ». Ce qui revient à dire que pour connaître la *quantité* il faut, avant tout, s'entendre pour adopter un moyen unique qui sera la mesure. Faute d'un accord sur ce premier point, on s'expose à manquer d'exactitude, ce qui est contraire à l'idée même qu'on se fait de toute mensuration.

En second lieu, il sera aussi nécessaire de se préoccuper des objets à mesurer et de prendre une base qui soit la même pour chaque objet.

Lorsqu'il s'agit de la longueur des membres de l'homme, rien au premier abord ne semble plus simple et plus facile que de mesurer un membre entier ainsi que les sections dont il se compose. On pourrait même ajouter qu'il n'est pas besoin de prendre la mesure d'un membre entier et qu'il suffit de faire l'addition des longueurs de chaque section pour avoir la longueur totale du membre.

Et, en effet, les habitudes actuelles indiquent qu'on ne s'est guère préoccupé de ces difficultés. Le ruban métrique des couturières, marqué en centimètres et en millimètres, est le moyen à peu près universellement adopté ; il est facile à se procurer, ne coûte pas cher et est extrêmement commode à appliquer. D'autre part, les points fixes sont pour ainsi dire invariables et les mêmes pour tous dans chaque membre ; ce sont des saillies osseuses avec des parties culminantes formant des jalons tout à fait appropriés à la mensuration.

Comment donc peut-il se faire que les résultats des mensurations d'un membre, d'une section, soient si dissemblables entre un observateur et un autre et amènent des écarts de plusieurs centimètres pour un même membre ?

On ne saurait suspecter la bonne foi des uns ou des autres. Il faut chercher ailleurs.

Commençons d'abord par l'outil si commode, si facile, le ruban métrique. Il ne saurait être sujet à caution en tant que moyen ; il donne exactement la longueur d'un point à un autre.

Mais la mensuration des membres n'a sa raison d'être que par la comparaison des deux membres homologues qui sont d'ordinaire l'un sain, l'autre malade, et j'ajouterai l'un plus long que l'autre, car c'est pour ce motif qu'on en prend la longueur. Il s'agit donc, en réalité, d'obtenir la longueur comparative d'un membre par rapport à son homologue.

La question se complique à partir de ce moment.

Pour y arriver on doit, avant toute chose, placer avec attention les deux membres dans une position exactement symétrique. Ceci fait, on y choisira les mêmes points de repère, puis on appliquera le ruban métrique d'un point fixe à un autre point fixe sur le membre sain d'abord, sur le malade ensuite. Le ruban métrique conviendra très bien si on peut le diriger en ligne droite d'un point fixe à l'autre, sans toucher aux parties molles.

Alors seront réalisées les trois conditions nécessaires d'une bonne mensuration, de toute mensuration, dirai-je, et qui sont :

1° La position exactement symétrique des membres ;

2° Le choix des mêmes points fixes, identiquement placés ;

3° Le même ruban facile à conduire, par une traction qui ne l'altère pas, en ligne droite d'un point fixe à un autre.

Le ruban métrique sera un moyen excellent et de choix, lorsque les conditions précédentes se trouveront réalisées.

Mais dans bien des cas, l'état des parties ne se prête pas à son application, comme il vient d'être dit.

Et d'abord la position symétrique sera très difficile à établir, notamment pour le bassin ; il peut y avoir des inclinaisons d'axes pouvant modifier notablement le résultat, si on n'y apporte pas un très grand soin.

D'autre part, la forme du membre est changée, il est plus gros et déformé ; comme le ruban doit être appliqué et maintenu sur les parties molles dont il suit les courbures, il n'est plus conduit en ligne directe d'un point à un autre. La précision n'existe plus, la comparaison ne se fait plus dans des conditions identiques. Le résultat sera différent et différemment apprécié ; le ruban métrique ne saurait alors convenir qu'à couvrir des erreurs. Il convient de recourir à un autre moyen.

J'ai adopté, depuis plus de vingt-cinq ans, le compas dit d'épaisseur ou le compas ordinaire à pointes fines, cela dépend des circonstances et des cas.

On pourrait substituer au ruban métrique ou au compas d'autres procédés en apparence plus exacts parce qu'ils ont un caractère plus géométrique ; mais, après examen, on reconnaît qu'ils ont, eux aussi, leurs défectuosités et qu'au fond ils ne sont pas supérieurs aux moyens précédents.

La mensuration des membres étant une question d'espèces, il y a lieu de l'envisager d'abord dans les membres inférieurs, puis dans les membres supérieurs.

I. — MENSURATION DE LA LONGUEUR DU MEMBRE INFÉRIEUR.

1° *Membre inférieur dans sa totalité.* — La longueur du membre inférieur se compose de la longueur de la cuisse, de celle de la jambe et de la hauteur du pied. Mais la longueur de la cuisse doit être comprise autrement que celle de la jambe ; celle-ci correspond exactement à la longueur du tibia et en prenant la longueur de cet os, on aura exactement la longueur de la jambe. La cuisse, au contraire, se trouve étroitement unie au tronc par l'intermédiaire du bassin, qu'elle prolonge dans le sens vertical. On ne peut la mesurer sans y faire participer le tronc, c'est-à-dire le bassin, tandis qu'au contraire on peut mesurer la longueur de la diaphyse fémorale sans se préoccuper du bassin.

Donc, si on veut connaître la longueur d'un membre inférieur ou si on parle de la longueur de ce membre, on sous-entend qu'il s'agit d'une mensuration en commun avec le tronc. On devra trouver sur ce dernier un point de repère fixe lui appartenant et on prendra ensuite un autre point de repère sur l'un des segments du membre inférieur. L'épine iliaque antéro-supérieure est tout indiquée pour le premier point de repère. Le second point de repère sera choisi de préférence au côté interne du membre inférieur et sera le bord inférieur de la malléole interne, ou, si l'on veut, le bord inférieur du condyle interne ; si on fait ce dernier choix, on mesurera dans un second temps la longueur de la jambe, longueur qu'on ajoutera à la précédente.

Une des trois conditions est remplie. Mais elle n'a de valeur que si les deux membres sont placés dans une attitude exactement symétrique. Si la chose est déjà délicate quand ils sont tous les deux libres, elle devient difficile lorsque l'un d'eux est affecté d'une lésion comme une arthrite de la hanche, une coxo-tuberculose, qui l'a placé en abduction avec plus ou moins de flexion ou de rotation en dehors, ou encore une fracture de la partie supérieure du fémur.

Il est nécessaire, dans l'un ou l'autre cas, d'étendre le sujet sur un plan horizontal et de commencer par établir la ligne médiane du tronc, en choisissant comme points de repère fixes le pubis, l'ombilic et la ligne médiane du sternum. Le tracé de cette ligne est indispensable pour déterminer l'axe médian du corps. Sur cet axe, on fait tomber la ligne des épines iliaques antéro-supérieures ; cette dernière devra être exactement perpendiculaire à la précédente, ce qui revient à dire que les épines devront être symétriques par rapport à la première ligne, c'est-à-dire placées sur les mêmes plans : *transversal, antéro-postérieur* et *vertical*. La constatation de ces dernières positions est sujette à erreur, si on n'apporte pas dans l'examen un soin spécial.

Le tronc et le bassin étant en continuité directe, il n'y a plus qu'à placer les membres inférieurs dans une même attitude s'ils sont libres de leurs mouvements, ou bien à placer celui qui est normal dans une attitude exactement semblable à celle du membre en mauvaise position.

La seconde condition étant remplie, on n'aura qu'à mesurer les deux membres, à partir de chaque épine iliaque jusqu'au bord inférieur du condyle interne ou de la malléole interne. Ici *le ruban métrique* sera employé sans cause d'erreur.

La mensuration précédente s'applique à ce qu'on appelle

la longueur du membre inférieur, dans ses rapports avec la taille par exemple, aux lésions de la hanche, comme la coxo-tuberculose, et, en particulier, aux fractures du col du fémur.

Pour les altérations de longueur du corps du fémur, il est inutile de procéder à une mensuration aussi compliquée et on aura recours à d'autres moyens.

2° *Mensuration de la cuisse.* — Elle est fixée exactement par la longueur de la diaphyse fémorale à partir du sommet du grand trochanter. Ici la continuité est directe et il n'y a plus, comme précédemment, l'angle du col fémoral qui selon son ouverture rend un membre inférieur plus long ou plus court, alors qu'en réalité il est égal à l'autre. Qu'on mesure, par exemple, les deux membres inférieurs en plaçant l'un d'eux dans la flexion ou l'abduction et on pourra trouver jusqu'à 6 et 8 centimètres en moins chez ce dernier.

Il faut donc rejeter les épines iliaques comme points de repère dans la mensuration de la cuisse, parce qu'elles exposent davantage à l'erreur, et choisir en haut l'extrémité supérieure du grand trochanter, en bas le bord inférieur du condyle externe. Ce dernier point est assez difficile à trouver pour ceux qui n'en ont pas l'habitude; en faisant bâiller l'articulation il se découvre aisément; on pourrait le marquer d'un trait de plume.

Le ruban métrique pourra être employé, mais dans bien des cas il expose à de notables erreurs ; on devra le modeler sur les parties molles qui sont souvent déformées, augmentées de volume par le raccourci de la cuisse fracturée, et on ne saurait alors comparer des membres qui ne sont plus symétriques de forme et qui sont dans des conditions différentes.

Le compas d'épaisseur présente une supériorité incontestable. J'y ai recours depuis plus de trente ans et je n'ai eu qu'à me féliciter de l'exactitude des résultats qu'il m'a donnés et que j'ai vérifiés quelquefois sur le cadavre, où je l'ai expérimenté d'abord.

Ce moyen rencontrera aussi quelques difficultés dans son application sur les points de repère, lorsque les sujets sont très gras, par exemple, mais les branches recourbées du compas en facilitent l'exécution; elles passent comme un pont sur les parties déformées, dont elles ne subissent pas les causes d'erreur. L'instrument ne donne, il est vrai, pas plus que le ruban métrique, la longueur du fémur, mais bien la longueur comparative par rapport à l'os congénère, c'est-à-dire les résultats différentiels qui sont dans l'espèce les seuls qu'on désire obtenir.

3° *Mensuration de la jambe.* — Ici, c'est la longueur du tibia qu'il convient de connaître. Il n'y a, pas plus que pour la cuisse, à se préoccuper d'une position symétrique; on choisit d'emblée les deux points de repère qui sont, en haut, la partie interne du bord supérieur de la tubérosité interne du tibia, et, en bas, le sommet de la malléole interne. On se servira du ruban métrique ou du compas d'épaisseur de préférence. La mensuration ne souffre pas de difficultés. On mesurera de la même manière la longueur du péroné, si on désire la connaître pour un motif quelconque.

4° *Hauteur du pied et mensuration des os du pied et de la main.* — Pour la hauteur du pied on placera le pied exactement à angle droit sur la jambe. On prolongera, dans ces conditions, l'axe vertical de la malléole interne jusqu'au bord interne du pied, et on marquera d'un trait le point de rencontre sur le bord du pied. On mesurera ensuite à partir du sommet de la malléole jusqu'au point marqué.

J'ai, en maintes circonstances, désiré connaître exactement la longueur d'un des os du pied, surtout d'un métatarsien, d'une phalange même, quoique ce soit plutôt à la main que ces mensurations soient plus utiles. Je me suis servi pour les mensurations des os de la main et du pied, du petit compas ordinaire à pointes fines, plus commode à manier que le compas d'épaisseur et n'exposant pas aux erreurs du mètre à ruban. Dans le spina-ventosa, ainsi que dans d'autres tatsé morbides, le gonflement quelquefois énorme des parties molles doit faire rejeter le mètre-ruban qui ne peut qu'induire en erreur; le compas à pointe est très commode et permet d'apprécier des différences de millimètres. Aussi trouve-t-il, à mon sens, son utilité dans les mensurations de diverses régions du corps.

II. — Mensuration de la longueur du membre supérieur.

La mensuration des *membres supérieurs* n'a plus à compter avec un changement de direction dû au col de l'os, comme cela a lieu pour le fémur ; aussi est-elle simple. Le ruban métrique expose moins aux grandes erreurs ici qu'à la cuisse et au membre inférieur, mais le compas donne encore une mensuration plus exacte et j'estime, avec ceux qui croient qu'on ne saurait parler de mensuration sans y attacher une idée d'exactitude, qu'il faut toujours tâcher d'obtenir cette exactitude aussi grande que possible.

Les points de repère sont les mêmes, soit qu'on veuille mesurer la longueur totale du membre supérieur, soit qu'on veuille mesurer la longueur de chaque section.

On prendra donc comme point de repère, dans tous les cas, l'extrémité la plus saillante du bord externe de l'acromion, l'humérus très recouvert de muscles n'offrant aucun point accessible à son extrémité supérieure. En bas, où l'on n'a que l'embarras du choix, on prendra le bord inférieur de l'épicondyle de préférence à l'épitrochlée. Le compas appliqué sur ces deux points donnera exactement la distance de ces extrémités sur chaque bras.

Les points de repère pour l'avant-bras seront le sommet de l'olécrâne en haut et le bord inférieur de l'apophyse styloïde du cubitus en bas. On pourrait encore prendre le bord de la cupule radiale en haut et le même bord inférieur de la styloïde radiale en bas, surtout si l'on désire connaître la longueur exacte des os, ce dont on peut avoir besoin.

La distance entre l'acromion et l'extrémité inférieure du radius donnera la mesure de la longueur du membre supérieur, sauf celle de la main qu'on pourra y ajouter, si c'est nécessaire.

Nous avons dit plus haut que pour avoir la longueur des os de la main, il vaut mieux se servir du compas ordinaire à pointes aiguës.

MENSURATION DE PARTIES DU CORPS AUTRES QUE LES MEMBRES.

Le compas d'épaisseur peut servir à la mensuration exacte de certaines parties du corps autres que les membres, telles que certains diamètres crâniens, la flèche d'une gibbosité du rachis, sa hauteur, le diamètre transversal du thorax, du bassin, enfin la longueur de chaque os prise à part. Avec le compas à pointes on aura encore des mensurations plus fines et plus précises non seulement de certaines parties de la main, mais aussi des os de la face, de la voûte palatine et des parties molles, comme on peut en obtenir pour se rendre compte des dimensions exactes des lambeaux autoplastiques. Ce sont ces motifs qui m'ont déterminé à publier cette leçon de choses que j'ai donnée tant de fois à mes élèves, durant le cours de mon enseignement.

COMMENT PASTEUR A ÉTÉ AMENÉ
A S'OCCUPER DE LA RAGE.

MESSIEURS,

Je viens vous présenter un jeune enfant venu de Castéra-Verduzan (Gers) à Paris pour suivre, à l'Institut Pasteur, un traitement préventif contre la rage. Il a été mordu par un chien que l'on dit être enragé, en même temps qu'un de ses petits camarades de Cézan, une commune voisine.

L'un a été mordu le 24 février 1887, à 3 heures du soir; l'autre, le même jour un peu plus tard dans la soirée.

Averti de ce malheur par télégramme, j'ai fait immédiatement venir à Paris les deux enfants, et, dès leur arrivée, je les ai conduits moi-même à l'Institut Pasteur, où ils ont commencé le traitement : le 26 février, pour le premier ; le 2 ou le 3 mars, pour le second. Celui que vous avez sous les yeux est aujourd'hui libéré de tous soins, il va quitter Paris ce soir et il vient me remercier à l'hôpital.

Ayant souvent entendu demander comment Pasteur avait eu la pensée de s'occuper de la rage de l'homme, maladie tellement rare à Paris qu'on en voit à peine un ou deux cas par an dans l'ensemble des hôpitaux, j'ai cru qu'il y aurait pour les uns un certain intérêt de curiosité, et pour d'autres un point d'histoire à fixer, en faisant connaître dans quelles circonstances et de quelle manière Pasteur avait été amené à s'occuper de cette affection. J'ai eu, en effet, le bonheur de lui fournir l'occasion de commencer, sinon d'inspirer la direction des recherches, qui devaient aboutir à un résultat d'un si grand éclat.

A l'époque dont je parle (1874-1880), il n'y avait à Paris que deux hôpitaux d'enfants où l'on amenait les malheureux sujets atteints de la rage, plus fréquente chez eux que chez l'adulte. On en recevait au plus un tous les ans ou tous les deux ans dans mon service à Trousseau, qui était un de ces hôpitaux, et ils étaient confiés à mes soins.

Tous les traitements essayés par moi, depuis un certain nombre d'années, l'avaient été sans résultat. Paul Bert, à qui je racontais un jour mes tristesses à l'égard de ces cas, et les effets infructueux du chloral, médicament qui l'intéressait, me proposa alors de faire sur le premier malade qui se présenterait, l'essai par la respiration d'un mélange déterminé d'oxygène, d'éther et de chloral.

Je fis immédiatement construire un appareil spécial par Verdin, et il nous fut donné d'appliquer avec Paul Bert sa méthode, en 1879. L'enfant succomba sans que le traitement parût l'améliorer et rendre les accès moins fréquents, moins intenses et moins douloureux. Ce fait, et deux communications à l'Académie des sciences — l'une de Galtier (de Lyon) (1) et l'autre de Maurice Raynaud (2), sur la rage du lapin, que les vétérinaires pas plus que les médecins ne connaissaient et ne voulaient admettre à cette époque — ayant fixé mon attention, je crus devoir me livrer à quelques recherches de bibliographie.

Une de mes premières lectures me frappa considérablement par l'originalité, je dirai même l'étrangeté des vues de l'auteur : il s'agissait du travail de Duboué, de Pau (3). Il y était dit d'une façon très formelle que :

« La rage appartient à une grande classe d'affections mor-
« bides, d'origine périphérique, telles que certaines fièvres
« éruptives et certaines névroses, comme également la
« névrite ascendante, l'épilepsie, le tétanos, etc. La propa-
« gation du virus rabique se fait à travers la substance des

(1) Communication à l'Académie des sciences, séance du 25 août 1879.
(2) Communication à l'Académie des sciences, 27 octobre 1879.
(3) *De la physiologie pathologique et du traitement rationnel de la rage*, pages 260 et suivantes, Paris, 1879.

« filaments axiles et les cellules nerveuses correspondantes.

« Les fibres nerveuses sensitives sont très probablement
« les seules affectées, à l'exception des fibres motrices. Le
« virus progresse lentement du lieu de la morsure vers le
« bulbe rachidien et avec une grande rapidité du bulbe aux
« nerfs sensitifs qui en émanent.

« Les accidents rabiques débutent au moment où le virus
« arrive au bulbe. La période d'incubation est, en général,
« d'autant plus courte que la distance du siège de la mor-
« sure au bulbe est elle-même plus brève. »

Émettre, en 1879, l'opinion que les nerfs, cordons absolument pleins, sont des conducteurs d'un virus, était pour le
moins hardi, sinon téméraire. Le mémoire de Duboué ne donna
lieu à aucun examen ; il passa inaperçu et personne n'eut la
pensée, à cause de ce qu'il y avait d'étrange dans cette conception, de lui accorder la moindre attention.

Pourtant, un an plus tard, en 1880, Brouardel confirmait,
dans un relevé statistique des cas de rage chez l'homme,
cette autre assertion de Duboué, que « la période d'incuba-
« tion est, en général, d'autant plus courte que la distance du
« siège de la morsure au bulbe est elle-même plus brève ».

Duboué venait d'émettre une hypothèse hardie, d'autant
plus séduisante qu'elle rendait parfaitement compte, chez
l'homme, des phénomènes morbides de la rage, mais inac-
ceptable sans vérification parce qu'elle bouleversait toutes
les notions qu'on avait sur la propagation des maladies virulentes ou infectieuses.

En admettant que la rage fût de celles-là, ce qui n'était
pas encore démontré, l'hypothèse accordait aux nerfs périphériques, c'est-à-dire à des cordons absolument pleins, une
fonction de conductibilité des virus que l'esprit, élevé dans
d'autres idées, se refusait à admettre, et, au système nerveux
central, une *réceptivité* de ce même virus dont la preuve
était à fournir. Tout, en somme, était à démontrer : la viru-

lence, les voies de propagation à partir de la blessure, les
aboutissants et les effets que la virulence y produisait.

Seul, le recours à l'expérimentation partant de l'homme,
pouvait aboutir à une solution de ce problème multiple.

Je conçus, dans ce but, tout un plan d'expériences qui, à
mon sens, ne pouvaient être réalisées que le jour — et il ne
devait pas être éloigné — où un nouveau cas de rage s'offri-
rait à mon observation.

J'ignorais alors deux tentatives faites, l'une en 1824 par
Rossi (de Turin), qui avait transmis la rage en inoculant sous
la peau un fragment de nerf crural d'homme mordu à la
jambe, et l'autre par Virchow, qui ne put jamais transmettre
la rage en inoculant des fragments de nerfs à divers animaux.

Sur ces entrefaites, j'eus plusieurs entrevues avec Pasteur
à propos de l'ostéomyélite, maladie dont je m'occupais et
que je supposais être une maladie microbienne, mais dont la
preuve ne pouvait être fournie que par l'examen bactériologique du pus.

Pasteur eut la complaisance, de venir plusieurs fois, sur
ma demande, ici, à Trousseau, dans le cours de l'année 1880,
et il eut le bonheur de démontrer que l'ostéomyélite était,
en effet, déterminée par le staphylocoque, c'est-à-dire par le
même microbe que le furoncle.

Dans différentes conversations à l'hôpital, Pasteur compa-
rait alors les premiers essais de la microbiologie naissante
aux premières grandes voies ouvertes dans une immense forêt
vierge; tout un monde de découvertes devait en sortir, et
il ne se trompait pas. J'y soulevai la question de la rage en
lui faisant part de notre dernière tentative avec Paul Bert,
aussi malheureuse que les autres, qui m'étaient personnelles.

J'entends encore les exclamations de Pasteur, en présence
du tableau clinique de cette maladie qui paraissait l'intéresser : « Ah ! mon Dieu ! » s'écria-t-il à plusieurs reprises,

d'une voix rentrée et comme gémissante. Et dans deux autres conversations sur le même sujet, à quelque temps de là : « Elle inspire un tel effroi que, dans les campagnes, on doit « faire mourir les gens atteints de la rage, en les étouffant « entre des matelas ! » Et encore : « On doit mourir de la « rage plus qu'on ne le croit et qu'on ne le dit, seulement on « le cache. »

La curiosité de Pasteur était, dès ce moment, éveillée sur cette maladie, et peut-être eut-il, dès lors, la pensée de chercher à la guérir.

Quelques mois après ces conversations, je pus rendre Pasteur *témoin* des expériences que j'avais projetées, et dont je lui donnai l'explication en lui faisant connaître la singulière théorie de Duboué sur la conductibilité des nerfs et la pathogénie de la rage. Voici dans quelles circonstances : un enfant étant mort de la rage dans mon service, le 10 décembre 1881, à sept heures du matin, après quatre jours de maladie, je demandai ce même jour, dès mon arrivée à l'hôpital, à huit heures, au Préfet de police, M. Camescasse, l'autorisation spéciale d'en faire immédiatement l'autopsie, sans attendre les vingt-quatre heures qu'impose le règlement, ce qui me fut accordé. J'envoyai aussitôt ma voiture chez Pasteur, à l'École Normale supérieure, rue d'Ulm, pour l'avertir et le ramener, lui annonçant que j'allais procéder aux diverses expériences qu'il connaissait. Ces expériences commencèrent entre dix et onze heures du matin, en présence de Pasteur et de ses collaborateurs. Déjà, durant la vie de l'enfant, j'avais inoculé la salive à des lapins ; l'enfant venant de mourir, j'expérimentai sur les mêmes animaux le sang, le mucus bronchique et le système nerveux. Il ne sera parlé ici que des résultats fournis par le système nerveux.

M. Pasteur préleva sur le petit cadavre de la salive et du sang pris dans la veine crurale pour les expérimenter de son côté.

Voici les conclusions de mon mémoire, en collaboration avec Maurice Raynaud, qui avait suivi toutes les expériences, lu par lui à l'Académie de médecine, le 18 janvier 1881, sur la transmission de la rage par le système nerveux. « L'en-
« fant ayant été mordu au visage, les expériences portèrent
« sur le nerf *trijumeau*; on inocula à des lapins les *racines*
« *de ce nerf* du côté de la blessure et du côté opposé; on
« inocula aussi un fragment du nerf *sus-orbitaire* n'ayant
« aucune connexion avec la peau intéressée par les mor-
« sures. On inocula enfin un fragment du *bulbe rachidien*
« de l'enfant.

« Les conclusions de cette première série d'expériences furent :

« 1° *Que le système nerveux peut servir de véhicule au*
« *virus rabique;*

« 2° *Que c'est dans les cordons sensitifs en rapport avec*
« *les points inoculés et dans leurs aboutissants centraux,*
« *qu'il faut chercher la virulence.* »

Dans une seconde série d'expériences, on inocula le bulbe rachidien des lapins rabiques à d'autres lapins qui devinrent rabiques à leur tour, pendant que les témoins restaient indemnes.

On inocula ainsi jusqu'à sept séries successives d'animaux et enfin, ayant inoculé à un singe le bulbe d'un dernier lapin, celui-ci succomba rabique à son tour.

La conclusion dernière fut celle-ci :

« *L'inoculation du bulbe rachidien, pratiquée de lapin à*
« *lapin, a été particulièrement active.* »

La discussion académique qui suivit cette communication fut très sérieuse, mais elle ne porta pas sur le fait prin- cipal. La plupart des vétérinaires, avec Bouley à leur tête, n'acceptaient pas encore la rage du lapin, et ce furent eux qui dirigèrent les débats. Pourquoi parler de la transmission de la rage par les nerfs chez un animal réfractaire à la rage, qui ne peut ni la recevoir, ni en être atteint, ni la communiquer ? Et puis, on n'était pas préparé à admettre une conductibilité des maladies virulentes et infectieuses par le système nerveux.

La discussion allait donc s'engager dans une autre voie et Pasteur fut un des premiers à l'y conduire dans cette séance du 18 janvier 1881, comme le montre cet extrait du compte rendu :

« J'ai été obligeamment averti le 10 décembre par M. Lan-
« nelongue, de la présence dans son service de l'enfant atteint
« d'hydrophobie, et dont M. Maurice Raynaud vient de vous
« entretenir.

« Avec la salive, quatre heures après sa mort, j'ai inoculé
« deux lapins, qui sont morts en trente-six heures. Dans leur
« sang se trouvait un *organisme microscopique nouveau* qui
« a pu être cultivé dans le bouillon de veau. Cet organisme,
« que je figure sur le tableau, se présente sous la forme d'un
« bâtonnet légèrement rétréci en son milieu, analogue à un 8,
« il a $\frac{1}{1000}$ de millimètre de diamètre et est entouré d'une
« substance gélatiniforme ayant l'aspect d'une auréole pâle.
« Dans le liquide de culture, l'auréole disparaît et les bâton-
« nets se disposent en chapelets de formes variées, et qui en
« contiennent 100, 150 et plus ; lorsque la culture est aban-
« donnée à elle-même, les bâtonnets disparaissent pour faire
« place à des globules sphériques d'un plus petit diamètre.
« Les cultures successives de cet organisme ont manifesté
« leur virulence sur des lapins et des chiens, et l'existence
« constante du même organisme.

« J'ignore absolument les relations de cette nouvelle ma-
« ladie avec la rage. Ce que j'affirme, contrairement à ce
« que vient de dire M. Colin, c'est que cette maladie n'est
« pas la septicémie et qu'il en est ainsi de la maladie étu-
« diée par MM. Raynaud et Lannelongue.

« Bien entendu, je ne parle que de la série de leurs essais

« relatifs à l'inoculation de la salive de l'enfant, puisque
« c'est là que nous avons seulement procédé de même. »

Huit jours après, le 25 janvier, Bouley lut à l'Académie une
note envoyée par Galtier, note qui acheva d'enlever toute
velléité de discussion sur les conclusions essentielles de
notre travail. Voici cette note (p. 92, 3ᵉ alinéa).

« J'ai inoculé plus de dix fois, et toujours avec le même
« insuccès, le produit obtenu en exprimant la substance
« cérébrale, celle du cervelet, celle de la moelle allongée
« des chiens enragés. »

L'insuccès de ces inoculations du système nerveux,
proclamé par les spécialistes vétérinaires, devait l'emporter.

Néanmoins, l'opinion publique était saisie par notre communication et par nos expériences qu'on était venu voir et
qu'on avait discutées devant nous et en dehors de nous. Les
journaux allemands et italiens les firent connaître de leur
côté. Aussi avons-nous le droit de dire que la question avait
fait un signalé progrès au 31 mai 1881, date de la communication de Pasteur, non plus sur une maladie nouvelle du
sang, mais sur *la transmission de la rage par le système nerveux*. La note était faite en collaboration avec MM. Cham-
berlan, Roux et Thuillier. Après avoir rappelé *seulement*
l'opinion de M. Galtier, professeur à l'école vétérinaire à
Lyon, Pasteur ajoute:

« J'ai la satisfaction d'annoncer à l'Académie de médecine
« que nos expériences ont été plus heureuses.

« A diverses reprises et souvent avec succès, *nous avons
« inoculé le bulbe rachidien et même la portion frontale d'un
« des hémisphères et le liquide céphalo-rachidien*. Dans ces
« conditions, la rage a eu les durées d'incubation habi-
« tuelles.

« Le siège du virus rabique n'est donc pas dans la salive
« seule. Le *cerveau le contient* et on l'y *trouve revêtu d'une*

« *virulence au moins égale à celle qu'il possède dans la salive*
« *des enragés.* »

C'était montrer, avec une précision incontestable, que nous
ne nous étions pas trompés.

Plus tard, Pasteur annonçait qu'il avait, à diverses reprises, et souvent avec succès, déterminé la rage, comme
nous, en inoculant le bulbe rachidien *d'animaux morts de la
rage.*

A partir de ce moment, on est fixé sur deux points fondamentaux. La rage de l'homme se communique au cobaye, au
lapin et à d'autres animaux, fait important qui va permettre
de faire l'étude de la maladie expérimentale sous tous ses
aspects. Pasteur et ses élèves, Roux en tête, puis Galtier,
Gibier, Nocard, Ferré en France ; à l'étranger, de nombreux
observateurs, parmi lesquels il convient de citer di Vestea et
Zagari, Burdach, van Gehuchten, Helman, vont fixer avec
précision la marche de l'intoxication par la voie nerveuse et
la toxicité des diverses parties du système nerveux central et
périphérique.

La pathogénie de la rage était faite, il n'y avait plus qu'à
chercher les moyens de la guérir.

J'ai cru, peut-être me suis-je trompé, que Pasteur a eu la
pensée de la curabilité de la rage, depuis le jour où il a commencé à en faire l'objet de ses études ; il y est, en tout cas,
parvenu plus tard (1).

____

(1) Afin de montrer la manière dont l'histoire est écrite souvent, je tiens à
relever la part qui m'est faite dans plusieurs ouvrages classiques. Dans l'un
(*Traité de Pathologie générale*, t. II, p. 530), mon nom se trouve associé à une
découverte étrangère à la rage, celle du diplocoque de la pneumonie, et dans
l'autre (*Vie de Pasteur*, p. 557), il est simplement dit que j'ai invité Pasteur
à venir dans mon service voir un enfant atteint de la rage. Je pourrais ajouter
également que, dans un historique très complet de la rage publié en 1887, dans
les *Archives générales de médecine*, t. I, p. 206, on a passé entièrement sous
silence la phase expérimentale qui, en 1880, a préparé toutes les découvertes
ultérieures.

DE LA NÉCESSITÉ, AU POINT DE VUE THÉRAPEUTIQUE, D'UN DIAGNOSTIC TRÈS PRÉCOCE DES MALADIES A ÉVOLUTION LENTE.

SOMMAIRE. — Il convient d'abandonner l'épithète de maladies chroniques pour les maladies à évolution lente et de leur accorder leur qualificatif pathogénique. — L'évolution en est lente et insidieuse, souvent méconnue ou confondue. — La distinction qu'on fait entre la période du début et la période d'état est impropre et constitue un danger. L'infection constituée offre une évolution continue dans un sens favorable ou défavorable à la guérison. — Urgence à poser un diagnostic précoce pour une guérison beaucoup plus facilement obtenue et dans de meilleures conditions. — Raisons qui détournent ou éloignent habituellement de ce diagnostic dans les tuberculoses ostéo-articulaires, la coxo-tuberculose en particulier. Quelques résultats d'un traitement appliqué dans les phases initiales des maladies tuberculeuses de la hanche. — Plus le traitement est institué de bonne heure, plus vite et mieux la guérison est obtenue, même avec des conditions aussi défavorables pour le traitement de ces maladies que celles de nos milieux hospitaliers.

MESSIEURS,

Il semble, au premier abord, qu'en affirmant la nécessité du diagnostic d'une affection, dès ses premières atteintes, je me propose de développer devant vous une vérité évidente par elle-même. Et cependant, il est assez rare de voir, dans quelques maladies, porter un diagnostic dès les premières phases du mal.

Il est bien certain, que lorsqu'il s'agit d'une fracture, d'un traumatisme, d'une affection inflammatoire, d'une infection aiguë, lorsque l'invasion du mal se fait bruyamment, il est bien évident, dis-je, que ces phénomènes qui viennent troubler brusquement la vie d'un homme en bonne santé fixent notre attention, exigent une étude approfondie du patient et un diagnostic aussi précis que possible.

Mais, il n'en est pas toujours ainsi. Un grand nombre de maladies évoluent sournoisement : après un début pour ainsi dire silencieux, leurs premières phases se déroulent avec des allures si peu vives qu'elles ne se révèlent qu'à des sens prévenus et très exercés. Beaucoup d'entre elles conservent même très longtemps ces caractères paisibles : on les désigne habituellement sous l'appellation — contre laquelle je m'élève pour des raisons que j'ai développées plus loin — d'affections chroniques.

On se tromperait fort si on considérait ces dernières comme moins graves que les affections qui attaquent notre organisme avec un grand déploiement de douleur et de fièvre : les unes comme les autres ont, le plus souvent, pour origine une infection aussi virulente; souvent même les premières comportent un pronostic plus grave que les secondes, ce qui s'explique par l'inaction du praticien dont l'initiative n'est pas stimulée par des phénomènes morbides tapageurs.

Il semble, en effet, que dans ces infections lentes et à longue portée, l'organisme s'habitue aux agents pathogènes et ne réagisse pas durant de longs mois. On croirait que les microbes sont presque inoffensifs et que leurs effets se bornent à des phénomènes locaux; les tissus sains, formant autour d'eux des organes de défense, paraissent cantonner l'infection à une zone tout à fait circonscrite. Et pourtant, il serait facile de prouver expérimentalement que ces agents pathogènes conservent au sein de ces foyers limités toute leur virulence, semblables en cela aux microbes contenus dans le trajet d'un séton. Ainsi que l'a montré Chauveau dans une remarquable expérience, un accident, minime parfois, un léger traumatisme, l'impression du froid, une influence extérieure très indirecte suffisent pour tirer ces germes de leur somnolence apparente et pour généraliser une infection qui était jusqu'alors circonscrite.

Presque toujours, du reste, si notre examen est suffisamment approfondi, il nous révèlera une tendance de la part des microorganismes à envahir des régions éloignées. Examinons, par exemple, chez un sujet porteur d'une ostéo-arthrite tuberculeuse encore récente de la hanche, du genou, ou du cou-de-pied, l'aine du côté malade. La plupart du temps, nous y rencontrons des ganglions plus gros, plus durs, plus nombreux que du côté sain. C'est que l'infection issue de l'arthrite s'est propagée par l'intermédiaire des lymphatiques, puis elle s'est trouvée arrêtée chemin faisant par ces organes de relais, que sont les ganglions.

On se rend compte ainsi, Messieurs, que ces infections lentes ont, comme celles qu'on désigne sous le nom d'aiguës, une réelle tendance à l'extension. Et c'est pour cela que je préfère aux dénominations anciennes de maladies chroniques celles qui les désignent par leurs agents microbiens, lesquels, seuls, caractérisent chacune d'elles. Toute infection est une, et le même agent pathogène donne lieu, suivant des circonstances variées de terrain, de virulence, de milieu, de résistance, ou d'association microbienne, tantôt à un processus lent, tantôt à un processus rapide.

Il y a donc des infections évoluant lentement dans certaines conditions données.

J'irai même plus loin dans cet ordre d'idées. Pour la commodité des descriptions nosologiques, on décrit souvent dans l'évolution des infections chirurgicales des périodes de début et d'état. Ce sont là, selon moi, des distinctions impropres et dangereuses en ce sens qu'il semble qu'on puisse par exemple négliger le début pour attendre les manifestations plus évidentes de la période d'état. Dès que l'infection est constituée, c'est-à-dire reconnaissable, la maladie existe au même titre que lorsque cette infection aura produit des désordres plus étendus. L'évolution est continuée à partir de ce moment et elle va se poursuivre sans trop d'arrêt, dans un sens favorable ou défavorable à la guérison. La marche en sera plus ou moins prolongée et elle paraît à nos yeux comme enrayée à certains moments, mais, en fait, le processus pathologique ne reste jamais inactif. La maladie déclarée, en un mot, suit une pente déclive ou non, mais non pas un escalier.

Ces notions générales font prévoir combien il est urgent de poser un diagnostic précoce aussitôt que les éléments peuvent en être rassemblés par une étude clinique minutieuse ; mais on ne doit pas se dissimuler que c'est là une tâche souvent délicate, mais combien fructueuse et efficace !

On ne saurait être trop pénétré de cette pensée qu'il est absolument indispensable de dépister les maladies à leur début, et que pour le plus grand nombre d'entre elles un diagnostic précoce devient le secret de leur guérison, car il permet de leur appliquer un traitement qui sera d'autant plus efficace qu'on l'aura fait plus promptement. Plus tard, au contraire, des désordres locaux étendus, une infection générale plus avancée rendent la cure très difficile, sinon impossible, et on ne l'obtient en tout cas qu'à l'aide d'un traitement d'une longue durée et avec des résultats très imparfaits.

Que de fois voyons-nous venir dans nos salles de consultation, à l'hôpital, ou entrer dans notre cabinet des enfants atteints d'affections tuberculeuses articulaires, qui sont arrivées à une période déjà avancée, sans que rien n'ait été fait pour enrayer leur évolution ! En interrogeant les parents, on apprend qu'il y a déjà six, dix, quinze mois, l'enfant a attiré l'attention sur une douleur, une fatigue particulière qui se reproduisent.

C'est un garçon de six ou sept ans qui se plaignait d'être très las, à la fin de la journée ou après une petite course fort bien proportionnée aux forces de son âge ; c'est un bébé, de bonne apparence, qui demandait fréquemment à être porté, au bout de quelques instants de marche ou de jeux. En voici un autre qui a été soigné pendant plusieurs mois pour des douleurs de croissance. Il se plaignait volontiers du genou. La mère n'y a pas pris garde tout d'abord, et elle juge inutile pour si peu de demander une consultation en règle ; puis, devant l'insistance de l'enfant, elle a pris par hasard, dans la rue, en promenade, conseil de son médecin. Ce dernier a, par-dessus le pantalon, vaguement tâté un genou qui lui a paru sain et, d'accord avec lui, la maman a décoré cette petite fatigue du nom de *douleurs de croissance ou de rhumatisme*.

Un autre garçon de onze ans « traînait un peu la jambe », au dire de sa mère. Par intervalles, il semblait qu'il y eût chez lui un peu de boiterie ; mais cela ne durait pas. A peu près dix mois s'étant passés ainsi sans aucune douleur, on autorisa la bicyclette dont l'enfant avait envie de faire usage. Cet exercice sembla réussir ; après plusieurs mois, l'enfant marchait mieux. Et puis, soudain, apparut une douleur assez vive qui obligea à demander une consultation. La hanche avait alors perdu presque tous ses mouvements, sauf un faible degré de flexion. Et enfin, six mois après, un abcès tuberculeux se montrait en avant et en dedans du grand trochanter : l'affection, par ces coups de fouet successifs, avait pris une marche rapide.

Tous ces enfants étaient des coxo-tuberculeux et l'évolution, hélas ! l'a bien démontré aux yeux les moins clairvoyants, mais alors, il est déjà tard, très tard, quelquefois trop tard.

Je ne saurais assez répéter à cet égard (1) que, contrairement à l'opinion répandue dans le monde, la croissance normale se fait sans bruit et sans douleur ; lorsque l'enfant grandit et se plaint, cette souffrance a une autre cause que la croissance, cause qu'il nous appartient de rechercher et de préciser.

Une autre illusion non moins fréquente que la précédente et que l'on rencontre presque toujours au cours de l'interrogatoire des maladies dites chroniques, et plus spéciale-

____

(1) Voir *Prétendus troubles et douleur de la croissance*, p. 72.

ment à l'occasion des tuberculoses chirurgicales, c'est le rôle du traumatisme considéré comme facteur étiologique.

Voici un garçon de dix ans, porteur d'une tuberculose articulaire du coude. Tous les symptômes sont réunis ici pour permettre d'affirmer ce diagnostic ; il ne peut y avoir aucun doute à ce sujet. Eh bien, cet enfant attribue d'une façon très nette l'origine de son mal à un traumatisme, reçu il y a deux mois sur cette région.

Tout prouve cependant que son erreur est manifeste, le simple examen d'abord. Logiquement, peut-on attribuer au traumatisme ce gonflement situé des deux côtés de l'olécrâne? ces saillies presque fluctuantes, certainement remplies de fongosités? cette douleur révélée par la pression sur les deux côtés de l'extrémité inférieure de l'humérus? cette atrophie prononcée du membre? ces ganglions volumineux dans l'aisselle? Un traumatisme aurait produit une entorse, une contusion, une fracture, des accidents immédiats, il en serait résulté de l'épanchement sanguin dans les parties molles ou dans la synoviale, de la douleur pendant quelque temps, de la déformation, une gêne fonctionnelle, mais tout cela n'a pas existé et ne saurait être comparable à ce que l'on observe aujourd'hui.

Aussi pouvons-nous affirmer que l'affection existait plus ou moins latente avant le traumatisme, lequel en a été la cause révélatrice, mais non l'origine véritable ; et que, très probablement aussi, ce traumatisme s'est produit à la faveur d'une gêne fonctionnelle, d'une sorte d'inhabileté du membre, dues précisément à l'affection préexistante. Et, en effet, en serrant de plus près l'interrogatoire, on obtient la démonstration évidente qu'il existait des troubles articulaires bien avant le traumatisme.

Le fait que nous venons de saisir en quelque sorte sur le vif, se produit très souvent dans l'histoire clinique des tuberculoses chirurgicales ; vous aurez même à lutter contre les dires des parents, contre leurs affirmations, d'autant plus pressantes qu'ils soupçonneront la véritable nature du mal de leurs enfants. Il semble qu'ils veuillent échapper à ce qu'ils croient un déshonneur et ils tiennent à mettre sur le compte d'un accident le développement d'une infection, qui pourtant n'a rien de honteux et que tout le monde peut contracter par contagion directe.

Je ne veux pas terminer cette leçon sans vous faire en quelque sorte toucher du doigt l'importance capitale, au point de vue thérapeutique, du diagnostic précoce des tuberculoses chirurgicales. Jadis, alors que ces maladies étaient moins bien connues, et que les chirurgiens n'étaient pas encore habitués à les dépister de bonne heure, elles comportaient un pronostic effrayant. Je me souviendrai toute ma vie d'avoir entendu mon vénéré maître Gosselin dire, en parlant des coxalgiques : « ils meurent tous ».

Aujourd'hui, il n'en est heureusement plus ainsi : ils guérissent presque tous, s'ils sont soignés à temps et comme il convient. Car, s'il est une chose remarquable, c'est de voir l'influence heureuse d'un traitement rationnel sur la marche de la maladie.

Plus ce traitement est institué de bonne heure et plus vite et mieux la guérison est obtenue, même avec des conditions aussi défavorables pour le traitement des tuberculoses chirurgicales que celles de nos milieux hospitaliers.

Voici un coxalgique au début : il éprouve de la fatigue le soir, on note un peu de gêne dans l'abduction, un peu de douleur à la palpation, enfin quelques ganglions dans l'aine : immobilisons le malade complètement en lui appliquant un appareil à extension continue et tous ces phénomènes s'amenderont rapidement. La maladie est arrêtée dans son évolution. Mais elle n'est pas guérie en quelques jours, ni en quelques mois. Il faudra beaucoup de temps avant de permettre les mouvements et la marche.

De temps en temps je revois quelques malades traités ainsi, dès les tout premiers débuts de leur affection. En particulier, je connais à la campagne le fils d'un garde-chasse, qui est aujourd'hui garde-chasse lui-même, qui se livre sans difficulté à ce pénible métier et qui a été guéri d'une coxo-tuberculose, il y a quelque dix ans, avec tous les mouvements. J'ai eu la bonne fortune d'en voir ainsi quelques-uns en petit nombre, j'en retrouve environ neuf guéris avec des fonctions articulaires entières.

Si, au contraire, le médecin est appelé tard à soigner ces malades, si la maladie a fait du chemin, si par incurie des parents ou par tout autre motif, l'articulation est déjà contracturée et en mauvaise attitude, si sous prétexte de rhumatisme ou de douleur de croissance l'enfant a marché longtemps en dépit de son mal, alors la scène change, le pronostic s'assombrit : malgré tous les efforts, on ne parvient qu'à obtenir des guérisons incomplètes s'accompagnant de raccourcissements, d'ankyloses fibreuses, de positions vicieuses. On a été aux prises avec des abcès, des fistules, des infections surajoutées et, en fin de compte, on sera très heureux si, à force de soins, on évite au petit malade la mort par ces complications ou par d'autres manifestations tuberculeuses.

Pour me résumer d'un mot, Messieurs, je vous dirai qu'il faut vous méfier des maladies torpides. Appliquez-vous à les reconnaître et à en diagnostiquer de bonne heure la nature : vous aurez fait pour votre malade plus que vous ne pourrez jamais faire à un stade ultérieur. Dans la plupart des cas, en effet, vous aurez entre les mains les éléments d'une guérison qui s'accomplira dans les meilleures conditions.

DE LA SPÉCIFICITÉ DES MALADIES AU POINT DE VUE CLINIQUE ET DE LEUR DIAGNOSTIC DIFFÉRENTIEL.

Sommaire. — Ce qu'il faut entendre par spécificité des maladies. — Différence entre les états organopathiques et les maladies. — Exemple : diversité des pleurésies, suivant la nature de l'agent qui les a produites. — Deux moyens peuvent être employés pour arriver à connaître cette cause : l'examen direct histo-bactériologique ou chimique est souvent impraticable. L'autre moyen consiste dans l'étude analytique des phénomènes morbides; on y a recours par nécessité. — Difficultés nombreuses que l'on rencontre surtout dans l'étude des maladies aiguës à leur début. — Toutefois, certains signes accusent déjà la modalité suivant l'espèce. — La maladie une fois déclarée, se montre comme un tout défini et distinct. — Qualités nécessaires pour arriver à l'observation médicale. — La classification des maladies d'après leur siège anatomique a eu son utilité. — Mais la pluralité des espèces morbides devait entraîner la définition des maladies par leurs causes. C'est en suivant cette voie que la clinique pourra progresser.

Messieurs,

Il n'y a pas de maladie qui n'ait son identité propre, qui ne constitue à elle seule une espèce morbide et qui, par conséquent, ne relève d'une cause spécifique et unique. On ne confondra pas, à cet égard, les états organopathiques et les maladies. Il fut une époque où des discussions aussi intéressantes que passionnées sur la nomenclature nosologique emplirent de leurs échos la salle des séances de l'Académie de médecine. C'était en 1855. Piorry, à l'occasion de sa communication sur le « Traitement de la variole ou plutôt des états pathologiques qui lui sont propres » (1), s'était refusé à admettre « des unités morbides contre chacune desquelles on pourrait opposer un traitement ou un remède spécial ». « Ce sont, disait-il, les organes malades, et non pas des individualités morbides plus ou moins abstraites qu'il faut étudier. » Ce faisant, l'éminent clinicien s'éloignait de plus en plus de la doctrine de la spécificité des

____

(1) *Bull. de l'Acad. de médecine*, Paris, 1855, t. XXI.

maladies et retardait le progrès sous l'égide duquel il prétendait pourtant faire valoir ses conceptions. Mais Bouillaud, Bousquet, de leur côté donnaient la riposte à Piorry et rompaient des lances en faveur de l'unité morbide spécifique.

Ces querelles peuvent aujourd'hui paraître bien vaines. Et cependant, elles devraient nous intéresser au même titre que nos anciens maîtres, car elles touchent au fond de la médecine, de l'art de guérir, et de leur solution découle l'orientation de la thérapeutique. De nos jours, le dogme de la spécificité des maladies n'a plus besoin de justification. Les découvertes de la bactériologie et de la chimie biologique nous ont révélé les causes invariables d'un grand nombre de types morbides. Nous sommes ainsi à même de donner une physionomie propre aux maladies, indépendamment des états organopathiques plus ou moins complexes soumis à notre examen. Prenons des exemples.

La pleurésie avec ou sans épanchement, avec des qualités très différentes dans l'épanchement, simple ou compliquée de lésions pulmonaires, est un état organopathique de la plèvre et ne constitue une véritable maladie que si l'on connaît la cause qui l'a produite, que cette cause soit un organisme vivant, une toxine, un agent traumatique. Il peut donc y avoir et il y a, en réalité, une très grande diversité de pleurésies qui n'ont les unes avec les autres qu'un seul lien commun, celui de la localisation à la plèvre des effets de ces différentes causes.

Mais, étant donnée cette localisation, il est naturel que, d'après la constitution anatomique seule de la plèvre, les grands processus pleurétiques aient entre eux une certaine ressemblance, c'est-à-dire qu'ils consistent en des épanchements, des adhérences. Néanmoins, la ressemblance n'est que grossière, attendu que ces épanchements ne sont pas identiques, mais ils diffèrent les uns des autres par la *seule constante* qui en fait la qualité spéciale et qui est l'*agent même provocateur de l'épanchement*. Cette constante devra donc toujours être recherchée, car sans elle le déterminisme de la pleurésie ne saurait être fixé. Or, deux voies se présentent pour y arriver.

L'une, directe et sûre, consiste à faire l'examen histo-bactériologique et chimique des produits pleurétiques. Elle donnera invariablement la cause de la pleurésie, mais on n'a qu'exceptionnellement la possibilité de recourir à cet examen, car on n'a en sa possession les produits pleuré-tiques que si l'on va les prendre dans la plèvre. Aussi est-on conduit à suivre par nécessité la seconde voie. Celle-ci est indirecte et beaucoup moins sûre. Elle ne par-vient à un jugement positif sur la nature de la pleurésie que par l'étude analytique des phénomènes morbides exprimés par le patient. Tout y tient sa place et quelquefois, ce sera un signe en apparence de second ordre et de minime impor-tance qui fera pencher la balance du côté de la vérité.

Le vrai clinicien peut être comparé à ces éleveurs d'une grande finesse de pénétration, qui distinguent un animal des-tiné à améliorer une race, uniquement sur un caractère insi-gnifiant pour tout le monde. Chaque phénomène sera pris en considération, pesé et discuté, depuis le début du mal, l'évo-lution qui se mesure d'après le degré de violence de l'infection aux prises avec la résistance de l'organisme, jusqu'aux dévia-tions du type provenant de considérations de toute espèce, de l'âge, de tares organiques, de complications dues à des localisations déterminées par des motifs spéciaux ou par des phénomènes surajoutés, lesquels ont souvent eux-mêmes leur origine dans des agents étrangers à celui qui est l'essence même du mal.

Ce simple aperçu donne une idée de la variété des types cliniques correspondant à chaque agent pathogène et des difficultés qu'il y a souvent de les reconnaître et d'en faire un diagnostic exact. Les maladies aiguës fournissent les plus nombreux exemples de ces difficultés soit dans la période des phénomènes prémonitoires, qui appartiennent à la période de l'incubation, soit dans la première phase de l'invasion. Les phénomènes généraux des infections aiguës se ressemblent presque tous pour chaque espèce, en ce sens que l'analyse n'en a pas fixé les séparations ou plutôt établi les différences propres à chacune d'elles, et il faut en arriver à la localisation pour apprécier la manière d'agir de chaque agent : celui-ci imprime alors sa marque avec une netteté suffisante pour qu'on le reconnaisse en général.

Toutefois, l'invasion a aussi sa modalité suivant l'espèce, et il n'est pas jusqu'au simple frisson tout à fait initial qui ne présente parfois des différences dont on doive tenir compte. De toutes manières, la modalité s'affirme à ce point qu'elle devient spéciale et spécifique avec un aspect différent de celui des autres espèces morbides. C'est là le côté que l'on ne doit jamais perdre de vue.

Le tableau correspondant à chaque maladie lui est propre et n'est jamais, à aucun moment, ni en aucun cas, exactement semblable à celui d'une autre maladie. Ceci revient à dire que chaque agent pathogène est *lui-même* aussi bien dans une constitution anatomique qui nous révèle sa forme particulière, que dans des propriétés, sécrétions, etc., qui en dérivent et déterminent sur les êtres vivants des effets également spéciaux et différents de ceux des autres agents. S'il n'en était pas ainsi, l'individualité des germes serait compromise, ou du moins on ne la comprendrait plus. Déjà, nous savons que les propriétés des corps chimiques dits simples, sont propres à chacun de ces corps et en établissent la nature. A plus forte raison doit-il en être ainsi dans l'ordre des phénomènes de la vie active. Seulement ici, la complexité des effets et de la modalité d'action fait que ces phénomènes ne se reconnaissent plus, à l'inverse de ce qui se passe pour l'analyse chimique.

La maladie, c'est-à-dire l'ensemble des réactions déterminées par chaque agent est donc un tout parfaitement défini et distinct, ne pouvant et ne devant être confondu avec aucun autre ensemble. C'est sur cet ensemble propre que doit être basé le diagnostic de chaque espèce morbide et nullement sur l'absence de caractères différentiels appartenant à une autre espèce. Les valeurs négatives ne sauraient entrer en ligne de compte en cette occurrence et l'on ne saurait juger d'après ce qui n'existe pas.

C'est à rechercher ce qui existe, à le peser, à le mesurer avec toute la puissance et toute la maturité d'esprit, qu'on doit s'exercer et se consacrer tout entier dans l'observation médicale.

On ne doit pas s'exagérer les difficultés de cette observation, mais on doit s'exercer de bonne heure à la pratiquer, afin d'en acquérir ce qu'on pourrait appeler sinon la finesse, du moins la sincérité, c'est-à-dire l'art de découvrir et de suivre la filiation des faits, de se tromper le moins possible et d'accorder à chaque caractère une valeur qui le classe et permette, en le rapprochant d'autres qui, eux aussi, ont une physionomie spéciale dans chaque cas, d'établir le vrai tableau significatif de l'affection.

Le diagnostic des espèces morbides est donc quelque chose de contingent et d'absolu à la fois ; le relatif ne doit pas y avoir de place. C'est à peine si les progrès récents ont permis à la clinique d'entrer dans la voie nouvelle. Bien certainement, la dénomination des maladies, dont on ne connaissait pas la nature, d'après leur siège anatomique fut de la plus grande utilité, puisqu'elle permit de ne pas s'égarer au hasard de l'observation, et on crut vraiment alors que ce serait dorénavant la base immuable de la nosologie médicale.

La définition des maladies par leurs causes devait tout modifier. En partant de cette donnée étiologique, la pluralité des espèces morbides apparut bien vite là où l'on ne voyait tout d'abord qu'une maladie unique. Nous fûmes des premiers à proclamer la pluralité des ostéomyélites, en 1890 (1), et nous cherchâmes ensuite à peindre le tableau clinique de chacune d'elles, d'après des caractères spéciaux et non confondus, comme cela avait eu lieu jusqu'alors, en un seul groupement.

Il doit en être fait ainsi pour chaque espèce morbide d'ordre infectieux et il n'est pas vain de prédire que les efforts des observateurs, ayant à leur service les procédés d'étude nouveaux, y parviendront avec quelque exactitude.

La tuberculose est aujourd'hui dépistée soit par l'observation du malade seul, soit par l'inoculation, en toute certitude. Et l'on peut dire qu'il en est presque de même pour le cancer ou en tout cas pour les tumeurs mieux définies et nouvellement séparées des tumeurs à étiquette douteuse, je veux parler de l'actinomycose, de la botryomycose, etc.

La physionomie clinique de ces maladies n'a rien de commun avec le cancer proprement dit et je suis surpris d'entendre dire qu'on ne peut pas parvenir à les séparer en clinique.

C'est là proclamer une erreur, au lieu de chercher les moyens de l'éviter et de la combattre. Les signes de chaque maladie et son évolution systématique lui donnent une allure absolument différente de celle de l'espèce morbide dont l'esprit peut la rapprocher, sans la confondre toutefois. Plusieurs maladies ont été confondues avec le cancer ou plutôt ont longtemps fait partie du domaine du cancer,

____

(1) Sur les microbes de l'ostéomyélite aiguë, dite infectieuse (en collaboration avec Achard) (*Comptes rendus de l'Acad. des sciences*, t. CX, p. 509, 1890 ; et in *Annales de l'Institut Pasteur*, avril 1891).

parce que le cancer était mal connu, et il n'a même pas encore reçu sa définition dernière. On n'en sait pas encore la nature. On la croit microbienne et j'ai la conviction profonde que le cancer est, en effet, d'origine parasitaire. Mais, tant que cette hypothèse ne sera pas confirmée par les faits, on pourra le confondre avec d'autres maladies étrangères et la clinique sera incertaine, hésitante, composée d'un mélange dont on ne sépare pas toujours les éléments constituants, parce que l'on ignore chacun de ces éléments envisagé isolément. Pour connaître ces derniers, il faudrait avoir fixé leur nature, c'est-à-dire les causes et les conditions qui les engendrent. Or, on n'en est pas encore là.

LES ERREURS DE DIAGNOSTIC DONT ON N'EST PAS LE MAITRE.

Sommaire. — Des erreurs que l'on commet en médecine et de leurs causes. — Distinction entre l'erreur et le doute. — Erreurs convenues disparaissant avec les découvertes qui mettent les choses au point. — Erreur par diagnostic inexact. — Exemple : confusion de l'ostéomyélite avec la fièvre typhoïde, le rhumatisme; non-consolidation d'une fracture par le fait d'une atrophie méconnue du membre. — Erreurs dues à la syphilis héréditaire et à la syphilis acquise. — Corps étranger de la vessie pris pour un calcul. — Abcès avec un os de lièvre, provenant de l'intestin, ayant donné le change pour un phlegmon sus-ombilical simple.

Messieurs,

Les erreurs de diagnostic sont nombreuses et on ne doit pas se les dissimuler. En ce qui me concerne, je déclare en commettre de fréquentes et je répète souvent qu'il est telle circonstance où il faut se tromper, parce que les faits conduisent naturellement la raison à l'erreur. Et je ne manque pas d'avertir annuellement mes nouveaux élèves de penser toujours à la possibilité de commettre une faute et de n'imiter jamais, ce qui m'est arrivé cependant quelquefois, pressé par la besogne ou par une trop grande confiance en moi, ceux qui font un diagnostic en l'air, sur une simple apparence et comme en flairant le malade, sans l'approfondir.

Je ne saurais donc cacher mes craintes de voir la médecine, qui est irrévocablement associée désormais à la chirurgie, ne pas reposer sur des appuis plus sûrs, sur une connaissance plus profonde de l'étiologie et de la pathogénie, non seulement des maladies, mais aussi des troubles biologiques qui s'ensuivent. La médecine est loin de pouvoir aspirer à être classée parmi les sciences exactes et elle restera pour longtemps encore un art exclusivement professionnel, qui serait encore d'un ordre plus élevé, s'il n'était nécessairement contraint par un exercice obligatoire, par une liberté insuffisante, par les besoins de la vie. On manque de certitude et d'une base solide, pour aider et diriger dans un sens favorable à ses destinées une évolution morbide qui nous échappe, nous trompe et nous trahit souvent.

Heureusement que ces erreurs ne portent pas en général un préjudice matériel très grand aux patients et que c'est plutôt une atteinte morale qu'on ressent soi-même et qui suggestionne péniblement.

Il y a, d'ailleurs, une distinction à faire entre l'*erreur* qui devient une faute et le *doute* auquel on doit se résigner par manque de preuves, et qui n'est qu'une période d'attente, avant que la vérité se soit révélée. Celui-ci rend prudent et réservé, tandis que l'erreur peut vous jeter dans une voie qui n'est pas la bonne, alors même que souvent cela n'a aucune importance pour le malade.

Il y a tout un groupe d'erreurs convenues, qui sont dénoncées par des découvertes venant remettre les choses à leur place. L'histologie n'ayant tenu que fort peu ses promesses à l'égard de la nature des maladies, la bactériologie et la méthode expérimentale ont été infiniment plus utiles en apprenant à séparer les suppurations les unes des autres, en définissant les entités morbides par les agents qui les engendrent, en montrant les associations de ces agents dans le rôle dévolu à leur virulence, en apportant un peu plus de précision dans la classe des tumeurs. Mais ce ne sont pas des erreurs à proprement parler ; il existait un fonds incomplètement connu, dont le sous-sol, sur lequel on vivait, était ignoré ; en le défrichant plus profondément, on en a extrait l'essence véritable.

Dans cet ordre d'idées, il y a tout un groupe de maladies qui seront longtemps encore la source d'erreurs préjudiciables, ce sont les maladies héréditaires : nous en verrons plus loin des exemples.

L'erreur clinique, c'est le diagnostic à côté ; c'est la méconnaissance non point de la nature de la maladie, car nous connaissons bien peu de maladies dans leur nature, mais de la maladie en tant qu'entité morbide au profit d'une autre entité qui est imaginaire ; c'est donc plus qu'un diagnostic incomplet, c'est un diagnostic inexact du tout au tout. En voici un exemple qui touche de près les chirurgiens d'enfants. Un médecin diagnostique une fièvre typhoïde, qui en peu de jours paraît se compliquer d'une ostéomyélite fémorale, ou de l'os iliaque, avec abcès, etc. ; à partir de ce moment tous les phénomènes se concentrent autour de l'os atteint. Il n'y a pas eu en réalité de fièvre typhoïde, mais un état typhoïde initial, qui a, pendant quelques jours, dissimulé une affection osseuse à laquelle on n'avait pas accordé toute l'attention voulue ou sur laquelle même l'attention n'avait pas été attirée ; on apprend trop tard, en effet, que l'os était douloureux dès les premiers jours. Mais les parents n'en ont rien dit au médecin et celui-ci est très excusable, étant donnée la rareté de ces cas, de n'y avoir pas songé et de n'avoir pas recherché cette maladie.

L'ostéomyélite est encore plus souvent confondue avec le rhumatisme, parce qu'elle débute par de la fièvre, par de très vives douleurs dans le voisinage des grandes jointures, du genou, du cou-de-pied, de la hanche, douleurs réveillées par les mouvements, et parce que le gonflement ne tarde pas à comprendre la région articulaire. Toutefois l'articulation elle-même n'est pas prise et, si on y regarde de près, on peut lui faire exécuter quelques mouvements qu'il serait impossible d'obtenir sans de vives douleurs, dans le cas de rhumatisme. Le rhumatisme, d'ailleurs, est rare chez les enfants.

La non-consolidation des fractures peut trouver sa cause dans un de ces motifs qu'on ne saurait soupçonner, si on n'est pas prévenu. Il y a quinze ans environ, je fus prié de voir en consultation avec mon collègue et ami Labbé, une jeune femme qui s'était cassé la jambe gauche à l'union du tiers inférieur avec les deux tiers supérieurs, à la suite d'une chute violente de voiture. Bien que l'immobilisation eût été faite dans d'excellentes conditions et durant le temps nécessaire, il n'y eut pas de consolidation. Lors de notre examen, il y avait déjà plus de quatre mois que l'accident avait eu lieu. Rien ne put nous faire découvrir la cause de l'absence complète du cal. Le traitement antisyphilitique donné comme pierre de touche n'avait rien produit.

On s'arrêta à l'idée d'une interposition des parties molles entre les fragments et on anesthésia la jeune femme pour l'opérer. Durant le sommeil on découvrit que le membre fracturé était atteint dans toutes ses sections d'une atrophie paralytique notable, probablement d'origine congénitale. Nous eûmes, par là, l'explication de la cause de la pseudarthrose et aussi de ce fait que jamais le médecin ordinaire — pas plus que nous — n'avait pu obtenir d'examiner comparativement le membre sain, que la malade tenait caché et recouvert avec un soin que sa coquetterie seule pouvait expliquer. Il n'y avait pas de parties molles interposées, les os étaient notablement diminués d'épaisseur. La suture osseuse amena la guérison.

Elles sont innombrables, les erreurs engendrées par la syphilis héréditaire chez les jeunes sujets comme chez les adultes ; la syphilis acquise elle-même n'est pas sans donner lieu à bien des surprises ; mais elle est mieux connue et surtout on y pense davantage. Voici quelques exemples au sujet de la syphilis héréditaire.

Un enfant sain se présente avec une ostéo-arthrite du genou caractérisée par un épaississement synovial et un épanchement articulaire. On croit d'autant plus à la tuberculose qu'il n'y a aucun stigmate particulier, rien qui puisse mettre sur une piste étrangère. Il reste longtemps couché et immobilisé dans un appareil sans qu'on obtienne un changement. On allait le traiter par la méthode sclérogène lorsqu'il se plaint de quelques vagues douleurs dans certains os. On l'examine et on n'est pas peu surpris de découvrir quatre gonflements osseux juxta-épiphysaires qui sont sensibles et qui appellent l'attention sur la syphilis. Par le traitement spécifique, il guérit de son arthrite du genou qui était une synovite osseuse syphilitique, que nous avions méconnue ainsi que toutes les autres poussées osseuses.

Le coude d'un autre garçon de douze ans a présenté des lésions plus avancées, puisqu'il y a eu une grosse gomme suppurée avec séquestre sus-épicondylien. On l'a soigné pendant longtemps pour une tumeur blanche du coude en l'immobilisant. Un traitement mercuriel et ioduré le guérit en peu de temps de son coude, qui est resté seulement légèrement difforme. Ce garçon présentait aussi d'autres manifestations osseuses non douteuses, déformations des tibias, lésions de l'humérus, toutes lésions peu accusées d'ailleurs pour la plupart, et qui avaient passé inaperçues durant les deux années de traitement de la maladie du coude.

Mais un exemple d'une maladie encore plus difficile à reconnaître est le suivant. Un homme de cinquante ans n'a pas oublié qu'il a eu la syphilis à l'âge de dix-neuf ans, et l'avoue immédiatement, en même temps qu'il indique le traitement qu'on lui a fait subir alors. Il porte, depuis, une bosse frontale très proéminente, qui a eu une poussée assez aiguë dans le cours de la première année, à son apparition, et dont le développement semble à peu près arrêté depuis. Cette saillie un peu acuminée se voit de loin et rappelle immédiatement une exostose saillante et à large base. Ce fut, en effet, pour une exostose syphilitique qu'il fut soigné en province par un médecin qui le soumit immédiatement à un traitement mercuriel et ioduré. Ce médecin, d'ailleurs, fut très surpris de n'obtenir aucune amélioration. J'ai visité récemment moi-même ce malade dans ces conditions, et j'ai cru d'abord, au moment de mon examen, à une exostose spécifique. Toutefois, en y regardant de près, je reconnus qu'à côté d'une excroissance osseuse évidente, d'une forme en cratère assez insolite, avec des bords saillants, il y avait dans le cratère une autre tumeur tendue, à surface unie et enkystée dans une paroi, qui m'a fait l'effet d'être un kyste congénital dermoïde, non mobile et adhérent au squelette ; il proéminait en sortant de son cratère osseux.

Un abcès ordinaire ou même une gomme syphilitique n'auraient pas eu cette apparence d'une collection liquide renfermée dans une paroi tendue.

Ce kyste n'a commencé à devenir apparent qu'à un âge tardif, après trente-sept ans, et par son évolution chez un sujet syphilitique, il a probablement contribué à un développement anormal de l'os qui ne se fût pas produit chez un sujet sain. On voit d'ici la source de l'erreur. Un traitement antisyphilitique renouvelé n'a exercé aucune influence sur la tumeur molle ; ce n'est donc pas une gomme.

L'histoire des corps étrangers est remplie d'exemples où l'on est induit en erreur tantôt par des renseignements absolument trompeurs et tantôt par des signes de la maladie elle-même qui ne paraissent laisser aucun doute. La radiographie a rendu et rend tous les jours de très signalés services à ce point de vue.

Dans une circonstance mémorable je me suis trouvé convoqué par un médecin de Paris jouissant d'une certaine réputation, avec le professeur Gosselin, les Drs Mallez et Marion Simps, pour assister à l'opération de la lithotritie chez sa fille âgée de douze ans. L'opérateur annonça la présence de deux calculs et chercha vainement à les broyer ; aucun de nous, après lui, ne put y parvenir non plus ; mais on reconnut la présence d'un corps métallique, et finalement on parvint avec beaucoup de difficultés à extraire une épingle à cheveux, incrustée de sels de carbonate et de phosphate de chaux.

On nous raconta, le lendemain, que cette enfant s'était par aventure introduit l'épingle en s'asseyant sur le sable au bord de la mer, trois mois auparavant.

Voici encore un autre exemple auquel je me bornerai. Un notaire de province vint me consulter pour un phlegmon sus-ombilical à marche subaiguë dont il rapportait l'origine à un coup contre l'angle d'une table. Il insistait sur la douleur subite qu'il en avait ressentie et sur l'apparition d'un gonflement non pas le jour même, mais le lendemain ou le surlendemain, il ne pouvait pas trop le dire.

Ce gonflement s'était développé insensiblement au point d'atteindre le volume d'une mandarine aplatie. Il n'avait pas suivi une marche régulière, étant douloureux par moment, quand on y touchait notamment ; il n'avait déterminé aucun trouble dans la santé du malade qui n'avait pas cessé son travail. Après avoir été dur et presque indolent, le gonflement était devenu mou et la peau avait fini par rougir. C'était manifestement un abcès. Tous ces accidents avaient trois mois de durée quand le malade vint à Paris. Je l'opérai avec le concours des Drs Raymond et Castiaux. Notre surprise à tous fut grande de voir apparaître, après l'incision de la poche purulente, une pointe blanchâtre que nous reconnûmes manifestement pour être l'extrémité acérée d'une petite portion d'un fémur de lièvre.

On redouta un instant la possibilité d'une fistule stercorale qui ne se produisit pas et la guérison eut lieu en quelques jours, sans incident, et se maintint dans la suite.

LE PASSÉ DES SUJETS. NÉCESSITÉ DE LE CONNAITRE.
UNE RÉFORME A TENTER.

Sommaire. — Maladie de Gambetta : absence de renseignements suffisants sur son passé morbide. — Les renseignements obtenus après sa mort eussent pu modifier la conduite des chirurgiens et les décider à l'intervention, en montrant qu'il y avait eu dans l'enfance une première atteinte de la maladie. — Nécessité de rechercher dans le passé des sujets frappés par l'appendicite l'existence d'une ou plusieurs attaques ou de symptômes prémonitoires. — La maladie n'éclate presque jamais brusquement. — L'ostéomyélite prolongée fournit une nouvelle preuve de la nécessité de cette connaissance du passé pour apercevoir le lien de continuité qui seul explique cette maladie. — La syphilis acquise est une des affections dont il est le plus nécessaire de connaître l'existence ancienne. — Trois exemples de syphilis entièrement oubliée par les intéressés, dont l'un médecin — gens éclairés, pourtant — et ayant retenti sur eux-mêmes ou sur leurs descendants. — Ce retentissement éloigné prouve la gravité particulière que revêt l'ignorance du passé morbide des sujets. — Des lésions syphilitiques peuvent être prises pour des lésions tuberculeuses, cancéreuses, etc. et être traitées comme telles. — Une réforme s'impose : adoption d'un *carnet sanitaire individuel obligatoire* relatant l'existence du passé des sujets au point de vue pathologique.

« Gambetta, à l'âge de onze ans, fut atteint d'une affection abdominale du côté droit qui dura trente-deux jours et donna de telles inquiétudes que l'on crut l'enfant perdu à plusieurs reprises. Le médecin de Cahors qui le soignait avait exprimé toutes ses craintes à la famille. Dans le cours de cette affection, traitée surtout par des médicaments externes, il y aurait eu des évacuations dans lesquelles il semble qu'on ait trouvé du pus. Il se serait manifesté en même temps une suppuration parotidienne. »

Tel est l'unique renseignement sur le passé pathologique de l'enfance de Gambetta, que j'ai pu recueillir seulement après sa mort, de la bouche de Liouville, avec qui j'avais eu, durant sa maladie, de longues conversations où j'avais parfois exprimé le regret de ne posséder aucun fait précis à cet égard. Liouville, qui avait été le dévouement même, interrogea Gambetta père, à ce sujet, en se rendant à

Nice quelques jours après la mort de son fils, et il en obtint le renseignement que je viens de donner.

Il n'est pas douteux que cette mort a été provoquée par une appendicite accompagnée de trois petites perforations ayant donné lieu à une septicémie aiguë. Et je crois pouvoir exprimer l'opinion que Gambetta fut atteint, à l'âge de onze ans, d'une première attaque grave d'appendicite. Il semble aussi que les *angoisses d'entrailles*, dont il s'est plaint fréquemment dans le cours de l'année qui a précédé sa mort et qui allaient jusqu'aux vomissements, sont la conséquence d'un mauvais état de l'appendice. La conversation suivante qu'il a eue avec mon interne Walter, que j'avais placé auprès de lui, durant sa maladie, en témoigne avec précision :

« Un soir, après dîner, le 9 décembre 1882, M. Gambetta fut pris de douleurs assez pénibles au creux épigastrique, douleurs qui furent accompagnées de pyrosis, d'éructations fréquentes et bientôt de nausées et de vomissements. Il me dit alors que souvent, après les repas, il éprouvait les mêmes accidents ; dès que ceux-ci se manifestaient, dès qu'il éprouvait une sensation de tension à l'estomac et quelques nausées, il sortait et marchait au grand air pendant quelques instants pour éviter les vomissements qui, sans cette précaution, ne tardaient pas à se produire. La constipation était habituelle chez lui et, pour la combattre, il prenait de temps à autre, le matin, trois verres d'eau de Pullna. »

Et puisque je parle d'appendicite, je tiens à dire qu'il est, à mon avis, absolument essentiel dans cette maladie, de rechercher dans le passé des sujets, fût-il même très lointain, l'existence d'une ou de plusieurs atteintes antérieures, comme il est aussi indispensable, en présence de la dernière crise, de s'informer avec un soin judicieux des circonstances au milieu desquelles elle s'est produite. Il est, en effet, bien rare de voir un individu frappé comme par un coup de foudre ; on assiste parfois, il est vrai, à une explosion subite soit de douleurs très vives, atroces même, bientôt suivies de phénomènes plus ou moins alarmants, soit d'accidents gastriques inquiétants dès l'abord. Mais on retrouve presque toujours chez les sujets des phénomènes survenus antérieurement, depuis quelques heures jusqu'à plusieurs jours ou davantage avant l'explosion soudaine. Ces accidents sont oubliés ou méconnus ; les parents n'ayant aucune notion du lien qui les rattache à la crise aiguë, les négligent et oublient d'en parler, ne se doutant pas qu'ils ont quelque chose de commun avec elle. Le drame dernier domine tellement la scène qu'il absorbe entièrement leur attention. Dans un très grand nombre de cas vus à l'hôpital, j'ai à peu près toujours trouvé des antécédents gastriques ou abdominaux pouvant être rattachés à cette attaque, qui est tantôt la première véritablement, tantôt consécutive à une ou plusieurs atteintes de date plus ou moins ·ancienne, comme cela s'est produit chez Gambetta.

La connaissance de ces accidents antérieurs a une importance sur la solution à donner à la thérapeutique, à l'intervention opératoire en particulier.

L'*ostéomyélite* fournit la preuve la plus éclatante de la nécessité de connaître à fond le passé pathologique des sujets pour apercevoir le lien de continuité qui seul permet de comprendre la maladie que j'ai désignée sous le nom d'*ostéomyélite prolongée*. Voici ce que j'en ai dit en 1878 (1) et qui garde encore toute son actualité : l'observation montre tout un groupe d'affections osseuses diverses « d'ordre essentiellement chronique et d'origine ignorée jusqu'ici. Ce sont gens de tout âge présentant, les uns des nécroses immobilisées dans un os, ou des fistules osseuses plus ou moins profondes, évasées, irrégulières et comme rameuses

___

(1) *De l'ostéomyélite aiguë pendant la croissance*, p. 1 (Asselin et Cie, Paris, 1879).

dans le centre de l'os. D'autres viennent avec un os d'un volume anormal affecté d'hyperostose, irrégulier dans sa forme autant que dans sa contexture, prédisposé par suite à subir les atteintes des poussées inflammatoires successives, engendrant elles-mêmes de nouveaux désordres. Ce sont enfin des malades qui montrent tous les symptômes d'un abcès osseux.

« L'expression de ces formes cliniques est si variée et peut recevoir du siège ou de complications nouvelles, de telles modifications, qu'au premier abord la plus grande incertitude et le plus grand embarras règnent à leur sujet. D'où viennent-elles? et qui les a créées? Il est, je crois, facile de faire une réponse.

« Un lien commun rattache ces divers états à une même source dont ils dérivent comme des rameaux éloignés de leur tronc principal. Ce lien originel est une ostéomyélite de l'enfance ou de l'adolescence, périodes pendant lesquelles les os croissent et se développent. Cette ostéomyélite laisse après elle des conséquences isolées ou multiples, simples ou compliquées selon les cas. Ses effets immédiats ont été suivis d'habitude jusqu'à une guérison complète en apparence. Survenant après une période de sommeil plus ou moins longue, les effets éloignés ne peuvent être reconnus qu'à l'aide d'un retour attentif dans le passé du sujet, époque lointaine qui peut remonter aux premières années de la vie chez un homme qui touche à la vieillesse. Ce retour est d'autant plus nécessaire que, depuis la première atteinte, la croissance de l'os s'est effectuée souvent au delà du mouvement physiologique normal.

« Aucune affection, en effet, ne jette un trouble aussi profond dans le développement des os ; dans la région occupée par le mal, le volume de l'os s'accroît ; sa longueur augmente, l'os cesse d'être symétrique de son congénère, et dans la section des membres dont il fait partie, il crée souvent de nouvelles attitudes qui ne sont plus en harmonie avec la forme et les usages de ce membre. Le développement de l'os conduit encore à une conséquence nouvelle : le déplacement de la lésion primitive. »

La *syphilis acquise*, qui est incontestablement une des maladies dont il est le plus nécessaire de connaître l'existence ancienne, est une de celles qui sont bien souvent oubliées et ignorées des malades eux-mêmes. En voici quelques exemples, avec leurs conséquences brutales, exemples tirés non plus de la classe qui ne s'observe pas, mais au contraire des classes éclairées.

Un de mes anciens camarades d'internat exerçant la médecine en province, vint me voir il y a quelques années. Pendant sa visite il tombe en face de moi, frappé d'une attaque légèrement convulsive avec perte de connaissance. Revenu à lui, j'apprends par lui que c'est la première fois qu'il a eu semblable chose. Nous en cherchons l'explication ensemble et je suis conduit à lui parler de la syphilis. Il me répond ne l'avoir jamais eue, avec un accent de sincérité qui retentit encore à mes oreilles. Il avait complètement oublié que durant le temps de ses études médicales il avait contracté un chancre induré pour lequel nous allâmes ensemble chez Ricord : Ricord institua un traitement antisyphilitique que je dirigeai et qui fut suivi avec soin. Depuis lors il n'avait plus rien ressenti jusqu'à l'accident survenu chez moi.

Le second exemple est celui d'un avocat, âgé de quarante ans, qui fut frappé d'une attaque d'apoplexie brusquement, au milieu du jour. Le doyen Brouardel fut appelé à le voir avec son médecin, dans une consultation à laquelle je fus prié d'assister. Aucun changement ne s'étant produit durant dix jours dans un état qui se manifestait par des phénomènes assez bizarres, nous eûmes l'un et l'autre la pensée de la syphilis. Le médecin ordinaire de Paris avait pris des informations infructueuses et certifiait qu'il « n'y avait rien ». Or, un interrogatoire en tête à tête avec le malade nous apprit que ce dernier avait eu, quelques années auparavant, des tumeurs de la langue, pour lesquelles Nélaton et Ricord l'avaient soigné et guéri en peu de temps. Et, au moment où nous recueillions ces renseignements, son médecin de province nous écrivait pour nous prévenir que le malade avait eu, étant étudiant, un chancre syphilitique avec des accidents spécifiques, pour lesquels on l'avait traité et guéri. Cet oubli n'aurait rien d'étonnant chez un sujet ordinaire ; il surprend chez un homme éclairé.

Je pourrais citer un troisième fait analogue. Mais ici, le syphilitique incontesté, guéri de gommes apparues quarante ans après un chancre initial suivi d'accidents irrécusables, avait engendré une fille d'apparence magnifique, qui avait donné le jour à un microcéphale. Le père de ce dernier jouissait d'une constitution physique exempte de tares et il n'avait pas eu la syphilis. Lui aussi, le grand-père, m'avait donné un démenti formel, lorsque je lui appris, en voyant les gommes spécifiques de la jambe qu'il me montrait, qu'il avait eu la vérole. Il me fallut recourir à un entretien de plus d'une heure pour arriver à apprendre qu'il avait eu, en effet, des accidents spécifiques à l'âge de vingt et un ans, dès le début de sa carrière diplomatique.

Ces considérations m'amènent à envisager la question d'un autre point de vue. Si, en oubliant qu'ils ont la syphilis, des syphilitiques n'exposent qu'eux-mêmes, ce qui est déjà assez grave en soi, il en va autrement quand ils transmettent à leurs enfants non plus des tares irréparables, mais la syphilis en puissance, déterminant dans les organes tels que les poumons, le foie, l'encéphale, les articulations et surtout le squelette, des accidents aigus assez sérieux pour compromettre la vie parfois.

Ici, l'ignorance revêt une gravité particulière. Les parents, ne sachant presque jamais qu'ils sont syphilitiques, se doutent beaucoup moins encore de la syphilis de leurs enfants. Ils n'ont aucune notion de la possibilité d'une transmission héréditaire. Et lorsque leurs enfants ont leurs premiers accidents souvent à forme torpide, rien ne vient attirer leur attention sur la maladie syphilitique. Les médecins eux-mêmes s'y trompent presque toujours s'ils ne connaissent pas spécialement les accidents en question, qui revêtent une forme tout à fait particulière. Il en résulte que les jeunes enfants traînent avec eux, durant des années, des altérations de toutes sortes, plus particulièrement de l'appareil locomoteur, alors qu'un traitement spécifique les guérirait promptement.

Mais il y a plus encore : lorsque les enfants ou les adolescents reconnus syphilitiques auront été soignés et guéris de leurs accidents aigus, ils ignoreront à leur tour ce qu'ils ont eu et ils *ne sauront jamais* quelle est la maladie pour laquelle soit à l'hôpital, soit chez eux, on leur a donné des soins. Leurs parents eux-mêmes ne s'en doutent pas. Devenus apprentis, ouvriers, une fois adultes, ils ont oublié leur maladie passée et ils n'attachent aucune importance à des déformations qui ne sont pas visibles le plus souvent et qu'on ne reconnaît qu'au palper.

Et ces jeunes sujets pourront avoir dans le cours de leur existence des tumeurs blanches syphilitiques, dont on méconnaîtra la nature et qu'on croira tuberculeuses; des exostoses parenchymateuses qu'on prendra quelquefois pour des sarcomes ou des cancers des os et qui seront traitées comme telles; des crises d'épilepsie; des affections cérébrales; des déformations de nature inconnue qu'on laissera se développer dans des proportions énormes; enfin, toute une foule de maladies qu'un traitement préventif empêcherait d'exister et que le même traitement guérirait, si on les soignait à temps.

C'est pour cela que je voudrais voir s'établir une réforme

des plus utiles : l'existence d'un *carnet sanitaire individuel* obligatoire, relatant l'existence des maladies. Pourquoi cacher à un homme qu'il est fils d'arthritique, de syphilitique ou de cancéreux? Pourquoi lui dissimuler qu'il est syphilitique, s'il l'est, que ce soit par lui-même ou par ses parents? Pourquoi ne pas faire savoir à quelqu'un, homme ou femme, qu'il a été rhumatisant, ostéomyélitique ou tuberculeux d'un organe quelconque? S'il est guéri, il ne saurait se plaindre d'être informé de son passé, et s'il ne l'est pas, doit-il ignorer qu'il lui est prescrit de se soigner, pour obtenir sa propre guérison, préserver ses semblables et ne pas compromettre l'espèce?

Je ne discuterai pas pour le moment les motifs qui légitiment la réforme que je propose. Le carnet *sanitaire* sera personnel et la propriété de l'individu ou confié aux soins des parents de l'enfant. Le médecin seul aura l'obligation d'y inscrire les maladies contagieuses et aucune d'elles sans exception n'y sera omise. Toute personne aura le droit de refuser la communication de son propre carnet.

Au point de vue humain et social cette mesure, en apparence bien minime, aura de grands avantages pour l'individu et de grandes conséquences pour la conservation de tous

LES PRÉTENDUS TROUBLES ET DOULEURS DE CROISSANCE, A PROPOS D'UNE COXO-TUBERCULOSE ET D'AUTRES MALADIES IGNORÉES.

Sommaire. — Observation de coxo-tuberculose avec abcès chez un enfant de onze ans. — D'après le récit des parents la maladie remonterait à quelques mois et un abcès volumineux aurait paru en quinze jours. En réalité l'enfant présentait, bien avant qu'il s'arrêtat, toute une série d'accidents qu'on mettait sur le compte de la croissance et qui étaient les phénomènes initiaux de sa maladie. — Les expressions *douleurs, troubles et fièvre de croissance* ne devraient plus être employées ; elles sont inexactes et masquent la vérité. — La croissance du squelette se fait sans douleur, ni gène et dans un silence complet dont les sujets n'ont pas conscience. — Lorsque les enfants accusent des douleurs, de la lassitude, une paresse inusitée ou insolite, on doit en chercher la raison d'être dans une altération des os : rachitisme, tuberculose osseuse, névropathies, rhumatisme même. Nombreux exemples à l'appui de cette opinion. — En aucun cas on ne doit considérer les phénomènes comme sans valeur, car ils sont d'ordre pathologique et nullement liés à la croissance ; ils imposent à chacun de nous le devoir d'en rechercher et découvrir la cause pour établir un diagnostic exact et un traitement rationnel.

Messieurs,

Je tiens à vous entretenir aujourd'hui (décembre 1899) d'une interprétation clinique qui est la source de beaucoup d'erreurs et qui explique les différences de pronostic considérables que comportent les maladies tuberculeuses de la hanche, suivant qu'elles sont traitées dès le début ou à un stade avancé de leur évolution : je veux parler des prétendues douleurs de croissance.

J'ai vu hier un enfant de onze ans qui portait sur la région antéro-externe de la cuisse, un abcès du volume d'un gros œuf de dinde allongé, descendant de la région trochantérienne à la partie moyenne de la cuisse. Souffrant de la hanche depuis le mois d'août, cet enfant avait été traité par le repos durant trois mois ; puis, comme on le croyait guéri, il avait été envoyé à Biarritz, d'où il était revenu considéré comme absolument bien portant. C'est alors que j'eus l'occasion de l'examiner et que je trouvai l'énorme abcès dont je viens de vous parler, en même temps d'ailleurs que tous les signes de la coxo-tuberculose.

Ce fait mérite d'être étudié de près, car on en peut tirer d'importantes conclusions pratiques, en particulier sur deux points. Le premier a trait au développement de l'abcès : il y a quinze jours l'enfant, au dire des parents, « n'avait rien ». Lorsque je l'ai vu, l'abcès était très évident et de la grosseur que je vous ai indiquée. Or, rappelez-vous bien qu'un abcès tuberculeux du volume du poing ne se forme pas en quinze jours ; je ne crois pas la chose possible, je ne l'ai jamais vue ; mais ce ne serait pas une raison.

L'enfant interrogé raconte avec beaucoup de précision, que depuis longtemps et durant tout l'hiver précédent, il traînait la jambe, se fatiguait vite et, quoique fervent cycliste, avait de la peine à monter à bicyclette. La mère exposa plusieurs fois ces faits au médecin de la famille. Celui-ci, sans examiner le malade, répondit qu'il s'agissait de *troubles de croissance* dont il ne fallait point s'inquiéter. Et ces troubles ont duré cinq à six mois au moins, d'après l'interrogatoire (et j'ajoute, sûrement plus longtemps), apparaissant et disparaissant, jusqu'au jour où la maladie a pris une intensité telle que le patient a dû s'arrêter et qu'il a fallu le mettre au repos.

A cette époque un tuberculome se faisait lentement et sans bruit comme d'ordinaire, abcès profond dont rien ne pouvait trahir la présence et qui n'est devenu évident que ces temps derniers lorsque, par son développement progressif, il a gagné la cuisse.

C'est alors que l'enfant me fut amené. Les renseignements recueillis sembleraient faire croire que l'affection a passé de la phase de début à la phase de tuberculome suppuré en quelques mois. Il n'en est rien : le mal date de beaucoup plus loin, mais son début a été masqué par les prétendues douleurs de croissance. C'est là une erreur malheureusement commune et contre laquelle je tiens à vous mettre en garde.

Je voudrais que l'on rayât de tous les livres et surtout que l'on supprimât de la conversation ces mots de douleurs, de troubles de croissance, qui ne répondent à rien, sinon à des fautes commises par les uns et les autres qui croient qu'on peut parvenir à la vérité sans chercher à la découvrir par la vue, par le toucher, bref par un examen méthodique.

Et, à ce sujet, permettez-moi de vous répéter ce que j'écrivais en 1897, dans la préface de l'intéressant ouvrage que mon ancien interne, le Dr Cruet, a consacré à l'*Hygiène et à la Thérapeutique des maladies de la bouche*.

« Il y a plus de vingt ans qu'à propos des ostéites, des tuberculoses chirurgicales et des ostéomyélites pendant la croissance, j'ai émis une opinion à laquelle j'attache d'autant plus d'importance que je la considère comme essentiellement tutélaire et protectrice de la santé des jeunes sujets : à savoir *que les phénomènes d'accroissement des os en longueur et en volume, dans tous les sens en un mot, doivent, à l'état normal, s'accomplir absolument sans aucune douleur, ni gêne, dans le silence le plus complet et, j'ajoute, le sujet restant dans l'ignorance entière de leur production.* Cela veut dire que la croissance du squelette, c'est-à-dire la croissance générale de l'homme, doit se faire en plein calme, et que si la douleur ou une gêne s'y montre localisée ou assez diffuse, ce sont des troubles morbides qui apparaissent, qui se surajoutent, et qui vont dénaturer, en l'exagérant ou en l'entravant, le développement régulier du squelette. Dans un travail sur les ostéites, j'avais, en donnant des exemples de chacun d'eux, signalé comme cause de ces troubles, en plus *d'une action musculaire* excessive, le rhumatisme, la tuberculose, le traumatisme, les maladies infectieuses.

Les prétendues douleurs de croissance que les parents invoquent si souvent et qu'on a coutume de considérer comme choses indifférentes et négligeables, sont souvent le début lent et obscur d'une coxo-tuberculose, d'un mal de Pott, d'un rhumatisme osseux plus ou moins accusé ; il y a donc lieu de les envisager à leur vraie valeur, sous peine de commettre les plus graves erreurs à l'égard de ces maladies. L'expérience apprend malheureusement que ces méprises ne sont que trop fréquentes. »

Vous comprenez maintenant pourquoi j'estime qu'en présence d'un enfant qui souffre, le banal diagnostic de douleurs de croissance ne sert qu'à masquer l'ignorance ou l'embarras du médecin. En cherchant bien, en s'y consacrant, en accordant à l'observation l'attention nécessaire, on arrive à peu près sûrement à dépister une maladie sournoise à son extrême début, ainsi que vont vous le montrer les exemples suivants.

Tantôt les enfants se plaignent de petites douleurs insignifiantes presque nulles, *au niveau du siège du mal* ou *ailleurs*. Dans la coxo-tuberculose, c'est au genou, à la partie externe ou inférieure de la cuisse, à la jambe, quelquefois même au talon, au pied que les sujets les localisent, et là elles se montrent de la façon la plus irrégulière, le soir après le travail, ou après des jeux, ou enfin sans motif apparent, presque jamais au repos, ni pendant la nuit. Ces douleurs sont si insignifiantes que les enfants, après s'en être plaints, n'y font plus allusion, que les parents avertis n'y attachent pas d'importance et que les médecins enfin n'examinent pas toujours les sujets. Et quand ils les examinent, comme il n'y a rien d'anormal dans la région signalée, laquelle est souvent éloignée du siège du mal, ils écartent tout idée de trouble morbide : douleur de croissance, dit-on.

Dans d'autres cas, il ne s'agit que d'une gêne fonctionnelle, passagère, irrégulière, d'une fatigue plus grande après de longues courses, des jeux. Si les enfants sont jeunes, ils ne veulent pas marcher ; on s'habitue à les porter. Tel est le cas de cet enfant de trois ans, atteint de mal de Pott, qui n'a jamais marché, et qui, d'après sa mère, ne serait malade que depuis six semaines, alors qu'il a une gibbosité cervico-dorsale, dont le développement remonte à plus d'un an. Et, lorsqu'on demande à la mère pourquoi son enfant se faisait porter. « *Il faisait le fainéant, répond-elle, c'est un fainéant ; il ne voulait pas marcher, s'aggripait à moi.* » Et cela, depuis près de deux ans. En réalité, le petit être n'a jamais marché, et son mal de Pott a dû éclater dans le cours de la première année, ce qui n'est pas très rare. *Fatigue de croissance*, disait encore la mère.

Dans un autre cas de tuberculose du scapulum, le sujet éprouvait au poignet des douleurs qui furent étiquetées *troubles de croissance*.

Ces douleurs sont jugées si légèrement, que loin d'y prêter attention, on conseille la marche, les mouvements, la bicyclette, sous le prétexte qu'il s'agit de troubles qui *passeront*.

Parmi les médecins qui se préoccupent à juste titre de ces symptômes, beaucoup ne leur opposent pas un traitement rationnel : on a recours au massage, surtout s'il y a un peu d'atrophie concomitante, à la gymnastique, on conseille la marche et la bicyclette, les vésicatoires, les pointes de feu.

On applique parfois des appareils sur d'autres jointures que celle qui est malade, témoin cet enfant qui, atteint de coxo-tuberculose avancée, marchait avec un genou raide, parce que, disaient les parents, on avait immobilisé cette dernière articulation, absolument normale, d'ailleurs.

Ces divers traitements, qui durent des mois, non seulement sont inutiles, mais ils sont dangereux parce qu'ils favo risent l'aggravation du mal et hâtent son évolution vers les périodes avancées, comme le montre l'observation de la coxo-tuberculose suppurée de ce garçon de onze ans, dont je vous ai conté l'histoire au début de cette leçon.

Rappelez-vous donc qu'il n'existe ni douleurs, ni fièvre de croissance et que des douleurs, de la fièvre survenant chez des enfants ont toujours une cause pathologique parfois lointaine, qu'il est du devoir le plus élémentaire de chacun de nous de rechercher et de découvrir au plus vite. Ce devoir est d'autant plus impérieux que les douleurs, si passagères qu'elles soient, se renouvellent à maintes reprises, s'accompagnent d'autres troubles et qu'à tous ces titres elles réclament un examen attentif qui conduira au diagnostic et à un traitement rationnel.

EXAMEN DES ENFANTS.

Sommaire. — L'interrogatoire diffère suivant que l'affection est aiguë ou à évolution lente. — Impropriété de l'expression : maladie chronique. — Interrogatoire dans les états aigus. — Premiers renseignements des parents ; nécessité d'interroger les enfants. — Détermination du moment exact du début :
phénomènes initiaux. — Exemples de maladies où ces renseignements du
début ont une grande valeur : ostéomyélite, appendicite. — Examen local. —
Interrogatoire dans les maladies à évolution lente. — L'absence de douleur
dans les tout premiers débuts fait croire à l'absence de maladie. — Caractères
de la douleur dans les premières phases du mal, son intermittence. —
Examen du malade : recherche des troubles fonctionnels et anatomiques. —
Importance de l'examen de la marche : troubles caractéristiques qu'elle présente dans diverses maladies. — Méthode d'exploration directe des os. —
Position d'examen des diverses articulations.

Apprendre à examiner est un des services les plus importants qu'on puisse rendre à un jeune étudiant ; et c'est certainement ce à quoi on doit se consacrer. Les difficultés ne
sont pas, il s'en faut, aussi grandes qu'on se plaît à le reconnaître, à la condition que l'examen soit fait dans un ordre
déterminé, variable certainement avec les circonstances,
mais obéissant cependant à des règles à peu près constantes
qu'il convient de préciser ; elles constituent ce qu'on peut
appeler une méthode.

L'interrogatoire précède d'ordinaire l'examen. Et il est
d'ordre différent, suivant que l'on est en présence d'une maladie
aiguë, d'une infection par exemple, d'un accident traumatique
douloureux, ou d'une maladie qui, par sa durée et ses manifestations lentes, insidieuses parfois, peut porter le nom de
maladie chronique. J'avoue que je n'aime pas cette dernière
expression et je ne l'emploie jamais ; elle ne saurait constituer
une définition et elle cache une inconnue ou notre ignorance
même, si on ne peut pas caractériser cette maladie par une
épithète qui en indique la nature. Longtemps on a employé
ce terme général de maladies chroniques, pour désigner les

tumeurs blanches, les caries, les vieilles nécroses et il n'a
servi qu'à faire régner une confusion, dont on a eu grand
peine à sortir, sur tous ces différents états que ne saurait
caractériser la longue durée des accidents. Et il me rappelle
un temps — il n'y a pas plus de vingt-cinq ans — où tous
les malades chroniques étaient réunis en très grand nombre,
pêle-mêle, à l'ancien hôpital Trousseau, rue de Charenton,
dans des salles, sous les combles, et qu'on ne pouvait leur
accorder qu'une visite sommaire.

C'est dans ces conditions, qu'avec l'autorisation et la très
grande obligeance de Bergeron, de Cadet de Gassicourt, de
Triboulet, de d'Heilly, j'ai pu pendant des années aller
y voir de nombreux malades et y faire des recherches qui
ont abouti, en même temps que celles de Volkmann en
Allemagne, à faire accepter que toutes les tumeurs blanches
sont des tumeurs tuberculeuses, que l'abcès dit froid,
idiopathique ou symptomatique, est une tumeur tuberculeuse
ou tuberculome. Aussi, pour rompre avec les appellations
confuses du passé, ai-je désigné sous le nom d'ostéo-arthrites
tuberculeuses les tumeurs blanches d'autrefois.

L'interrogatoire personnel n'existe pas pour les très jeunes
enfants jusqu'à six ou sept ans, pas plus que chez ceux qui
sont arriérés ou dégénérés. Il comporte encore des différences
suivant des circonstances particulières, mais il ne faut pas
s'habituer à le considérer *comme inutile*, comme un objet de
luxe, parce qu'on a les parents sous la main pour obtenir
tous les renseignements que l'on désire. Il a une valeur réelle,
absolue, dont il faut savoir tenir compte pour compléter,
redresser et rendre exactes les opinions des parents, qui
pèchent souvent par mauvaise observation, par interprétation fausse, par ignorance, ou qui ont des parti-pris susceptibles d'induire en erreur, si l'on n'est pas averti et sur l'œil.

Combien de fois ne sera-t-on pas trompé, si l'on accepte
d'emblée la première réponse d'un père, d'une mère sur le

début de la maladie, sur sa cause, sur la date de l'apparition d'un phénomène, sur son caractère, sur ce que ressent un enfant placé souvent en dehors de leur surveillance, abandonné par eux une partie du temps, qui se nourrit seul tant bien que mal avec ce qu'on lui laisse, qui est soigné par la voisine, ne se plaint pas toujours, dissimule aussi sous un prétexte ou sous un autre, sort seul, courant les rues avec des camarades ; que l'on fait trop travailler, à qui on donne des charges à porter, des courses à faire ; qui doit s'occuper des soins du ménage seul ou avec des frères et des sœurs, à la place des parents, et qui va ainsi jusqu'à ce qu'il tombe frappé par une infection aiguë, de surmenage, ou prise par contagion ; qui, victime d'odieuses tentatives de débauche, n'est pas épargné par la blennorragie et la vérole ; qui vit, enfin, dans la misère, dont l'aboutissant est trop souvent la tuberculose ou d'autres altérations organiques.

INTERROGATOIRE DANS LES MALADIES AIGUES

J'envisagerai donc cet interrogatoire dans les états aigus d'abord ; comme ici, il ne se sépare guère de l'examen du malade lui-même, il sera plus facile, plus naturel de l'anastomoser avec cet examen, parce que le fil conducteur sera plus évident et mieux suivi.

Ce sont d'abord les renseignements du père ou de la mère, cette dernière accompagnant plus souvent l'enfant, ou de personnes vivant en contact avec ce dernier, que l'on recueillera. Ils indiqueront le début des accidents, leur date, l'état de l'enfant avant leur apparition et en quoi ils ont consisté. Et avec cette première donnée on peut déjà procéder à une inspection de la partie malade, précédée d'ailleurs de l'impression qu'on aura de l'état général du sujet.

Cette inspection sommaire fait naître une ou plusieurs idées, vraies ou fausses, sur la nature de la maladie ; ou elle répond déja à une opinion ferme sur le diagnostic, ou au contraire elle laisse entrevoir des difficultés, un désaccord entre les renseignements qu'on a recueillis et ce que l'on voit. Dans le premier cas, il s'agit de confirmer une impression pleine de probabilités ; dans le second, il y a à chercher, à mieux s'informer, à examiner avec une attention profonde l'état local et général du malade lui-même.

Dans l'un et l'autre cas, d'ailleurs, on aura à reprendre de seconde main l'interrogatoire et l'examen. Mais ce ne sera plus alors une conversation sur un objet vague, il convient d'obtenir de la précision, de faire une démonstration de choses, c'est-à-dire des faits avancés, et c'est là que le recours à l'enfant trouve souvent son intérêt et sa place.

Chaque point sera repris et élucidé autant que possible. Prenons l'exemple d'une maladie fréquente et dont le choix est indifférent, une ostéomyélite, une adénite, une appendicite, une arthrite aiguë.

On établira le jour précis du début des accidents; mais j'estime qu'il ne suffit pas de demander une date; il convient d'appuyer et d'obtenir avec le jour, l'heure exacte certaine du *commencement*, du *premier commencement*.

On fera répéter aux parents que l'enfant n'avait rien le matin de ce jour, à plus forte raison la veille et l'avant-veille, qu'il était allé à l'école comme précédemment, qu'il avait joué et mangé à chaque repas autant que de coutume, qu'il avait passé une très bonne nuit; dans bien des cas on devra questionner l'enfant, en empêchant les parents de répondre à sa place, ce qui n'est pas toujours facile, et l'interroger à son tour sur les premiers phénomènes ressentis. Pour beaucoup d'ostéomyélites, pour des appendicites, pour des arthrites aiguës, on vous dira très souvent, le plus souvent, que l'enfant est tombé, qu'il a reçu un coup et que telle a été l'origine des accidents.

Mais si on réclame des renseignements sur les circonstances

de l'accident, sur ce qui est advenu au moment même où il est arrivé, ou après, heure par heure, si on cherche à savoir si l'enf nt est tombé, s'il s'est ou non relevé, s'il a pu marcher ensuite, s'il a souffert immédiatement après, s'il a dû s'aliter en rentrant chez lui, si en un mot on s'est occupé de sa blessure, on est bien vite édifié. On apprend le plus souvent qu'il n'y a pas eu d'accident ou que, si l'enfant est tombé, il s'est relevé et a marché sans rien ressentir, qu'il n'avait aucun mal immédiatement après et même quelquefois le lendemain et les jours suivants.

D'ailleurs tout cela est récent et il n'y a aucune trace du prétendu accident qui n'a pas été inventé, mais sur le compte duquel les parents ont mis l'origine de la maladie, parce que, dans leur ignorance, ils ne comprennent pas encore qu'on puisse tomber malade en pleine santé sans un accident. Les maladies sont pour eux des mystères qu'ils désirent ne pas approfondir.

La maladie a donc une autre cause que le traumatisme et c'est l'interrogatoire précis, exact, minutieux, de la mère ou de l'enfant, qui l'a démontré avec certitude. Cet interrogatoire a aussi fixé, comme conséquence, le moment précis du premier phénomène, ce qu'il a été en lui-même et quel a été son siège. Si c'est une ostéomyélite, on aura appris qu'une gêne fonctionnelle ou une douleur ont apparu vers le genou, soit en haut du côté de la cuisse, soit en bas du côté de la jambe, qu'une boiterie s'en est suivie au bout d'un temps variant entre quelques heures et un jour ou deux, qu'un léger gonflement s'est montré au point douloureux, à l'extrémité inférieure du fémur, supérieure du tibia ou du péroné.

C'est ainsi qu'on est amené par des données exactes à l'examen de la partie malade, en possédant déjà des renseignements importants. On saura que la maladie est récente, qu'elle a exactement quatre, six, huit jours de durée, qu'elle présente un caractère douloureux et fébrile, qu'elle n'est pas le fait d'un accident, d'un coup ou d'une blessure.

L'examen local réclame beaucoup de méthode et de discernement. Sans doute, si on se borne à toucher superficiellement et en bloc la partie affectée, on réveille la douleur, une douleur plus ou moins vive, à laquelle les enfants sont très sensibles, même quand on n'est pas sur le siège qu'elle occupe; à plus forte raison, si on fait exécuter des mouvements au membre. Mais qu'on suive une méthode rigoureuse, et par voie directe ou détournée, on arrive à un diagnostic précis. En effet, au début, où siège la douleur? Elle est dans l'os, uniquement dans l'os; l'enfant malade ne saurait, ne pourrait le dire; il ne distingue pas ou c'est à peine s'il discerne les variétés de douleurs; il ne reconnaît pas si elles sont superficielles ou profondes. C'est à l'observateur seul qu'il appartient de chercher, de trouver, de se reconnaître.

Or, l'exploration du squelette est de la plus haute importance. Il faut commencer par éliminer, pour être mieux renseigné, et puis on rassure ainsi l'enfant. Les enfants sont plus raisonnables qu'on ne croit; le raisonnement a prise sur eux; souvent un procédé détourné m'a conduit à les adoucir et à les rendre plus maniables. Il consiste à explorer d'abord le côté sain, en leur parlant, en leur demandant si on les fait souffrir; ils vous répondent que non, on est entré en conversation avec eux.

Dans le membre affecté, le mal occupe-t-il l'extrémité inférieure du fémur, par exemple, on prend le pied, on fait jouer le cou-de-pied en immobilisant d'une main la jambe, pendant que de l'autre on fait mouvoir la jointure. L'enfant ne souffre pas; on en profite pour lever légèrement tout le membre étendu, et on fait jouer la jointure de la hanche; on reconnaît vite que celle-ci a tous ses mouvements libres; on peut aussi fléchir un peu le genou et reconnaître si le jeu en est douloureux ou non; on ne ferait pas cette dernière manœuvre, si on s'était aperçu, dès l'abord, que la cavité articulaire était distendue par un liquide contenu dans son intérieur.

Ce n'est là qu'un aperçu, mais il a sa valeur. Le jeu des jointures, libre, sans douleur, éloigne déjà le fait d'un rhumatisme articulaire proprement dit ; mais ce n'est qu'un commencement de preuve, il faut encore faire l'anatomie de l'affection. Je suppose qu'il existe un gonflement très médiocre ; l'examen de ce gonflement montre qu'il n'est pas rouge, qu'il est œdémateux si l'affection a un siège superficiel, qu'il a une certaine tension si elle occupe un os très recouvert.

Ce n'est pas en examinant d'emblée le point malade que l'on est fixé : d'abord les cris de l'enfant vous arrêtent, et puis il est préférable, infiniment préférable de scruter l'os à distance. Pour cela, avec un seul doigt, l'index, on presse l'os, on le percute, on demande à l'enfant s'il souffre ; il importe d'agir sans précipitation, d'avoir la patience d'attendre : il vous répondra que non. On passe plus haut en se rapprochant du mal, jusqu'à ce qu'on arrive sur la partie envahie ; là, on réveille non seulement la douleur et les cris, mais encore on peut reconnaître qu'à pression égale tous les points ne sont pas également douloureux ; on retrouve, dans les douleurs plus vivement ressenties et traduites par des expressions nuancées dans la physionomie, des différences dans l'intensité de la douleur ; c'est là que l'attention doit se fixer. Il importe de renouveler l'épreuve pour assurer les impressions que l'on a.

Un certain nombre de cas obscurs dès le début le resteront encore nécessairement pendant quelques jours : ce sont ceux où le mal occupe, je ne dirai pas un os très recouvert, car ceux-ci sont passibles d'une exploration minutieuse, mais certaines régions d'un os presque inaccessibles, comme, au fémur, la partie postérieure et inférieure de cet os comprise entre les deux lèvres de bifurcation de la ligne âpre, au tibia, la partie de cet os placée au-dessus de la ligne oblique.

Tout cet examen local, sur lequel je viens d'insister à propos de l'ostéomyélite, est d'autant plus facile qu'on a procédé antérieurement à un interrogatoire plus minutieux et plus précis.

L'*appendicite* est encore une de ces maladies aiguës où la valeur des renseignements a une grande importance. Il résulte de l'étude attentive d'un très grand nombre de malades venus à l'hôpital, que les cas graves ne débutent presque jamais brusquement par une première attaque violente, et qu'il a existé, tantôt dans les mois et les années précédentes, des attaques antérieures minimes, légères, auxquelles on n'a prêté aucune attention, tantôt dans les jours qui précèdent des signes positifs de phénomènes gastriques, avant l'apparition des douleurs violentes de l'attaque grave. Toutes les fois que j'ai interrogé le passé des sujets avant cette atteinte, j'ai trouvé des accidents de ce genre, malgré la déclaration formelle des parents, disant que l'enfant avait été pris *tout d'un coup*, au milieu de la nuit, à l'école, etc.

Entre tous les faits qui m'ont le plus frappé à cet égard, je rapporterai celui d'un père, médecin très distingué, dont le fils, un grand garçon, fut pris brusquement, au milieu de la nuit, des signes d'une appendicite grave, avec des douleurs atroces, phénomènes abdominaux graves, et comme je lui disais qu'il avait dû y avoir quelques accidents prémonitoires, que, pour mon compte, j'en avais presque toujours observé dans les cas de ce genre, il insista pour me déclarer que son fils n'avait rien ressenti ni éprouvé en dehors du coup de foudre de la nuit. Un peu plus tard, au cours de la conversation, ce même père me disait que son fils n'avait pas dîné le soir, qu'il s'était mis à table, l'estomac très embarbouillé, et que même le matin, au déjeuner, il n'était pas bien. Il y avait donc eu, avant l'attaque, des phénomènes gastriques qui remontaient peut-être à une époque plus éloignée encore, mais je me serais gardé de chercher à les découvrir.

Ces troubles prémonitoires sont de diverse nature, tantôt appendicitaires avec une certaine évidence, d'autres fois réflexes ou déjà infectieux avec prédominance gastrique, intestinale, hépatique même. Il est très regrettable que l'on ne soit pas conduit à examiner alors la région de l'appendice ; ces troubles paraissent si peu importants qu'on ne le fait pas. L'idée d'une mauvaise digestion est là qui couvre tout et on s'en contente. Et, après des intermittences, brusquement les accidents surviennent.

Quant aux véritables attaques antérieures, on les retrouve parfois dans un passé lointain et très oublié. Gambetta, qui a succombé à une appendicite à l'âge de quarante-et-un ans, avait eu à onze ans, au lycée de Cahors, une maladie abdominale aiguë, fort grave, ayant duré 38 jours et qui s'était terminée par l'ouverture d'un abcès dans le gros intestin. Il lui en était resté un appendice d'une longueur de 11 centimètres, perdu dans des adhérences, probablement altéré et donnant lieu à des troubles digestifs fréquents, avant la seconde attaque.

INTERROGATOIRE DES MALADIES A ÉVOLUTION LENTE

Ce sont les *maladies à évolution lente*, surtout celles qui ne sont pas douloureuses dans les premiers temps, qui prêtent le plus aux méprises de toutes sortes et qui sont la source d'erreurs fréquentes, parmi lesquelles la plus commune est de ne pas reconnaître une maladie non-pas naissante, mais déjà née, quoique peu accentuée encore. Or, la grande cause de ces méprises réside avant tout dans l'ignorance, dans certains préjugés, dans une très grande négligence de la part des parents. Ce sont malheureusement les enfants du peuple qui sont les plus nombreuses victimes, leurs parents étant, par le fait de leur pauvreté et des obligations de la vie, forcément moins attentionnés, moins libres pour les surveiller et pas suffisamment instruits de notions cependant nécessaires à posséder, quand on a des enfants.

On trouve très répandue dans toutes les classes de la société cette croyance, que la *douleur spontanée* est un phénomène inséparable de la maladie, et que, s'il n'y a pas de souffrance chez les enfants, il ne saurait y avoir de maladie locale. Aussi, toute la grande classe des ostéo-arthrites tuberculeuses, les anciennes tumeurs blanches, ce groupe si nombreux et si compact qui comprend les atteintes de la hanche, du genou, du coude, de la main, du rachis, toutes ces maladies sont-elles méconnues ou négligées dans le peuple, et même dans presque toutes les classes, durant de très longs mois, parce qu'elles ne sont, dans la très grande masse des faits, pas douloureuses pendant un temps qui peut être long, ou tellement peu douloureuses que la douleur passe inaperçue. Combien de fois n'ai-je pas entendu des parents me répondre avec une assurance indiquant bien leur tranquillité d'esprit, quand je leur démontrais qu'il y avait depuis plusieurs mois une coxo-tuberculose très manifeste : « Mais, Monsieur, comment cela a-t-il pu se faire? L'enfant n'a pas souffert, il ne souffre pas. » Après avoir entendu les parents s'exprimer de cette manière, je n'ai pas pu me défendre d'exprimer souvent à mon auditoire le regret que ces maladies ne fussent pas douloureuses au début, aussi douloureuses qu'une maladie généralement bien connue des étudiants — par les exemples d'autrui, sinon d'eux-mêmes — je veux parler de la gonorrhée.

Je viens d'avoir tout récemment, à l'appui de ce que j'avance, un exemple si frappant et si probant que je n'hésite pas à le citer. Il ne s'agit que d'une tuberculose des petits os de la main et du pied. On m'amène un enfant appartenant à une famille d'une classe très éclairée, fillette de

quatre ans et demi atteinte de quatre spina ventosa, dont un
surmonté d'un abcès tuberculeux : deux au pied, deux à la
main. Les parents n'en connaissaient que deux : l'abcès suppuré, mais non ouvert, du métacarpien de la main droite et
une ostéite tuberculeuse de la première phalange du gros
orteil. Ils faisaient remonter la plus ancienne ostéite suppurée du métacarpien à trois semaines environ. Or, ils ou-
bliaient que quatre mois auparavant, en essayant de petites
chaussures, l'enfant se plaignait du pied à celui qui les lui
mettait, qu'elle renouvela ses plaintes à maintes reprises lorsqu'on lui pressait le pied, qu'elle refusa de marcher durant
quelques jours. Le médecin consulté avait été un peu frappé
du volume du gros orteil ; on n'y attacha pas d'importance.
L'enfant ne s'en étant plus plainte, on ne s'en occupa pas,
bien que la mère eût remarqué de son côté le développement
du métacarpien du pouce. Tout cela était oublié et il fallut
reconstituer cette histoire morceau par morceau, les parents
cherchant leur excuse dans l'absence de douleur spontanée
chez leur enfant.

Aussi, puisque la douleur est un signe inconstant, localisé
parfois loin du siège du mal, faut-il ne pas la considérer avec
frivolité alors même qu'elle est légère, et doit-on lui accorder
une valeur sérieuse quand elle se montre spontanément. On
cherchera ses caractères à la place indiquée, on verra si
l'examen des parties superficielles et profondes, le jeu d'une
jointure, la réveillent ou la provoquent. Et cette recherche
fournira l'occasion d'examiner l'aspect de la région, les
déformations s'il en existe, en un mot tout ce qui, par
comparaison, peut révéler des dissemblances qui elles, à leur
tour, mettront sur la voie du diagnostic.

Le propre de la douleur, lorsqu'elle existe dans les premières phases des maladies tuberculeuses, est d'être vague,
intermittente, mal définie et surtout peu intense. Elle ne
prend un caractère d'acuité que lorsqu'on excite l'évolution

tuberculeuse par des mouvements violents ou répétés jusqu'à
la fatigue. C'est qu'on voit parfois des sujets souffrant à
peine prendre sur eux de faire de longues courses à pied, en
bicyclette, et cela quoique déjà matériellement atteints d'une
tuberculose ostéo-articulaire du cou-de-pied, du genou, de
la hanche. Il leur semble même, à eux comme à leurs parents,
qu'ils en ont été améliorés, qu'ils marchaient mieux, qu'ils
sont plus souples. Le fait est exact et je l'ai constaté à maintes
reprises, mais cette amélioration durait peu et il lui succédait brusquement, en général, une aggravation qui se tradui-
sait par une raideur et une contracture absolue des muscles
de l'articulation, dans une position mauvaise, et avec elle
l'impossibilité de la marche et des douleurs plus ou moins
vives. Cet état aigu survenant à l'improviste a offert plusieurs
fois à mon observation des suppurations articulaires ou
l'apparition d'abcès ossifluents à évolution semblant plus
rapide.

La douleur faisant souvent défaut ou n'attirant pas assez
l'attention, il devient plus nécessaire encore d'accorder la
valeur qu'ils méritent aux *troubles fonctionnels* ou *anatomiques* survenant dans un membre, dans la colonne vertébrale ou dans une région quelconque du corps, chez un
enfant en bonne santé apparente. Si faibles qu'ils soient, ces
troubles ont une cause et ne sauraient être rapportés ni à la
croissance, ni à aucun des phénomènes réguliers du développement. Une raison morbide en est l'essence et elle doit
être recherchée, surveillée, suivie, découverte ou non,
jusqu'au retour normal de la fonction.

Gêne fonctionnelle, fatigue anormale, membres qui traînent,
démarche insolite, attitudes défectueuses, boiterie insignifiante, paresse physique des enfants qui sont sortis de la première enfance, alors qu'ils prenaient part aux jeux des autres,
à leurs exercices, et qu'ils s'y adonnaient volontiers : tels
sont les signes qui doivent conduire tout clinicien à exami-

ner un membre, à le comparer à son homologue au point de vue de sa nutrition et de sa forme — j'entends la forme de chaque section d'un membre, — de son volume, de son attitude, du jeu comparatif de chacune des articulations dont il se compose, jusqu'à ce qu'il soit établi qu'il n'y a rien ou qu'il y a, au contraire, l'altération que l'on cherche et qui n'a été découverte que par ce moyen.

Il en sera fait de même pour les membres supérieurs, quoique les altérations tuberculeuses y soient, sauf à la main, beaucoup moins fréquentes qu'au membre inférieur.

Les examens par la vue et le toucher feront trouver la maladie que l'on n'a pu découvrir encore, et si on échoue dans la recherche, ils conduiront à porter l'attention vers la colonne vertébrale qui est particulièrement exposée chez les jeunes sujets, et dont les atteintes ne se manifestent guère, au moins au début, que par des troubles indirects et éloignés, surtout du côté des membres inférieurs, et quelquefois du côté des voies urinaires, gastro-intestinales ou respiratoires.

On ne sera pas peu surpris, quelquefois, de découvir sur la colonne vertébrale une déformation, la disparition d'une courbure de flexion aux lombes et au cou, ou au contraire un commencement de gibbosité, une contracture intense des muscles postérieurs, toutes choses que les parents ignoraient, et qu'on n'est allé chercher que parce qu'on n'a rien trouvé ailleurs. Le mal tuberculeux du rachis, dit mal de Pott, ne s'annonce guère que par des troubles fonctionnels parmi lesquels la paresse de la marche d'abord, la fatigue ensuite — j'entends une fatigue que ne doit pas éprouver un enfant de sept à huit ans après ses jeux, à la fin d'une journée ordinaire, — des fourmillements, quelques crampes, quelques rares douleurs ou troubles de la sensibilité, une raideur du corps durant la marche, doivent occuper le premier rang. Et c'est ainsi que l'examen des membres, où l'on ne trouve pas la clef des accidents, conduit à celui du tronc et du rachis, où l'on reconnaît un mal réel, non pas commençant, mais existant déjà.

C'est avec intention que je n'ai pas parlé jusqu'ici de l'examen de la marche, qu'on ne doit jamais négliger de faire, les sujets étant nus. Cette marche doit être normale avec un rythme égal ; on y trouvera une tonalité différente dans le son de chaque pas ; il y aura de la claudication à un degré peu accusé ou, au contraire, avec toute la série des changements qu'on observe dans la luxation congénitale. Le signe que j'ai appelé de l'*épreuve*, quand le sujet est placé debout reposant très symétriquement, peut être utile pour montrer que le membre inférieur du côté malade se fatigue plus vite que l'autre et prend une attitude différente en fléchissant un peu le genou, qui se porte en avant pendant que le pied repose de plus en plus sur la pointe, après avoir donné le spectacle de contractures musculaires plus fréquentes que celles de muscles congénères de l'autre membre.

L'appui au repos se fera sur un point différent du pied, dans les lésions de cet organe ou de la jointure tibio-tarsienne.

Dans le mal de Pott, enfin, la marche sera légèrement embarrassée, mais nullement comparable à la démarche claudicante du coxo-tuberculeux, du gono-tuberculeux, etc. Les membres inférieurs et leurs articulations sont libres et les sujets en disposent à leur gré pour tous les mouvements. Mais, c'est le rachis qui manque de souplesse par la perte d'une partie de ses mouvements. La contracture des puissants muscles sacro-lombaire, long dorsal et transversaire épineux, l'immobilise dans le segment des vertèbres atteintes, et le poids du corps n'est plus transmis aux deux hanches que par le tronc raidi et tout d'une pièce. Le sujet marche avec une lenteur et une précaution qui sont en dehors de la règle. Le balancement vertical de chaque moitié du corps entraînant chaque épaule l'une après l'autre fait défaut, le mouvement de rotation est également gêné.

Tous ces caractères, auxquels il conviendrait d'en ajouter une infinité d'autres, si on voulait analyser toutes les espèces morbides, montrent combien l'examen devient utile quand on le fait selon un ordre dicté par le but qu'on poursuit. Pourtant, pour être concluant et décisif, il convient de le compléter par ce que j'appelle la *méthode d'exploration directe* des os, qui s'applique indifféremment à toutes les maladies des os, en ayant toutefois une utilité beaucoup plus grande dans le grand groupe des tuberculoses ostéo-articulaires.

J'ai appelé l'attention sur l'indolence si fréquente de ces maladies dans *leurs phases initiales,* où il est si important pour les guérir dans les meilleures conditions, de savoir les reconnaître et les différencier des autres états morbides. Or, cette indolence n'est qu'apparente, car l'exploration de l'os, par la palpation, va révéler au niveau des foyers tuberculeux une sensibilité ou de la douleur qui font défaut dans les régions similaires de l'os symétrique.

Mais cette exploration ne donnera un résultat appréciable que si on la sait faire et si on a recours à un terme de comparaison dans l'os sain.

Les os, en effet, sont partout recouverts de parties molles, et ce n'est que par l'intermédiaire de celles-ci qu'on peut exercer une action sur eux. D'un autre côté, comme le foyer tuberculeux est, au début, minime et circonscrit et qu'il ne produit autour de lui tout d'abord qu'une ostéite limitée, il en résulte qu'il faut découvrir cette région, ce qui n'est ni facile, ni possible dans tous les cas, pour y produire de la sensibilité ou réveiller une douleur. On exercera donc comparativement une pression aussi égale que possible sur la région de l'os que l'on croit atteinte, les épiphyses osseuses lorsqu'il s'agit d'ostéo-arthrites, en commençant par l'épiphyse saine et en se portant de celle-ci à celle-là sur les points symétriques. Et comme les épiphyses sont des masses osseuses plus ou moins arrondies, saillantes et assez superficielles dans la plupart des articulations, on pourra exercer sur elles, point par point, une compression régulière et égale qui ne tardera pas à mettre en évidence une région sensible, douloureuse même, alors que rien d'analogue ne se produira du côté sain. En répétant dix fois, vingt fois la même pression avec l'extrémité du doigt, on réveillera constamment la même douleur, plutôt plus grande.

Certaines épiphyses, celles de la hanche surtout, sont moins accessibles au premier abord, de même que la plupart des épiphyses des autres articulations ne peuvent être explorées dans toute leur étendue qu'en ayant recours à un artifice très légitime. Il consiste à placer l'articulation dans la position où il est le plus facile de l'atteindre pour l'explorer plus commodément et plus en entier.

J'ai donné à cette position le nom de position d'examen. Ma prochaine leçon sera consacrée à ce sujet. Je n'y insiste donc pas aujourd'hui.

POSITION D'EXAMEN DANS LES AFFECTIONS CHIRURGICALES DU TRONC ET DES MEMBRES.

Sommaire. — Définition de la position d'examen ; son caractère comparatif. — Utilité de l'associer à la *dermographie*. — Position naturelle des membres dans la station verticale et dans le décubitus horizontal. — Position d'examen pour une vue d'ensemble des membres. — Son application aux principales régions du corps : 1º Membre supérieur : épaule ; coude ; poignet ; main ; mouvements que l'on doit lui associer. — 2º Membre inférieur : hanche ; genou ; cou-de-pied ; pied. — Moyen d'apprécier l'axe médian de tout le membre inférieur au point de vue d'une bonne direction dans le sens vertical et le degré d'extension ou de flexion du genou. — 3º Tronc. — Position d'examen dans le mal de Pott ; son importance au point de vue thérapeutique pour la découverte de ce mal à son début. Position d'examen dans le prétendu torticolis, c'est-à-dire dans les arthrites cervicales rhumatismales, dans les scolioses et les déformations vertébrales. — Conclusion : méthode émanant de l'anatomie biologique.

MESSIEURS,

Il semble aux étudiants nouveaux venus, comme à certains praticiens inexpérimentés, qu'il est suffisant de regarder, surtout quand on y met beaucoup d'attention, de palper dans tous les sens avec une ou deux mains, en y apportant ce que comporte l'examen des organes contenus dans les cavités naturelles, d'approfondir ensuite les troubles fonctionnels occasionnés par la maladie, pour acquérir la persuasion qu'on a mis au service d'un malade les meilleures ressources pour le bien connaître et apprécier judicieusement son état.

Qu'on me permette de dire, en invoquant une expérience déjà longue, que cela ne suffit pas toujours. Beaucoup de chanteurs possèdent une très belle voix ; peu d'entre eux sont de grands artistes et, parmi eux, ne le deviendront que ceux qui possèdent l'art de savoir chanter, c'est-à-dire ceux qui ont du talent. Il en est de même dans les sciences d'observation : il ne suffit pas de se livrer à des investigations, il

convient de mettre au service de ces dernières non plus seulement une manière de procéder, mais une méthode aussi sûre
et aussi sévère que possible, permettant, par voie directe ou
autrement, d'apprécier et d'analyser les résultats obtenus.

Cette méthode consiste à placer une région du corps, un
membre, une articulation dans une position déterminée permettant d'examiner certaines parties qu'on ne découvre que
dans l'attitude nouvelle ou qui s'y montrent avec plus de
développement et de netteté. C'est, en définitive, tirer parti
d'une ressource naturelle pour aboutir au diagnostic avec
plus de facilité et de sécurité. Bien souvent, d'ailleurs, on
devra recourir à la comparaison avec le côté homologue
placé dans une position exactement semblable.

L'étendue de cette leçon ne me permet de m'occuper que
des membres et du tronc en ce qui concerne le rachis, laissant de côté tout ce qui a trait aux viscères et aux spécialités,
qui réclament, pour l'examen, des conditions appropriées et un
outillage particulier. Pour la chirurgie des membres, il n'est
guère besoin, dans les cas usuels, que du mètre, du compas
d'épaisseur et d'un crayon dermographique.

Il est bien entendu qu'avant tout, les parties seront mises
à nu, soit isolément, soit ensemble, lorsqu'il s'agit de procéder à un examen comparatif.

Chaque membre, aussi bien dans l'attitude verticale que
dans le décubitus dorsal, prend une position qu'on pourrait
appeler naturelle, où il est attiré et maintenu par la pesanteur
et la masse des muscles les plus puissants. Dans l'attitude
verticale comme dans le décubitus horizontal, c'est l'extension de l'avant-bras sur le bras avec pronation de la main et
légère flexion des doigts — pour le membre supérieur, —
et l'extension de la jambe sur la cuisse, avec flexion et légère
abduction du pied, — pour le membre inférieur. Mais la
position peut, pour un motif quelconque, varier à l'infini,
sans cesser d'être naturelle.

La *position examen*, suivant une expression qui me paraît simple et juste, est celle que l'on doit choisir en la rendant fixe pour un temps quelconque. Il existe, pour chaque région, une attitude qui permet non seulement de mieux apprécier, mais encore de découvrir certaines particularités anatomiques qui méritent d'être connues pour l'examen. Dans la continuité des membres, la position examen est beaucoup moins importante, en général, et il suffit de pouvoir inspecter ces derniers en tous sens pour en connaître les modifications comparatives.

La position examen comporte d'abord une *vue d'ensemble* des deux membres symétriquement placés dans leur position naturelle. Cette vue montrera leur *différence d'altitude*, indiquée par l'axe de chacun d'eux, leur *différence de longueur*, leur *différence de volume*; elle indiquera également la position des membres *par rapport au tronc*. C'est ainsi, par exemple, qu'au membre supérieur, dans le cas de luxation de l'épaule en dedans, l'axe du membre se dirigera plus obliquement sur le tronc que de l'autre côté! L'axe médian du membre inférieur ira, dans la coxo-tuberculose, couper l'axe du corps plus ou moins près de l'ombilic. La *vue comparative d'ensemble* fera souvent découvrir des particularités qui, sans elle, échapperaient à l'attention.

La position examen trouvera son application principale dans les segments articulaires des membres. Elle est là, on peut dire, indispensable à connaître, au moins pour certaines jointures.

I. MEMBRE SUPÉRIEUR. — A l'état non pathologique, le segment de l'épaule ne présente pas, au premier abord, une position qui le rende plus favorable à un examen permettant de découvrir quelque point de repère nouveau pour l'étude de l'articulation. La tête est très recouverte de tous les côtés par de gros muscles qui la coiffent; on devra donc chercher ses rapports et explorer sa sensibilité, sa continuité à travers ces muscles, les deux bras pendant le long du tronc. On pourra ensuite juger de l'attitude, du changement d'axe du bras, de l'atrophie des muscles de l'épaule et du bras, de la présence de déformations congénitales ou acquises, etc.

Il est, toutefois, une position examen qui, à l'épaule, prend une certaine importance, c'est celle qui permet de constater quelle est l'étendue du mouvement d'élévation dont dispose le bras. Or, une circonstance spéciale oblige à comparer l'attitude de chaque membre en prenant quelques précautions. On devra commencer par *fixer les omoplates et les clavicules sur le tronc*, condition préalable, mais nécessaire, qui seule permet d'apprécier la part exacte d'élévation qui revient au membre supérieur.

Une main devra donc être appliquée à cheval sur l'épaule au niveau de la partie moyenne de la clavicule, d'un côté, de l'omoplate, de l'autre, et fixera ces deux os sur le tronc. On élèvera ensuite le bras soit directement en avant, soit en avant et en dehors, aussi haut que possible. La position d'arrêt indiquera le degré d'élévation qu on obtient de chaque côté.

Cette position examen permettra également de reconnaître l'étendue des mouvements en arrière et en dehors.

La *fixation de l'omoplate et de la clavicule* sur le tronc est également une position examen qui permettra d'apprécier les altérations dans l'étendue des mouvements de la tête humérale, ainsi que la présence de raideurs et de craquements dans l'articulation scapulo-humérale ; le siège en serait difficile à établir sans cette fixation.

La position examen du coude la plus utile pour l'étude des parties constituantes de l'articulation et de leurs rapports réciproques est la flexion à angle droit de l'avant-bras sur le bras, la main étant tenue en demi-pronation. Elle permettra d'examiner comparativement toutes les saillies ainsi que les distances qui les séparent les unes des autres, surtout si on lui associe la *méthode dermographique*. Par cette dernière, les contours osseux, les saillies de chaque épiphyse de l'humérus, du radius et du cubitus, ainsi que l'interligne articulaire seront inscrits sur la peau et deviendront visibles ; la comparaison avec le côté sain se fera à chaque instant de l'examen et on pourra apprécier le déplacement des saillies, l'effacement ou le remplissage des creux, les modifications des rapports des os entre eux, le siège précis de la sensibilité et de la douleur localisée ou plus vive en un point déterminé.

Dans la jointure du coude, plus que dans toute autre, il est indispensable de recourir à une méthode d'examen serrée donnant le moins de prise possible à une interprétation qui ne soit pas justifiée par un fait reconnu exact. Dans les traumas compliqués de vastes épanchements immédiats, on aura de grandes difficultés à se reconnaître et on devra parfois attendre quelques jours pour compléter ou faire un diagnostic.

Il va de soi que l'étude des mouvements est un complément nécessaire à l'examen et la position prise pour l'examen ne saurait s'opposer à cette étude qui se fera en recherchant l'étendue de la pronation et de la supination, de la flexion et de l'extension ainsi que des mouvements anormaux. Entre temps, le membre est ramené à la position examen. Malgré les éléments d'information et de recherche méthodique, on se trompera encore souvent, surtout dans les traumas récents, et les photographies radiographiques, qu'on devra faire prendre toutes les fois qu'on le pourra, montreront la fréquence des diagnostics incomplets ou inexacts.

Pour les segments du poignet et de la main, de même que pour ceux du cou-de-pied et du pied, la comparaison entre le côté sain et le côté affecté d'une manière quelconque, se fait facilement et dans toutes les positions, peut-on dire. On choisira la meilleure, sans lui donner un caractère autrement

déterminé et on aura recours à la méthode dermographique
pour marquer les points sur lesquels on désire laisser une
empreinte qui attire le regard.

II. MEMBRE INFÉRIEUR. — On commencera par jeter une
vue d'ensemble sur les deux membres inférieurs symétriquement placés, si on le peut, et en extension dans le décubitus
horizontal. Par ce coup d'œil on aura un aperçu de l'altitude,
du volume et de la longueur de chaque membre. On sera
dirigé vers la région qui doit être l'objet d'un examen
spécial.

Trois segments, dont deux sont beaucoup plus difficiles à
examiner et plus importants que l'autre, demandent à être
envisagés à part. Ce sont : la hanche, le genou, le cou-de-
pied.

La position examen de beaucoup la plus avantageuse
pour explorer l'articulation de la hanche est celle dans
laquelle on fléchit la cuisse à angle droit sur le bassin, en
même temps qu'on la porte dans l'adduction forcée, avec
ou sans rotation en dedans. On fait alors proéminer la tête
fémorale en arrière et au-dessus du grand trochanter ; elle
vient soulever les muscles en dessinant une saillie arrondie
séparée, par un large sillon, de la saillie trochantérienne. On
pourra la dessiner à grands traits sur la peau, l'explorer dans
cette attitude, ainsi que le grand trochanter. Le sujet est
couché sur le côté du corps opposé à la jointure qu'on
examine.

Pour apprécier ensuite les rapports du fémur avec le bassin, il convient de mettre les deux membres homologues en
extension. Mais cette position est insuffisante, si le bassin
est déplacé, ce qui est la règle constante dans les arthrites à
évolution lente de la hanche. Il faut ajouter à la position
l'inscription sur la peau, avec leur forme exacte, des épines
iliaques supérieures, de la ligne qui les rejoint et de l'axe
médian du tronc. On a alors une notion approximative de

l'abaissement du bassin. On peut encore apprécier son déplacement sur son axe transversal, qui se traduit par une saillie plus ou moins forte de l'une de ces épines iliaques ; mais il est moins facile de reconnaître la torsion que peut avoir subi le bassin.

Les empreintes des saillies des épines iliaques, la ligne qui les rejoint, les lignes des axes du tronc et des deux membres inférieurs placés dans une attitude comparable, sont les jalons qui permettent de faire reconnaître la mauvaise position d'un des deux membres inférieurs, car les changements survenus dans la situation du bassin n'ont pas d'autre but que de corriger la mauvaise attitude de l'un des membres ou des deux à la fois.

L'extension est au genou la position la plus usitée et la plus commode pour l'examen de l'articulation, c'est-à-dire de la synoviale, des ligaments et du squelette.

On y appréciera, par comparaison avec le côté sain, toutes les déformations dues surtout aux épanchements ou aux épaississements tuberculeux de la synoviale, à ce qu'on appelle les fongosités, et on pourra partir de là pour interroger l'état des mouvements. Ce sera dans cette attitude qu'on reconnaîtra la plupart des altérations traumatiques : fracture et luxation de la rotule, rupture du triceps à son insertion, rupture du ligament rotulien, etc.

Mais, dans un certain nombre de circonstances, il sera utile de placer le genou dans une attitude de flexion, afin de faire bâiller l'interligne articulaire antérieur pour en examiner le contenu, pour y chercher un corps étranger articulaire ou venu du dehors ; la flexion à angle droit ou une flexion intermédiaire seront la meilleure position examen. On pourra, d'ailleurs, dans ces diverses attitudes, placer le membre tout entier dans la rotation externe, qui est plus commode, ou dans la rotation interne.

L'extension est la position qui permettra le mieux d'établir la ligne de l'axe dorsal du membre inférieur; cet axe doit suivre le milieu de la cuisse, le milieu du genou et passer entre les deux malléoles pour aboutir sur le dos du pied, entre le premier et le deuxième orteil. Il suit à la jambe très approximativement la direction de la crête antérieure du tibia. Il permet d'apprécier avec assez de rigueur la déviation du pied et de la jambe dans les fractures mal réduites, ainsi que le degré de déplacement des fragments, les luxations du pied, etc.

Mais il est une autre direction qu'il est essentiel de posséder au point de vue du redressement du genou et du soin avec lequel on doit appliquer les appareils inamovibles, c'est la direction de la jambe par rapport à la cuisse. Le membre inférieur sera droit, lorsque l'axe central de la cuisse et celui de la jambe suivront une même ligne droite sans déviation au niveau du genou.

Or, il est très difficile d'apprécier cette ligne droite pour les deux segments, et il arrive très fréquemment qu'on croit avoir redressé un membre et qu'après l'avoir sorti d'un appareil inamovible, il présente une flexion du genou qui obligera le sujet à marcher sur la pointe du pied ou à un nouveau redressement.

Pour être fixé sur la bonne direction de tout le membre, il convient de mettre le genou dans la plus grande extension et de se placer soi-même, non pas à côté et de manière à suivre la direction de haut en bas, mais en dehors, et de tracer ou de suivre simplement à la face externe de la cuisse son axe médian, en le prolongeant sur la face externe de la jambe. S'il y a continuité, la direction sera parfaite; elle sera défectueuse et le redressement aura été incomplet, s'il y a un certain nombre de degrés, 10 à 20, par exemple, de différence entre la direction externe de la cuisse et celle de la jambe.

Cet axe latéral permettra aussi de mieux préciser le

chevauchement et la rotation latérale des fragments dans les fractures de jambe ou de cuisse.

Pas plus qu'à la main, je ne crois utile d'indiquer pour le pied quelles sont les positions les plus convenables pour l'examen des parties; elles sont très variables et ici, les parties molles peu recouvertes, peu épaisses, devenues superficielles, sont d'une étude et d'une analyse faciles.

III. Tronc. — Dans le tronc, je ne m'occuperai que de l'examen du rachis dans le mal de Pott, les arthrites cervicales, les déviations scoliotiques.

Il n'est pas indifférent d'examiner un mal de Pott dans une position quelconque. J'estime que, pour le reconnaître facilement dans les phases initiales, ce qui est une condition capitale pour la guérison, il convient d'examiner les sujets dans la verticalité, le tronc étant entièrement à découvert et mieux encore le corps étant tout nu, surtout chez les puéri-adolescents. C'est la véritable position examen, qui permettra le mieux l'inspection du rachis, d'en apprécier les contours, d'y voir les saillies naissantes, de reconnaître enfin la contracture musculaire. Elle permettra également d'explorer avec attention et plus commodément une par une, les vertèbres de la région suspecte, à l'aide de pressions médianes et latérales.

On devra y ajouter deux épreuves, dont l'une surtout sera à elle seule presque concluante. La première consistera à faire alternativement fléchir et relever le tronc tout entier, sans que les jambes se déplacent. On pourra constater alors la suppression de la mobilité du rachis dans un segment habituellement mobile, et le degré d'intensité de la contracture musculaire à ce niveau; on pourra aussi rechercher la douleur à la pression dans la flexion du tronc.

Mais la seconde épreuve va devenir caractéristique, au moins pour les maux de Pott dorsaux et lombaires. Le sujet étant nu et dans la position examen verticale, c'est-à-dire debout, on se placera en face de lui et non par derrière lui, et on jettera à terre un objet qu'il devra ramasser sans déplacer ses pieds ; je me sers habituellement pour cela de mon petit trousseau de clefs. On fera ramasser l'objet en question successivement dix, quinze, vingt fois, s'il le faut, avec la main droite, avec la main gauche, enfin avec les deux mains. Dans le cas de mal de Pott, on verra la main qui n'est pas employée à ramasser les clefs venir peu à peu chercher la cuisse du même côté pour y prendre un appui, pendant que l'autre main arrive avec précaution et plus lentement que de coutume sur l'objet à saisir. Et lorsque les deux mains entrent en fonction, le jeune sujet ne courbe plus son corps avec l'aisance habituelle aux enfants de son âge, la tête fortement projetée en avant des épaules, celles-ci en avant du thorax, etc..., il va, au contraire, conserver l'attitude verticale du rachis pour chercher à descendre son corps tout d'une pièce ; il le porte ainsi entre ses deux cuisses, en fléchissant fortement les deux articulations coxo-fémorales et celles des deux genoux. A partir de ce moment, il inclinera en avant, si elle n'y est pas déjà, la tête et la partie supérieure du thorax pour permettre aux deux mains de se rapprocher de l'objet et de le saisir.

Ces variations de l'attitude normale, surprises dans le fonctionnement d'un rachis durant la station verticale, sont en quelque sorte caractéristiques ; la recherche de la douleur par l'exploration directe viendra confirmer le diagnostic, si déjà on n'aperçoit pas un commencement de voussure et un état de rectitude d'une courbure normale, la dorso-lombaire, par exemple.

L'examen du malade dans le lit aura nécessairement lieu dans le décubitus latéral ou ventral, ou bien le malade étant tenu assis dans son lit par un aide. Mais, je ne saurais assez le dire, cette dernière position examen est beaucoup moins favorable que la précédente pour le diagnostic d'un mal de

Pott qui n'est pas évident. Elle servira, au contraire, à la recherche des complications et particulièrement à celle des abcès dans les cavités thoraciques ou abdominales, au pli de l'aine. Au cou enfin, on aura à explorer le pharynx.

Les prétendus torticolis, autrement dit l'attitude provoquée par les arthrites cervicales de nature rhumatismale, seront beaucoup mieux étudiés et connus par la position examen suivante.

Le malade sera assis sur une chaise et dévêtu de sa chemise. Un aide avec les deux mains à cheval sur les clavicules, appliquera et fixera ces derniers os et les deux omoplates contre le tronc. On verra dès ce moment la tête inclinée plus ou moins d'un côté, la figure regardant de l'autre côté. Et si l'on trace au crayon dermographique la ligne médiane du corps passant par le pubis, l'ombilic, le sternum, on la verra partager la tête en deux parties très asymétriques (1).

On pourra facilement constater dans cette position examen, les épaules étant toujours fixées, que les mouvements des vertèbres cervicales sont très limités et que la rotation de la tête sur le cou est intacte ou, au contraire, supprimée.

La position examen du corps nu et vertical est absolument indispensable pour explorer les courbures des diverses déformations rachidiennes, les attitudes compensatrices des autres parties du squelette qui s'y ajoutent parallèlement, ainsi que les déplacements des divers organes. On l'associera aux exercices multiples et divers qui, dans chaque espèce, peuvent contribuer à éclairer sur l'étendue de la déformation et les complications qui l'accompagnent.

Messieurs, le but de cette leçon est de vous montrer les procédés à l'aide desquels on arrive au diagnostic des maladies, surtout à leur début. Je reviens encore une fois sur ce

(1) Méthode dermographique appliquée à la pathologie humaine, *Bull.* de *l'Acad. des Sciences*, 1904, p. 874.

point fondamental de l'art de guérir et de guérir dans les meilleures conditions.

Ces procédés appartiennent à une méthode émanant de la connaissance de l'*Anatomie biologique*, anatomie qui n'est pas celle d'un muscle, d'une jointure ou d'un os en fonction, mais celle d'un certain nombre de parties ou d'organes qui sont groupés dans une région du corps pour y concourir, par un fonctionnement multiple et complexe, à un but déterminé.

Pour bien apprécier les modifications et surtout les changements pathologiques survenus, on ne saurait jamais assez s'entourer de toutes les garanties et recourir aux procédés qui permettent d'être plus instruit et, par suite, plus à même de déterminer les moyens d'arriver à la guérison.

TUBERCULOMES SIMPLES ET SYMPTOMATIQUES, SESSILES ET MIGRATEURS. — THÉORIE VRAIE DE L'ABCÈS PAR CONGESTION.

SOMMAIRE. — Définition de l'abcès froid ; l'expression d'abcès tuberculeux ou de tuberculome doit la remplacer. — Sa caractéristique est dans la *membrane tuberculogène*. — Division du sujet en trois chapitres : 1° Tuberculomes primitifs du tissu cellulaire. — 2° Tuberculomes osseux et abcès migrateurs ou par congestion. — 3° Tuberculomes d'origine articulaire.

I. TUBERCULOMES DU TISSU CELLULAIRE. — Leur origine tuberculeuse ; formation de l'abcès, sa constitution anatomique.

II. TUBERCULOMES OSSIFLUENTS SESSILES ET PAR CONGESTION. — Leur grand développement et la place étendue qu'ils occupent ; absorption des tissus et ulcération des vaisseaux. — *Étude de la membrane tuberculogène* : ses deux surfaces et ses trois zones. — Travail de destruction au centre et d'envahissement à la périphérie, dans les tissus sains, où le bacille se trouve presque exclusivement. — *Contenu* : liquides huileux et séreux ; cadavres de leucocytes ; globules rouges déformés ; produits fibrineux, caséeux, de dégénérescence et de destruction. Analyses chimiques : présence d'albumine en grande quantité, de mucosine ; différences absolues avec les liquides des autres suppurations. — *Abcès solides* ; leur mode de formation. — Tuberculomes séreux et fibreux, transformation kystique et prétendues périostites albumineuses. — Associations microbiennes et bacilles du pus. — *Évolution clinique du tuberculome.* — *Théorie vraie de l'abcès par congestion.* — Tuberculome ossifluent sessile. — Formation de la tumeur et de l'abcès. — Accroissement ultérieur excentrique et transformation en abcès par congestion. — Rôle exclusif de la paroi ; pénétration des bourgeons conoïdes dans les tissus et les organes. — Propagation et substitution des éléments de la paroi à ceux des tissus, comme dans les tumeurs envahissantes. — Comparaison des phénomènes à la surface externe et à la surface interne de l'abcès. — Directions diverses suivies : descendante, ascendante, transversale, récurrente ; longs trajets. — *Terminaison.* Deux modes : *a)* la guérison par la transformation celluleuse ou fibreuse de la paroi et la résorption du contenu ou sa persistance et sa transformation kystique (voir plus haut), ou : *b)* l'ulcération et la formation de trajets fibreux persistants. — Transformation partielle des tuberculomes. — Leur isolement des foyers primitifs et leur indépendance.

III. TUBERCULOMES SUPPURÉS OSTÉO-ARTICULAIRES. — Division en abcès tuberculeux intra-articulaires, pariétaux, extra-articulaires, ou à la fois intra et extra-articulaires. — 1° Abcès tuberculeux intra-articulaires ; abcès tuberculeux partiels du genou. — 2° Abcès pariétaux. — 3° Abcès extra-articulaires : ils sont sessiles ou migrateurs. — Isolement et indépendance de certains de ces tuberculomes par la transformation-curative partielle de la paroi. — Opinion sur les tuberculomes para-articulaires. — Les tuberculomes extra-articulaires ont parfois une origine épiphysaire. — Évolution et guérison de ces tuberculomes.

Messieurs,

J'ai, en 1878 (1), défini l'abcès froid une *lumeur tuberculeuse dès l'origine comme plus tard*, et, pour plus d'exactitude, en même temps que pour abréger, je lui ai ultérieurement donné le nom de *tuberculome*. La suppuration n'est, en effet, qu'une transformation du tuberculome, transformation qui n'est pas constante et qui ne se produit jamais que par un mécanisme spécial dans une agglomération de tubercules.

Une *lumeur* solide petite ou grande, depuis les dimensions d'une tête d'épingle jusqu'à celles d'un grain d'orge, d'une noisette, d'une noix même, précède toujours la formation du liquide qu'on nomme pus, à tort, car ce liquide n'a avec les autres suppurations qu'une ressemblance très lointaine, aussi bien au point de vue macroscopique qu'au point de vue chimique, histologique et bactériologique.

Lorsque le tuberculome est parvenu à la phase de l'abcès, il est constitué ou plutôt il est limité par une membrane tuberculogène. Au centre de la tumeur primitive, les éléments perdant de leur cohésion et de leurs qualités concrètes, se désagrègent pour former un liquide qui a plus ou moins d'analogie avec le pus ; à la périphérie, par une disposition inverse à laquelle s'ajoute un phénomène incessant d'accroissement, de transformation et de propagation, ces mêmes éléments pressés les uns contre les autres s'étalent et se présenteront désormais sous l'aspect de parois membraneuses plus ou moins épaisses, plus ou moins consistantes.

La *membrane tuberculogène* est constante et elle joue un rôle capital dans l'évolution ultérieure de l'abcès, c'est-à-

______

(1) Note sur l'arthrite tuberculeuse (*Bull. et mém. de la Soc. de chirurgie*, p. 296; 1878). — Observation d'arthrite tuberculeuse (Thèse de Prion, Paris, 1878). — Tubercules des os, tumeurs blanches consécutives (*Bull. et mém. de la Soc. de chirurgie*, p. 867; 1879). — Mémoire sur les abcès froids ou tuberculeux (*Bull. et mém. de la Soc. de chirurgie*, p. 140; 1880). — Abcès froids et tuberculose osseuse (in-8º, Paris, 1881).

dire du tuberculome ramolli. Ce n'est pas, en effet, une paroi inerte, plus ou moins résistante, faite pour empêcher la diffusion du pus et protéger les organes voisins. Elle est, au contraire, essentiellement active et l'on peut dire que la membrane est tout et que l'abcès n'est que chose accessoire. La présence du pus n'est, en réalité, qu'un acte secondaire; il subit, comme quantité, des oscillations très variables et ses caractères physiques se modifient sans cesse; il peut même disparaître en entier, par résorption; mais la poche persiste et, tant qu'elle persiste, on doit redouter tous les fâcheux effets de sa présence.

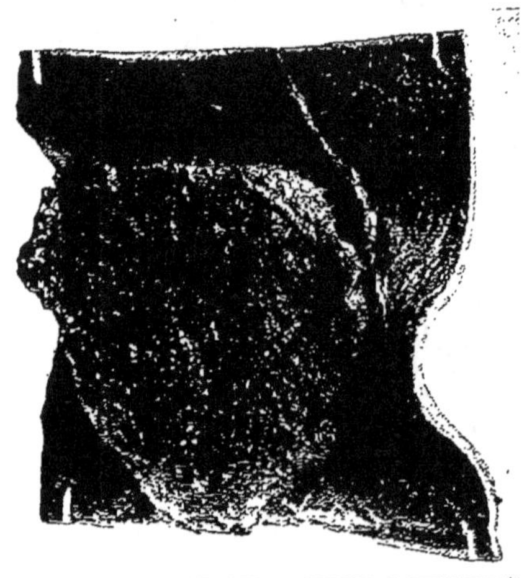

Fig. 1. — Tuberculome sous-cutané dont le contenu est renfermé dans la membrane tuberculogène.

Les tuberculomes dévolus au chirurgien possèdent le type le plus parfait et le plus simple dans le tissu cellulaire lâche, principalement dans le tissu cellulaire sous-cutané.

Ils y naissent, grandissent et disparaissent de différentes manières; d'autre part, un très grand nombre de tuberculomes des organes ne tardent pas à envahir secondairement le tissu cellulaire sous-cutané ou interstitiel, où ils se comportent comme s'ils y étaient nés primitivement.

De là, une double obligation de faire tout d'abord l'étude des tuberculomes isolés du tissu cellulaire et de passer ensuite à l'étude des tuberculomes osseux et articulaires, qui comportent l'évolution et la théorie des abcès par congestion.

I. Tuberculomes primitifs du tissu cellulaire sous-cutané, sous-aponévrotiques ou interstitiels. — Les tuberculomes sous-cutanés sont tellement plus fréquents que les deux autres variétés réunies, que c'est à eux surtout que s'adresse cette étude. On les a appelés *gommes*, lorsqu'ils naissent à la face interne de la peau. L'expression de tuberculomes me semble préférable.

A l'origine, ce sont des agglomérations de nodules tuberculeux élémentaires, produits exclusifs des effets du bacille sur les tissus. Plus ou moins promptement, le centre des nodules subit d'abord une transformation *vitreuse* et puis, tous les éléments cellulaires se confondent en une masse opaque : c'est la transformation *caséeuse*.

Ces modifications se faisant sur l'ensemble des nodules primitifs, le tuberculome prend l'aspect d'un corps jaune ; il est encore consistant. On aperçoit déjà à l'œil nu, autour de la masse jaune, une collerette qui la circonscrit et l'isole des tissus sains. Un peu plus tard, la masse jaune perd de sa cohésion, se ramollit et se liquéfie ; autour d'elle, les éléments embryonnaires plus nombreux et plus cohérents forment une membrane partout continue, que l'on peut disséquer ou séparer des tissus sains par la décortication ou le raclage. Dès ce moment, l'abcès est constitué. Il forme au milieu du tissu cellulaire une caverne, qu'une paroi circonscrit dans le tissu sain.

Tout le travail pathologique provient donc des transformations du tubercule originel et de l'organisation de sa membrane limitante ou tuberculogène, sous l'influence du bacille tuberculeux.

Le bacille amène, en premier lieu, la formation des nodosités tuberculeuses élémentaires, lesquelles ne tardent pas à se nécroser et à se ramollir ; il détermine en même temps autour d'elles soit une prolifération périphérique du tissu conjonctif, soit de la leucocytose, lesquelles sont assez abondantes pour constituer une couche de un à plusieurs millimètres d'épaisseur et quelquefois davantage. Durant ce travail, le bacille disparaît dans les parties jaunes ramollies, il se cantonne à la limite de la membrane tuberculogène et des éléments normaux, de préférence le long des petits vaisseaux.

II. Tuberculome ossifluent sessile et par congestion. — Le tuberculome ossifluent ne se distingue du tuberculome du tissu conjonctif que par une origine osseuse que n'a pas ce dernier. Il possède, comme lui, une paroi tuberculogène qui l'isole et en fait une tumeur au milieu des organes voisins ; cette paroi a la même constitution anatomique et le contenu qui en procède présente la même composition histologique, chimique et bactériologique que celui des abcès non ossifluents.

Mais les tuberculomes osseux donnent lieu, de même que ceux des articulations, à une évolution susceptible d'un développement qu'il convient de connaître d'autant mieux qu'il n'est pas le même pour les tuberculomes du tissu cellulaire, lesquels sont en général d'un petit volume.

Les abcès ossifluents présentent deux variétés cliniques différentes. Ils sont *sessiles* ou *migrateurs*, c'est-à-dire par congestion ; les premiers sont et restent appliqués sur la source même qui les engendre ; les seconds au contraire apparaissent loin de leur origine et ils suivent parfois, pour y arriver, un long trajet souvent indirect et qui ne découle, dans beaucoup de cas, d'aucune notion anatomique ou physiologique.

Ces vastes poches sont alors comme appendues au squelette par la paroi de leur sac qui empêche toute diffusion du contenu et le renferme à la manière d'une longue bourse en tissu mou. On verra, à propos de l'évolution de ces tuberculomes, en vertu de quel mécanisme les fongosités tuberculeuses, émanant des foyers de l'os, subissent les transformations qui amènent le développement de ces volumineuses et longues collections.

Bornons-nous à dire, pour le moment, qu'elles prennent toutes les directions, *descendante*, *ascendante*, *transversale*, *oblique en avant*, *en arrière*, *en dedans* ou *en dehors*. Il en est qui contournent la racine des membres pour suivre ensuite une direction inverse de celle qu'elles avaient suivie; d'autres s'engagent dans les cavités du rachis en remontant dans le crâne et quelques-unes enfin ont pu rentrer par un autre chemin dans une cavité, celle du bassin par exemple, d'où elles étaient sorties.

Aussi ne peut-on songer à esquisser les rapports multiples que ces collections peuvent offrir avec les divers organes voisins quels qu'ils soient.

Il suffira de dire qu'elles absorbent souvent les parois de ces organes pour s'ouvrir dans leurs cavités, témoin les ouvertures dans la cavité de l'intestin, dans les canaux des glandes, dans la vessie, dans les voies aériennes. Enfin, dans un certain nombre de cas, les parois des gros vaisseaux: veine et artère crurales, carotides, ont été détruites et ulcérées non point par le pus, comme on l'a cru, car il est séparé des vaisseaux par sa propre enveloppe, la membrane tuberculogène elle-même. Le processus tuberculeux se substitue d'abord à la tunique externe des vaisseaux, qui devient fongueuse; la tunique moyenne est atteinte ensuite et une ulcération vasculaire par déchirure de l'endothélium en est la conséquence. On a cité un certain nombre d'exemples d'hémorragies graves, mortelles même, à la suite du travail d'envahissement des gros vaisseaux (1). Nous avons vu, entre autres faits, l'artère fémorale ulcérée par la paroi de l'abcès d'une coxo-tuberculose et se déclarer une hémorragie qui nous obligea à désarticuler la hanche.

Il n'est pas jusqu'aux troncs nerveux, quoique beaucoup

(1) Voir le rapport de M. Monod à la *Société de chirurgie* (25 octobre 1882).

plus résistants à cause de leur névrilème, qui ne puissent
présenter un envahissement analogue, plus exceptionnelle_
ment, il est vrai, que les gros vaisseaux.

Étude de la membrane tuberculogène. — Pour la voir, il
suffit d'ouvrir un abcès tuberculeux et d'en extraire le contenu ; sa *surface interne* apparaît alors avec sa couleur grisâtre ou d'un rouge foncé, son piqueté vasculaire, ses stries
rosées, ses plaques ardoisées, ses dépôts jaunâtres caséeux,
adhérents, en amas ou en couches stratifiées. Elle est iné-

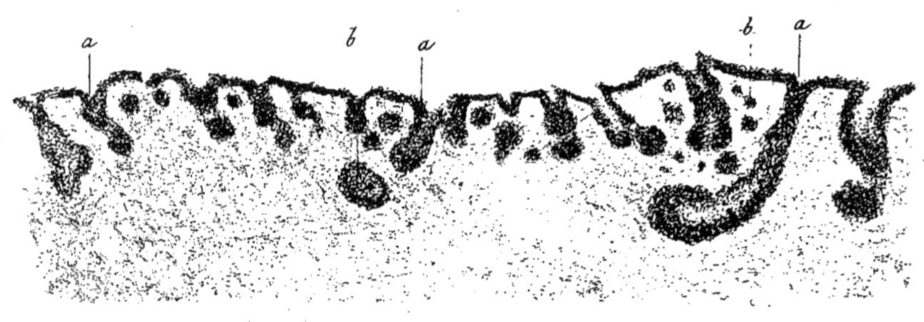

Fig. 2. — Coupe d'ensemble de la paroi d'un abcès tuberculeux. Cette coupe ne
comprend que le bord tangent à la cavité ; on y voit les ouvertures de nombreux follicules tuberculeux *a,a,a.* Des tubercules élémentaires, *b,b.* sont disséminés le long de ce bord ; d'autres sont sur le point de s'ouvrir dans la cavité
de l'abcès.

gale, chagrinée, villeuse, plissée et présente encore des
boursouflures tantôt pâles, tantôt rougeâtres, rappelant le
chémosis congénital séreux ou inflammatoire.

Si ces boursouflures sont plus étendues, elles constituent
des diverticules libres, des sortes de valvules comparables
aux valvules conniventes. Enfin la surface interne de la
paroi peut présenter de petites colonnes encastrées, dues
au relief des parties sous-jacentes et même un état aréolaire
rappelant la surface interne du cœur.

La *surface externe* que l'on met à nu par une décortication délicate avec une curette mousse ou une spatule, est
plutôt lisse et unie, de couleur grise. Dans les régions en
voie de développement, cette surface présente tantôt de nom-

breux liens vasculaires qui l'unissent aux tissus voisins et
tantôt de gros bourgeons conoïdes, véritables végétations
ou bourgeons extérieurs qui s'engagent dans les tissus sains,
dans les intervalles des faisceaux fibreux, au milieu des
muscles, dans les anneaux naturels, etc.

L'épaisseur de la membrane tuberculogène varie ; elle n'a
pas moins d'un milli-
mètre et elle peut en
acquérir deux, trois
et exceptionnel-
lement jusqu'à plu-
sieurs centimètres
par les dépôts casé-
eux qui y sont con-
tenus, par les infil-
trations hémorragi-
ques et les petites
cavités pariétales qui
s'y forment.

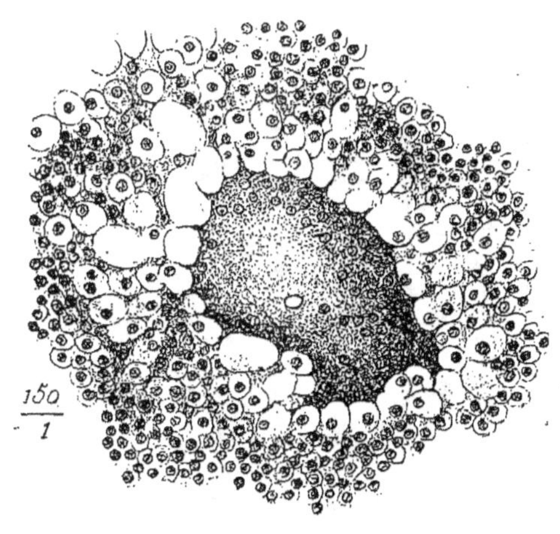

Fig. 3. — Tubercule avec sa cellule géante.

La paroi est ex-
clusivement constituée par des cellules embryonnaires ;
depuis le bord interne de l'abcès jusqu'à sa limite extérieure dans les tissus voisins, ces éléments forment une
couche continue qui n'est interrompue que par quelques
foyers hémorragiques, de gros vaisseaux capillaires embryonnaires et par des amas caséeux. Ici, les cellules sont juxta-
posées comme les cellules épithéliales et pressées les unes
contre les autres ; là, elles présentent un groupement remarquable et on les voit *rangées autour d'une cellule géante*, ou
agglomérées entre elles, de manière à constituer des corps
arrondis ou ovoïdes : ce sont les deux types, très reconnaissables, des nodosités tuberculeuses ; enfin, il en est qui s'ouvrent dans des sortes de follicules ou dans des cavernes provenant de la fonte des nodosités tuberculeuses élémentaires.

L'examen de la paroi depuis le bord libre ou cavitaire jusqu'à ses limites adhérentes établit que les différents aspects de ce territoire de cellules répondent à des transformations qui se font dans les trois zones différentes de la paroi.

La *première zone*, ou *zone interne*, montre que le bord tangent à la cavité n'est pas uni; il présente, à un grossissement de 25 à 60 diamètres, des sinuosités, de grandes dentelures, et quelquefois des anfractuosités en forme de cratères. Des fissures simples ou rameuses, des trajets véritables pénètrent profondément dans la paroi et se terminent par des culs-de-sac arrondis

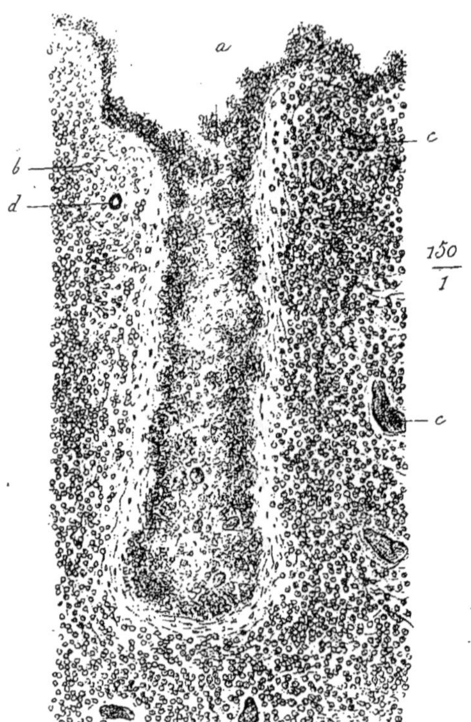

Fig. 4. — Follicule tuberculeux ouvert dans une anfractuosité de la cavité de l'abcès; *a*, lumière du follicule rempli d'éléments embryonnaires et de quelques cellules géantes, en voie de destruction; *b*, cellules embryonnaires de la paroi; *c*, *c*, cellules géantes; *d*, vaisseau embryonnaire.

ou ovoïdes, qui les font ressembler à des glandes en tube isolées. Quelques-uns de ces trajets partent d'une petite cavité placée dans l'épaisseur même de la paroi. Ces *cavités pariétales* ouvertes sont presque toujours vides ; elles sont constantes dans la paroi des tuberculomes ; ce sont de petites *cavernes* plus ou moins spacieuses, formées ou en voie de formation, et les trajets dont nous venons de parler sont les

follicules tuberculeux qui, après avoir subi une dégénérescence caséeuse, se sont ouverts dans la grande cavité du
tuberculome.

La zone qui succède au bord interne, ou *zone moyenne de
la paroi*, se compose de cellules embryonnaires presque toujours granuleuses, de cellules épithélioïdes à un, deux ou
plusieurs noyaux, de cellules géantes libres, également granuleuses, des nodosités tuberculeuses répondant aux deux
types dont j'ai parlé plus haut ; on y voit encore des foyers
hémorragiques disposés en nappes ou sous la forme de traînées le long des capillaires détruits, et par ci par là quelques
amas caséeux.

La *zone externe ou d'envahissement*, ou limitrophe des
tissus normaux, est beaucoup plus uniforme ; elle se trouve
composée de cellules embryonnaires jeunes que le carmin
colore fortement, et qui sont tassées les unes contre les
autres. Elles ne s'arrêtent pas brusquement, elles pénètrent
au contraire très abondamment sous la forme d'infiltration
dans les tissus environnants. On voit les traînées leucocy-
taires le long des petits vaisseaux infiltrer le tissu conjonctif,
les lobules de graisse, les gaines des muscles.

Dans cette zone on ne trouve plus de dégénérescence
caséeuse, ni d'amas granuleux, ni de cavernes pariétales, ni
d'infiltrations hémorragiques. Il y a, au contraire, une prolifération envahissante et jeune due aux bacilles dont on y
décèle assez aisément la présence, tandis qu'on n'en trouve
que fort peu, ou point, dans les zones internes ou même dans
la cavité de l'abcès.

Il résulte de ce fait que les rapports des tuberculomes
avec les organes voisins ne sont pas de simples rapports de
contact. Le tuberculome en se développant envahit ces
organes, les détruit, et la membrane tuberculogène se substitue à eux. C'est ainsi que la peau, les muscles, les aponévroses, et les organes mous sont peu à peu envahis par les

éléments néoplasiques de la paroi qui, comme les cellules du
sarcome, gagnent de proche en proche les tissus voisins, en

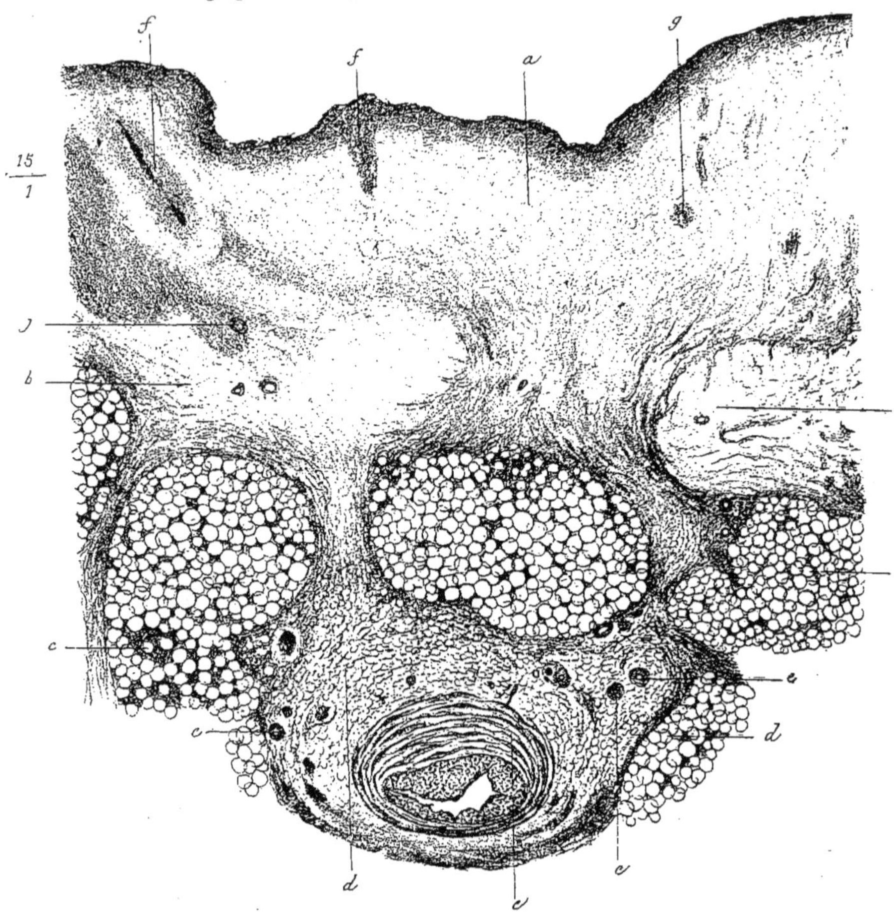

Fig. 5. — Coupe de toute l'épaisseur de la paroi d'un abcès tuberculeux montrant
l'envahissement des tissus voisins et la manière dont se fait cette propagation ;
a, paroi de l'abcès dont le bord cavitaire est anfractueux ; la limite externe
de cette paroi n'est pas arrêtée. Les éléments embryonnaires constitutifs de
cette paroi envahissent, comme on le voit, le tissu conjonctif et les lobules de
graisse ; *b*, *b*, tissu conjonctif envahi par les éléments embryonnaires ; *c*, *c*,
lobule graisseux également envahi ; *d*, *d*, tissu conjonctif périvasculaire également envahi ; *e*, *e*, *e*, grosse et petites artérioles atteintes d'endartérite sous
l'influence de ce processus d'envahissement ; *f*, *f*, follicules tuberculeux ;
g, tubercule élémentaire ; *j*, vaisseau embryonnaire de la paroi.

amènent la destruction et finalement prennent la place de
leurs éléments.

Contenu des abcès tuberculeux simples ou ossifluents. — Le pus des abcès tuberculeux est en général fluide, peu adhérent, et sort avec impétuosité de la poche que l'on ouvre ; il est plutôt séreux. On le trouve rarement sans mélange de particules solides, et presque toujours il tient en suspension des floçons décolorés blanchâtres ou d'un blanc jaunâtre. On retire souvent de la poche des lambeaux nombreux, des amas caséeux du volume d'un pois, d'une amande, d'une noix ; les produits sont libres ou adhérents. On y rencontre encore de petits caillots noirs ou décolorés ; les globules rouges du sang peuvent s'y trouver en proportions énormes et donner au liquide une couleur café au lait, orange, ou plus foncée encore. Le liquide devenu plus épais ressemble au contenu des hématocèles anciennes ; de nombreux cristaux de cholestérine surnagent à sa surface.

Le contenu des tuberculomes est dans quelques cas un liquide d'un jaune clair, transparent et très fluide, et dans d'autres un liquide huileux tachant le papier comme l'huile, *tuberculome huileux*.

Enfin le contenu peut être transformé en un liquide décoloré et séreux, en tout semblable à celui des kystes séreux.

Les examens histologiques et chimiques relèvent les particularités d'où découlent les aspects précédents et qui sont propres aux tuberculomes purulents. Les leucocytes ne constituent qu'une partie des éléments solides ; ils sont presque toujours à l'état de corps remplis de fines granulations, souvent dépourvus de noyaux et déformés. Ils ne possèdent pas ou peu de vitalité, ce sont des *cadavres cellulaires*. Dans un état moins avancé, ils sont comparables aux leucocytes ordinaires ; mais là encore ils sont placés à côté d'amas granuleux irréguliers, de bâtonnets de fibrine, de cristaux de cholestérine et de corps gras, de globules rouges plus ou moins décolorés et déformés.

Tous ces caractères n'ont rien de commun avec ceux des

suppurations ordinaires par le staphylocoque, le strepto-coque, et les autres agents du pus.

D'autre part, l'*analyse chimique* présente des dissem-blances essentielles, ainsi que l'ont démontré les recherches de Villejean dans mon service.

Une première différence importante entre l'analyse des tuberculomes purulents et celle des abcès ordinaires se trouve dans la diminution des matériaux solides.

Les leucocytes ne représentent plus que la vingtième par-tie du pus, au lieu du quart dans les suppurations aiguës ordinaires.

L'albumine, au contraire, atteint la proportion de 55 à 60 grammes p. 1000 de sérum, tandis que Delore n'en trouve qu'une moyenne de 11 à 48 dans les autres.

Enfin, on y constate la présence d'une très forte quantité de *mucosine*, plus de 14 grammes pour 1000, matière qui se rapproche beaucoup de la kératine, principe constituant du tissu conjonctif.

Voici d'ailleurs intégralement une de ces analyses (1) :

« Vaste abcès froid de l'abdomen et de la cuisse, proba-blement symptomatique d'une lésion de l'os iliaque conte-nant plus de 300 grammes de pus qui a été extrait par ponc-tion (Obs. LXX).

« Liquide verdâtre, filant, à réaction nettement alcaline, d'une densité de 1022, donnant par filtration un sérum com-plètement transparent.

« On a analysé séparément le sérum et les matériaux solides et on a rapporté les chiffres obtenus à une quantité de pus représentée par 1000.

« 1000 parties de ce pus étaient constituées par :

```
Sérum..................................... 949,30
Leucocytes humides........................  50,70
```

(1) *Loc. cit.*, pages 177 et seq.

Composition du sérum :

Mucosine	13,82	
Sérine	27,57	
Métalbumine (hydropisine)	13,07	
Cholestérine	4,50	
Leucine et matières extractives indéterminées.	7,25	949,30
Sels divers (principalement chlorurès et phosphates minéraux)	6,44	
Matières non dosées et pertes	1,15	
Eau	877,20	
Matières albuminoïdes	5,16	
Cholestérine	1,30	
Lécithine et matières grasses		
Sels minéraux anhydres	0,52	50,70
Matières non dosées et pertes	0,12	
Eau	43,87	

« Afin de pouvoir comparer les résultats de cette analyse avec ceux que représente, d'après Robin, la composition immédiate moyenne du pus (*Leçons sur les humeurs*, 1867, page 297), il convient de rapporter les chiffres précédents à 1000 parties de sérum et à 1000 parties de leucocytes humides. On obtient alors les tableaux suivants :

Composition du sérum pour 1000 parties :

Mucosine	14.63	
Sérine	27,07	
Métalbumine (hydropisine)	13,90	
Cholestérine	4,72	
Leucine et matières extractives indéterminées.	7,72	55,60
Sels divers (principalement chlorures et phosphates minéraux)	6,83	
Matières non dosées et pertes	1,23	
Eau	923,90	
	1000 (1)	

Composition des leucocytes humides pour 1000 parties :

Matières albuminoïdes constituant les globules	101,80
Cholestérine	20,30
Lécithine et matières grasses	
Sels minéraux anhydres	10,20
Matières non dosées et pertes	2,30
Eau	865,40
	1000,00

(1) Le sérum ne renfermait ni urée, ni glucose.

« On peut ainsi remarquer que le pus qui nous occupe est beaucoup moins riche en matériaux solides que celui cité par Robin. La masse du sérum est à celle des leucocytes humides comme 95 est à 5 (environ) ; en d'autres termes, les leucocytes ne représentent que la vingtième partie du pus pris en totalité, tandis que la moyenne voudrait que cette proportion fût de un quart (environ). Ce fait confirme les analyses précédemment faites de pus très séreux.

« D'autre part, la quantité totale d'albumine est notablement supérieure à celle que l'on trouve d'ordinaire ; cette quantité atteint ici 55^{gr},60 p. 1000 de sérum, tandis que Delore n'en a trouvé que de 11 à 48 grammes.

« Il est encore à remarquer que, parmi ces matières albuminoïdes se trouve de la métalbumine (hydropisine) dont la présence dans le pus des abcès froids a été soupçonnée par Robin, car on trouve dans ses leçons (p. 311) la phrase suivante : « Ainsi que je l'ai dit, il n'y a pas que l'albumine « dans ce fluide, il est probable qu'il s'y trouve un principe « analogue à l'hydropisine ou à l'albuminose ». Ajoutons que les proportions relatives de sérine et de métalbumine qui existent dans ce sérum sont presque les mêmes que celles qu'on rencontre dans le sérum du sang ; mais ce dernier en contient environ deux fois plus.

« Toutefois, le fait le plus saillant est certainement la présence d'une aussi forte quantité de mucosine : plus de 14 grammes par litre. On sait que cette matière se rapproche beaucoup de la kératine, principe constituant du tissu conjonctif ; ne serait-on pas tenté d'admettre que cette mucosine résulte de la destruction de ce tissu ou d'un tissu analogue, c'est-à-dire de la transformation d'éléments anatomiques primitivement solides (??). On ne sait malheureusement rien (du moins à notre connaissance), qui puisse éclairer ce point de chimie biologique. »

Bacilles du pus et associations microbiennes. — Le pus

des abcès tuberculeux renferme presque toujours des bacilles tuberculeux, mais il convient de faire de nombreuses
préparations pour les découvrir.

Mégling en a rencontré 53 fois sur 53 sujets et nous en
avons vu également toutes les fois que nous les avons cherchés
patiemment. Mais on y a rencontré d'autres microbes, ce
qui a donné naissance à l'hypothèse des associations microbiennes pour expliquer, d'une part, la formation du pus et,
d'autre part, les complications de nature inflammatoire qui
se produisent parfois dans le cours de l'évolution d'un abcès
tuberculeux.

Et, d'abord, le bacille tuberculeux est-il vraiment pyo-
gène ? Koch, Arloing, Cornil l'ont constaté et nous-même
l'avons vu en clinique et vérifié expérimentalement ; nous
avons même obtenu la suppuration avec les toxines extraites
du bacille tuberculeux. Toutefois on n'obtient pas une suppuration analogue à celle des autres agents microbiens et
ce point n'a pas été abordé par les auteurs précédemment
cités. On reproduit assez fidèlement chez les animaux, le cobaye entre autres, ce qui se produit sur l'homme, c'est-à-dire
une infiltration embryonnaire des tissus, promptement suivie de caséification, puis de ramollissement et de formation
de liquide dans une cavité close par une paroi. On fait en
un mot dans le tissu cellulaire des *tuberculomes expérimen-
taux* comparables à ceux de l'homme.

La formation du pus, c'est-à-dire les effets dus à la liquéfaction des tissus, est donc le fait moins d'une action
bacillaire, que des transformations subies par les éléments
pathologiques fabriqués par le bacille, et c'est ainsi qu'on
doit comprendre ce qu'on appelle le pus des abcès tuberculeux, pus spécial et spécifique, dissemblable de celui des
autres suppurations.

Je puis présenter une statistique de *soixante cas* où l'on a
recherché les microbes contenus dans la cavité des tuber-

culomes non ouverts. Sur ce nombre, 38 de ces tumeurs n'avaient jamais présenté de complications inflammatoires. Dans aucun des 38 cas on n'a trouvé des microbes surajoutés, c'est-à-dire autres que le bacille tuberculeux. Les 22 autres cas, où il existait des phénomènes d'inflammation de la poche au moment de l'examen du liquide, n'ont fourni que sept exemples de microbes surajoutés : cinq fois le staphylocoque et deux fois le streptocoque.

En somme, sept fois sur 60 cas on a trouvé des microbes surajoutés et cependant 22 de ces 60 cas avaient donné lieu à de la réaction inflammatoire des parois de la poche et des téguments.

La réaction inflammatoire peut donc se manifester en dehors de toute intervention microbienne étrangère.

Au surplus, la température ne reste pas normale chez les sujets porteurs de gros tuberculomes suppurés et nous avons constaté d'abord une augmentation de la température générale, de deux à cinq dixièmes de degré chez les enfants. La température locale d'abcès des membres, prise chez 6 sujets et comparée avec le côté sain, a donné dans tous les cas une différence de deux, trois, quatre et cinq dixièmes en faveur de la région atteinte. L'élévation de la température locale est donc appréciable et en rapport avec le travail bacillaire ; raison de plus pour répéter qu'on a eu tort d'appeler ces abcès : abcès froids.

Tuberculomes solides. — Le contenu des abcès tuberculeux peut être entièrement solide ; j'en ai cité plusieurs observations (1) et je possède une observation plus récente d'un tuberculome migrateur du rachis qui présentait deux tumeurs : l'une, la plus éloignée, occupant la cuisse était liquide ; la seconde, en continuité avec elle, était placée dans la fesse et formée par un amas caséeux du volume du poing. Cette dernière se prolongeait seule jusqu'au foyer

(1) *Loc. cit.*, p. 66 et suiv., obs. IV, V, VI, VII et VIII.

vertébral et bouchait la communication de la première
poche qui se trouvait entièrement isolée.

La matière solide se compose de blocs libres, parfois stra-
tifiés, tellement adhérents à la paroi dans quelques cas qu'on
est obligé de se servir du doigt, de l'ongle ou de la spatule
pour déterger la cavité. Ils sont très friables, décolorés ou
d'une coloration jaunâtre.

Au microscope, on y rencontre quelques rares cellules
embryonnaires ; tout le reste n'est qu'un amas de fibrine
mélangée à des granulations sans forme et sans texture.
On trouve souvent une continuité entre certains points de
ces dépôts et la paroi tuberculogène, et dans les préparations microscopiques on voit parfois une portion de la paroi
sur le point de se détacher complètement et séparée du
reste par des intervalles percés à jour.

Ces amas caséeux ont donc pour origine la paroi elle-
même et ils sont à l'état de liberté complète ou plus ou
moins adhérents.

*Évolution clinique des tuberculomes. Théorie vraie de
l'abcès par congestion.* — Le tuberculome des parties molles
du tissu cellulaire en particulier présente deux phases :
l'une de crudité, l'autre de ramollissement.

Dans la première, le tuberculome superficiel et adhérent à
la face interne de la peau ou plus profond, forme une tumeur
arrondie, d'un petit volume habituellement, gros comme
un grain de riz, un pois, un haricot ; tumeur assez consis-
tante au début, mobile et indolente, souvent multiple et
occupant de préférence la racine des membres inférieurs,
les fesses et les cuisses, puis les jambes, les membres supérieurs, la région dorsale des mains et des pieds, la face, le
tronc et le cou enfin, presque jamais la face palmaire des
mains ou plantaire des pieds ; pour mon compte, je n'en
ai jamais vu occuper ce dernier siège.

Leur nombre a pu, dans quelques cas exceptionnels,

dépasser le chiffre de 100 ; j'en ai compté une fois 137.

Bientôt la tumeur paraît moins limitée ; elle s'empâte en s'élargissant, si elle est profonde, ou en formant une petite saillie proéminente, si elle est superficielle. Elle entre alors dans la phase de ramollissement et elle s'abcède, le pus occupe le centre de la tumeur et la membrane tuberculogène l'entoure. Tout ce travail est indolent, tout au plus les sujets éprouvent-ils de la gêne.

L'accroissement ultérieur est excentrique ; les terminaisons en sont variables. Mais ces phénomènes étant les mêmes dans les abcès tuberculeux simples que dans les abcès ossifluents sessiles ou par congestion, il y a lieu d'aborder l'évolution propre à ces derniers.

Tuberculome ossifluent. — L'abcès ossifluent sessile et l'abcès par congestion ont pour origine une lésion tuberculeuse primitive des os, corps d'une vertèbre, épiphyse, ou tissu spongieux des os courts et des os plats le plus souvent. Or, lorsqu'on suit pas à pas le phénomène de propagation des lésions des os aux parties molles qui les entourent, on assiste à une évolution qui a, pour premier terme, un engorgement solide en dehors de l'os, faisant corps avec ce dernier, et pour dernier terme une tumeur liquide fermée de tous les côtés, attachée au squelette par une paroi propre et paraissant suspendue comme un fruit, une bourse close, une sangsue ou ces longs flacons qui contiennent des conserves à fruits (fig. 6, p. 128).

Lorsque la maladie s'arrête à la première étape et que la lésion ne dépasse pas la région où elle est appliquée sur l'os, on dit l'*abcès sessile* ; l'abcès devient *migrateur* lorsqu'il s'éloigne de cette région. La direction que suivent ces derniers est loin d'être la même pour une région déterminée d'un os ; il en est qui, partant d'un même point, descendent comme si la pesanteur les poussait ; mais d'autres au contraire prennent une direction montante et en sens inverse, tandis que d'autres encore suivent de nouvelles voies, sont même tour à tour ascendants et descendants, sans qu'aucune raison anatomique ou physiologique puisse expliquer des développements aussi irréguliers, aussi indirects.

Quoi qu'il en soit de ces derniers faits, le tuberculome ossifluent se forme d'abord en regard du foyer osseux et il débute par *un engorgement solide* et non par le pus proprement dit ; nous avons bien des fois excisé ces empâtements sur les os superficiels comme le tibia, le cubitus et nous n'y avons pas trouvé de collection proprement dite. Le tuberculome est constitué par un amas de fongosités qui ont détruit le périoste et se sont substituées à lui dans une plus ou moins grande étendue. On peut suivre facilement la marche de la propagation tuberculeuse à partir du foyer osseux dans l'intérieur de l'os.

Les végétations tuberculeuses, après avoir agrandi les canaux de Havers, déterminent une véritable ulcération de la surface de l'os et la remplissent. Puis elles se substituent au périoste, en l'envahissant, et elles gagnent ensuite les tissus extérieurs, où leur développement est d'autant plus rapide que ces tissus sont moins denses, plus vasculaires et plus celluleux.

Jusque-là, ce n'est qu'une masse fongueuse molle, sans abcès proprement dit, présentant quelquefois à la coupe quelques gouttes de liquide, quand on arrive sur le squelette. L'empâtement s'étale au-devant de l'os et lui adhère ; il a un volume variable depuis celui d'une amande, jusqu'à celui d'une plaque plus étendue.

Bientôt les tubercules du centre des fongosités vont subir les transformations vitreuse et caséeuse qui en amènent le ramollissement et la liquéfaction. Il arrive encore que les foyers caséeux de l'os liquéfiés se déversent ou se collectent au centre d'une couche périphérique de fongosités.

Dès ce moment, l'abcès est formé, le tuberculome consiste

en une collection, liquide au centre, entourée de tous les côtés, sauf au niveau de l'os, d'une couche plus ou moins épaisse de fongosités.

Telle est la première phase, durant laquelle se constitue l'abcès *dit symptomatique* ou plutôt *ossifluent*, selon l'expression plus exacte de Gerdy. S'il ne dépasse pas la région de l'os, cet abcès restera sessile ; si, au contraire, il vient à se développer loin de son origine, il sera dit par congestion.

L'accroissement ultérieur de la tumeur extérieure à l'os se produit lentement et sans réaction apparente, dans des proportions inattendues, quelquefois très considérables ; mais il ne se fait pas indistinctement sur tous les points. D'ordinaire la poche ne gagne du terrain que dans un sens déterminé.

Dans cette direction *il se fait une véritable propagation* comparable à celle des tumeurs envahissantes. De gros prolongements conoïdes ressemblant à des bourgeons (fig. 1), partent de la surface externe de la membrane tuberculogène et pénètrent dans les tissus voisins.

Ces bourgeons, dus aux effets du bacille, à la limite des tissus sains, consistent dans une néoplasie embryonnaire, au sein de laquelle se montrent de nombreux nodules tuberculeux. Leur développement est plus ou moins actif ; il amènerait un épaississement de plus en plus grand de la paroi du tuberculome, s'il ne se produisait pas parallèlement un phénomène inverse du côté de sa cavité.

Ce phénomène consiste dans la désagrégation, et la chute continue des éléments de la surface interne de la paroi. Nous avons vu que le bord libre de cette paroi était un contour granuleux, plutôt qu'une ligne arrêtée (fig. 2, p. 112) et que des lambeaux de cellule, des bâtonnets ou des fragments irréguliers de fibrine, des amas sans forme étaient prêts à tomber, ne tenant plus que par un angle, un bord. Pareillement, les cellules embryonnaires ou épithélioïdes qui suivent ce contour sont presque toutes granuleuses, ne se colorant plus qu'à peine, étant caséifiées et en voie de destruction. Des cellules géantes libres, ou sur le point de l'être, des follicules ouverts dans l'abcès, des amas exclusivement caséeux, des foyers hémorragiques, épars ou en nappes, sont aussi en voie de se détacher n'étant plus retenus par aucun stroma, puisque la paroi de la poche en est totalement dépourvue.

Ainsi se fait la destruction centrale et son mécanisme rend compte des particularités que possède le contenu des tuberculomes, amas de caséum et de graisses, corps gras, grumeaux, globules de sang, fragments de fibrine, de granulations, leucocytes granuleux plus ou moins dépourvus de noyaux et de vitalité, état huileux, séreux ou séro-albumineux.

La *zone d'accroissement* est au contraire plus uniforme et d'une autre nature (fig. 5, p. 116). Elle est presque exclusivement composée de cellules embryonnaires que le carmin colore fortement. De petits tubercules élémentaires, d'une époque récente, y sont épars et reconnaissables au mode d'association des éléments qui les forment. Les tissus *environnants, le tissu conjonctif surtout, sont envahis à différents degrés* par cette prolifération embryonnaire extrêmement abondante, qui entoure les éléments de ces tissus et les fera bientôt disparaître en les remplaçant.

La comparaison des phénomènes aux deux surfaces extérieure et intérieure de la membrane tuberculogène permet, à elle seule, de comprendre l'évolution de tout abcès tuberculeux. En dedans, du côté de la cavité, les éléments organisés sont l'objet d'un *travail incessant de désagrégation et de destruction*, d'où *résulte l'augmentation de la quantité du contenu*. En dehors, du côté des tissus, il y a au contraire une prolifération d'une très grande activité et un *envahissement remarquable des tissus mous* qui, tous sans exception, mais avec plus ou moins de résistance ou de facilité, finissent

par être absorbés et deviennent partie intégrante de la
paroi. Et dans l'intervalle des deux zones, les cellules et les

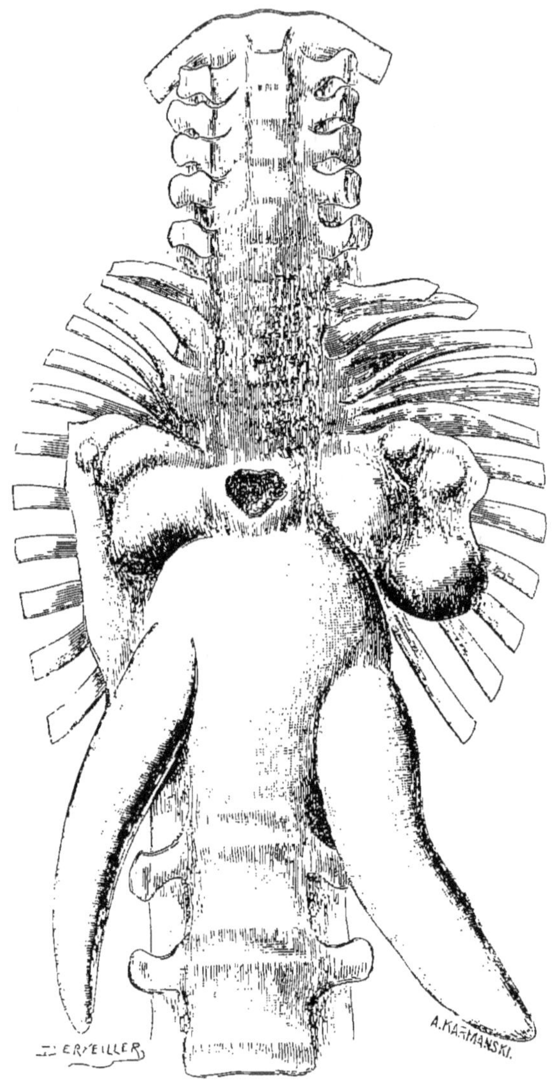

Fig. 6. — Abcès tuberculeux multiples sessiles et migrateurs. La membrane tuberculogène de chaque poche renferme le pus et l'isole des organes voisins.

nodules tuberculeux de la paroi obéissent à l'une ou l'autre
des deux tendances : ou ils se détruisent et leurs débris

s'amassent dans les cavernes, ou ils poursuivent leur développement et se transforment en tissu conjonctif fibrillaire,
fibreux, etc.

Le tissu cellulaire est le tissu le plus favorable à la formation embryonnaire et au développement des petits tubercules, sous l'action directe et immédiate des bacilles. Ce
sera donc, de préférence, dans les régions où se trouve ce
tissu que se manifestera cet envahissement, et l'observation
clinique confirme ce que montre si bien l'inspection microscopique.

Lorsque le tissu conjonctif a une texture serrée comme
dans les aponévroses et les ligaments, la résistance au développement de la paroi est plus grande ; mais cette résistance
finit par être vaincue et ces organes, de même que les muscles, sont envahis et détruits. Nous avons vu le diaphragme,
le grand pectoral, le triceps fémoral, la masse sacro-lombaire
même, présenter des perforations, comme à l'emporte-pièce,
que traversaient des tuberculomes par congestion. Les
orifices naturels, les gaines ou les canaux vasculaires sont
souvent suivis par ces tumeurs, parce que la résistance y est
moindre ; les cordons des nerfs n'ont sur cette direction
aucune influence prépondérante comme l'avait cru Geoffroy-
Saint-Hilaire et la pesanteur, comme la déclivité, sont sans
effet sur la marche des abcès migrateurs.

La propagation des tuberculomes migrateurs relève exclusivement de la paroi tuberculogène. C'est elle exclusivement
qui, par sa constitution éminemment tuberculeuse et par les
bourgeons qui partent de sa surface externe, envahit les tissus
voisins et se substitue de proche en proche dans une direction
où dans une autre, selon que les incitations du bacille tuberculeux l'y conduisent. La question du contenu, d'une plus ou
moins grande quantité de pus, de la distension de la poche
qui est un phénomène rare d'ailleurs, ne joue aucun rôle dans
le développement de l'abcès. C'est donc exclusivement une

activité proliférante périphérique, par poussées locales, d'une infection successive qui est la cause exclusive du développement de l'abcès.

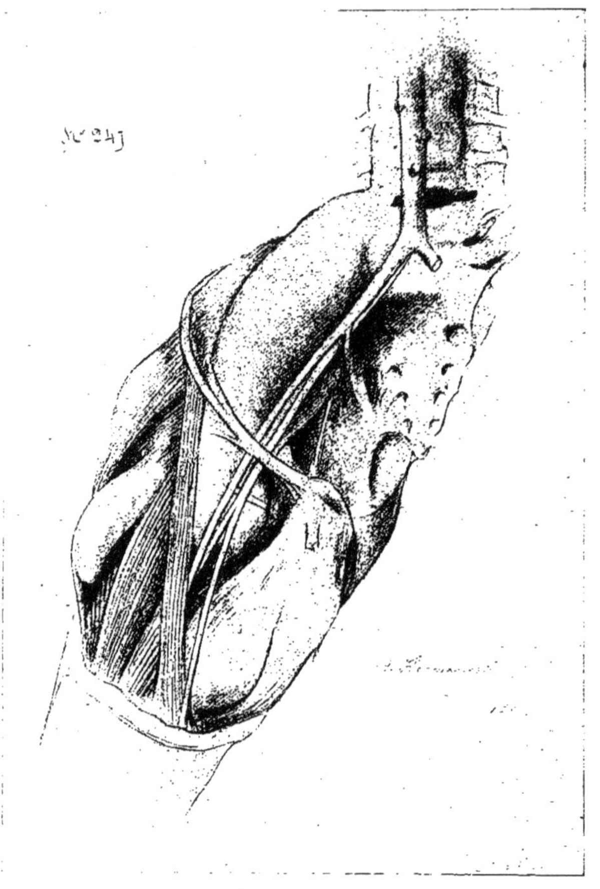

Fig. 7. — Vaste et long abcès migrateur d'origine lombaire. La pièce a été injectée à la paraffine pour montrer les renflements sacciformes qui se détachent de la poche mère pour pénétrer dans les adducteurs, puis passent en arrière et en dehors d'où ils remontent dans la fesse. La membrane tuberculogène limite ces divers renflements.

On comprend maintenant, sans invoquer d'autres considérations que les précédentes, pourquoi un tuberculome migrateur prendra les directions les plus inattendues et les plus variées. Nous en avons observé un qui, parti du corps de la première vertèbre lombaire, est venu proéminer en arrière d'abord, puis a pris une direction ascendante jusqu'à la région cervicale.

Il est assez fréquent de voir ceux qui ont descendu le long du rachis pour pénétrer dans la cuisse en avant, suivre ensuite une direction transversale ou oblique, gagner la partie postérieure du membre et remonter dans la fesse (fig. 7).

Beaucoup d'entre eux prennent une direction perpendiculaire au rachis et nous avons cité l'observation d'un tuberculome migrateur, qui a gagné de bas en haut la cavité cranienne, après avoir pénétré dans le canal rachidien par un trou de conjugaison.

Toutes les directions sont donc possibles et il est inutile d'y insister ; elles sont le résultat du développement de la paroi dans cette direction, le contenu ne fait que suivre ce développement.

Terminaisons. — L'évolution des tuberculomes purulents comporte seulement deux solutions : la guérison par la transformation de la paroi ; — l'ulcération de l'abcès et sa cicatrisation ou, au contraire, une durée illimitée jusqu'à ce que d'autres éclosions tuberculeuses, des complications toxiques amènent la mort.

La première terminaison est habituellement aidée, sinon totalement obtenue, par le traitement. Mais elle se produit spontanément, surtout dans les tuberculomes simples du tissu cellulaire à la guérison desquels on assiste fréquemment.

J'ai pu même écrire ces lignes sous forme de conclusion à une époque où on n'acceptait guère la guérison de la tuberculose, en 1878 et 1880. « *La guérison des abcès tuberculeux* « *est la règle, soit qu'ils se trouvent abandonnés à leur évo-* « *lution naturelle, soit que l'art intervienne. Cette règle ne* « *comporte guère d'autres exceptions que celles qui se tirent* « *du siège de ces abcès dans les viscères.* »

La transformation conjonctive de la paroi coïncide d'abord avec la cessation de toute infection locale nouvelle ; la tumeur ne s'accroît plus. Les tubercules élémentaires et les éléments embryonnaires de la paroi deviennent les éléments ordinaires du tissu conjonctif et le liquide se résorbe insensiblement. Il persiste durant quelque temps un noyau d'induration fibreuse, puis ce noyau cesse d'être perceptible et la guérison est achevée. Cette guérison est parfaite, rien ne permet de soupçonner l'existence passée d'une lésion quelconque.

Dans les grands abcès migrateurs, la guérison par transformation celluleuse de la paroi ne s'obtient que très rarement sans intervention ou sans ouverture naturelle de l'abcès. Mais il est intéressant de savoir que toute la paroi de ces grands abcès ne conserve pas, au même degré, toutes les altérations primitives qui ont été signalées. Dans beaucoup de tuberculomes une portion plus ou moins étendue de la paroi se transforme en membrane celluleuse, c'est-à-dire dépourvue de tubercules et de bacilles, l'autre partie seule en possède, et c'est cette dernière qui préside au développement de la tumeur. Ainsi s'explique que la tumeur ne croisse que dans une direction déterminée.

La *transformation partielle des tuberculomes* rend compte, en outre, de certaines particularités cliniques qu'on ne peut comprendre en l'absence de cette notion, celle, par exemple, de l'isolement du tuberculome de son foyer primitif dans l'os. J'en ai cité plusieurs exemples, dont un a fait l'objet d'une leçon clinique. Lorsque la lésion osseuse guérit d'elle-même, ce qui est assez fréquent, il est naturel que le segment de la paroi tuberculogène qui s'implante sur l'os suive la même évolution curative, le foyer primitif ayant épuisé ses propriétés virulentes. Et c'est, en effet, ce qui arrive. L'abcès n'est plus relié à l'os que par un cordon fibreux, plein d'abord, et plus tard par du tissu cellulaire commun:

On ne trouve plus, alors, de continuité apparente entre le tuberculome et l'os qui a été son point de départ. On ne saurait établir désormais par la clinique une origine osseuse au tuberculome ; il est tout à fait indépendant du squelette. J'ai pu disséquer plusieurs tuberculomes des métacarpiens dans ces conditions, et retrouver, derrière un de ces abcès indépendants, une cicatrice osseuse manifeste indiquant l'origine primitive de l'abcès dans une ostéite tuberculeuse guérie depuis (1).

Je suis absolument convaincu que les prétendus abcès tuberculeux *dits para-osseux* et *para-synoviaux*, ont constamment pour origine une lésion osseuse ou synoviale méconnue et guérie selon le procédé que je viens d'indiquer.

Le traitement modificateur de la paroi de l'abcès par les injections antiseptiques irritantes, sinon spécifiques, amène la guérison du tuberculome migrateur par transformation fibreuse de la paroi. Malheureusement il peut persister derrière lui une lésion tuberculeuse non guérie dans l'os, ou encore quelques points infectés dans la paroi, de petits foyers caséeux par exemple. De là des récidives de l'abcès.

Lorsque l'abcès tuberculeux s'ouvre naturellement, la cavité se convertit en un trajet fistuleux, qui peut, lui aussi, guérir spontanément par une transformation fibreuse de la paroi.

L'évolution du tuberculome vers l'ulcération se fait tantôt sans réaction inflammatoire et tantôt avec addition de quelques phénomènes aigus dans la tumeur.

Dans le premier cas, la tumeur envahit la peau en se substituant à elle. Le derme, d'abord adhérent, s'amincit et disparaît au niveau du point culminant. On peut voir alors

(1) Abcès froid et tuberculose osseuse, p. 108.

la surface jaune de la zone externe de la membrane tuberculogène, qui est bombée. Puis, la poche crève.

Dans le second cas, la peau devient rouge et chaude ; elle
s'amincit de même que la paroi de l'abcès et bientôt une
fissure se montre, la rupture a lieu. Une ulcération fongueuse persistante succède à cette évolution.

*Transformation kystique des abcès tuberculeux. — Tuber-
culomes séreux et fibreux.*

Tant au point de vue de la pathologie générale, qu'au
point de vue clinique, il est indispensable de connaître
certaines transformations que subissent parfois les tuberculomes et qui les rapprochent de tumeurs d'une nature tout à
fait différente.

Voici d'abord en quoi consistent les changements. La
paroi cesse d'être tuberculogène et subit peu à peu une
transformation cellulo-fibreuse. L'accroissement de la tumeur
s'arrête ; le liquide prend de nouveaux caractères, il devient
moins visqueux, plus fluide et se décolore en passant du
jaune à un état plus ou moins parfait de transparence ; les
grumeaux qui pouvaient y être contenus sont désagrégés et
résorbés à leur tour.

La tumeur offre alors tous les caractères d'un kyste. On
pouvait avoir quelques doutes avant la ponction ; on n'en a
plus quand on a extrait le liquide séreux où l'examen révèle
une dose élevée d'albumine. Si la tumeur est placée dans les
parties molles, tissu cellulaire sous-cutané ou interstitiel,
dans les muscles, dans les ganglions lymphatiques, loin du
squelette en un mot, on en fait un kyste de ces organes. Si,
au contraire, la tumeur repose sur un os et lui adhère, on en
fait un kyste du périoste et de l'os, kyste périostique ou
ostéo-périostique.

Avant l'époque où mon attention se fixa sur la question
des abcès tuberculeux, que je reprends aujourd'hui, je
rapportais, comme tout le monde, à des kystes les faits

précédents et, en 1878 (1), je communiquai à la Société de chirurgie des exemples de kystes externes du périoste développés autour de tumeurs blanches et sans rapport avec elles, ainsi que me le démontra une dissection chez un amputé. Un autre de ces faits était en rapport avec une carie costale.

Je ne tardai pas à corriger sur ce point les idées admises en montrant que ces collections relevaient d'une transformation des abcès tuberculeux (2). Élargissant la question, je fis voir ensuite que les prétendus kystes séreux des ganglions lymphatiques, sur lesquels Richard avait appelé l'attention, étaient également une des terminaisons des abcès tuberculeux de ces organes. Les observations de Richard en fournissaient elles-mêmes la preuve, en montrant qu'à côté des kystes on trouvait dans les ganglions des foyers caséeux qu'on ne savait pas, à cette époque, être des foyers tuberculeux.

Plus récemment, on a essayé de constituer une entité pathologique d'un autre genre et de faire des collections du périoste en particulier, des *périostites dites albumineuses*, parce que le liquide contient une proportion élevée d'albumine.

Ce caractère me semble absolument sans valeur pour constituer, à lui seul, une espèce morbide, et il ne fait, au surplus, que confirmer les analyses du liquide des abcès tuberculeux faites par Villejean ; ces analyses ont, on l'a vu plus haut, démontré que l'albumine se trouve dans les abcès tuberculeux en quantité très considérable et bien supérieure à celle des autres collections purulentes.

L'analogie devient plus complète encore, en trouvant dans l'observation clinique une justification entière. Ce sont les

(1) Kystes de la surface externe du périoste (*Bull. et mémoires de la Soc. de chirurgie*, p. 276, 1878).
(2) Abcès froids et tuberculose osseuse, p. 51.

mêmes signes, chez des sujets offrant des altérations tuberculeuses des régions voisines et, peut-être, des os sur
lesquels repose la collection.

Qu'on veuille bien se rappeler que la lésion osseuse
primitive peut être guérie, tout en laissant subsister
une collection, qui sera d'autant plus facilement l'objet
de la transformation celluleuse de la paroi, que la
source primitive qui lui a donné naissance est elle-même
guérie.

Nous avons observé la transformation kystique des abcès
tuberculeux ou plutôt les tuberculomes séreux, sur le rachis,
(dans le mal de Pott), sur les côtes, sur le tibia (deux fois),
sur le cubitus, enfin dans les ganglions lymphatiques (trois
fois, dont une fois sur une pièce remarquable de Lœwy).
Le tissu cellulaire sous-cutané de la paroi abdominale
nous en a offert un exemple intéressant; la tumeur était
sus-ombilicale et avait le volume d'une noix; le sujet avait
présenté d'autres tuberculomes.

Nous avons vu aussi la paroi acquérir, aux dépens de la
cavité, qui se trouve très réduite, une épaisseur considérable de près de 1 centimètre environ en certains points, et
être absolument *fibreuse*. Le liquide en petite quantité était
en voie de résorption et la tumeur devenait, à son tour,
l'objet d'une transformation nouvelle en fibrome; elle avait
le volume d'une pomme d'api allongée.

Le *fibrome* persistant et formant tumeur est donc un
mode de guérison des tuberculomes.

III. Tuberculome suppuré ostéo-articulaire. — Les ostéo-
arthrites tuberculeuses des articulations donnent lieu à des
abcès dont le siège est tantôt intra-articulaire, tantôt extra-
articulaire, ou à la fois intra et extra-articulaire.

L'usage fait rapporter à l'arthrite suppurée les collections
purulentes intra-articulaires, et le même usage fait qu'on
décrit à part les abcès tuberculeux synoviaux. Il y a là

un manque de logique qui provient d'une conception inexacte des faits.

La considération du siège en dedans ou en dehors de la synoviale ne saurait être une raison suffisante pour marquer une différence dans des lésions qui sont identiques, de même nature et émanant de la même source.

Les épanchements purulents articulaires sont des abcès tuberculeux au même titre que les abcès extérieurs, indépendants de la cavité articulaire, qui s'implantent sur la synoviale fongueuse ou sur une épiphyse tuberculeuse.

Le pus a la même origine dans les deux cas et il provient des transformations subies par la synoviale tuberculeuse. L'abcès intra-articulaire succède parfois à un épanchement séreux; le liquide cesse d'être clair, il devient louche et renferme des grumeaux fibrineux, des granulations, des cristaux de cholestérine, des amas plus ou moins caséeux, des lambeaux de fongosités synoviales caséifiées et nécrosées; puis enfin, il prend l'aspect purulent.

Mais, ici, il convient de s'entendre. Ce n'est jamais un pus franc et homogène, sauf le cas d'une association microbienne avec un des microbes ordinaires de la suppuration, mais bien le contenu propre aux tuberculomes (Voy. p. 117), c'est-à-dire un pus clair, séreux, riche en albumine et en mucosine, pauvre relativement en globules blancs, lesquels d'ailleurs sont granuleux et dépourvus de vitalité. Il a pour origine tantôt la surface interne des fongosités de la synoviale, d'où tombent des amas de leucocytes et de produits dégénérés, et tantôt une ulcération plus profonde en communication avec des foyers caséeux compris dans l'épaisseur de cette synoviale fongueuse. On conçoit encore que les ulcérations si communes d'une partie de la surface articulaire des épiphyses livrent passage aux mêmes produits et amènent des épanchements dits purulents présentant les mêmes caractères.

L'abcès tuberculeux intra-articulaire peut ne comprendre qu'une partie de la cavité d'une grande articulation, comme le genou ou le coude; alors il est partiel. J'en ai vu plusieurs exemples au genou. Dans un de ces cas, l'articulation était divisée en deux par un médiastin vertical antéro-postérieur formé de produits néoplasiques devenus fibreux; la rotule était adhérente et le cul-de-sac supérieur isolé. Cette disposition est rare. Beaucoup plus fréquent, relativement, est l'isolement complet du cul-de-sac supérieur en une cavité purulente indépendante.

Je ne connais pas d'exemple d'abcès partiel intra-articulaire dans les autres jointures.

Les abcès intra-articulaires peuvent communiquer avec un abcès dit pariétal ou avec un abcès extra-articulaire.

Les abcès tuberculeux *pariétaux* ne conservent leur qualité de *tuberculome pariétal* suppuré que fort peu de temps et ils sont alors d'un très petit volume. Aussi ne les reconnaît-on pas en clinique ; on les trouve dans les autopsies seulement. Ce sont de petites cavités dans la synoviale fongueuse, pleines d'une matière caséeuse ramollie ou de pus crémeux. Dès que leur volume augmente les tuberculomes pariétaux s'ouvrent dans l'articulation, en ulcérant le reste de la paroi qui les en séparait, ou se développent dans les tissus sains péri-articulaires. Ce dernier cas est de beaucoup le plus fréquent.

Le mécanisme de leur formation est toujours le même ; ils résultent de la transformation caséeuse des fongosités par nécrose des éléments dégénérés et par organisation, autour d'eux, d'une membrane tuberculogène qui va suivre une évolution identique à celle que nous connaissons dans les abcès par congestion. Un certain nombre d'entre eux resteront sessiles, c'est-à-dire appliqués sur la synoviale fongueuse d'où ils émanent; ils y formeront des tumeurs d'un volume variable. D'autres, au contraire, s'éloigneront de leur foyer d'origine et viendront, sous la forme de collections, apparaître à une distance plus ou moins grande de leur point de départ ; ce sont des *tuberculomes synoviaux migrateurs* et c'est principalement aux articulations de la hanche, de l'épaule, sacro-iliaque, que l'on observe le plus souvent cette variété de tuberculomes migrateurs. Ceux de la hanche, qui sont les plus fréquents, offrent une migration dans les sens les plus divers et y prennent parfois un grand développement. On en voit descendre jusqu'au voisinage du genou, tandis que d'autres remontent du côté de la cavité abdominale ou de la fesse, et parfois pénètrent dans le bassin par l'une ou l'autre des échancrures sciatiques.

Ces deux variétés de tuberculomes synoviaux sessiles ou migrateurs peuvent communiquer avec l'intérieur de l'articulation qui offre en plus, alors, l'exemple d'un abcès tuberculeux intra-articulaire.

Ces cas sont tout à fait exceptionnels. J'ai publié, cependant, l'an dernier, l'exemple d'un tuberculome extérieur du genou, du volume d'une pomme d'api, qui communiquait avec une loge isolée de l'articulation du genou et qui guérit par la méthode mixte des injections intra et extra-articulaires.

En général, les tuberculomes synoviaux sont externes et non communiquants. Ils évoluent de la même manière que les abcès tuberculeux ordinaires, c'est-à-dire qu'ils aboutissent à la guérison ou à une ouverture spontanée qui les transforme en trajets fistuleux.

Lorsque la tumeur externe évolue vers la guérison, il se fait une transformation cellulaire de la paroi tout entière et une résorption du contenu.

Dans quelques cas rares, il peut se produire une particularité qui rend compte de l'isolement et de l'indépendance du tuberculome à l'égard de la synoviale, d'où il est parti. Il arrive, en effet, que le foyer synovial initial cesse d'être tuberculeux et devienne cellulo-fibreux; tel est le procédé fréquent de guérison des synovites tuberculeuses.

Il est légitime de voir le segment de la poche adjacente au tuberculome suivre la même transformation conjonctive. L'abcès ne se trouve plus rattaché à la synoviale que par un cordon plein, qui diminue peu à peu et finit par être réduit à quelques liens celluleux.

L'indépendance du tuberculome est alors un fait accompli ; il n'a plus rien de commun avec la synoviale primitive, il en est isolé et semble n'avoir aucun point de contact avec elle. Aussi, le considère-t-on comme chose distincte et le désigne-t-on sous le nom d'abcès *para-synovial* ou para-articulaire, pour bien montrer et indiquer qu'il n'a aucune filiation directe avec la synoviale et qu'il est purement et simplement en relations de voisinage avec elle. Je ne saurais partager cette opinion et je ne crois pas à une graine égarée, perdue au milieu des tissus sains, qui y aurait fructifié séparément. J'ai vu bien des fois en pareille circonstance des abcès tuberculeux secondaires apparaître sur le trajet des vaisseaux lymphatiques plus ou moins loin de l'ostéo-arthrite ; c'était un temps d'arrêt des bacilles à des bifurcations de vaisseaux, probablement avant d'arriver aux ganglions ; ils y déterminaient un tuberculome secondaire. Pour être rare, cela est très compréhensible. J'ai encore montré que fréquemment on pouvait observer des tuberculomes, que j'ai appelés *concomitants* (1), dans n'importe quelle région du corps ; ici, la voie sanguine devrait être incontestablement mise en jeu, pour expliquer le transport des bacilles, si tant est que ces derniers vinssent de l'articulation malade et non de foyers tuberculeux dissimulés dans les ganglions du médiastin ou ailleurs.

Mais, dans ces derniers exemples, il s'agissait de foyers éloignés du mal, souvent multiples, et non d'abcès placés

(1) Abcès froids et tuberculose osseuse, p. 91 et seq.

parfois si près de la synovite fongueuse, qu'on a de la peine en clinique à les séparer d'elle, et dont on n'a pas fait l'anatomie pathologique autrement que sur le vivant, c'est-à-dire incomplètement. Si on n'y apporte pas, en effet, une très grande attention, si on ne prend pas un soin particulier dans l'examen de la surface interne de la cavité de l'abcès, après l'avoir détergé minuticusement de ce qu'il contient, on ne découvrira pas un point gros comme une lentille, une tête d'épingle, souvent dissimulé dans un angle, sous un pli, qui établit la communication avec la synoviale; à plus forte raison en est-il ainsi, si on n'a pas recours à cet examen et si on traite le tuberculome par les injections. On n'a pas, que nous sachions, fait la démonstration contraire, tandis que nous avons souvent reconnu la continuité de la tumeur ou les traces de cette continuité avec la source première.

Les tuberculomes articulaires isolés n'ont pas toujours une origine synoviale ; ils naissent souvent d'un foyer épiphysaire adjacent à la synoviale fongueuse ou peu éloigné d'elle. De même que les foyers osseux donnent lieu à des abcès tuberculeux intra-articulaires, s'ils occupent la région articulaire de l'épiphyse, de même ils peuvent être le point de départ d'un tuberculome extérieur à l'articulation, s'ils sont placés en dehors de la synoviale ; ils n'ont alors rien de commun avec cette dernière, si ce n'est le voisinage. Ceux-ci sont bien péri-articulaires, mais on ne saurait oublier toutefois que c'est l'ostéite de la même épiphyse qui donne lieu, d'une part, à la synovite tuberculeuse et, d'autre part, à un tuberculome divergent : il y a, au point de vue du développement tuberculeux, deux directions différentes, l'une dans la synoviale, l'autre à la surface de l'os, d'abord, et dans les tissus normaux des membres, ensuite.

Ces tuberculomes, en réalité, sont donc de même origine ; mais ils peuvent, tout comme les articulaires, dont je viens de parler, devenir indépendants de l'os par le même méca nisme que ces derniers. J'ai publié une observation tout à fait convaincante, où l'on a recueilli dans la cavité d'un de ces tuberculomes entièrement isolé de l'os, deux petites esquilles jaunâtres, libres, baignant dans le liquide de l'abcès.

L'évolution dernière des tuberculomes articulaires d'origine synoviale ou osseuse peut aboutir, en dehors de l'isolement, à la guérison par transformation fibreuse de la paroi et résorption du contenu ; elle est la rareté même, et si on n'intervient pas chirurgicalement, on assiste à l'ulcération spontanée de la tumeur et à la formation d'une fistule osseuse ou articulaire.

CRITÉRIUM DE LA GUÉRISON DES TUBERCULOSES OSTÉO-ARTICULAIRES ET DU MAL DE POTT.

SOMMAIRE. — Difficultés d'établir que la guérison est un fait certain dans les
maladies tuberculeuses. — Distinction clinique importante en deux périodes,
pour apprécier dans les jointures, surtout dans celles qui sont profondément
situées comme la hanche, le degré de développement des altérations ostéo-
articulaires : 1° Période d'une contracture limitée, intermittente ou non, permettant encore la plupart des mouvements; 2° Période d'une contracture complète et permanente immobilisant l'articulation dans une position fixe. —
Caractères de la guérison en général. — Longue durée de la maladie.
I. Critérium de la guérison dans la première période. — Examen local. — Mé-
-thode des essais progressifs de marche ou des mouvements articulaires;
durée de ces essais. — Règles de la surveillance. — Guérison de la coxo-
tuberculose avec tous les mouvements de la hanche; rareté de ces faits.
II. Critérium de la guérison dans la deuxième période. — Facilités plus grandes
de l'établir. — Caractères auxquels on la reconnaît aux membres inférieurs
et supérieurs. — Rechutes et poussées, réouverture des abcès et des fistules,
persistance de ces dernières.

MESSIEURS,

Je ne connais pas de problème clinique plus intéressant à
poser, ni de solution qui soit plus importante à connaître et
plus difficile à fournir : plus le nombre des malades que j'ai
suivis est grand et plus je vois augmenter mon embarras pour
décider de la guérison d'une tuberculose ostéo-articulaire.

On est placé à la fois entre le désir, et presque la volonté,
des malades ou de leurs parents qui, après de longs mois,
sinon des années, de soins sévères, ont perdu toute patience
et la considération, qui doit tout primer à nos yeux, d'une
guérison certaine et sûre mettant à l'abri d'une rechute
prochaine.

Depuis longtemps, le médecin avait été prié de fixer une
date à la guérison; il a reculé cette date de trimestre en trimestre, réclamant sans cesse de nouveaux ajournements. Les
malades, et plus souvent encore les mères n'y tiennent plus;

on se sent ébranlé et on n'y résisterait pas, si l'on n'était soutenu par la notion d'un devoir qui doit être placé au-dessus de toute autre considération : celui de la destinée et de l'avenir du malade.

La cause de ce dernier est d'autant plus digne d'être soutenue qu'étant plus jeune il ne peut ni comprendre, ni se défendre. Et il y a une telle différence entre une guérison définitive et dans de bonnes conditions, qui permet de rentrer dans l'ordre ordinaire de la vie, et celle où l'on est impotent, infirme et incomplet, qu'il faut absolument mettre de côté toute sensibilité à l'égard de la famille pour ne voir que le patient seul, avec toutes les perspectives qui lui souriront ou l'affligeront.

La situation est surtout délicate pour les tuberculoses des membres inférieurs, ainsi que pour le mal de Pott, — c'est-à-dire pour les maladies tuberculeuses où l'on est privé de la marche, de la station verticale même, — si l'on veut guérir son malade dans les meilleures conditions et dans le plus bref délai :

On a l'air de proclamer une vérité banale, en venant dire que la guérison s'obtient à tous les moments de la maladie, à la période qu'on a reconnue peu de temps près les premiers signes positifs du mal, à celle qui s'en éloigne et où déjà le mal est installé avec éclat, comme à la phase des complications locales imminentes ou produites depuis un certain temps. Il n'est pas douteux, en effet, que la guérison est, peut-on dire, de tous les moments ; toutefois, comme son mécanisme n'est pas celui d'une maladie à marche aiguë, qu'il s'agit ici de phénomènes complexes et multiples, à évolution obscure, il est indispensable de faire de ces phénomènes une esquisse rapide, ayant le plus de netteté possible, afin de bien établir chez qui, où et quand il convient de dire que la guérison est un fait accompli.

J'ai depuis longtemps cherché à créer une distinction

basée sur les signes révélateurs que je crois les plus sûrs
pour indiquer le degré des altérations profondes. Pour les
grosses articulations, la hanche, l'épaule, le coude et le
genou, je considère que l'intensité et le développement de la
contracture sont les caractères les meilleurs à cet égard,
et je suis parti de cette considération pour établir, au point
de vue du pronostic et du traitement, deux périodes bien
distinctes.

1° *Période d'une contracture limitée, intermittente ou non,*
permettant encore la plupart des mouvements, dont elle
diminue le champ seulement.

2° *Période d'une contracture totale et permanente,* immobilisant la jointure dans une position fixe, qui ne peut être
vaincue que par un anesthésique général, le chloroforme
par exemple.

Cette distinction, que je crois nouvelle, est absolument
clinique et elle est très utile à faire pour apprécier, dans
une jointure profonde comme la hanche, le degré de développement des lésions ostéo-articulaires.

La première période d'une contracture très limitée, quelquefois à peine appréciable, passagère et intermittente, comprend naturellement les maladies tout à fait à leur début,
alors que les lésions sont très peu étendues et les phénomènes cliniques peu accusés. Ces altérations consistent en
petits foyers de tubercules occupant plus souvent les épiphyses que les synoviales, foyers limités autour desquels il
n'y a presque pas de réaction, parfois durant plusieurs mois ;
cela dépend du siège anatomique des foyers et des fonctions
dévolues à la jointure. La contracture est, dans ces cas, subordonnée à cette réaction et aux actes réflexes qui en découlent ; elle est peu accusée, et elle disparaît pour reparaître
accidentellement. Elle est surtout limitée en ce sens qu'elle
ne supprime qu'une partie, et quelquefois une petite partie,
des mouvements articulaires.

A cette période, la jointure présente la plus grande somme de résistance à la propagation tuberculeuse ; l'organisme, moins infecté, est lui-même beaucoup plus en état de se défendre que plus tard. Les foyers, étant minimes et très limités, ont une tendance naturelle à leur transformation en tissu conjonctif ; la réparation se fait facilement.

Il en est de même encore plus tard, tant que les désordres restent partiels, quoique plus étendus, et que la contracture est plus intense, plus tenace, quoique n'immobilisant pas entièrement la jointure et n'étant pas encore permanente. L'évolution vers la guérison se fera dans les mêmes conditions, mais plus lentement, avec moins de solidité et de sécurité à l'égard des rechutes.

Y a-t-il, durant cette période d'immobilisation incomplète par une contracture limitée, des caractères certains de la guérison constituant un critérium absolu? Je n'en connais pas d'autres que ceux-ci.

1° Retour complet de la jointure à l'état normal avec reprise de tous les mouvements perdus, ce qui veut dire égalité du champ articulaire dans les deux jointures correspondantes. Cette constatation faite avec soin, non pas une fois, mais à maintes reprises, est la démonstration formelle que l'attitude est la même dans les deux membres et qu'il n'y a aucune différence de longueur entre eux, que, par conséquent, il n'existe pas de claudication.

2° Indolence absolue de l'articulation par l'examen à la méthode directe, c'est-à-dire par la compression exercée sur tous les points du fémur et de l'os iliaque accessibles à l'exploration en position examen.

3° Comme corollaire de cette double constatation, on observera les signes d'une meilleure nutrition du membre, bien que l'atrophie n'ait pas disparu, et la diminution de volume ou l'induration scléreuse des ganglions lymphatiques.

Mais les cas de guérison dans de pareilles conditions,

c'est-à-dire avec l'intégrité totale des fonctions articulaires, sont rares et tout à fait exceptionnels pour certaines jointures, telles que celles de la hanche, de l'épaule, du coude et du genou. On observe plus souvent la guérison entière dans les petites articulations du poignet, du cou-de-pied, de la main et du pied.

Ce sont encore les mêmes règles qu'il convient d'appliquer pour l'appréciation de la guérison dans les maladies tuberculeuses du second groupe, c'est-à-dire de la période d'une fixité articulaire absolue par le fait de la contracture.

La durée de la maladie ne saurait être prise en grande considération. Tout dépend de l'époque où l'on a commencé à soigner les sujets, de la manière dont on les a soignés et de la résistance qu'ils ont pu offrir.

Il ne faut jamais compter moins de dix mois, à la hanche, pour les sujets arrêtés dès le début du mal et soumis au décubitus horizontal ; il en sera de même pour la durée de l'immobilisation des autres jointures. Mais si, par négligence, ou défaut d'un traitement immobilisateur surveillé, on vient à faciliter la propagation des désordres en laissant les jointures libres, si surtout on laisse le poids du corps y ajouter une irritation sans cesse répétée et comparable, en somme, à celle qu'une pression directe y exercerait, la durée du traitement devra être prolongée très au delà de dix mois, et c'est justement sur l'opportunité de savoir préciser s'il faut prolonger ou si le moment est venu de cesser le traitement, qu'il convient d'être fixé.

Lorsque les maladies tuberculeuses des articulations sont entrées dans la période d'une immobilisation absolue par contracture permanente, des complications sont presque inévitables, surtout si le traitement a été relâché, et le fait est d'observation journalière ; la guérison ne s'obtient qu'au prix d'une immobilisation de très longue durée qui sera en moyenne de trois ans au moins pour la hanche, de deux à trois ans pour le genou, le cou-de-pied, le coude, et qui exigera un peu moins de temps pour la main et le pied.

La durée moyenne du traitement d'un mal de Pott, avec saillie d'une vertèbre seulement, n'est pas inférieure à quatre ou cinq ans pour les régions dorsale et lombaire, à trois ans pour la région du cou.

I. Critérium de la guérison confirmée, dans la première période, d'une jointure dont la mobilité est en partie perdue par le fait de la contracture musculaire.

Le critérium repose : 1° sur l'examen de la jointure et de ses mouvements ; 2° sur les garanties fournies par une période d'essais ; 3° sur la surveillance avec examens répétés tous les quinze jours, durant deux à trois mois.

L'*examen local* devra permettre de constater : en premier lieu, le retour à une forme normale que, seul, un changement léger dans l'attitude pourrait modifier ; l'absence de fongosités et l'état sec de la jointure ; l'indolence absolue des épiphyses articulaires par une exploration directe, point par point, à l'aide du doigt exerçant une compression assez forte sur toutes les parties accessibles de la jointure, laquelle aura été placée dans la meilleure position pour un examen complet.

En second lieu, on reconnaîtra que l'articulation a retrouvé tous ses mouvements perdus, ce qui veut dire qu'il y a égalité dans le champ des mouvements des deux articulations homologues.

Comme corollaire de cette constatation, on observera les signes d'une bonne nutrition du membre, bien que l'atrophie n'ait pas disparu, et la diminution de volume, avec transformation scléreuse, des ganglions qui reçoivent les lymphatiques de l'articulation malade.

Mais je me hâte de dire que les cas d'une guérison aussi complète, c'est-à-dire du retour à l'état normal, sont exceptionnels pour certaines jointures, la hanche en particulier. Je n'en compte que neuf dans ma longue pratique. Ils sont moins rares au genou et surtout aux articulations de moindre importance.

Le plus souvent il restera une raideur articulaire ou plutôt une attitude défectueuse accompagnée d'une diminution des mouvements. Qu'il y ait ou non dans ces cas une contracture plus ou moins intense, c'est-à-dire une attitude vicieuse avec immobilisation considérable de l'articulation, les rechutes sont d'autant plus à craindre qu'on ignore souvent si la guérison est certaine.

Pour avoir une base d'appréciation plus précise, il convient de recourir à la méthode expérimentale par des essais divers.

Essais de marche et de mouvements. — On autorisera les mouvements dans les diverses jointures, mais on le fera avec une très grande réserve, surtout aux membres inférieurs. L'emploi des articulations y étant principalement affecté à la marche, c'est-à-dire à faire supporter aux épiphyses de la hanche, du genou et du cou-de-pied, un poids aussi considérable que celui du corps, il est à craindre, si le travail de réparation profonde n'est pas bien achevé, que ce poids joint aux mouvements de la région ne réveille une poussée, en faisant renaître la virulence assoupie, ou en voie de s'éteindre, des bacilles tuberculeux. C'est pour cela que les essais de marche devront être modérés et gradués.

On commencera par permettre la station debout, *non assise* pour la hanche, pendant une demi-heure une fois d'abord, puis deux fois par jour. Le malade prendra des béquilles et fera ses premiers pas avec elles. On arrivera à permettre en quinze jours environ deux essais de marche par jour, d'une demi-heure à une heure chacun, avec des béquilles, dans l'appartement. On viendra constater alors que la hanche, le genou, le cou-de-pied sont en bon état, qu'aucun changement ne s'est produit dans l'attitude, que l'examen local ne révèle ni gonflement, ni sensibilité, que, par conséquent, il n'est rien survenu de nouveau.

Une forte canne pourra dans ces attitudes remplacer les béquilles pour les jointures du cou-de-pied et parfois du genou.

On continuera les essais de la même manière, en augmentant progressivement la station verticale ou la marche, et en les faisant suivre de longs intervalles de repos dans la position étendue. J'estime que cette période d'essais aura environ deux bons mois de durée, avec une surveillance chirurgicale indispensable. Celle-ci s'exercera par des inspections de quinzaine, au moins, où l'on examinera avec soin l'état local en faisant la recherche de la sensibilité profonde, en même temps qu'on appréciera les changements qui ont pu se produire dans les mouvements.

Une remarque que j'ai faite bien souvent à la hanche est la suivante : beaucoup de malades étant encore, au moment où la maladie évolue activement vers la guérison, en possession de quelques mouvements, les perdent peu à peu soit avant qu'on permette la marche, soit pendant qu'on autorise les essais dont je viens de parler. La raison en est dans la transformation en tissu fibreux de plus en plus dense, de plus en plus serré, du tissu conjonctif ou fongueux guéri ou en voie de guérison, placé entre les surfaces articulaires ou plutôt à la place de la synoviale et de la capsule. Je ne parle pas de l'ankylose osseuse, qui est la rareté même dans *les affections tuberculeuses*. Je ne l'ai jamais observée à la hanche ; je ne l'ai vue qu'une fois, réunissant le fémur et le tibia, mais, par contre, je l'ai vue souvent réunissant la rotule et le fémur.

Un certain nombre de praticiens, au moment où ils permettent la marche dans la coxo-tuberculose, appliquent des appareils inamovibles, des corsets plâtrés ou silicatés plus ou moins légers. Ces appareils constituent, en effet, une garantie de plus, mais à la condition que les malades soient bien guéris et c'est ce qu'on veut savoir et démontrer.

Or, si la guérison n'est pas réelle, les corsets n'empêcheront pas les déformations d'augmenter, ni les abcès de se produire sans que rien n'appelle l'attention, les parties étant cachées. On aura donc de désagréables surprises à la levée de ces appareils, ainsi que je l'ai souvent constaté.

L'observation montre encore un autre fait intéressant et utile à connaître. La flexion de la cuisse sur le bassin, chez les sujets que tout porte à croire guéris, augmente pendant les premiers mois de la marche, probablement par le fait de la rétraction progressive du nouveau tissu fibreux péri ou intra-articulaire.

Au membre supérieur, les signes de la guérison sont plus faciles à connaître et les fonctions de ces membres ne les mettent plus aux prises avec un poids aussi important que celui du corps.

Ce sont les mêmes principes qui guideront dans la recherche de ces caractères, soit à la période d'une contracture permanente, qui a immobilisé le membre, soit à une période moins avancée.

On se guidera donc sur l'insensibilité des os à la pression directe, sur tous les points des épiphyses, sur le retour complet ou partiel des mouvements selon les cas, sur la disparition des fongosités, des adénites et de toutes les complications survenues : guérison des abcès, fermeture des fistules, etc. Ces constatations faites, on autorisera l'usage des membres peu à peu et en allant progressivement. Comme aux membres inférieurs, on exercera une surveillance constante et on examinera avec soin les malades, une fois tous les quinze jours au moins, pendant deux à trois mois environ. On aura alors sinon la certitude, du moins les plus grandes probabilités que la guérison est assurée, si on n'observe aucun phénomène pathologique nouveau.

II. Critérium de la guérison dans la deuxième période.

La période des ostéo-arthrites où la contracture est permanente et supprime tous les mouvements articulaires, est celle où se font les complications les plus fâcheuses et de longue durée. Du côté des os, ce sont les ostéites raréfiantes étendues (caries tuberculeuses), de petits séquestres, des ulcérations et des cavernes osseuses, des luxations patholo-giques ; enfin, du côté des parties molles, des tuberculomes et des fistules parfois multiples.

Dans tous les cas, la guérison est lente à se produire ; ce sont des années qu'elle réclame, même avec le concours d'une thérapeutique active et persévérante. J'en ai approxi-mativement fixé le terme par des dates, mais elles ne sauraient avoir un caractère absolu, chaque cas étant une espèce avec laquelle il faut compter, et c'est là un des côtés intéressants de l'observation, de savoir faire plier la règle devant les considérations particulières. Mais le critérium curatif est, par cela même, plus facile à établir que dans le premier groupe de faits. Les lésions étant plus apparentes et mieux déterminées, on connaît plus exactement le moment où le traitement qu'on leur a appliqué a produit ses effets curatifs. On acquiert ainsi la certitude de la disparition des abcès, de la cicatrisation définitive des ulcérations et des fistules. La guérison n'aura lieu, en général, que par une ankylose très serrée supprimant tous les mouvements. On exceptera de cette dernière règle quelques cas appartenant plutôt aux luxations pathologiques.

Quoi qu'il en soit, la région articulaire se montrera sèche ou avec ses cicatrices fermées depuis longtemps ; elle sera insensible à la compression digitale exercée sur tous les points des os et privée de tous ses mouvements. Les ganglions voisins présenteront une induration scléreuse, tout en étant encore hypertrophiés. Le membre, enfin, aura un aspect meilleur, quoique encore atrophié et réduit à un volume choquant par la comparaison qu'on en fait avec le membre sain.

Toutes ces modifications sont d'un bon augure pour la guérison.

Un cas, toutefois, expose à l'erreur : celui où l'on met sur le compte de l'ankylose l'immobilisation produite par la contracture musculaire seule, à une époque où, d'ailleurs, il n'y a pas encore d'abcès d'ordinaire. Mais il suffit de quelque attention pour remarquer que les os sont sensibles, que la jointure présente un gonflement synovial, un empâtement profond, d'aspect tuberculeux, que la maladie est en pleine évolution active et non en voie de rétrocession. Néanmoins, on peut tomber dans l'erreur, si on n'est pas expérimenté, et le meilleur moyen de lever les doutes serait de recourir à l'anesthésie du sujet qui, en permettant d'obtenir le relâchement des muscles et de constater les frottements pathologiques des surfaces, ferait voir que les os ne sont pas étroitement soudés.

La guérison étant proclamée, on agira, comme je l'ai dit plus haut, en n'autorisant le retour du membre à son régime fonctionnel que par les essais et une surveillance, qui feront reconnaître que la cure est bien assurée.

On aura parfois, malgré tout le soin qu'on y peut mettre, quelques méprises. On verra survenir, non pas des récidives au sens rigoureux du mot, mais de petites rechutes consistant dans la réapparition de l'ouverture d'une fistule, d'un petit abcès, parfois même dans un retour offensif plus intense.

Ces alertes réclameront une prolongation du traitement et produiront un certain temps d'arrêt. Mais, en général, on en vient à bout ; ce sont des points tuberculeux persistants, des foyers mal éteints, où il reste de la matière caséeuse, où se trouvent aussi des bacilles possédant une virulence très affaiblie. Ces foyers auraient disparu peu à peu avec le temps, par la mort des bacilles et leur résorption. La cessation de l'immobilité, les conditions nouvelles de la région ont réveillé l'activité et la virulence locales des agents microbiens, et la poussée s'est produite. Cette poussée n'aura qu'une durée passagère, mais il faut compter avec elle.

On observera aussi, sous l'influence de ce retour offensif dans une jointure possédant quelque mobilité, une contracture nouvelle, qui aggravera ou reproduira la mauvaise attitude ; on aura à procéder à de nouveaux redressements.

On peut éprouver cependant de plus grandes déceptions, en constatant l'apparition de foyers purulents étendus, d'une poussée d'ostéite fongueuse, lésions qui créent des indications opératoires, auxquelles on devra se plier sans hésitation, et qui réclament de nouvelles interventions toutes les fois que les trajets se reproduiront, jusqu'à la cicatrisation définitive.

La tuberculose vertébrale donne lieu à des manifestations diverses et différentes selon son siège dans la vertèbre ; mais, au point de vue de mon sujet, il est une distinction qui s'impose suivant que cette tuberculose occupe les corps vertébraux (mal de Pott proprement dit) ou les parties postérieures du squelette (tuberculose vertébrale postérieure).

Il ne sera question que du mal de Pott, qui seul amène des déformations et qui se présente avec les plus grandes difficultés, lorsqu'il s'agit d'en affirmer la guérison.

J'ai approximativement fixé la durée de la maladie, lorsque la gibbosité se dessine nettement avec grande évidence, en faisant un angle saillant et pointu ou, au contraire, en décrivant une courbure plus ou moins arrondie ; elle serait de trois ans au cou, de quatre à cinq ans dans les régions du dos et des lombes.

Avant la période où la déformation est aussi évidente, la guérison se fait dans un laps de temps notablement plus court, qu'il est toutefois bien difficile d'apprécier exactement à l'avance. On ne peut assigner de limites qu'en face du malade et selon son état local ; la question devient, en vérité, une question d'espèces. Toutefois, les règles pouvant permettre de conclure à la guérison sont les mêmes que dans la période des déformations évidentes et on peut les résumer dans les considérations suivantes.

La cicatrisation des fistules sera faite depuis longtemps, et on ne constatera pas d'empâtement indiquant de nouveaux abcès, loin du mal de Pott, dans les cavités naturelles ou ailleurs. Mais il faudra surtout s'attacher aux résultats fournis par l'exploration du rachis dans toutes les attitudes, non pas d'après une seule séance d'examen, mais d'après plusieurs examens faits à la fin du traitement, en vue justement d'apprécier l'état du malade à cet égard.

Chaque inspection devra rechercher avec soin la sensibilité locale sur les vertèbres déviées, ainsi qu'au-dessus et au-dessous d'elles ; j'ai remarqué qu'un siège assez constant de la sensibilité était à la partie inférieure de la courbure pottique. On explorera la saillie des apophyses épineuses et les régions latérales sous-musculaires dans l'attitude verticale, puis en faisant courber le sujet.

On recherchera ensuite le degré de solidité du rachis et on pourra assez souvent apprécier la fixité, sinon la soudure des vertèbres en courbure. La disparition de la mobilité dans la partie atteinte sera constatée ; elle est la règle et due, au moment de la guérison, à la cicatrisation des os et non à la contracture ; le contraire a lieu au début du mal de Pott.

L'état des membres ne devra plus rien révéler d'anormal au point de vue des troubles de la sensibilité, du mouvement et des réflexes. Une différence de volume due à une atrophie limitée et ancienne n'a pas de valeur. Les perturbations, dans le fonctionnement de certains viscères, survenues au cours de la maladie, devront aussi avoir entièrement cessé.

Dans ces conditions, on sera naturellement conduit à commencer les périodes d'essai de la station debout et de la marche qui, avec une surveillance régulière, permettront de croire à une guérison certaine et viendront confirmer les prévisions du pronostic.

Dans le mal vertébral antérieur, comme dans les tuberculoses ostéo-articulaires, on aura, malgré le soin qu'on y apportera, et pour les mêmes raisons indiquées, le désenchantement des petites rechutes, de quelques retours offensifs ainsi que de la réouverture de vieux trajets.

Ce ne sont pas, en général, des récidives ; ce sont des coins pathologiques du tableau clinique, qui sont mis en évidence par le fait de bacilles non disparus et revivifiés grâce au mouvement, au poids du corps, etc. Aussi la guérison n'est-elle que retardée : elle deviendra définitive et assurée après un nouveau traitement, dont les effets seront d'autant plus rapides qu'on aura plus vite replacé les sujets au repos.

NÉCESSITÉ DU DIAGNOSTIC DE L'OSTÉO-ARTHRITE TUBERCULEUSE AU DÉBUT, POUR LE SUCCÈS DU TRAITEMENT.

Sommaire. — Le diagnostic doit être posé le plus tôt possible, en vue du traitement. — Les foyers osseux et synoviaux de l'ostéo-arthrite tuberculeuse au début sont curables. — Exemples de guérison de tuberculomes cutanés. — Valeur de l'importance des renseignements fournis par les enfants. — Accorder à l'interrogatoire tout le temps nécessaire. — Débuts du mal insidieux, indolores ; premières manifestations intermittentes. — L'examen du malade sera méthodique : mettre les deux membres à découvert, de la racine aux extrémités. — Différence de volume et de forme ; mouvements spontanés et communiqués. — Position d'examen de l'articulation : exploration directe des épiphyses osseuses, synoviales, ligaments, contenu articulaire. — L'adénite existe généralement. — Troubles divers fonctionnels dans les lésions des membres inférieurs ; à la hanche, signe de l'épreuve et du maquignon. — Aucun des symptômes énoncés n'est pathognomonique, leur groupement en syndrome a la valeur d'un signe spécifique.

MESSIEURS,

Le diagnostic des ostéo-arthrites tuberculeuses doit être fait le plus tôt qu'il est possible, afin d'imposer immédiatement au malade un traitement vraiment curatif. On ne peut s'empêcher de regretter tous les jours, pour ainsi dire, à chacune des consultations d'hôpital, et j'ajoute, de la ville, la lenteur avec laquelle certains diagnostics sont posés ; de là les progrès qu'a déjà faits l'affection, lorsqu'on commence à la soigner d'une façon rationnelle. Voyez cette tumeur blanche du poignet avec ses lésions osseuses certaines, ses fongosités articulaires étendues aux gaines des tendons, qui sont transformés en tumeurs ; voilà deux ans environ que la maladie est déclarée et les soins médicaux ont été nuls, peut-on dire, jusqu'à il y a un mois. On a laissé fonctionner tant bien que mal, chez cette malheureuse enfant de six ans, une main qui, non seulement n'a rendu que peu de services, mais est devenue de plus en plus malade, puisqu'elle est actuellement disloquée, que les ligaments articulaires en sont détruits et qu'un abcès articulaire s'y est développé.

Tous nos efforts, dans l'enseignement, doivent tendre à ce que les malades soient amenés à la consultation dans les premiers temps de leur maladie et à ce que les médecins, plus circonspects et plus instruits, formulent d'une façon précoce un diagnostic plus exact. Il y a, en effet, une nécessité impérieuse à intervenir d'une manière active aussitôt que le diagnostic est acquis.

Avant d'appeler aujourd'hui votre attention sur ce diagnostic lui-même, permettez-moi de vous rappeler quelques notions de l'anatomie pathologique des ostéo-arthrites tuberculeuses au début. Il ne sera question que du cas le plus fréquent où la maladie débute par les os eux-mêmes, c'est-à-dire par les épiphyses articulaires. Un petit foyer tuberculeux est ordinairement l'origine de l'infection de tout l'article. En un point très limité souvent, sur les confins du cartilage conjugal ou d'encroûtement, se développe un tuberculome osseux, gros comme une tête d'épingle, comme un grain de plomb ; il reste stationnaire longtemps, durant des mois même. Mais il peut se multiplier, s'accroître du côté de la synoviale, se compliquer d'autres altérations. Toutefois, le tissu osseux tente des efforts de limitation et peut opposer des barrières à l'infection grandissante. A cette période, et même plus tard, il suffit d'aider l'organisme qui ne demande qu'à se défendre, de lui faciliter la lutte qu'il entreprend, pour voir l'affection cesser tout progrès et rétrocéder ensuite.

Cette évolution régressive est des plus manifestes dans la guérison des petits tuberculomes sous-cutanés et constitue une expérience tout à fait démonstrative. A ce point de vue j'ai publié, il y a plus de vingt ans, quelques observations très concluantes, qui furent reproduites par plusieurs journaux étrangers, notamment par le *Medical Times*.

Voici une expérience instructive faite dans mon service à ce sujet.

Un enfant d'assez belle apparence portait sous la peau une douzaine de tuberculomes cutanés et sous-cutanés : les uns, au nombre de huit, encore durs ; les autres, ramollis et en voie d'ulcération. Or, sur les huit non ulcérés, il n'y en a eu que trois qui ont abouti à une ulcération cutanée. Les cinq autres guérirent en trois mois, sans laisser aucune trace de leur présence. Chacun d'eux, du volume d'un grain de riz environ, cessa d'être proéminent et reconnaissable au toucher, à la place où il se trouvait et qu'on avait pris la précaution d'entourer d'une zone de nitrate d'argent.

Cette observation de la résorption d'un petit tuberculome cutané a été remarquée plusieurs fois dans le service et il est facile de la renouveler. Elle est instructive à tous égards, particulièrement en ce qui concerne les tuberculomes osseux, qui, eux aussi, comme les précédents, avec lesquels ils sont de tous points comparables, évolueraient vers la guérison, si des causes irritantes nouvelles ne venaient pas troubler incessamment le travail naturel de transformation conjonctive. La moelle osseuse constitue, en effet, un terrain éminemment favorable à la guérison des tubercules.

On ne saurait donc trop répéter et avoir présente à l'esprit cette maxime : *dans toutes les tuberculoses, et spécialement dans les tuberculoses osseuses au début, l'affection est en général facile à guérir, et la guérison obtenue est infiniment plus solide, plus durable, plus définitive que lorsque l'affection sera plus ancienne, quelle que soit du reste à ce moment là thérapeutique employée.*

Interrogeons cet autre garçon, porteur d'une tumeur blanche du pied déjà avancée. Il nous dira qu'au début, alors qu'il n'éprouvait qu'un peu de gêne articulaire, son affection ne se révélait par aucun signe visible ; rien n'apparaissait à l'extérieur, la radiographie elle-même n'aurait probablement fourni aucun renseignement utile à ce moment. Comment demander à ce malade de se préoccuper outre mesure d'une simple fatigue ? C'est précisément pour cela qu'il faut réclamer du médecin un examen attentif, accordant une valeur réelle à tout ce qui est anormal, au moindre trouble fonctionnel, alors même qu'il est fugace, et surtout s'il reparaît après une intermittence bien établie.

Deux ordres de moyens doivent conduire au diagnostic, avec presque autant de certitude que s'il s'agissait d'une maladie à marche aiguë, fébrile ou non. Le premier consiste dans les renseignements obtenus du malade ou de ses parents, s'il s'agit d'un trop jeune enfant. Les commémoratifs fournis par les parents devront être parfois contrôlés et confirmés, ou controuvés par les jeunes sujets, même par des enfants de 6 à 7 ans.

L'interrogatoire sera précis et rigoureux. Il doit procéder d'une méthode d'investigation (1) qui tire des circonstances passées tout ce qu'elles ont de positif et qui rejette le reste. J'ai pu vérifier bien des fois *qu'il- est préférable de ne rien connaître du passé des enfants* plutôt que d'accepter à la légère les réponses qu'on reçoit et de ne pas en chercher la vérification ; on doit accorder à l'interrogatoire et à l'examen d'un enfant tout le temps qui est nécessaire. Je l'ai souvent dit dans mon enseignement : toutes les fois qu'on est en présence d'un malade, il faut lui accorder tout le temps que réclame son examen pour arriver à la notion de la vérité. Si on croit ne pas avoir atteint cette dernière une première fois, des examens multiples s'imposent avant d'avoir et d'émettre un avis. Le jour où l'on a procédé, comme il convient, à l'interrogatoire et à l'examen d'un malade, et qu'on a de lui une opinion reposant sur une observation méthodique et aussi complète que possible, ce jour-là, dis-je, le malade

(1) Voir : L'examen des enfants, p. 78.

devient votre possession, il a pris une place dans vos localisations cérébrales et il n'en sortira plus. Et mieux vaut ne posséder qu'un petit nombre de malades, qu'on connaît bien, que d'avoir à passer en revue et à suivre une foule de patients qui ne sauraient laisser ni intérêt, ni satisfaction morale, car ce n'est pas les connaître que de les mal connaître.

Dans les ostéo-arthrites, le début est insidieux et obscur. Il est difficile à reconnaître et il passera inaperçu, si on n'apporte pas une attention soutenue à la recherche des premières manifestations du mal. Ces premières manifestations sont d'ailleurs, en apparence négligeables et sans importance, ou sans valeur, parce qu'elles sont minimes, peu stables d'abord, et qu'elles n'ont pas un ordre de succession fixé. Ce sont justement ces raisons qui doivent faire que l'on surveillera les sujets de plus près.

Les parents ou les intéressés eux-mêmes n'annoncent, dans les premiers temps, qu'un peu de faiblesse ou une gêne fonctionnelle articulaire, à peine ressentie dans le membre atteint, quel qu'il soit. Ces troubles n'apparaissent, au début, qu'après usage du membre, à la suite de promenades, de courses, et ils se révèlent alors par une fatigue plus grande que de coutume. Mais le repos de la nuit fait tout disparaître et les premiers signes peuvent ne se reproduire que beaucoup plus longtemps après. Quand ils réapparaissent, les petits sujets n'ont aucun motif d'en être préoccupés et les parents n'y attachent aucune importance, parce que la maladie n'est pas encore douloureuse. L'enfant ne souffre pas, ne ressent aucune douleur durant ses jeux et on ne voit rien d'anormal dans le membre dont le petit sujet dispose moins bien que de l'autre.

L'intermittence de ces manifestations est facilement d'une ou plusieurs semaines, surtout si les sujets sont très jeunes et ne se fatiguent pas, et elle peut se reproduire plusieurs fois. Il y a même des enfants chez qui, durant ces intermittences, la reprise d'exercices violents comme ceux de la bicyclette ou les mouvements répétés d'une jointure qui paraissait raide, ont semblé produire le meilleur effet et rendre au membre plus de souplesse, plus de force, comme m'ont dit bien des fois les parents. Mais le membre atteint est déjà inhabile, et ce caractère est suffisant pour déterminer le médecin à procéder à l'examen direct du sujet.

Examen des parties malades. — L'examen direct représente le second ordre des moyens de diagnostic auxquels j'ai fait plus haut allusion. Dans les phases initiales, le mal, ainsi que le démontre l'anatomie pathologique, est très localisé ; l'état général est bon, quelquefois même excellent. Il s'agit, en réalité, de découvrir la maladie avant qu'elle ait fait de notables progrès, et comme elle ne procède d'ordinaire qu'avec une grande lenteur, on a devant soi une période de plusieurs mois pour faire le diagnostic. Au surplus, cette observation sera toujours superflue pour ceux qui savent examiner une articulation et qui voudront bien y consacrer le temps nécessaire.

C'est par l'examen des membres mis à découvert de la racine aux extrémités et placés symétriquement sur un plan dur, s'il s'agit des membres inférieurs, qu'il convient de commencer.

Le premier coup d'œil montrera presque toujours des différences de volume et une forme qui n'est pas la même dans deux régions articulaires symétriques. La différence de volume provient d'une atrophie précoce, presque contemporaine des foyers initiaux, des muscles placés dans les deux segments du membre dont fait partie l'articulation atteinte. Cette atrophie se reconnaît sans doute déjà, à l'inspection des deux membres. Mais la palpation la montre avec exactitude, car grâce à elle on se rend compte que les muscles pris à pleine main sont plus fermes et plus consistants du côté sain que du côté malade.

Cette première constatation faite, on procédera à l'examen des articulations en commençant par la saine. On s'assurera que celle-ci possède tous les mouvements et que rien d'anormal n'est révélé par cette inspection sommaire.

On se reporte alors au côté supposé malade ; on demande au sujet d'exécuter les plus grands mouvements de la jointure, comme il vient de le faire avec l'autre membre, et si le champ des mouvements est moins étendu, on a obtenu un nouveau renseignement qui ne manque pas d'importance. Ce renseignement sera complété d'ailleurs par l'étude des mouvements communiqués.

En procédant avec douceur, on fera exécuter soi-même les mouvements de l'articulation et si ces mouvements sont diminués, si on éprouve de la résistance, on en gardera le souvenir. Il sera bon de revenir à la jointure saine, d'imprimer à celle-ci de nouveau les mouvements dont elle est capable, dans toute leur étendue, et on passera ensuite à l'articulation malade. On appréciera très exactement ce qui est perdu, c'est-à-dire le degré de contracture qui empêche ou diminue les mouvements, car, à cette phase initiale, en dehors de la contracture, il n'y a aucune autre cause susceptible d'entraver ces derniers.

Ce second phénomène constaté, le tour de l'exploration directe des parties constituantes de l'articulation : épiphyse de chaque os, synoviales, ligaments, contenu, est arrivé.

Au début, la déformation est peu marquée, elle ne saurait provenir que de la présence au sein de la synoviale de fongosités ou d'un épanchement simple. Comment distinguer ces deux états ? Les fongosités ont un siège d'élection dans chaque jointure, mais comme elles n'y apparaissent que peu à peu et progressivement, il en résulte que si on ignore ce siège ou si l'on ne possède pas une expérience suffisante des lésions de ce genre, l'existence des fongosités reste méconnue tout d'abord. C'est pour ce motif que vous me voyez si souvent associer à l'exploration directe la *méthode dermographique* qui, en quelques traits de plume, fait ressortir des modifications de forme qui, sans elle, passeraient inaperçues. En dessin nt les contours osseux et l'interligne articulaire, on voit mieux l'effacement des méplats, des creux et l'existence à leur place d'un épaississement sous-jacent ; c'est surtout au coude et au cou-de-pied que cette disposition est frappante. Au genou, on dessinera les contours de la synoviale ou on les recherchera par la palpation, si l'on n'a pas recours au dessin.

On suivra les culs-de-sac supérieur et inférieur, les faces latérales en dehors de la rotule. Enfin, on recherchera la fluctuation d'un épanchement articulaire et le choc rotulien qui l'indique. La présence d'un gonflement synovial et quelquefois d'un épanchement articulaire constituera un élément nouveau à joindre aux précédents pour le diagnostic.

Il ne reste plus qu'à examiner les épiphyses osseuses. Cet examen sera nul et insignifiant, s'il est fait à la hâte et sans méthode. Il acquiert, au contraire, la valeur démonstrative de l'existence d'un foyer osseux, s'il est fait avec attention ; *il doit toujours être comparatif.*

Dans les phases initiales il n'y a pas de changement de volume des épiphyses ; on doit rechercher le degré de sensibilité osseuse. Pour cela on explorera chaque épiphyse dans sa position d'examen (1). Avec un doigt on exercera alors une pression égale à partir de l'interligne articulaire, point par point, en cherchant à y faire naître de la douleur. En sachant gagner la confiance des enfants, en procédant avec douceur, en cherchant la douleur à distance et loin du mal d'abord, on devient familier avec eux. Ils vous prennent en bonne part et répondent avec franchise et netteté aux questions que vous leur posez. Et puis, on voit bien vite à l'expression de leur figure si on leur fait du mal.

(1) Page 96.

On arrivera à trouver dans la plupart des cas une petite région douloureuse à la pression ; chaque fois qu'on la comprimera, la douleur sera réveillée avec une intensité plus accusée, tandis qu'ailleurs la même pression ne produit rien. Ce sera aussi de ce côté que les fongosités seront plus épaisses et plus développées. On aura, selon toutes les probabilités, découvert le foyer initial de l'ostéite, point de départ de la maladie et de l'infection de la synoviale.

En relevant une douleur constante dans un point déterminé, l'examen acquiert une valeur d'autant plus grande que ni la marche, ni les mouvements ne réveillent d'ordinaire une douleur semblable. Il est encore à remarquer qu'une épiphyse seule présente, au début, cette particularité.

On n'a malheureusement aucun moyen de certitude plus grande pour savoir en quoi consistent ces changements de l'os au niveau de la zone douloureuse. Il n'y aurait que l'épreuve radiographique qui pourrait être instructive à ce point de vue. J'en ai fait faire un grand nombre pour être mieux éclairé et je dois reconnaître que souvent je n'ai découvert rien de précis, en dehors des apparences d'une ostéite plutôt raréfiante.

Dans trois cas, sur un très grand nombre de radiographies-examens, j'ai découvert un véritable foyer tuberculeux arrondi, des dimensions d'une pièce de vingt centimes à un franc, avec des trabécules agrandies traduisant un état de carie tuberculeuse d'apparence sèche, très manifestement accusée et d'un diagnostic précis. Mais, je le répète, ce sont de grandes exceptions, du moins jusqu'ici.

L'engorgement du premier groupe ganglionnaire qui reçoit les lymphatiques de l'articulation suspecte est plus ou moins évident. Il peut ne pas exister ou consister en une augmentation de volume de plusieurs ganglions, dont l'indolence est complète.

Aux membres inférieurs les troubles fonctionnels peuvent

être nuls ou consister, s'il y a déjà de la contracture ou de la douleur, dans une gêne et une paresse de la marche, dans une fatigue plus ou moins prompte, dans la claudication, enfin dans une tonalité différente du bruit des pas durant la marche, signe du maquignon (Marjolin). Il convient d'y ajouter pour la hanche ce que j'ai appelé *le signe de l'épreuve*, consistant dans un changement d'attitude quand on place le sujet debout et tout nu. On voit d'abord les tendons extenseurs du cou-de-pied malade agités de mouvements, qui relèvent inconsciemment le gros et les autres orteils, plus fréquemment que du côté sain. Puis le genou se fléchit légèrement et proémine en avant de l'autre, le pied repose moins sur toute la plante et plus sur l'avant-pied, tandis que le membre sain se raidit et se tend davantage. Cela revient à dire que le malade fait inconsciemment passer le poids du corps sur le pied sain et laisse l'autre en repos.

C'est à dessein que je ne parle qu'en dernière heure de la sensibilité et de la douleur spontanées. Ce sont là les signes les plus vagues et les plus trompeurs, par leur inconstance, par leur mobilité, par leur apparition loin du siège du mal. Ils sont loin d'avoir la valeur des signes directs.

Tels sont les symptômes des ostéo-arthrites tuberculeuses au début. Il n'en est pas un qui soit pathognomonique et aucun d'eux ne saurait être appelé le premier, précédant les autres, mais en les groupant au nombre de cinq ou six : atrophie, gêne des mouvements articulaires, fatigue, maladresse d'un membre, engorgement ganglionnaire, claudication légère et intermittente, sensibilité osseuse à la pression, on forme un ensemble qui revêt, à mon sens, la valeur d'un signe spécifique, car aucune autre maladie ne les montre réunis sous un pareil aspect.

COXO-TUBERCULOSE AU DÉBUT. — MÉTHODE D'EXAMEN DE LA HANCHE. — FACILITÉ DU DIAGNOSTIC A TOUS LES AGES.

Sommaire. — Présentation de trois enfants atteints de coxo-tuberculose. — Examen de l'aîné, âgé de huit ans. — Méthode à suivre : placer l'enfant tout nu sur un plan horizontal. — Examen comparatif des deux membres, du pied, de la jambe, de la cuisse. — Étude de la hanche : dans la recherche des mouvements, s'assurer que le bassin ne suit pas la cuisse. — Importance de l'examen du mouvement de flexion avec abduction et rotation en dehors. — État anatomique de la jointure : emploi de la méthode directe pour l'examen des os, exploration dans l'extension simple, dans la position d'examen. — La pression doit s'exercer sur la tête fémorale, et sur les régions accessibles de l'os iliaque. — Emploi du toucher rectal. — Les autres méthodes de recherche de la douleur n'ont pas grande signification comme étant indirectes et violentes. — Résultat de l'examen : il s'agit d'une coxo-tuberculose dont le début est plus ancien que ne l'avait fait supposer le premier interrogatoire. — Le second malade, de trois ans et demi, est aussi porteur d'une coxo-tuberculose remontant à une époque plus éloignée qu'il ne le paraissait et que l'on établit grâce à un nouvel interrogatoire serré. — Le troisième enfant, de neuf mois, présente la même affection ; ses caractères particuliers à cet âge.

Messieurs,

Voici plusieurs enfants que j'ai réunis un même jour, afin d'étudier comme il convient le diagnostic de la coxo-tuberculose. L'un est un nourrisson, le second a trois ans et demi, le troisième en a huit.

L'examen de ce dernier vous montrera mieux que tout autre la voie à parcourir dans la recherche d'un diagnostic, qui n'est vraiment difficile, même dans les cas difficiles, que parce qu'on ne procède pas avec la méthode qui doit être le seul guide en pareille matière.

La mère raconte devant vous que l'enfant, un garçon de huit ans, se plaint depuis trois à quatre semaines d'avoir mal au côté externe du pied. Cette douleur n'est pas vive, elle n'empêche pas l'enfant de jouer ou de marcher ; deux ou trois fois dans un jour il en parle et il s'est passé plusieurs jours sans qu'il en ait rien dit. Il ne boite pas. En dehors de cela l'enfant se porte bien ; il aurait un peu pâli depuis quelques jours.

Je considère comme une règle à suivre dans tous les cas, la proposition suivante : *toutes les fois qu'un enfant accuse une douleur dans un point quelconque des membres inférieurs, on doit songer à la hanche.* On examinera l'enfant en le mettant *tout nu*, et si la cause de la douleur n'apparaît pas clairement et sûrement en un point fixe, on explorera la hanche, quel que soit le siège de la douleur.

Appliquons la formule à notre petit malade. On l'a déshabillé et mis dans un lit ordinaire d'hôpital. Or la première condition pour étudier avec soin un malade est de le placer avantageusement pour l'examen. Les lits ordinaires sont peu favorables pour cela ; les enfants s'y enfoncent dans des creux. Le corps y est difficilement mis à plat, les couvertures gênent, on n'est pas à son aise pour l'examen, parfois la lumière est mauvaise.

Il en résulte qu'on apprécie mal et quelquefois inexactement l'attitude des membres ; on voit aussi imparfaitement les ensembles que les détails, la comparaison n'est pas aisée. De là des insuffisances d'examen et même des causes d'erreur difficiles à éviter.

Une *table horizontale* à bonne hauteur, bien éclairée, autour de laquelle on peut circuler, recouverte d'une épaisse couverture unie, pour éviter les plis et le contact du bois ou du marbre, est non seulement préférable aux couches souvent obscures et molles où sont les patients, mais nécessaire dans tous les cas ; à son défaut, je fais souvent étendre les petits sujets sur le tapis du plancher recouvert d'un drap.

C'est sur la table que notre petit malade, dépouillé de ses vêtements, est placé, et je suis à son côté, pouvant m'asseoir auprès de lui, afin d'être entièrement à mon examen sans en ressentir de fatigue, quelle que soit sa durée.

Une particularité qui m'est sans doute personnelle, mais

que je dois signaler, est la suivante. Durant mon examen je ne puis concilier une contention d'esprit quelquefois très grande, telle que l'exige l'observation, avec la conversation, les paroles qu'on m'adresse, les questions ou les remarques des parents, le va-et-vient des élèves. L'effort que je fais a besoin pour se maintenir d'un certain recueillement, ou plutôt qu'aucun de mes sens ne soit excité d'autre part.

L'enfant étant étendu et ses membres symétriquement placés, on doit comparer par un coup d'œil rapide le volume de chacun des deux membres inférieurs. Chez notre petit garçon on découvre à la vue une légère différence à peine reconnaissable entre le membre droit et le gauche ; le droit est légèrement, très légèrement amoindri, et c'est la section de la cuisse qui le montre le mieux. En soulevant dans l'extension les deux membres inférieurs, on s'aperçoit que le mollet gauche est également moins fort que le droit.

Comme l'enfant accuse une douleur au pied droit, cet organe est immmédiatement l'objet de l'attention. Si on le compare au gauche, on ne voit pas de différence dans la forme : ce dernier, car c'est par le côté sain qu'il convient de commencer, a le jeu de ses articulations facile et normal. Le pied droit en a autant, et ni dans le cou-de-pied, ni dans les jointures médio-tarsiennes ou autres, on ne trouve une résis-tance quelconque. Comme l'enfant, qui est intelligent, se laisse faire très volontiers, grâce à une distribution de quelques bonbons, et qu'il nous indique que la douleur se montre au côté externe et dorsal du pied, on cherche en cet endroit et on n'y voit aucune déformation. La pression exercée sur cha-cun des os, les uns après les autres, n'y provoque aucune explosion de douleur, ni même aucune sensibilité.

L'examen du pied, en résumé, n'indique rien et ne justifie pas le siège de la douleur dont se plaint l'enfant. Mais, comme celui-ci est tout nu sur la table, il est aisé de conti-nuer la recherche en examinant le reste du membre. Et, à ce sujet, permettez-moi une remarque : il est possible et probable que, si l'enfant eût été habillé, après l'examen du pied, on n'eût pas continué l'enquête. C'est ce qui arrive souvent et qui explique l'erreur où l'on tombe, étant en cela d'accord avec les parents. On croit et on dit qu'il n'y a rien de sérieux, puisqu'on ne découvre aucun désordre local, et on rapporte à une légère atteinte rhumatismale, à de la fatigue ou à une poussée de croissance la douleur vague et inconstante dont se plaint l'enfant. Telle est une des raisons habituelles pour lesquelles le diagnostic n'est pas fait ; on s'est arrêté en route.

Si, du pied, on passe à la jambe, on ne remarque qu'une légère atrophie musculaire plus reconnaissable au mollet qu'ailleurs. On l'apprécie en prenant les muscles à pleine main et en les comparant à ceux de l'autre jambe. L'articulation du genou est normale ; ses mouvements sont aussi étendus d'un côté que de l'autre.

La section de la cuisse présente aussi une atrophie musculaire. A la vue, on la reconnaît, bien qu'elle ne soit pas très prononcée : au toucher et au palper, on peut l'apprécier à sa juste valeur et en faire l'analyse. Comme toujours, on doit procéder par comparaison. Si on prend dans sa main la masse musculaire fémorale antérieure du côté gauche, qui est le sain, comme si on voulait la soulever en la séparant du fémur, on apprécie son volume, d'une part et sa consistance, de l'autre ; on a la notion d'une musculature abondante, ferme et pesante. A droite, en se plaçant dans les mêmes conditions, on a une impression différente : la masse est moins volumineuse, plus molle, plus flasque ; la quantité paraît moindre, la consistance est moins ferme. Au toucher, enfin, on arrive à sentir directement le fémur à travers une couche musculaire moins épaisse à droite qu'à gauche.

L'examen de la région de la hanche s'impose à son tour.

En regardant le pli de l'aine, avant d'y toucher, on voit du côté droit une saillie légère des ganglions, saillie qui manque à gauche. Et quand on palpe ces ganglions dans la région inguinale droite, on les trouve notablement plus développés, plus volumineux et moins mobiles que du côté opposé. Ils forment au-dessous de l'arcade de Fallope un relief profond et apparent, dont on apprécie l'étendue en déprimant la paroi abdominale à ce niveau. Quelques ganglions ont, quoique encore petits, deux ou trois fois le volume de ceux du côté gauche. Ils ont donc pris un gros développement proportionnel ; leur consistance n'offre rien de particulier.

Mais c'est surtout l'étude des mouvements et celle de l'état anatomique de l'articulation, qui vont nous fournir les éléments de diagnostic les plus précieux. Et, à cet égard, il ne me paraît pas inutile de vous dire en quoi consiste l'examen méthodique de la hanche, tel que je le conçois.

Quels que soient l'habitude et le degré des connaissances anatomiques que l'on possède, on ne doit jamais négliger de commencer l'étude des mouvements par la jointure saine. Chez les enfants, cette précaution a une grande importance ; comme cet examen n'est pas douloureux, les sujets se laissent faire ; ils prennent confiance et l'examen de la hanche malade est rendu d'autant plus facile ensuite.

Le membre inférieur étant dans l'extension, ou plutôt la jambe étant fléchie sur la cuisse, on fléchit à son tour la hanche saine aussi loin qu'on le peut, jusqu'au contact du ventre ; on répétera plusieurs fois la manœuvre. On procède de la même manière sur le membre que l'on croit atteint. La flexion sera quelquefois normale, parfois diminuée de 20, 30°, et la résistance augmentera, si on répète ce mouvement ; enfin, la flexion peut être extrêmement limitée.

Après la flexion, le mouvement le plus intéressant et le plus utile à étudier est le mouvement combiné de flexion, d'abduction et de rotation en dehors. La cuisse étant fléchie

à peu prés à angle droit sur le tronc, on la porte dans l'abduction et la rotation en dehors aussi loin que possible, jusqu'à
ce qu'on arrive à toucher, si on le peut, le plan de la table avec
le côté externe de la cuisse.

Il est essentiel de s'assurer que le bassin ne suit pas la
cuisse pendant qu'on explore les mouvements de la hanche.
Pour cela, on peut le faire maintenir par un aide, ce qui
complique les choses; il est préférable de fixer soi-même le
bassin avec la main gauche, tandis que la main droite fait
mouvoir la cuisse. Mais c'est là une manœuvre qu'il faut
connaître et savoir exécuter. Les exemples sont, à cet égard,
plus instructifs qu'un exposé didactique.

On est placé à la droite du malade ; on examinera les deux
hanches, la droite d'abord, qui est la saine. La main droite
fait exécuter des mouvements à la hanche droite, pendant
que la main gauche prend entre le pouce et les autres doigts
la crête iliaque gauche et empêche le bassin de se déplacer,
surtout de suivre le fémur dans le mouvement d'abduction
et de rotation en dehors. Puis on examine la hanche gauche
avec la main droite, pendant que la main gauche, toujours
dans la même position, empêche le bassin de suivre le fémur.

Si, pour le même cas, on était placé à gauche du malade,
on ferait manœuvrer la hanche avec la main gauche, tandis
qu'avec la droite, on empêcherait le bassin de se déplacer. Je
recommande de s'habituer à retenir le bassin pour acquérir
une expérience qui empêche de commettre des erreurs.

L'intérêt qui s'attache à l'examen du mouvement de flexion
combiné à l'abduction et à la rotation en dehors est très
grand, car c'est le champ de ce mouvement qui est en général atteint et plus ou moins diminué. Dans les cas légers,
intermittents, on peut ne pas trouver une diminution des
mouvements, mais constater seulement une plus grande
résistance musculaire des adducteurs en particulier, qui font
corde et sont plus tendus, ou encore une très faible diminu-

tion des mouvements, difficile à apprécier quand elle ne porte que sur quelques degrés.

Dans les cas un peu plus accentués, quoique difficilement reconnaissables, on observe par comparaison une diminution des mouvements, de la flexion d'abord, mais surtout de la flexion combinée à l'abduction et à la rotation en dehors.

C'est ce qui se passe, comme vous vous en rendez compte, chez le malade que nous avons sous les yeux ; les mouvements sont nettement moins étendus à droite qu'à gauche.

Dans d'autres cas, la diminution est plus grande et ainsi de suite jusqu'à la disparition de tous les mouvements. La flexion restreinte est le mouvement qui persiste le plus longtemps et alors que les autres mouvements ont cessé.

Quant à la rotation dans l'extension simple, elle disparaît de bonne heure.

La diminution des mouvements dans le cours d'une maladie à marche lente est un des signes les plus importants du diagnostic.

C'est avec une intention bien arrêtée que je n'ai pas parlé de la recherche d'une différence de longueur apparente dans les deux membres inférieurs. On s'est complaisamment étendu sur ce signe et on a cherché par de très longs raisonnements, aidés de dessins, à expliquer l'influence de l'attitude sur cette différence de longueur et le mécanisme des divergences entre la longueur apparente et la longueur à la mensuration. Je n'accorde aucune importance ni aux raisonnements que l'on fait, ni à ces constatations qui n'ont rien à voir avec le diagnostic de la nature de l'affection. Toute arthrite de la hanche, en s'accompagnant de contracture, donne nécessairement lieu à une mauvaise attitude. La longueur réelle du membre ne saurait en être altérée pour cela ; ce membre *n'est ni plus court, ni plus long* ; s'il paraît plus long, c'est que le bassin de ce côté est descendu ; s'il paraît plus court, c'est que le membre est immobilisé dans la flexion et l'abduction. Or, c'est la contracture qui détermine l'attitude en flexion, abduction et rotation en dehors, laquelle est la règle dans les phases initiales et explique les changements apparents à la mensuration et à la vue. Ces changegents existent du moment où il y a de la contracture, et celle-ci est facilement reconnaissable par la constatation de la suppression de la totalité ou d'une partie des mouvements; l'attitude en découle et il suffit de voir le malade étendu à plat pour constater le désaccord dans la position des membres.

Passons maintenant à l'étude de l'état anatomique de la jointure.

L'articulation de la hanche est profondément située et enfoncée au milieu de masses musculaires qui la protègent d'autant mieux qu'elles la recouvrent partout, peut-on dire, sauf en avant dans un faible intervalle; mais encore, la tête du fémur est séparée de la peau par plusieurs couches, y compris les vaisseaux fémoraux. Il ne saurait donc être question, dans presque aucun cas, de se renseigner directement sur l'état de la synoviale ou de la capsule. Mais il n'en est pas de même des os.

Ceux-ci occupent une place que l'on connaît et on peut les explorer à travers les tissus mous, dans la simple extension du membre. D'autre part, on peut leur donner une position que j'ai appelée *position d'examen*, où l'exploration de l'os devient facile et aisée. C'est ainsi qu'en plaçant la cuisse dans la flexion à angle à peu près droit sur le tronc et en la portant ensuite dans la rotation en dedans, la tête fémorale vient soulever les muscles de la fesse en arrière et au-dessus du grand trochanter.

On explorera donc la tête fémorale dans ces deux attitudes : extension simple du membre et flexion de la cuisse avec adduction et rotation en dedans. Le malade étant couché sur le dos, la cuisse étendue, on exerce une pression mo-

dérée, puis graduellement plus profonde immédiatement au-
dessous de l'arcade de Fallope, au niveau et en avant des
vaisseaux, c'est-à-dire sur la tête du fémur. Si la hanche est
malade, on éveille presque toujours une douleur plus ou
moins vive ou tout au moins une sensibilité plus grande
que sur la hanche du côté sain, que l'on a soin de mettre
constamment en parallèle.

Un second point à explorer correspond à la face interne de
la cuisse, sur le bord des adducteurs, à quelques centimètres de la branche ischio-pubienne, c'est-à-dire au niveau
du petit trochanter. Là, une pression profonde dans la direction du col fémoral réveille une sensibilité souvent plus vive
qu'au niveau du pli de l'aine. Ce point douloureux n'est
cependant pas constant.

Ordinairement, la région du grand trochanter n'est pas
douloureuse. On peut comprimer la saillie qu'il forme en
avant et en arrière, sans provoquer la douleur. Ni ses faces
antérieure et postérieure, ni son bord supérieur ne sont sensibles. Mais il arrive souvent que la pression de dehors en
dedans sur la face externe vers le col, soit plus ou moins
douloureuse et que le malade souffre, non pas au niveau de
la main qui explore, mais profondément. Bouvier n'accordait
pas à ce signe une valeur de premier ordre ; en effet, on
ne le rencontre pas toujours ; s'il existe, il a son importance.

La tête fémorale est surtout accessible quand on fléchit la
cuisse sur le bassin le plus loin possible, et qu'on porte le
membre dans l'adduction et la rotation en dedans. La tête
alors se reconnaît facilement ; elle soulève les muscles en
arrière du grand trochanter. Dans cette attitude, la pression
sur la tête développe une sensibilité plus ou moins vive ou
une douleur profonde et sourde, qui cesse dès qu'on change
l'attitude, tout en continuant d'exercer la pression sur les
mêmes points. Chez notre sujet, on constate à droite une

douleur assez vive à la pression au niveau de la tête, douleur qui n'existe pas du côté gauche.

Il convient, ensuite, d'explorer les parties de l'os iliaque attenant au cotyle, lequel est trop enfoncé pour qu'on puisse l'explorer. Pour cela, on place le membre dans l'extension, le malade étant couché sur le dos. On exerce alors une pression méthodique sur le bord antérieur du bassin, à partir de l'épine iliaque inférieure jusqu'au pubis ; on découvrira parfois de la sensibilité ilio-pubienne, dans la fosse iliaque interne. On examinera de la même manière les parties postérieures du cotyle en faisant coucher le malade sur le côté sain ; la main comprime successivement les différents points de la fosse iliaque externe, depuis l'épine iliaque antéro-supérieure jusqu'à la grande échancrure sciatique, puis le pourtour de la région cotyloïdienne au-dessus et en arrière du grand trochanter. Ensuite, la même recherche est faite sur l'ischion et sur la branche ischio-pubienne.

Dans toute cette exploration des os, on devra exercer avec la pulpe des doigts une compression sur un point limité et renouveler l'expérience un certain nombre de fois, lorsqu'on développe de la sensibilité. On procédera toujours par comparaison avec le côté sain lorsqu'on aura reconnu un point sensible ou douloureux ; on arrive ainsi à obtenir la presque certitude que les os sont malades. A une période qui n'est plus initiale, généralement toutes les parties osseuses de l'articulation sont envahies ; mais au début une seule épiphyse est prise et il est fort difficile, sinon impossible, d'affirmer quelle est celle qui est exclusivement touchée ; on n'a, pour le savoir, aucun signe ayant une valeur suffisante. L'attitude est la même dans tous les cas, puisqu'elle dépend de la contracture et que celle-ci, d'ordre réflexe, obéit à une règle invariable indépendamment du siège du mal.

Seule, la méthode directe d'exploration des os pourrait

fournir quelques probabilités, mais il faut reconnaître que, le plus souvent, la pression sur la tête du fémur en arrière est douloureuse, ce qui indique que l'os est sensible et nullement qu'il a été le siège d'un foyer primitif, car il suffit que la synoviale soit faiblement envahie pour que la tête fémorale, comme le cotyle, soient atteints à leur tour par continuité de tissu.

La radiographie seule pourrait fournir quelques données certaines ; toutefois, je dois avouer que je n'ai pas encore eu grande satifaction à ce sujet et les épreuves que j'ai vues ne m'ont pas toujours convaincu ; néanmoins l'avenir est de ce côté.

Le toucher rectal, préconisé par Cazin, est un mode d'exploration directe de la surface intra-pelvienne du cotyle ; mais, il n'a pas de valeur au début et le diagnostic est fait par tous les autres caractères plus tard. Holmes avait montré, avec raison, qu'il pouvait servir à faire reconnaître les empâtements précurseurs des abcès pelviens.

La *méthode directe* d'exploration des os est, à mon sens, supérieure à celle qui consiste à provoquer la douleur de la hanche par des manœuvres indirectes et plus ou moins violentes, telles que percussion avec la main sur le talon et la face plantaire, sur la cuisse, la jambe étant fléchie, de manière à repousser violemment le membre sur le bassin, ou encore par des manœuvres tendant à faire exécuter à l'articulation de grands mouvements. Il m'a toujours semblé qu'on arrivait à une connaissance beaucoup plus précise de l'état de la hanche en faisant les investigations avec douceur, lenteur et régularité que par tous les autres moyens.

Chez notre petit malade, les mouvements de la hanche sont limités et les muscles résistent, quand on veut en augmenter l'étendue ; la corde des adducteurs se tend et empêche le mouvement combiné de flexion et de rotation en dehors de dépasser une certaine limite. La tête fémorale est sensible à la pression en arrière toutes les fois qu'on la comprime, même assez faiblement ; l'articulation elle-même est un peu sensible en avant. Ces deux signes, joints à l'atrophie, à l'engorgement ganglionnaire, aux troubles de la marche, à la douleur spontanée, ne sauraient permettre d'hésiter. Cet enfant est atteint d'une ostéo-arthrite à évolution lente de la hanche, qui paraît devoir être de nature tuberculeuse. Il n'y a chez lui rien qui autorise à penser à un rhumatisme ou à de la syphilis articulaire, et on ne voit pas d'autre cause à cette arthrite.

Un seul point mérite qu'on revienne sur son passé. La mère fait remonter le premier accident, la douleur du pied qui a appelé son attention, à trois ou quatre semaines. Or, étant donné que les phénomènes physiques sont déjà nets, il convient de rechercher s'il n'y avait pas eu quelque manifestation antérieurement à cette date. Et, en effet, par un interrogatoire plus précis on obtient de l'enfant des renseignements auxquels les parents ne faisaient pas attention et qu'ils reconnaissent exacts, à savoir que l'enfant ressentait une fatigue assez grande après certaines marches, qu'il demandait à s'arrêter ; il s'asseyait aussi au milieu de ses jeux, depuis cinq à six mois au moins. C'est à cette époque qu'il convient de faire remonter, en réalité, le début de la maladie et il est indispensable pour chaque cas de faire soi-même une enquête, en interrogeant minutieusement et avec patience les sujets sans s'en rapporter aux parents qui, invariablement, vous arrêtent et font remonter la maladie le plus souvent à un trauma, chute ou coup et, à son défaut, à une douleur brusque et subite, de cause inconnue.

Le second malade est une petite fille de trois ans et demi. La mère nous dit que l'enfant se plaint de son genou depuis trois mois environ et qu'elle boite de temps en temps. Sur ces renseignements et selon les préceptes précédemment exposés, j'examine l'enfant en m'arrêtant au genou gauche sur lequel on aperçoit la trace d'un vésicatoire. Mais le genou est absolument normal, indemne de toute douleur à la pression exercée méthodiquement sur les deux épiphyses, ainsi que sur la rotule ; il est pareil à l'autre.

La cuisse et le mollet sont, au contraire, atrophiés, les mouvements articulaires de la hanche sont très diminués par une contracture active qui ne permet que quelques mouvements de flexion et d'abduction de la cuisse sur le bassin ; la hanche est douloureuse à la pression. Il n'y a donc pas le moindre doute : la maladie est une ostéo-arthrite de la hanche et, pour les mêmes raisons que chez le premier malade, elle est de nature tuberculeuse ; c'est une coxo-tuberculose.

Mais, encore ici, l'interrogatoire serré établit que la maladie remonte non plus à trois mois, mais à plus d'un an, car l'enfant, à cette dernière date, refusant souvent de marcher, demandait qu'on la portât, boitait à intervalles éloignés et refusait même par moments de courir. Ces signes annonçaient déjà la maladie que la douleur du genou a masquée, en faisant croire à une arthrite de cette dernière articulation.

Le troisième sujet est un garçon de neuf mois que la mère allaite en y ajoutant le biberon rempli de lait ordinaire et non bouilli. Elle nous raconte que, depuis environ un mois, l'enfant pleure et crie à certains moments, quand on le prend ou quand on l'asseoit, et qu'il lui semble qu'il remue moins ses jambes.

On procède à l'examen dans les mêmes conditions, c'est-à-dire l'enfant nu et étendu sur la table horizontale. La mère lui donne le sein et nous aide à l'empêcher de crier.

L'examen, selon les règles précédentes, montre bien vite l'absence de tout phénomène morbide au pied, à la jambe et au genou ; une atrophie marquée de la cuisse droite ; la présence de ganglions à la région inguinale, et surtout une raideur très marquée de l'articulation avec une douleur qui s'exaspère en comprimant la tête fémorale de ce côté.

Lorsqu'on fait exécuter des mouvements à la hanche gauche, on obtient bien une certaine résistance, mais qu'on parvient à vaincre assez facilement et qui, en réalité, n'est pas douloureuse, bien qu'elle occasionne les pleurs de l'enfant. A droite, au contraire, les mouvements sont limités et la résistance est invincible ; quand on veut étendre le champ de ces mouvements, les cris et les pleurs redoublent. La pression directe sur l'articulation arrache aussi des cris et le petit sujet se défend tant qu'il peut.

Vu le degré de contracture et la réaction douloureuse, il est probable que la maladie a plusieurs mois d'existence. On n'est pas autorisé à songer à une affection autre qu'une coxo-tuberculose, bien que celle-ci soit rare chez le jeune nourrisson.

ULCÉRATIONS TUBERCULEUSES DE LA LANGUE.
LEUR MODE DE FORMATION.

Sommaire. — Deux cas d'ulcérations linguales tuberculeuses. — Dans le premier, l'ulcération médiane et symétrique a des bords découpés régulièrement et un fond lisse. — Nature de cette érosion. — Le traumatisme doit être écarté. — Il ne s'agit pas de lésion syphilitique. — L'affection est de nature tuberculeuse — Mais elle ne présente pas les caractères habituels : début par un semis de granulations jaunes qui se confondent après caséification. — Ici, c'est un abcès ou tuberculome qui s'est ouvert au dehors. — Traitement. — Dans le deuxième cas, outre d'autres manifestations tuberculeuses, le sujet présente une ulcération linguale analogue à la précédente. — Le début et l'évolution montrent qu'il s'agit également d'un abcès tuberculeux ouvert au dehors. — Traitement.

Voici, Messieurs, deux exemples où le mode de formation d'ulcérations linguales d'origine tuberculeuse s'est trouvé en quelque sorte pris sur le fait.

Une fillette vient nous consulter au sujet d'une plaque jaune, déprimée, qu'elle porte sur la face dorsale de la langue, à deux centimètres de sa pointe. Cette plaque, médiane et symétrique, est ovale, à grand axe antéro-postérieur. Elle mesure six millimètres de longueur sur trois de largeur; les bords en sont assez régulièrement découpés, adhérents et un peu saillants ; le fond est lisse, uni, de couleur gris jaunâtre uniforme. Tout autour, la muqueuse, d'un niveau plus élevé, est saine ; les papilles fungiformes y sont seulement un peu plus rouges et plus proéminentes qu'à l'ordinaire.

De quelle nature est cette érosion ? Son aspect, sa coloration rappellent absolument l'aspect et la coloration du derme mortifié à la suite d'une brûlure ou d'une contusion violente. Mais, nous ne saurions nous arrêter à cette impression, toute idée d'ulcération traumatique devant être écartée. Il ne nous reste alors qu'une hypothèse, celle d'une lésion spécifique, qui, d'après l'âge du sujet, ne saurait être rapportée qu'à la syphilis ou à la tuberculose.

La première lésion syphilitique qui nous vient à l'esprit est le chancre. Même chez d'aussi jeunes enfants, nous devons y songer, ne fût-ce que pour l'éliminer. Ici, justement, si l'on prend entre deux doigts cette sorte de plaque, on reconnaît qu'elle repose sur une base indurée ressemblant à s'y méprendre à celle d'un chancre infectant. Mais celui-ci, outre qu'il siège d'ordinaire sur la pointe même de la langue, a des bords plus rouges, plus saillants, d'ordinaire taillés à pic. Son contour est mieux arrondi. Enfin, et surtout, il s'accompagne constamment d'un engorgement ganglionnaire volumineux dont nous ne trouvons pas trace ici.

Ce diagnostic de chancre ne saurait donc nous arrêter ; encore moins, d'ailleurs, celui de plaque muqueuse, l'ulcération qui nous occupe étant indurée et un examen complet de l'enfant ne décelant chez elle aucun stigmate de syphilis.

Nous nous trouvons ainsi naturellement conduits à penser que nous avons sous les yeux une affection tuberculeuse. Et cependant, on ne relève guère, dans notre cas, les caractères habituels des lésions de cette nature. En effet, l'ulcération tuberculeuse de la langue ne repose pas sur une base indurée ; les bords en sont plus irréguliers et on rencontre généralement sur son pourtour, un semis de petits points jaunâtres, sur la valeur desquels Trélat a insisté, et qui sont de petits tubercules en voie de caséification. C'est par des points semblables que l'affection débute : les saillies, bien limitées d'abord, deviennent confluentes, puis elles s'ulcèrent plus tard, par suite du ramollissement central des granulations. Or, il ne s'est rien passé de semblable chez notre malade.

Les renseignements fournis par les parents sont intéressants à ce point de vue.

On s'aperçut, il y a deux mois, que l'enfant présentait dans l'épaisseur de la langue une petite tumeur, déterminant seulement un peu de gêne, qui se serait élevée peu à peu, dit le père, et qui, après avoir fait saillie sur le dos de la langue, aurait crevé en donnant issue à une matière jaunâtre et caséeuse. Dans la suite, la cavité aurait commencé à devenir de moins en moins profonde, et enfin, depuis quatre semaines environ, la lésion serait demeurée en l'état où nous l'observons actuellement.

Il se serait donc développé primitivement dans la couche sous-muqueuse de la langue, ce que j'ai dénommé un tuberculome, devenu dans la suite un abcès tuberculeux limité — comme tout abcès de ce genre — par une membrane tuberculogène. La collection se serait ouverte spontanément au dehors et le fond de l'ulcération serait tout simplement constitué par cette membrane tuberculogène, épaisse et adhérente, donnant l'apparence de la plaque grisâtre que j'ai décrite plus haut.

Le traitement curatif de cette lésion nous fournira l'occasion de confirmer ou de rejeter ce diagnostic. Il sera procédé à l'excision de la plaque, avec une portion du tissu sous-jacent. Le thermo-cautère sera promené sur les tissus sains, tant pour favoriser l'hémostase que pour détruire les éléments tuberculeux épars, qui pourraient persister dans la plaie opératoire.

La tumeur enlevée sera étudiée histologiquement et inoculée à deux cobayes. Je ne saurais assez recommander les inoculations dans les cas de ce genre, afin de lever toute hésitation sur la nature de l'affection.

Le deuxième fait que j'ai à vous exposer est absolument analogue au précédent. Il n'en diffère que par le siège.

Un enfant de 13 mois nous est amené, porteur d'une série de manifestations tuberculeuses, qui sont : un spina ventosa de la deuxième phalange du gros orteil gauche ; une ostéite tuberculeuse de la malléole externe du même côté, avec fistule ; quatre tuberculomes non ouverts dans les parties molles de la jambe droite. Enfin, la langue présente une ulcération qui en occupe à la fois toute la pointe et la partie médiane de la face inférieure jusqu'au frein. Cette ulcération a près d'un centimètre de profondeur au centre, elle est limitée par des noyaux durs, isolés les uns des autres, dont les dimensions sont celles d'une lentille environ. L'un de ces noyaux, juste à la place de la pointe, présente une plaque adhérente, jaunâtre et sèche, d'un aspect semblable à la paroi des abcès tuberculeux, et cette plaque en est effectivement un fragment ; le petit tuberculome — car il s'agit de tuberculomes, on ne saurait en douter, — s'étant ouvert au dehors, la paroi est demeurée adhérente. Le reste de la surface ulcérée est d'un gris-perle. On doit noter que les ganglions sous-maxillaires sont à peine engorgés. Quant à ceux des autres régions du cou, ils ne sont pas atteints.

La mère explique très clairement que l'enfant a eu, il y a deux mois, une grosseur proéminente du volume d'une demi-noisette au niveau et au-dessous de la pointe de la langue. Au bout de quelque temps, la surface de cette tumeur a jauni et une ouverture spontanée s'est faite.

Le mécanisme, suivant lequel l'ulcération s'est produite, est donc ici le même que dans le premier cas. Il n'y a pas eu ramollissement et fonte de granulations disséminées qui se seraient ulcérées et confondues. Il s'est fait une transformation de gros noyaux tuberculeux, ou tuberculomes, en abcès avec formation d'une membrane tuberculogène, laquelle persiste après évacuation spontanée du pus.

Le traitement dans ce cas sera de même nature que dans le précédent. On excisera les nodosités et la paroi tuberculogène et l'on cautérisera fortement les tissus au-dessous de l'ulcération.

La cicatrisation opérée, on traitera les autres tuberculoses locales, les unes par l'excision simple, les autres par l'excision avec grattage des os.

Dans les deux cas, l'examen microscopique des tumeurs enlevées a permis d'y déceler des bacilles de la tuberculose. De plus, les inoculations ont été positives ; dans l'un et l'autre cas, un cobaye a eu un abcès tuberculeux, et un deuxième cobaye, inoculé avec l'abcès du premier cobaye, est également devenu tuberculeux avec des ganglions.

OSTÉO-ARTHRITE TUBERCULEUSE ET TRAUMATISME

Sommaire. — Enfant atteint d'une ostéo-arthrite tuberculeuse du cou-de-pied. — Origine réelle de cette lésion. — Influence inadmissible d'une entorse invoquée par les parents. — Causes de cette erreur d'interprétation. — Preuves de l'existence de la lésion avant l'entorse : interrogatoire minutieux établissant que l'enfant souffrait depuis plusieurs mois. — L'entorse n'a fait que révéler une lésion latente. — Autre exemple. — Expériences établissant qu'en inoculant dans le sang des animaux, de la tuberculose à l'état de pureté, les traumatismes articulaires sont impuissants à provoquer une localisation tuberculeuse. — L'expérimentation démontre l'influence désastreuse exercée sur l'évolution des jointures tuberculeuses par les mouvements naturels ou communiqués.

MESSIEURS,

Voici un enfant âgé de quatorze ans, atteint d'une ostéo-arthrite du cou-de-pied droit. Les lésions sont déjà très avancées. On constate à première vue une augmentation considérable de volume du cou-de-pied. L'articulation tibio-tarsienne est immobile, et le jeune malade ne peut, malgré ses efforts, mouvoir son pied sur sa jambe. C'est en vain qu'on lui demande de faire quelques mouvements même très limités, il semble que la mobilité ait complètement disparu. Seuls les orteils ont conservé quelques mouvements, encore sont-ils limités et timides. La cuisse et la jambe du côté malade sont profondément atrophiées, les ganglions de l'aine de ce côté sont engorgés, les poplités eux-mêmes sont plus volumineux. Si avec les méthodes de palpation minutieuse et nettement localisée, que nous avons à plusieurs reprises étudiées ensemble, vous interrogez la sensibilité à la pression des extrémités articulaires, vous reconnaîtrez facilement qu'il existe sur l'épiphyse du tibia, une série de points douloureux dont les plus caractérisés sont réveillés au niveau de la partie antérieure de la malléole interne, sur le col de l'astragale et au niveau de l'interligne lui-même. Tout concourt donc à nous montrer qu’il s’agit bien, dans l’espèce, d’une ostéo-arthrite tuberculeuse de l’articulation du cou-de-pied.

Mais ce n’est pas dans le but de vous montrer seulement ce type banal d’une affection rencontrée à chaque pas dans nos salles que j’ai fait venir ici ce jeune malade ; puisque l’occasion m’en est fournie, je voudrais en profiter pour insister devant vous sur l’origine non plus apparente et avouée, mais *réelle et chronologique* de ces sortes de lésions.

Interrogez, dans ce but, soit l’enfant, soit la famille sur le mode de début de cette affection. Tous sont d’accord pour affirmer que le point de départ de ces lésions si graves a été une entorse mal soignée.

Ouvrez, d’autre part, vos ouvrages classiques et vous y verrez que les entorses ou les traumatismes divers sont formellement indiqués comme étant la cause fréquente des ostéo-arthrites. Ollier, dans son Traité des Résections (t. II et III), développe même longuement cette thèse, en soutenant que « l’entorse juxta-épiphysaire constitue un facteur puissant de la localisation tuberculeuse ». Or, tel n’est pas mon senti-ment. Aussi, est-il nécessaire de s’arrêter sur ce sujet, vu son importance et la gravité des conséquences qu’il comporte.

L’interprétation des faits telle qu’elle vient d’être exposée, suppose une observation insuffisante, incomplète, qui a pour résultat de tromper le chirurgien et d’être un péril pour le patient. Cette interprétation inexacte tient à deux causes.

La première réside dans ce fait que les parents ou les sujets rapportent tous, sans exception, à une origine extérieure accidentelle, la maladie existante. Le public et surtout les familles ne peuvent se résoudre à admettre le développement des affections articulaires sans une cause extérieure ; ils ne sont pas encore faits à l’idée de l’apparition des arthrites tuberculeuses sans une chute, sans un coup qui les fasse naître. Ils vont jusqu’à nier l’évidence, c’est-à-dire une démonstration, pour chercher un trauma qu’on découvre toujours, qui les satisfait pleinement et d'autant mieux que la tuberculose leur inspire de la terreur, qu'ils sont tous élevés dans la croyance qu'elle est incurable et que l'avenir des enfants tuberculeux est perdu.

La seconde raison est bien plus sérieuse que la première. Nous savons combien le début d'une ostéo-arthrite est lent, torpide, masqué même pour le malade. Le traumatisme se produit alors dans une jointure déjà atteinte, présentant peut-être à ce moment une poussée plus active, qui en tout cas ne saurait rétrocéder et dont la marche paraît au contraire accélérée.

Pour parvenir à la vérité, deux voies sont à suivre. Premièrement celle de l'enchaînement des faits obtenu par une étude pénétrante, minutieuse, laborieuse même, des antécédents du sujet. Secondement, les résultats fournis par la méthode expérimentale.

Depuis bien longtemps je recherche minutieusement les premiers phénomènes des tumeurs blanches, et je fais à l'hôpital, lorsque la chose est possible, une enquête approfondie sur l'état des articulations avant le traumatisme incriminé. Or je n'ai jamais découvert un traumatisme quelconque ayant, d'une façon sûre, été la cause d'une ostéo-arthrite tuberculeuse. Et inversement, j'ai à peu près toujours obtenu des malades ou de leur famille des symptômes non douteux d'infection articulaire avant le prétendu traumatisme. Et dans les faits où ces renseignements n'étaient pas démonstratifs, l'examen de la jointure établissait un désaccord entre le degré des symptômes et la cause de l'arthrite.

Dans le cas présent, *les commémoratifs nous apprennent que l'enfant était souvent fatigué de la marche trois et quatre mois avant son entorse, qu'il traînait un peu le pied, qu'il se plaignait de douleurs de croissance*, etc., etc... Tout cela prouve que la jointure n'était plus libre et que l'entorse a eu comme origine une lésion tuberculeuse préexistante. Du reste,

l’entorse même tibio-tarsienne est une affection tellement rare
chez l’enfant, que je n’en ai jamais vu d’exemple durant
trente ans de pratique, si bien qu’il y a lieu de s’étonner de
ne jamais constater d’entorses récentes et d’entendre si souvent parler d’entorses anciennes. Oui, certainement, on
observe des entorses dans des jointures déjà tuberculeuses.
Mais alors un examen non pas superficiel, mais investigateur
et sérieux, fera parfois découvrir la lésion préexistant avant
l’entorse. La maladie à marche lente et parfois peu accusée,
reçoit, par le fait de l’entorse, une poussée active qui la rend
évidente et nette ; mais en réalité l’entorse n’est qu’une
complication fâcheuse.

Je veux dans cet ordre d’idées vous citer un exemple assez
caractéristique d’erreur de diagnostic. J’étais récemment
appelé auprès d’une petite fille qui, en faisant un faux pas à
la descente d’un omnibus, était tombée sur la hanche et présentait des signes très accentués d’arthrite de la hanche. Un
médecin appelé immédiatement avait fait le diagnostic d’arthrite aiguë traumatique. Or il se trouvait que cette enfant
avait été soignée par moi pour une coxo-tuberculose et que les
parents, malgré ma défense, l’avaient laissée marcher avant
sa guérison complète. Cette hanche inhabile n’avait pu résis-
ter à un faux mouvement et le traumatisme avait donné un
coup de fouet à la tuberculose qui sommeillait. Je pourrais
citer plusieurs exemples semblables pour le cou-de-pied, le
genou, etc.

Le second motif qui me pousse à rejeter l’influence du
traumatisme comme cause déterminante est d’une portée
plus générale. Il est d’ordre expérimental. Je veux parler des
expériences multiples et très concluantes que j’ai entreprises,
avec Achard (1), sur un grand nombre d’animaux auxquels

(1) Communication au Congrès de la tuberculose de Berlin, mai 1899 (in
Bulletin médical, même année, p. 511), et à l’Académie de médecine, in *Bulletin
de l’Académie de Médecine*, 1904.

nous avons inoculé la tuberculose, par diverses voies.

Tant que nous nous sommes servis de produits tuberculeux humains stérilisés ou de cultures pures de bacille de provenance humaine, nous n'avons jamais obtenu un résultat positif dans les jointures qui ont été l'objet de traumatismes divers : contusions, fractures, luxations, chez les animaux infectés. Et, au contraire, nous avons déterminé des ostéo-arthrites suppurées et fongueuses lorsque, comme Max Schüller, nous avons inoculé les animaux avec des produits impurs, crachats, fragments de poumons tuberculeux pris sur le cadavre, etc.

Nous avons inoculé à vingt cobayes, sous la peau de la cuisse, des produits tuberculeux stérilisés d'origine humaine, provenant d'abcès tuberculeux, de ganglions, de fongosités articulaires et des organes de cobayes tuberculeux. Puis, quand l'infection était en voie de se généraliser chez ces animaux, à une date variable de dix-neuf à quatre-vingt-deux jours après l'inoculation, nous leur avons fait subir des traumatismes plus ou moins importants, quelquefois considérables : contusions articulaires à coups de maillet; distorsions articulaires entraînant des luxations, des fractures, des décollements épiphysaires. Dans plusieurs expériences, c'est au voisinage du point même d'inoculation, au genou correspondant, qu'a porté le traumatisme. Or, tous ces animaux sont morts de *tuberculose* dans des délais variables : un seulement huit jours après le traumatisme, quatre dans le courant des deux premiers mois, les autres plus tard et jusqu'à deux cent trente-deux jours après le traumatisme. *Mais aucun d'eux n'a présenté de lésions tuberculeuses au niveau des régions traumatisées.* Nous n'avons retrouvé, en ces points, que des traces plus ou moins apparentes du traumatisme, sous forme de luxations, de cals de fractures, de déformations de membres.

C'est encore un résultat négatif que nous avons enregistré chez deux autres cobayes infectés par l'injection dans le péritoine d'une culture de tuberculose humaine. L'un, qui avait subi le traumatisme dix-sept jours après l'inoculation, est mort vingt-six jours plus tard , l'autre, chez qui le traumatisme avait eu lieu en même temps que l'inoculation, a survécu quarante-trois jours : délais qui eussent été suffisants pour permettre aux lésions tuberculeuses de devenir reconnaissables.

Même insuccès encore chez deux cobayes inoculés dans la trachée, traumatisés immédiatement et morts au bout de cent vingt et un et de cent quarante jours.

Enfin, pour réaliser les conditions les plus favorables à la localisation du bacille tuberculeux, nous avons injecté, directement dans le cœur droit, de très faibles quantités de bacilles tuberculeux chez six cobayes et fait subir à ces animaux un traumatisme immédiat. Ils ont succombé dans un délai de quinze à cent six jours avec des lésions de *tuberculose généralisée*. A l'autopsie, nous n'avons trouvé non plus, *au niveau du traumatisme, aucune apparence de lésion tuberculeuse.*

Les résultats de nos expériences sont donc conformes à ceux de l'observation clinique. Il en ressort que la tuberculose ne se comporte pas tout à fait de même que d'autres infections, notamment que celles des suppurations aiguës. *Il n'est pas aussi facile qu'on le croirait et qu'on l'a répété partout, d'après Max Schüller, de localiser dans un foyer traumatique le processus tuberculeux.*

En résumé, Messieurs, ce qu'il faut que vous reteniez de cet entretien, c'est qu'en dépit des affirmations des malades, de leur entourage et quelquefois des médecins, il ne faut jamais vous laisser influencer par cette notion de traumatisme, si commode. Il est nécessaire que vous envisagiez les ostéo-arthrites soi-disant accidentelles sous leur vrai jour. Il faut aussi, quelquefois, afin d'obtenir une application longue et suivie d'une saine thérapeutique, ne pas laisser une famille se leurrer de vains mots et de notions encore courantes, mais tout à fait inexactes.

Le traumatisme des articulations sans infection étrangère de la jointure paraît impuissant à faire naître une ostéo-arthrite tuberculeuse chez un sujet tuberculeux. Lorsqu'il se produit dans une articulation déjà atteinte de tuberculose, il rendra évidente la maladie qui n'en était qu'à la phase du début et n'avait pas encore été reconnue, comme cela arrive très souvent ; il aggravera même les lésions existantes et la marche du mal en sera activée.

Pour compléter cette étude il convenait d'étudier l'influence comparative des mouvements et du traumatisme sur l'évolution de la tuberculose expérimentale. Il résulte de nombreu ses expériences sur le lapin que les mouvements répétés dans les articulations du genou, rendues tuberculeuses par inoculation intra-articulaire, provoquent un état de contrac- tion avec flexion permanente du genou, semblable à celui de l'homme atteint d'ostéo-arthrite tuberculeuse du genou, lors- qu'il continue à marcher.

De plus, l'examen anatomique des jointures soumises aux mouvements y a révélé des ulcérations des cartilages perma- nents et des érosions des os, qui faisaient défaut chez les animaux témoins et chez ceux dont les articulations tubercu- leuses avaient supporté un trauma violent, sans avoir été l'objet de mouvements communiqués.

Ainsi s'explique l'influence désastreuse exercée sur les affections tuberculeuses des jointures de l'homme, par le jeu normal de ces articulations abandonnées à elles-mêmes ou soumises à des mouvements qu'on leur fait subir en vue de réagir contre la contracture et les mauvaises positions qu'elle entraîne. On aggrave le mal et on diminue l'étendue du champ des mouvements.

LE SPINA-VENTOSA. — SON TRAITEMENT.

Sommaire. — Observation d'un enfant de trois ans, atteint de gommes tuberculeuses très nombreuses et de spina-ventosa multiples. — Développement des phalanges ; son influence sur la localisation tuberculeuse. — Relevé de 35 cas de spina-ventosa selon les âges. — Marche du processus fongueux pathologique depuis son origine dans le tissu médullaire de la phalange ; destruction et perforation de la diaphyse phalangienne, décollements et séparations épiphysaires. — Envahissement des gaines par les fongosités ; la gaine antérieure très épaisse oppose une résistance marquée. Abcès tuberculeux et ostéo-arthrites tuberculeuses. — Luxations pathologiques se produisant toujours dans le même sens, d'après une loi énoncée. — Travail de réparation et formation d'un nouvel os. — Traitement du spina-ventosa. — Deux phases ; 1º Avant la suppuration, fongosités modérées : immobilisation du doigt, révulsifs. — 2º Fongosités étendues et suppuration : extirpation des fongosités, ouverture de la diaphyse et curettage du canal phalangien. — 3º Traitement des ostéo-arthrites.

Messieurs,

Le petit malade, à peine âgé de trois ans, que vous avez devant vous, ayant été examiné dépouillé de ses vêtements, nous présente d'abord un grand nombre de lésions cutanées et sous-cutanées que je ne veux qu'indiquer d'un mot aujourd'hui, afin de m'arrêter tout à l'heure à une autre affection dont il est également porteur et qui fera l'objet de cette leçon. Mais je ne puis passer sous silence ces nombreuses petites tumeurs superficielles (quarante pour le moins), qui revêtent le type habituel des gommes tuberculeuses cutanées. Les unes sont saillantes et encore dures ; d'autres, de couleur violacée, sont à coup sûr suppurées ; d'autres, imperceptibles à la vue, ne se sentent qu'au toucher en promenant la main sur le corps nu ; d'autres, enfin, sont nettement ouvertes et déjà en voie de cicatrisation.

Il faut vous habituer, avant de vous livrer à une étude plus approfondie d'une affection déterminée, à découvrir complètement un enfant et à prendre bonne note de toutes les particularités que vous rencontrerez dans cet examen général. Presque toujours la vue, le toucher, l'appréciation du système osseux ou musculaire vous feront faire d'intéressantes découvertes qui ne seront pas sans jeter de la lumière sur l'affection spéciale qui a conduit les parents de l'enfant à vous présenter le petit malade.

Celui-ci, en effet, n'a été amené à la consultation de l'hôpital que pour une maladie des phalanges de la main droite, la seule chose qui inquiétât sa mère, et pourtant voyez quel est son état. Regardez maintenant son annulaire et son index ; ils sont gros, tuméfiés, rougeâtres : la première phalange est trois ou quatre fois plus grosse qu'à l'état normal. Cette tuméfaction qui porte sur toute sa périphérie, est surtout développée sur la face dorsale, point important sur lequel nous aurons à revenir ; elle se termine assez brusquement par un gros bourrelet saillant vers

Fig. 8. — Spina-ventosa de tout le corps de la première phalange de l'index. Début par le bulbe inférieur de l'os ; les fongosités ont envahi toutes les parties molles.

le métacarpe ; du côté des dernières phalanges, elle diminue progressivement, ce qui a fait souvent comparer la forme de cette lésion à celle d'un gigot en miniature. Cet aspect est caractéristique, et je me hâte d'ajouter que nous avons bien affaire ici à cette affection que les anciens chirurgiens avaient désignée du nom assez bizarre de *spina-ventosa*.

J'aurai l'occasion de vous dire, au cours de cette leçon, ce que signifie cette appellation singulière; retenez-la seulement pour le moment, et sachez qu'elle désigne la tuberculose des phalanges. J'ajoute qu'il n'y a pas très longtemps que nous sommes exactement édifiés sur la nature de la maladie. Nélaton le premier, je crois, la *soupçonna*. Parrot, dans une série de communications à la Société anatomique, en 1873, en apporta les premières preuves, auxquelles je pus bientôt ajouter des faits nombreux. Actuellement tout le monde admet sans contestation l'origine tuberculeuse du spina-ventosa.

Ce n'est du reste, comme je l'ai montré à plusieurs reprises, que la localisation aux phalanges de la tuberculose osseuse qui, en s'attaquant à ces petits os, conserve la même façon de procéder et pour ainsi dire les mêmes habitudes que dans d'autres parties du squelette; et si les lésions qu'elle produit au niveau des phalanges ont un aspect spécial, c'est à la structure et au développement de ces petits os qu'il faut l'attribuer.

Pendant les premières années de la vie, les phalanges contiennent une très forte proportion de tissu cartilagineux. Les embryologistes, en effet, enseignent que les phalanges se développent par deux points d'ossification, un primitif, l'autre secondaire. Le primitif, qui naît relativement tard vers le deuxième ou troisième mois de la vie, est destiné à former la diaphyse de l'os et son extrémité inférieure; le point complémentaire n'apparaît que dans la sixième ou septième année, et ne se soude au primitif que vers l'âge de dix-huit à vingt ans.

Je m'arrête tout de suite, et je veux insister d'une façon spéciale sur deux caractères de ce développement, qui nous intéressent tout particulièrement. Le premier, c'est que l'extrémité inférieure (c'est-à-dire distale) de la phalange se développe aux dépens du point diaphysaire; il n'y a donc pas à proprement parler d'épiphyse inférieure. Or vous savez que la tuberculose affectionne d'une façon non exclusive, mais très habituelle, la zone dia-épiphysaire, celle du cartilage de conjugaison : dans la phalange, il n'y a qu'une seule zone dia-épiphysaire, elle est située près de l'extrémité supérieure de l'os. Aussi est-ce plutôt en ce point que se localise de préférence la tuberculose. Toutefois la région du cartilage diarthrodial inférieur en est aussi le siège. Second fait intéressant : le point épiphysaire apparaît très tardivement et son union avec le point diaphysaire ne se fait que vers vingt ans. C'est vous dire combien sera longue la période d'activité du développement dans ce petit os, et combien nombreuses seront les années pendant lesquelles cette activité pourra offrir au bacille tuberculeux un terrain favorable à son développement.

Toutefois, c'est pendant les premières années que la fréquence du *spina-ventosa* se montre de beaucoup la plus grande, témoin le relevé suivant de 35 cas : de 1 à 4 ans, 23 fois ; de 4 à 8 ans, 7 fois ; de 8 à 15 ans, 5 fois.

Le premier âge est donc le plus exposé pour de multiples raisons. Le développement phalangien est à cette période le plus actif, la main prend des proportions qui sont comparativement supérieures alors à ce qu'elles sont plus tard ; de plus, elle a une activité fonctionnelle également plus grande, d'autant plus grande que les sujets marchent moins ; elle est aussi plus exposée aux heurts. Et comme l'infection tuberculeuse est apportée par le sang, il en résulte une sorte d'appel physiologique et de congestion nutritive permanente qui facilite la greffe du bacille dans le squelette phalangien ou du métacarpe. Plus tard, au contraire, ce sont les os des autres sections des membres et en particulier les extrémités supérieures du fémur, les extrémités articulaires du genou, qui présentent les conditions de développement analogues, favorisant dans les épiphyses la greffe bacillaire. Pour les mêmes raisons d'ordre biologique, les premières

phalanges sont plus souvent prises que les secondes et surtout
que les troisièmes, le doigt médian plus souvent atteint que
les autres, puis viennent le pouce, l'index et le cinquième
doigt enfin, avant le quatrième.

Pour comprendre la valeur des indications thérapeutiques
et le moment précis où elles doivent être posées, où l'intervention est devenue nécessaire, il est indispensable de connaître et de suivre la marche du processus anatomique sur le
vivant, ce qui revient à indiquer les caractères cliniques saillants de l'affection.

Dans la presque totalité des cas le processus a une
marche chronique et découle des localisations du bacille
dans la région diaphyso-épiphysaire, ou dans l'épiphyse
distale non loin du cartilage articulaire. Là le bacille provoque une ostéite aréolaire raréfiante qui aboutit bien vite à
la formation de fongosités ; celles-ci ne tardent pas à infiltrer le canal médullaire assez spacieux dans les phalanges.
Le travail bacillaire est toujours plus avancé vers l'épiphyse et c'est là qu'il aboutit par destruction progressive à
une perforation diaphyso-épiphysaire. Cette perforation devient un fait constant, quand le mal ne s'éteint pas pour évo-
luer vers la guérison. Elle est plus ou moins étendue et, par
son développement, elle peut amener la séparation entière de
l'épiphyse de la phalange.

A un moindre degré, par ce nouveau canal ou par les
orifices dus à une raréfaction osseuse, sortent les fongosités qui vont dorénavant se propager peu à peu aux parties
molles, comme le ferait une tumeur maligne, un sarcome
osseux, par exemple. C'est ainsi qu'elles envahissent progressivement les parties sous-aponévrotiques au-devant de l'os
qu'elles gagnent souvent les gaines des tendons et ultérieurement les tendons eux-mêmes. J'ai fait remarquer que la
gaine des fléchisseurs, étant une gouttière ostéo-fibreuse,
opposait une barrière à l'envahissement et que les gaines

des extenseurs avec leurs tendons, étant au contraire plus cellulaires, étaient beaucoup plus souvent atteintes.

Ainsi les fongosités sortent par une extrémité de la phalange et, de là, elles se répandent de haut en bas ou de

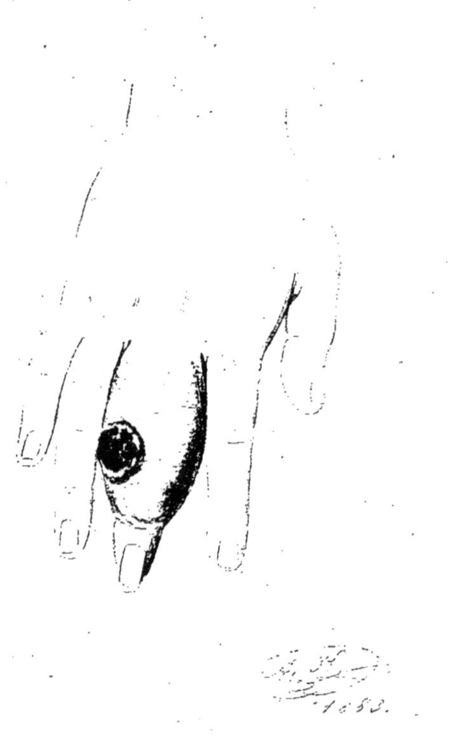

Fig. 9. — Spina-ventosa de la première phalange du médius ayant gagné l'articulation distale et la seconde phalange. Une plaque fongueuse a ulcéré la peau.

bas en haut, en circonférence autour de la diaphyse. Ainsi s'explique la forme du gonflement local et limité d'abord, qui bientôt devient diaphysaire, en anneau ou en fuseau, en rave ou en carotte, laissant encore libres les articulations. Il n'en sera pas de même si l'envahissement continue.

Mais avant de parler des complications articulaires, il
convient de montrer qu'à côté du travail d'envahissement
et de destruction, il se produit presque toujours chez les
jeunes sujets, ou plutôt pendant la période d'accroissement
des phalanges, un travail en sens inverse du précédent, travail de *reproduction osseuse
chez les enfants, d'essai de
réparation chez l'adulte*. Le
premier, le travail de destruction conduit à la formation
d'abcès fongueux, c'est-à-dire
de collections de pus dans les
fongosités des parties molles,
de cavités avec renflements de
l'os, de suppurations intra-os-
seuses en communication d'ordinaire avec les suppurations
extérieures. Il amène aussi la
formation de petits séquestres, de petites esquilles, rarement de gros segments osseux
comme un corps de phalange ;
il détermine la séparation des
phalanges de leurs épiphyses ;

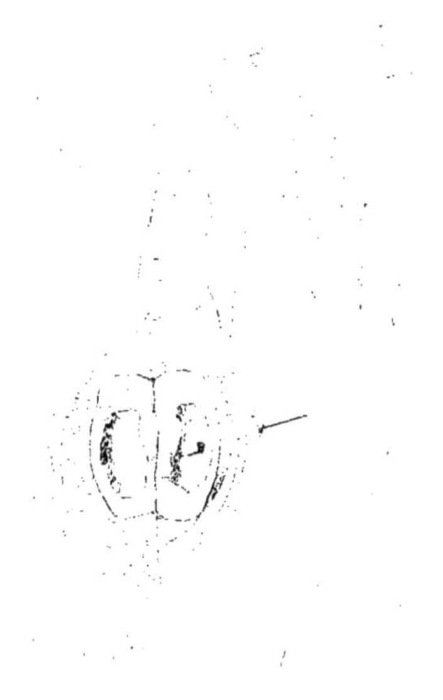

Fig. 40. — Vaste cavité tuberculeuse
dans le premier métacarpien. Un
nouvel os de forme ampullaire et
comme soufflé la circonscrit.

il peut enfin ulcérer et détruire une partie du corps d'une phalange, dont la longueur diminue d'un quart, d'un tiers, et qui
peut disparaître même en totalité.

Le travail de réparation dû à une production osseuse
émane du périoste, du *cartilage conjugal*, de l'os lui-même,
car, ainsi que le disait Robin, ce qui fait l'os « c'est tout
l'os » ou, sous une autre forme, ce sont toutes les parties
constituantes, périoste, cartilage, tissu compact, moelle.
Il a pour aboutissant des lames osseuses superposées qui
renflent le corps de la phalange, ses extrémités diaphysaires,

qui sont, elles aussi, disposées en fuseau, etc. Quelquefois, l'ancien os ayant disparu, l'os nouveau, très dilaté, emprisonne une cavité centrale purulente, véritable abcès osseux. (fig. 10).

Ce sont ces cas extrêmes qui offrent, en général, des complications articulaires, des ostéo-arthrites tuberculeuses dont les désordres s'ajoutent aux précédents. Il me suffira de les signaler : fongosités de la synoviale, ulcérations des cartilages articulaires, suppurations des jointures, déplacements des os, c'est-à-dire subluxations et luxations, se produisant dans un sens, toujours le même, selon une loi que j'ai exposée, et qui est ce que j'ai appelé la loi des luxations pathologiques de nature tuberculeuse, y compris le mal de Pott lui-même (1).

Ces données d'anatomie pathologique étaient nécessaires, afin de vous permettre d'envisager d'une façon plus parfaite ce qui fait spécialement l'objet de cet entretien : je veux dire le traitement du *spina-ventosa*.

Ce traitement, je me hâte de l'affirmer, n'est pas compliqué ; il est simple dans sa conception et facile à appliquer. Il demande seulement une adaptation rationnelle aux diverses phases de l'évolution précédente.

On doit, à ce point de vue, diviser l'évolution de la tuberculose des phalanges en deux périodes : 1° période antésuppuratoire ; 2° période où l'ostéite fongueuse est suppurée. Il va sans dire que, lorsque je parle de suppuration, j'entends la présence de pus collecté constatée cliniquement et non pas le ramollissement de quelques tubercules osseux enfouis dans l'os et le cartilage de conjugaison.

Au début, le *spina-ventosa* est en général peu de chose. C'est, autour d'un doigt, un petit noyau d'induration siégeant à la région diaphyso-épiphysaire, insensible, sauf à la pression, petit noyau qui progresse circulairement dans le

(1) Loi qui régit les attitudes et la formation des luxations pathologiques dans les arthrites et les ostéo-arthrites tuberculeuses, in *Bulletin médical*, p. 953, 1904.

sens de la longueur. Si vous étiez amené à ouvrir ce noyau, vous le trouveriez composé de fongosités, et si vous en débarrassiez les tissus, vous ne tarderiez pas à constater qu'elles sont issues des parties osseuses profondes, grâce à un petit orifice creusé dans la continuité de l'os. Cet orifice, nous le connaissons déjà, et je vous en ai parlé tout à l'heure à propos de l'anatomie pathologique.

Eh bien, à cette première période, et en présence de ces lésions mêmes, que devra faire le chirurgien? Devra-t-il opérer? A cette question, je réponds catégoriquement *non*.

Le *spina-ventosa* est semblable dans ses allures à toutes les tuberculoses osseuses humaines : comme elles, il ne demande qu'à guérir, mais il guérit plus aisément qu'elles. Il n'y a pas, en effet, dans la constitution des doigts, les conditions anatomiques qui aggravent singulièrement les tuberculoses. Tout y est minuscule, squelette, articulations, et, d'autre part, la résistance des tissus est grande, en ce sens que la lutte des éléments contre le bacille semble plus active, soit que ces éléments, par leur constitution fibroïde, offrent plus de résistance, soit que la phagocytose y soit plus active. Je ne cesse pas de dire, depuis trente ans, que le pronostic du *spina-ventosa* est des plus bénins en tant que lésion locale et dans les phases de début, c'est à dire pendant les deux ou trois premiers mois environ; on ne devra donc pas songer à une intervention, mais on devra recourir à des mesures qui aideront la cure par un traitement *rigoureux* et précis.

La première des conditions à remplir est l'immobilisation du doigt ou des doigts atteints, et pour l'obtenir il faut immobiliser la main entière. Il convient de soustraire la main à des fonctions qui l'exposent par trop, qui font qu'elle intervient sans cesse, chez l'enfant surtout, soit pour ses amusements ou ses défenses, soit pour sa nourriture.

Les mouvements des doigts et des mains favorisent activement le travail des bacilles, on ne saurait trop le dire. Il convient donc de les supprimer totalement en immobilisant le doigt d'abord, la main ensuite. Sur le doigt, immobilisé à part, on fera utilement de la compression et de la révulsion par le feu ou les autres agents révulsifs ; ces deux derniers moyens sont ici particulièrement efficaces. La main ensuite sera immobilisée sur la planchette, dans un moule plâtré ou en gutta-percha.

Combien de temps doit durer cette immobilisation ? Elle doit persister — je suis intransigeant — jusqu'à la guérison complète. C'est certainement une question de plusieurs mois et quelquefois d'un an ; mais le succès est à ce prix.

Trop souvent, hélas ! l'incurie des parents ne permet pas d'examiner les petits malades à cette première période. On vous montre des doigts tuméfiés présentant un gonflement mollasse, sinon fluctuant, et les gaines sont plus ou moins envahies.

L'indication est alors très positive, il faut enlever le foyer tuberculeux, mais cela demande quelques explications.

Les incisions ne seront pas indistinctement pratiquées sur une région quelconque du doigt. Aux faces palmaire et dorsale, on rencontre les gaines des muscles fléchisseurs et extenseurs avec leurs tendons. Il convient de remarquer que les gaines dorsales, beaucoup moins épaisses du côté du squelette que les gaines palmaires, sont beaucoup plus souvent envahies que ces dernières. On incisera donc le doigt sur les parties latérales, en évitant de sectionner au moins d'un côté, si on est obligé de faire une double incision, les artères collatérales du doigt. L'incision pratiquée dans le sens de la longueur du doigt sera dirigée sur les fongosités qu'on atteindra vite et qu'on reconnaîtra à leur couleur grisâtre et à leur mollesse. On les attaquera alors directement avec la curette et on en poursuivra l'extraction en tout sens. On sera ainsi conduit, le plus souvent, à trouver une portion de la phalange dénudée et même, d'ordinaire, percée d'un trou. On agrandira ce trou pour pénétrer dans le canal médullaire et on grattera la paroi de ce canal dans toute son étendue, afin de le déterger des fongosités qu'il contient. Si l'on n'avait pas découvert l'ulcération de l'os, après l'avoir cherchée vers l'extrémité du corps de la phalange, où elle est placée en général, on n'hésitera pas à perforer la phalange, de manière à pénétrer dans le canal médullaire pour y procéder, comme il vient d'être dit, à son nettoyage. On trouvera, d'ailleurs, ce canal plus ou moins agrandi, quelquefois largement ouvert, avec ou sans petites esquilles osseuses.

Lorsque les fongosités ont envahi les gaines des tendons, on n'hésitera pas à poursuivre leur extirpation dans ces cavités et jusque sur le corps des tendons, si ceux-ci sont eux-mêmes atteints. On aura soin de respecter les portions du tendon qui sont saines ; par elles, la continuité du tendon ne sera pas interrompue. J'ai pu, dans deux circonstances, conserver une portion filiforme d'un tendon extenseur ; il n'en a pas fallu davantage pour qu'une rénovation tendineuse assurât tous les mouvements du doigt.

L'essentiel est d'enlever tout ce qui est malade, c'est-à-dire toutes les fongosités, aussi bien dans les parties molles que dans le squelette, ainsi que les parties paraissant nécrosées. La réparation se fera toujours sans avoir à redouter une interruption dans la continuité de la phalange. Ce nettoyage complet du doigt constitue en somme une petite opération, étant donnée l'exiguïté de l'organe.

Les articulations voisines, une seule en général, sont parfois atteintes, ainsi que je vous l'ai indiqué. Le traitement de cette complication se lie aux indications précédentes. Au début l'affection articulaire sera traitée par l'immobilisation et la révulsion. On ne devra songer à la résection articulaire, avec curettage des fongosités synoviales, que si les désordres sont très avancés, s'il y a, par exemple, de la suppuration articulaire, ou encore si les altérations du spina-ventosa, très avancées elles-mêmes, sont en continuité directe avec celles de la jointure. La même conduite s'adresse aux séparations des épiphyses ; ici on cherchera, après avoir entièrement détergé les foyers tuberculeux, à refaire une continuité diaphyso-épiphysaire en rapprochant les parties et en les maintenant en contact à l'aide d'un appareil inamovible.

En résumé, le traitement du spina-ventosa comprend deux thérapeutiques : une première conservatrice, ayant pour principe l'immobilisation du doigt et une légère compression aidée de la révulsion ; elle s'adresse au doigt légèrement tuméfié et comporte une surveillance de l'évolution des fongosités. La seconde comprend l'intervention opératoire avec extirpation totale de toute la masse tuberculeuse et le curettage du canal médullaire de l'os. On opérera dès que les fongosités se ramollissent, suppurent, ou même lorsqu'elles continuent à se développer, malgré l'immobilisation et la compression du doigt.

PRONOSTIC ET CONSÉQUENCES ÉLOIGNÉES
DU SPINA-VENTOSA.

Sommaire. — Le pronostic du spina-ventosa est pour un ensemble de raisons toujours bénin et la guérison s'obtient même sans intervention. — Elle expose seulement à des complications ostéo-articulaires et à toute une série de malformations des doigts. — Ces déformations ont été peu étudiées. — Elles sont caractérisées par diverses apparences : un allongement ou un raccourcissement du doigt : cette dernière variété comprend les doigts flottants. — Viennent ensuite les doigts rentrants et les doigts repoussés, les doigts tordus sur leur axe. — Enfin le spina-ventosa peut être compliqué de luxations pathologiques des articulations métacarpo-phalangiennes ou des phalanges entre elles.

Messieurs, dans une récente clinique nous avons eu occasion d'étudier ensemble l'évolution et le traitement du spinaventosa. Je viens aujourd'hui, à propos d'un petit malade qui est sous vos yeux, attirer d'une façon spéciale votre attention sur les suites éloignées de cette affection, lorsque par négligence, incurie ou pour tout autre motif, on abandonne le mal à lui-même, sans autre soin que celui de parer à une complication : faire ouvrir un abcès, par exemple, alors que la maladie doit être suivie, dirigée méthodiquement, si on veut éviter des effets désastreux et définitifs, tant au point de vue de la forme que des fonctions de la main.

Et d'abord, quel est le pronostic habituel du spinaventosa ?

Deux cas peuvent se présenter. Ou bien le spina-ventosa est soigné avec la thérapeutique dont je vous ai tracé les grandes lignes il y a quelques jours ; ou bien le spinaventosa est laissé à lui-même. Cette dernière hypothèse est rare aujourd'hui, mais elle ne l'était pas autrefois, alors que l'affection était mal connue, et je me souviens d'avoir vu arriver à l'hôpital Trousseau de jeunes malades porteurs depuis quatre ou cinq ans de tuberculoses phalangiennes, auxquelles on n'avait opposé que des topiques et des pommades. Hé bien ! il résulte des nombreuses observations que j'ai pu faire sur ce point que même dans des circonstances aussi désavantageuses, cette affection, en tant que tuberculose localisée aux doigts, finit toujours par guérir ; mais c'est au prix de longs mois, plus souvent d'années de suppuration chronique, et surtout, comme nous le verrons tout à l'heure, de malformations aussi disgracieuses que gênantes.

La tuberculose phalangienne a une tendance marquée vers la guérison, d'abord parce que l'homme et particulièrement l'enfant sont naturellement très résistants à la pullulation tuberculeuse ; en second lieu, parce que la constitution anatomique des doigts présente, ainsi que je l'ai développé déjà, des conditions de résistance qui ne se rencontrent pas ailleurs, et non parce que la tuberculose osseuse est de la tuberculose atténuée, opinion que je ne partage pas ; enfin pour cette raison que la gêne fonctionnelle et, quelquefois, la douleur amènent les petits sujets à immobiliser les doigts malades et à les faire suppléer dans leurs fonctions par les autres doigts.

Tenez pour certain que si les coxalgiques, les tuberculeux du coude, de l'épaule ou du genou trouvaient facilement et dès le début, des suppléants à leurs membres atteints, ils guériraient bien plus aisément, supprimant de bonne heure les grandes causes d'extension de leur infection, je veux dire les mouvements articulaires et surtout la compression, par la contracture, des surfaces osseuses de l'article, dont les effets sont désastreux.

Sans doute, tous les spina-ventosa ne s'arrêtent pas dans leur évolution ; et la preuve en est que, de loin en loin, nous rencontrons des lésions très étendues qui ont gagné non seulement plusieurs phalanges d'un doigt, mais encore les métacarpiens, et se sont ainsi propagées jusqu'à la main, aux gaines, et même à la région carpienne.

Quant aux spina-ventosa opérés suivant la technique que vous connaissez, leur pronostic est absolument bon. N'allez pas vous flatter cependant de guérir immédiatement l'infection tuberculeuse par une intervention aussi raisonnée et aussi complète que possible dans tous les cas ; souvent les opérations de cette nature se terminent par une suppuration qui se prolonge encore quelque temps, mais l'immobilisation, des pansements bien faits, en viennent aisément à bout. De toute manière vous aurez évité les luxations ou subluxations pathologiques qui peuvent à jamais compromettre la forme et souvent la fonction du doigt.

Lorsqu'il vous sera donné d'examiner, après une longue échéance, un doigt jadis atteint de spina-ventosa et guéri depuis longtemps déjà, vous pourrez le reconnaître fréquemment à certains caractères, qui présentent des degrés extrêmement nombreux.

Le degré le plus simple consiste dans une augmentation de volume de la phalange affectée. Rappelez-vous, à ce sujet, ce que je vous ai dit du processus réparateur du spina-ventosa. Tandis que l'infection tuberculeuse détruit la partie centrale de l'os, le cartilage, le périoste et l'os fabriquent un os de nouvelle formation ; les couches jeunes de tissu osseux se superposent à la périphérie de la phalange et augmentent ainsi son volume. Plus tard, lorsqu'aura disparu l'infection microbienne, l'os conservera des traces de cet accroissement, qu'on reconnaîtra à ce que sa surface est irrégulière, en même temps qu'il est lui-même plus épais. Rien d'étonnant à cela. Ce mode de formation des couches nouvelles de l'os permet de concevoir qu'en un ou plusieurs points le périoste, qui les crée, subisse soit un accroissement d'activité, soit une diminution, états variés qui se trouvent répercutés en quelque sorte par la forme de la phalange.

J'ajoute enfin que le volume de la phalange dans le spina-ventosa anciennement guéri est toujours bien moindre que celui qu'elle présentait pendant l'évolution de la maladie. Il arrive fréquemment que la différence entre la phalange malade et la phalange symétrique soit réduite à fort peu de chose et même à rien.

Mais la phalange n'est pas seulement plus grosse que la symétrique, elle est encore parfois plus longue.

Il y aurait, dans ce fait, de quoi nous étonner, si nous ne connaissions pas le mode d'accroissement des os. Cet accroissement, et plus particulièrement leur allongement, est dû bien moins au périoste qu'à l'activité du cartilage de conjugaison suivant les âges de l'enfance et de l'adolescence. Cette activité peut subir alors le contre-coup de phénomènes pathologiques voisins et l'inflammation, l'hyperémie, qui accompagnent une infection siégeant dans le voisinage, suffisent parfois à l'accroître. C'est pour cela qu'on peut constater l'allongement du corps d'une phalange contiguë à un segment osseux atteint de spina-ventosa.

L'allongement d'une phalange consécutif à un spina-ventosa se présente parfois sous une forme quelque peu différente. Le doigt a conservé sa longueur normale, mais l'un de ses segments est incurvé et sa longueur totale est encore augmentée. J'ai eu l'occasion d'étudier de semblables faits et d'en donner la raison.

J'entre maintenant dans l'étude des lésions éloignées du spina-ventosa autrement sérieuses et intéressantes, je veux parler des déformations plus graves des doigts.

Si vous cherchiez dans vos auteurs classiques une description de ces déformations, vous les trouveriez à peine mentionnées ; elles étaient, il y a quelque douze ans, presque complètement inconnues ; à peine trouvait-on dans la littérature une ou deux observations éparses telles que celle de Paul Guterbock(1).

(1) Guterbock. *Arch. f. path. Anal. u. Phys.*, 1883.

J'ai eu en, 1889, l'occasion de présenter au Congrès de chirurgie une étude assez complète de la question (1). Depuis lors de nombreuses observations sont venues confirmer mes recherches et je suis heureux que l'occasion se présente de vous entretenir aujourd'hui de ce sujet.

Une lésion que l'on rencontre fréquemment et qui atteint quelquefois un degré qui rend cette déformation très disgracieuse, c'est le *raccourcissement* des phalanges ; il résulte de ce que je vous ai dit du processus destructif du spina-ventosa, qui peut aller jusqu'à la disparition complète ou presque complète de la phalange. Quand on rencontre des doigts atteints de cette mutilation pathologique, les regards sont attirés par ces doigts dont un segment, ayant presque complètement disparu, ne se présente plus que sous la forme d'un bourrelet plus ou moins difforme. Les tissus mous sont tassés en quelque sorte et le bourrelet est formé par les parties superficielles.

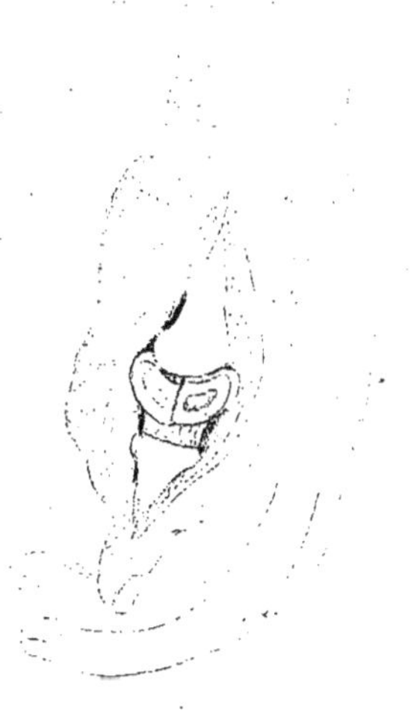

Fig. 11. — Spina-ventosa ancien de la première phalange du pouce ; le corps de l'os est remplacé en partie par du tissu fibreux. Pouce flottant.

Une semblable déformation peut s'accompagner d'une complication sérieuse et qui comporte un pronostic fonctionnel bien plus grave : je veux parler des *phalanges flottantes* ou des doigts partiellement *flottants* (fig. 11).

Ici encore, on observe les mêmes processus destructeurs, mais qui n'ont pas été suivis d'une soudure osseuse maintenant la continuité du segment du doigt ; cette soudure ne

____

(1) *Comptes rendus du Congrès de chirurgie*, 1889, p. 55 et suivantes.

s'étant pas faite, l'extrémité du doigt est restée ballante. Suivant le siège originel de la lésion, une portion du doigt ou le doigt presque tout entier sont ainsi frappés d'incapacité fonctionnelle.

Enfin les phalanges peuvent présenter des déviations dans leur axe, des incurvations, des torsions ou des flexions. Nous aurons l'occasion de mentionner de semblables faits à propos des luxations pathologiques, mais ils se produisent aussi en l'absence d'arthrite et ils sont l'unique résultat de fautes thérapeutiques.

Avant d'étudier avec vous les luxations pathologiques dues au spina-ventosa, je voudrais vous dire quelques mots des singulières malformations que j'ai désignées sous le nom de *doigt rentrant* et *doigt repoussé*. Vous savez que le terme de spina-ventosa comprend aussi la tuberculose des métacarpiens, où tout se passe comme dans les phalanges. Comme dans ces dernières il peut donc y avoir en eux soit un allongement, soit un raccourcissement. Les articulations métacarpo-phalangiennes restant intactes, le doigt est entraîné dans un

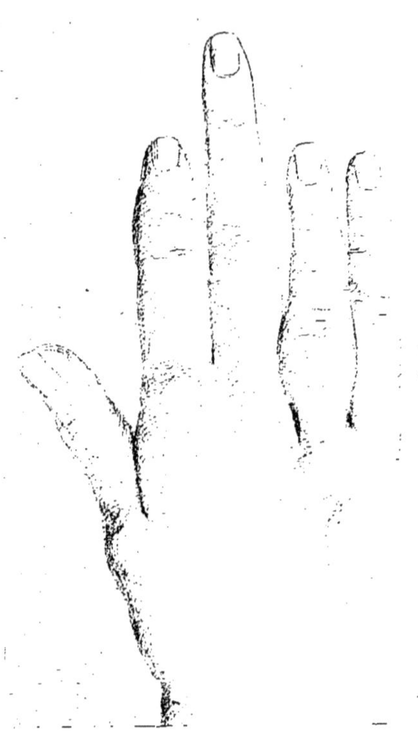

Fig. 12. — Tuberculose du quatrième métacarpien guérie avec arrêt du développement de cet os. Le doigt annulaire paraît plus court. Il rentre dans la paume de la main. *Doigt rentrant.*

sens ou dans un autre. Le métacarpien s'allonge-t-il, le doigt est dit *repoussé*; il dépasse, quelquefois notablement, d'un centimètre, l'analogue du côté opposé. Le métacarpien, au contraire, est-il raccourci, le doigt est en quelque sorte entraîné dans la paume de la main; il est dit *rentrant* (fig. 12). Les plis de flexion qui sont sous la dépendance des fonctions de la main conservent leur place normale, et c'est l'examen des extrémités inférieures des métacarpiens qui peut seul renseigner dans ce cas.

Il me reste à vous entretenir des déformations des doigts dues à un autre processus : la luxation pathologique (fig. 13). J'aurai prochainement, sans doute, l'occasion de traiter d'une façon gé-

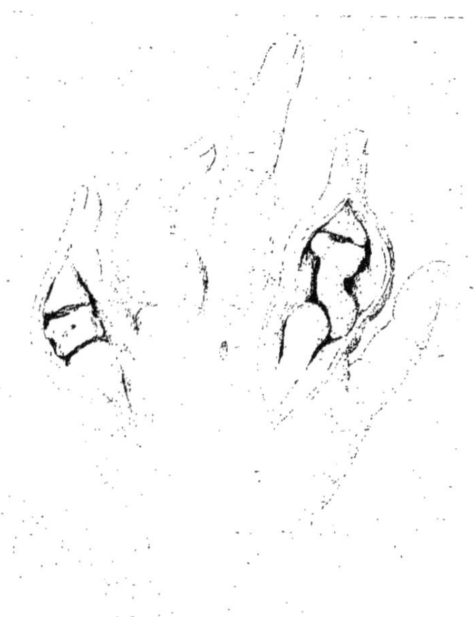

Fig. 13. — Spina-ventosa multiples guéris avec de grosses déformations des doigts : 1° La première phalange du petit doigt est épaissie et très raccourcie; 2° La première phalange de l'annulaire est infléchie latéralement et le doigt est tordu ; 3° La première phalange de l'index est luxée en avant de la tête du métacarpien et très incurvée sur son axe.

nérale ce chapitre si important de la clinique infantile. Je veux aujourd'hui me borner aux troubles occasionnés par le spina-ventosa. Je tiens, toutefois, à vous rappeler le mode de formation des luxations pathologiques, mode invariable pour chaque jointure et qui découle d'une loi physiologique que j'ai misé en évidence en maintes circonstances.

Lorsqu'une articulation est atteinte d'ostéo-arthrite tuberculeuse, elle devient le siège d'une sensibilité consciente ou inconsciente qui est immédiatement combattue par la contracture musculaire. Sous l'influence de réflexes, les muscles vont placer la jointure dans une position d'immobilisation destinée à soustraire l'articulation aux phénomènes douloureux. Tous les muscles du segment du membre auquel appartient la jointure entrent en jeu à cet effet, mais ils sont d'inégale puissance. Le groupe le plus fort par sa masse et par ses effets physiologiques l'emporte et il immobilise la jointure dans une position désormais fixe et toujours la même.

Si cette action musculaire était le seul phénomène pathologique, il n'y aurait que demi-mal, et une fois la guérison obtenue, la contracture musculaire disparaissant, les surfaces articulaires reprendraient leurs rapports habituels. Mais cette contracture, en immobilisant les segments articulés ensemble, amène une compression des surfaces l'une contre l'autre sur certains points déterminés de la jointure, et il ne faut pas oublier que les épiphyses sont malades, qu'elles sont raréfiées, moins consistantes, que les cartilages sont amincis, érodés, ramollis. De là, par le fait de la compression, des altérations nouvelles, une ulcération compressive qui siège toujours au même point, qui va seulement toujours en progressant.

Les os sont alors insensiblement entraînés dans cette direction et comme l'ulcération gagne, le déplacement s'y accentue davantage et finalement arrive à porter les surfaces articulaires hors de la jointure.

Si on applique ces principes aux phalanges, on voit que, au niveau des articulations métacarpo-phalangiennes, le déplacement de la première phalange sur le métacarpien doit se faire en avant, tandis que la déviation se fait dans le sens de l'extension, c'est-à-dire en arrière au niveau des articulations entre la première et la deuxième phalange, de même qu'entre la deuxième et la troisième. C'est qu'en effet le groupe des fléchisseurs de la première phalange est plus puissant que celui des extenseurs, tandis que l'inverse a lieu pour les deuxième et troisième phalanges. En entrant dans des détails plus précis on doit reconnaître que la flexion de la première phalange est assurée par trois ordres de muscles, l'extension par un seul. Les fléchisseurs sont : 1° les deux fléchisseurs communs ; 2° les lombricaux ; 3° les interosseux palmaires et dorsaux. Inversement l'extension des deux dernières phalanges est assurée par : 1° les extenseurs commun et propre ; 2° les lombricaux ; 3° les interosseux palmaires et dorsaux.

Il me reste quelques mots à vous dire de la thérapeutique de ces déformations graves. Il est facile de

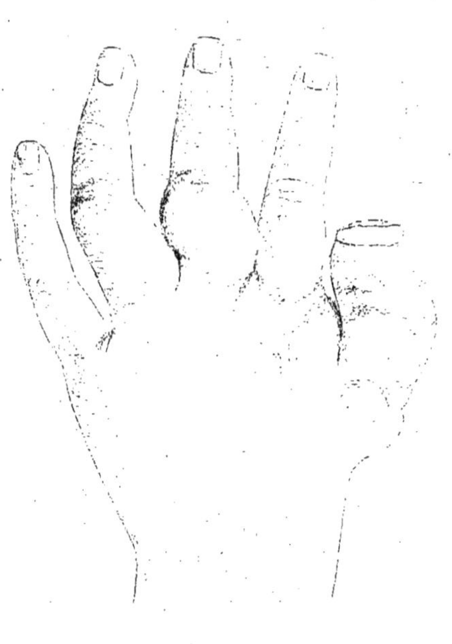

Fig. 14. — Déformations définitives des doigts consécutives au spina-ventosa abandonné à lui-même. La difformité et l'attitude du pouce le rendent presque inutile.

concevoir que les flexions, déviations latérales, torsions ou mobilité exagérée, entraînent une impotence fonctionnelle qui peut être très désavantageuse lorsque ces vices de position atteignent un degré intense. Le chirurgien doit s'efforcer d'y remédier. C'est là une tâche souvent très délicate et qui comporte des indications différentes suivant la variété des déformations.

Il en est auxquelles on ne doit pas toucher, les luxations pathologiques anciennes, par exemple. On pourrait faire une résection utile dans certains cas de doigt flottant, et au contraire redresser certaines déviations qui ne sont pas encore entièrement faites. Mais le vrai traitement de ces déviations, celui qui doit les faire disparaître du groupe nosologique, est exclusivement prophylactique et préventif. Grâce à lui, on ne verra plus ces difformités. La thérapeutique du spina-ventosa d'après les règles fixées plus haut, c'est-à-dire conservatrices au début, interventionnistes ultérieurement, est le seul remède à leur opposer : il est décisif.

THÉRAPEUTIQUE DES FOYERS TUBERCULEUX MULTIPLES.

Sommaire. — Présentation de plusieurs sujets offrant des foyers multiples tuberculeux dans les parties molles, les ganglions, les os et les articulations. — L'un d'eux en porte huit. — Il est regrettable que l'on ait attendu si longtemps pour quelques-uns de ces foyers qui sont très anciens. — Résistance des tissus de l'homme à la propagation tuberculeuse. — La présence d'infections localisées multiples et à distance, constitue une indication pressante pour l'intervention. — Règle : on doit chercher à guérir tout foyer tuberculeux unique dès son apparition, quel que soit son siège, à plus forte raison si les foyers se multiplient. — Ordre à suivre dans l'intervention : on s'adressera d'abord aux foyers les plus dangereux et les plus étendus qui sont d'ordinaire les plus anciens, à ceux qui sont rapprochés des cavités splanchniques, aux foyers tuberculeux de la figure et du cou. — Opérer le même jour tous les foyers, si la besogne n'est pas trop importante et ne doit pas produire un choc opératoire trop grand. — Application de ces règles aux sujets atteints de foyers tuberculeux multiples. — On y adjoindra l'application de la méthode sclérogène lorsqu'une articulation est atteinte, si l'indication de cette méthode existe.

Messieurs,

Vous avez sous les yeux une série de sujets qui viennent nous demander la guérison de foyers tuberculeux multiples se trouvant à une période avancée. Il ne sera question que du traitement de leur maladie.

C'est d'abord une fillette de sept ans et demi, malade depuis deux ans : elle a une ostéo-arthrite tuberculeuse du poignet et du carpe : les gaines des extenseurs sont remplies de fongosités et un abcès tuberculeux occupe la région dorsale de la main.

Voici un autre enfant atteint de foyers multiples : adénite sous-maxillaire suppurée, gros abcès ulcéré dans la région parotidienne pré-auriculaire, ganglions nombreux en arrière de la parotide, tous ces foyers remontant à plusieurs mois et étant aujourd'hui avancés.

Chez ce troisième malade je compte huit grosses lésions parmi lesquelles deux spina-ventosa avec des abcès, un à chaque main, et quatre foyers faciaux symétriques : un sur chaque os malaire et deux sur le front, tous très gros ; un autre foyer crânien plus haut, un foyer fessier, tous les deux

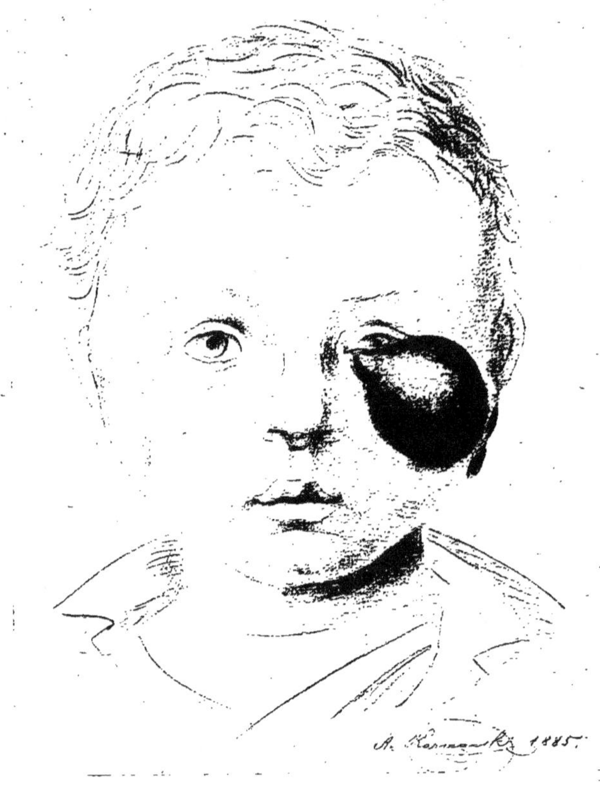

ig. 15. — Tuberculomes suppurés multiples de l'os malaire, du frontal et des ganglions.

volumineux ; de plus, une masse de petits foyers que je n'ai pas comptés.

Tous ces foyers sont les témoins de tuberculoses circonscrites, de date ancienne, arrivées à une maturité absolue.

L'examen de ces enfants comporte plusieurs questions intéressant le traitement de leurs maladies locales.

Avant de les aborder, permettez-moi d'abord d'exprimer le regret de voir ces différentes tuberculoses parvenir à une période avancée, sans avoir été l'objet de tentatives sérieuses de traitement curatif. On n'a pour ainsi dire rien fait pour la guérison de ces petits sujets. On a laissé les abcès s'ouvrir spontanément, on n'a pas ou on a peu soigné les ulcérations, les fistules consécutives ; l'ostéo-arthrite du poignet a été à peu près abandonnée et l'enfant a continué et continue encore à se servir, comme il le peut, de sa petite main, impuissante d'ailleurs, et devenue presque inutile.

Heureusement que l'homme se montre à tous les âges, et plus encore dans l'enfance, très résistant à la tuberculose ; s'il en était autrement, on pourrait prédire sans erreur le terme prochain de l'espèce humaine. Et non seulement il ne contracte pas aisément cette infection, mais une fois qu'il a été atteint par inoculation ou par une autre voie, la plupart des tissus se défendent avec une grande énergie. Le travail du bacille ne se faisant qu'avec lenteur, les lésions locales ne se produisent que longtemps après l'inoculation et elles ne se propagent avec facilité que si elles rencontrent des conditions anatomiques favorables. Les altérations, dues au travail bacillaire, restent localisées très longtemps et ne prennent de l'extension, en général, qu'avec lenteur, à moins que le bacille ne rencontre des conditions biologiques qui lui conviennent.

La présence chez l'homme de foyers tuberculeux multiples dans des organes différents ou dans des tissus analogues mais éloignés les uns des autres, indique donc soit une source extérieure renouvelée, par où l'infection pénètre coup sur coup dans l'organisme, soit un foyer originel laissant passer de temps en temps dans le sang des germes virulents qui vont se localiser dans ces organes ou dans ces tissus, soit enfin l'un des derniers foyers contribuant à son tour à la formation de nouveaux foyers à distance par les voies sanguine ou lymphatique.

L'une ou l'autre de ces deux voies peut être reconnue parfois comme ayant pris part à la multiplication de ces foyers. Et, à ce dernier point de vue, on peut dire que ce sont les foyers ramollis ou liquéfiés, c'est-à-dire déjà anciens, qui réunissent les conditions les meilleures pour infecter l'organisme. Il y a donc, en dehors de l'envahissement et de la destruction des organes ou des tissus par l'accroissement sur place du foyer, un nouveau danger pour l'organisme, par l'apparition à distance d'infections tuberculeuses secondaires et localisées pouvant aussi, à leur tour, engendrer d'autres désordres.

Ainsi s'explique l'indication pressante de chercher à guérir tout foyer tuberculeux, quel que soit son siège, dès son apparition. C'est là une formule ou plutôt une *loi de thérapeutique* qui ne devrait pas admettre d'exception. Et l'on ne saurait pas assez s'élever contre la négligence et l'incurie, quelle qu'en soit la cause, qui laissent à l'état d'abandon les malheureux sujets, jeunes enfants pour la plupart, affectés d'altérations tuberculeuses multiples.

La cure des foyers tuberculeux multiples et plus ou moins anciens réclame une thérapeutique urgente. La multiplicité des localisations ne saurait être en aucun cas une contre-indication opératoire.

On considérera donc chaque foyer comme une lésion isolée et on ne se laissera pas arrêter devant le nombre.

Mais il y a un choix à déterminer et un ordre à suivre. On devra systématiquement s'adresser d'abord aux foyers les plus dangereux et les plus volumineux, qui sont en général les plus anciens. Plus les localisations tuberculeuses sont rapprochées des viscères abdominaux ou thoraciques, plus on doit craindre l'infection de l'appareil lymphatique de ces cavités, et, par suite, de ces viscères eux-mêmes. En outre, on n'oubliera pas que les localisations de la face et du cou amènent des difformités apparentes d'autant plus disgracieuses qu'elles seront plus étendues et plus vieilles en date.

On peut donc dire que si on n'opère pas les sujets le même jour, il y a un ordre opératoire, reposant sur la proximité de ces altérations par rapport aux viscères du tronc, sur leur siège à la figure, sur leur état anatomique et leur volume. Dans cet ordre ne sauraient figurer les ostéo-arthrites tuberculeuses qui réclament un traitement spécial et s'adressant à elles isolément.

Ces remarques vont trouver leur application chez nos divers malades.

A l'égard du petit enfant qui porte les *huit* foyers déjà énumérés, j'estime que les foyers malaires et frontaux symétriques sont, avec les deux spina-ventosa, ceux qui réclament l'intervention la plus prompte, parce qu'ils sont les plus avancés, les plus en vue et qu'ils peuvent, en s'étendant aux régions voisines, y amener des déformations du visage et de la main. Je crois qu'on peut, du même coup, opérer successivement tous ces foyers.

L'opération consistera dans l'ouverture nette, franche, suivie de la résection partielle des os atteints, largement au delà des limites du mal, et du nettoyage absolu par la curette de tout ce qui est tuberculeux. Les jours suivants, on opérera sur d'autres régions jusqu'à épuisement des lésions. Sans nul doute, ces huit foyers ne seront pas tous guéris après une première tentative ; il restera de petites fistules qui nécessiteront des opérations successives. Mais, il ne faudra abandonner cet enfant qu'après complète guérison, quel que soit le nombre des opérations à faire et le temps nécessaire au traitement.

La même formule s'applique au second enfant atteint d'adénites avec abcès multiples sous-maxillaires, pré-parotidiens, et de foyers ulcérés. L'indication est urgente et, ici, on peut faire ces opérations le même jour : pour chacune des lésions, c'est l'extirpation totale des ganglions qui est indiquée et non pas seulement le grattage. On opérera encore le même jour, chez cet enfant, un troisième foyer.

Il se présente ensuite une fillette atteinte d'une ostéo-arthrite tuberculeuse du poignet remontant au moins à deux ans. Les altérations sont avancées et occupent les os du carpe. La synoviale radio-carpienne est épaissie. Il y a, de plus, des fongosités dans les gaines des extenseurs et un abcès sur le dos de la main.

En vérité, en voyant l'état de cette main, on ne peut qu'être absorbé par la pensée que des altérations aussi étendues se sont produites et ont progressé durant deux longues années, sans que l'on ait essayé un traitement curatif et que, localement, on ait tenté quoi que ce soit, malgré les avis qui ont été demandés. Ce n'est que depuis deux mois qu'on a immobilisé le membre, comme si on pouvait espérer de ce moyen la guérison de l'abcès, des fongosités, des ostéites tuberculeuses multiples des os du carpe.

Personne ne consentirait, chez cette malheureuse enfant âgée de huit ans, à faire une résection et moins encore l'amputation, si on peut l'éviter. Tout au plus pourrait-on consentir à ouvrir l'abcès d'abord et à chercher à extirper les foyers osseux; mais ne sera-t-on pas conduit alors à extraire un ou plusieurs os du carpe, à réséquer une partie de l'épiphyse radiale, et il restera encore les fongosités de la synoviale et des gaines qu'il conviendra de traiter ultérieurement, si on ne veut pas les enlever par la même occasion. C'est donc, en réalité, à une résection étendue qu'on est fatalement conduit et le résultat définitif, en admettant que la guérison soit obtenue, sera extrêmement défectueux au point de vue du développement du membre et de ses fonctions.

Je n'hésite pas à conseiller une tout autre ligne de conduite qui va, d'ailleurs, être mise à exécution. On aura recours à la méthode sclérogène. On y procédera, selon les indications formulées à propos de cette méthode, en disposant deux à trois gouttes par piqûre d'une solution de chlorure de zinc au dixième sur les os du carpe au pourtour des fongosités des gaines dorsales.

On ne s'occupera pas tout d'abord de l'abcès tuberculeux ; on attendra que la réaction soit passée ; mais, à ce moment, on le traitera par les injections iodoformées, selon la formule suivante : huile stérilisée, 90 ; éther, 40 ; iodoforme, 10 ; créosote, 2.

Il pourrait se faire, d'ailleurs, qu'à la suite des injections au chlorure de zinc l'abcès s'enflammât, bien qu'il ait été respecté ; on serait amené alors à l'ouvrir, à enlever sa paroi et à faire le grattage ou l'extirpation du foyer osseux qui l'a engendré.

Quoi qu'il en soit, je crois que malgré la période avancée des désordres la méthode sclérogène, en une, deux ou trois séances, amènera la transformation des tissus.

Il pourrait se produire en dehors de l'abcès de nouvelles suppurations dans les foyers existants ; on sera amené alors à les ouvrir, à faire le curettage des tissus tuberculeux, à enlever peut-être quelques portions d'os altérés ; cela demandera plus de temps, mais avec des soins prolongés on obtiendra certainement la guérison, en conservant une main en bon état.

En résumé, le traitement des foyers multiples de tuberculose, distribués dans diverses régions du corps, comporte des indications d'un caractère encore plus urgent qu'une manifestation isolée. Il faut se hâter de détruire ces foyers, quels qu'en soient le nombre et l'étendue, par les procédés qui s'adressent à chaque foyer pris isolément, si l'on veut empêcher une généralisation de plus en plus grande et l'envahissement des viscères ou des méninges.

VARIÉTÉ PARTICULIÈRE DE TUBERCULOMES CUTANÉS TRÈS NOMBREUX, DE FORME ET DE SIÉGE DIFFÉRENTS.

Sommaire. — Variétés cliniques de la tuberculose de la peau : lichen scrofulosorum. — Forme ulcéreuse. — Forme papulo-ulcéreuse. — Forme papillomateuse. — Gommes cutanées. — Ses origines par inoculation ou par le transport du bacille par la circulation. — Le sujet qui fait l'objet de la leçon présente sur la peau une forme clinique de tuberculose propre se faisant remarquer par un mélange d'accidents tuberculeux d'aspect et de siège différents. — Les uns sont très superficiels et sous-épidermiques et consistent en taches et petits grains vésiculeux ou non. — Les seconds sont dermiques et consistent en petits noyaux arrivant parfois à suppuration. — Les autres sont des gommes tuberculeuses la plupart suppurées. — Cette éruption existe sur tout le corps, mais beaucoup plus prononcée sur la partie inférieure du tronc et les membres inférieurs. — On a trouvé dans les plus petits grains le bacille tuberculeux associé une fois à un streptocoque.

MESSIEURS,

Les spécialistes des maladies de la peau donnent une description exacte des diverses formes sous lesquelles se présente ordinairement la tuberculose du tégument externe. A côté des variétés cliniques du lupus, ils décrivent : la forme papuleuse ou lichen scrofulosorum des anciens auteurs, que Jacobi a montrée être tuberculeuse ; la forme ulcéreuse proprement dite ; la pustulo-ulcéreuse ou ulcéro-crustacée de Gaucher (1889) ; la papillomateuse, et enfin la gomme cutanée.

Les cliniciens ont remarqué de plus, avec à-propos, que ces diverses formes avaient pour origine tantôt une inoculation directe et accidentelle chez un sujet tuberculeux ou non, et tantôt une localisation cutanée due au transport du bacille par la voie sanguine ou lymphatique.

L'enfant qui fait le sujet de ma conférence d'aujourd'hui présente, au point de vue clinique, un mélange d'accidents tuberculeux cutanés qui en font une espèce un peu à part.

Elle emprunte aux uns et aux autres une physionomie nouvelle qu'on aurait de la peine à rattacher, au premier abord,
à la tuberculose, si on n'y trouvait pas la preuve de cette der-

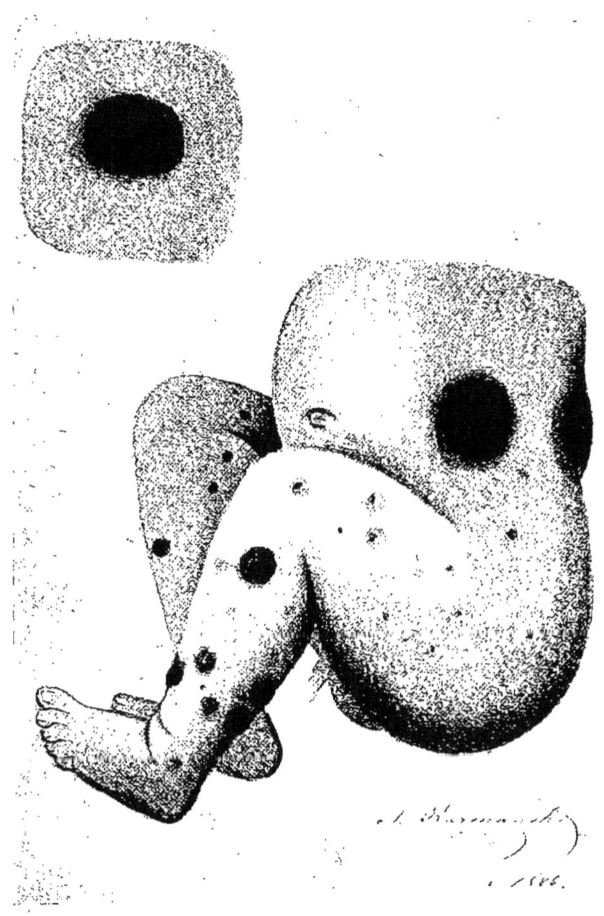

Fig. 16. — Très nombreux tuberculomes cutanés de forme et d'aspect très
différents.

nière dans la gomme, par exemple, qui s'y montre avec une
netteté évidente.

A côté de la gomme ordinaire, avec sa physionomie et son
évolution typique, on rencontre soit de simples taches circonscrites, soit de petites papules isolées, les unes à côté

des autres, très superficielles, contenant un liquide clair d'abord, qui jaunit ensuite et s'épanche au dehors. Ces grains, qui restent parfois toujours pleins, sont les uns plus petits qu'un grain de mil, les autres du volume d'un bouton de varicelle. Un certain nombre de ces très fines papules n'arrive pas à l'état vésiculaire; elles disparaissent comme elles sont nées, sans squame apparente.

Au contraire, lorsque les vésicules ou les petites pustules crèvent, il ne se fait pas d'ulcération, tout se sèche et une petite squame se forme, qui disparaît à son tour, laissant à sa place une petite macule d'un rouge cuivré ou foncé.

Tels sont les divers ordres d'altérations sur le tégument; elles sont indépendantes les unes des autres, quoique très rapprochées et confluentes, peut-on dire. On peut, d'après leur siège, en établir trois espèces parfaitement distinctes.

L'une, tout à fait superficielle, qui, n'étant pas toujours en rapport avec l'orifice des poils, est caractérisée par un pointillé rosé, à peine apparent, à peine saillant, n'aboutissant pas toujours à la vésicule, disparaissant en laissant une macule minuscule.

La seconde, plus dermique, débutant par une nodosité que l'on voit à peine, mais que le doigt qui se promène sent très bien, aboutit à une petite vésicule ou à une vésico-pustule. Elle se termine souvent par simple résolution.

La troisième, enfin, est la gomme tuberculeuse cutanée et sous-cutanée typique se terminant par un abcès ou par une induration fibroïde qui se dissipe avec le temps.

Si on ne considérait que les deux premières formes, on pourrait douter de la tuberculose et croire à une éruption miliaire dont on aurait à rechercher l'origine. Mais la gomme est là qui lui donne un certificat d'authenticité par les caractères indiscutables qu'elle présente. Il y a encore une preuve plus directe fournie par l'examen de ces nodosités, lequel y a révélé la présence des bacilles associés une fois à un streptocoque. Le doute n'est donc plus permis.

Il ne saurait être question d'expliquer par une inoculation directe une éruption si confluente que j'ai pu compter vingt-cinq petites efflorescences ou grains isolés dans un espace d'une étendue d'une pièce de cinq francs, sur la face antérieure du genou gauche. La voie sanguine ou lymphatique est seule susceptible de permettre de comprendre cette multiplicité si grande dans les localisations cutanées, sous-épidermiques, dermiques et immédiatement sous-dermiques. Le doute peut seulement exister entre les deux.

Aucun caractère clinique ne permet d'assigner à ces lésions un point de départ dans le réseau lymphatique superficiel ou dans les vaisseaux lymphatiques, comme on tend à le faire pour les gommes tuberculeuses proprement dites (Hallopeau).

La généralisation à la plus grande partie du tégument serait plutôt en faveur d'un apport bacillaire par les vaisseaux sanguins, mais ce n'est là qu'une hypothèse qui, d'ailleurs, ne nous fixe pas sur la source originelle de l'infection tuberculeuse. L'examen minutieux de l'enfant ne révélant rien à cet égard, on est naturellement porté à penser, bien qu'on ne puisse le prouver, que le lait a été l'agent de la contamination.

Voici maintenant l'observation de ce petit garçon de neuf mois, que je vous prie d'examiner avec moi.

Il est né à terme à la suite d'un accouchement difficile, d'une durée de trente-trois heures. Le père est en bonne santé, mais il a eu une fluxion de poitrine il y a quelques années. La mère, bien qu'ayant eu une péritonite, est actuellement assez bien portante. Elle a six autres enfants vivants et bien portants; trois sont morts, dont deux en naissant et le troisième, de méningite, à l'âge d'un an. Elle n'a pas eu de fausse couche, mais deux métrorragies. Elle a nourri son enfant pendant trois mois, puis elle l'a élevé au biberon.

La santé du petit être que vous voyez aujourd'hui couvert de boutons et d'abcès, a été bonne pendant les premiers mois qui ont suivi la naissance. Ce n'est qu'il y a un mois que la mère a remarqué sur les membres inférieurs d'abord, des petits boutons rosés qui grossirent peu à peu, tandis que de nouveaux apparaissaient en grand nombre.

Il y une quinzaine de jours, lors de l'entrée de cet enfant à l'hôpital, voici la note prise sur son état.

Les membres inférieurs et la partie inférieure du tronc, de l'abdomen surtout, mais aussi les épaules, sont constellés de petits abcès de dimensions variables; les plus volumineux sont fluctuants, offrent le diamètre d'une pièce de deux francs et forment une saillie arrondie, assez accusée, reposant sur une plaque d'induration, recouverte d'une peau rouge, violacée, amincie, qui est le siège d'une desquamation furfuracée.

Outre ces abcès relativement volumineux, on en trouve de plus petits, reposant également sur une plaque indurée; ces derniers sont de la grosseur des grains de mil, et on note tous les intermédiaires entre ceux-ci et les plus volumineux; quelques-uns des petits abcès se sont ouverts spontanément et laissent suinter une gouttelette de pus jaunâtre. On trouve aussi un grand nombre de petits points rosés, sans relief, ressemblant à des taches lenticulaires et qui représentent le premier stade de l'affection.

En procédant au dénombrement de toutes les taches et de tous les abcès des membres inférieurs on en trouve, à gauche, soixante et un, à droite, quarante-huit. Les plus volumineux, au nombre de trois, sont situés sur la partie latérale gauche de l'abdomen.

Pas d'engorgement ganglionnaire à gauche, mais dans le

pli inguinal droit, l'on constate un peu de tuméfaction des ganglions.

Depuis quelques jours, l'enfant tousse et a quelques vomissements. Au dire de la mère, il serait sujet à de légères convulsions.

Aujourd'hui, nous observons une forme nouvelle de l'éruption, très superficielle, exclusivement sous-épidermique. Elle consiste en une série d'états, dont on suit la gradation depuis le début jusqu'au terme d'une nouvelle phase plus avancée. Ce sont d'abord des points très petits, plus petits qu'un grain de millet, colorés en rose et arrondis qui se montrent à la surface de la peau ; à un toucher très léger on perçoit à leur niveau un fin relief. A un stade plus avancé, ces points se dessinent davantage, deviennent plus rosés, sont plus étendus, plus saillants et forment des élevures comparables à celles des boutons de la varicelle. Au début, cette éruption a un aspect luisant. Plus tard, autour des grains apparaissent des plaques rouges, le grain jaunit, la pellicule épidermique qui le recouvre se crève, le grain se vide, puis la plaque rouge tombe. Mais quelques-uns de ces grains n'arrivent pas à suppuration, ni même à l'état vésiculeux. La tache s'affaisse alors et disparaît.

En ce moment, comme vous vous en apercevez tous, il existe sur les genoux et aux mollets un nombre très grand de ces petits grains qui ont suivi les phases successives que je viens de décrire. C'est ainsi que sur la face antérieure du genou, j'en compte vingt-cinq dans un espace de l'étendue d'une pièce de cinq francs.

Quant aux gommes proprement dites, quelques-unes sont ulcérées. La plupart des autres sont constituées par un petit tuberculome ramolli au centre et rempli de pus collecté dans sa membrane tuberculogène.

L'examen des petites nodosités superficielles y a fait reconnaître le bacille tuberculeux ; on a, de plus, cultivé un streptocoque avec le liquide d'une petite vésicule.

MÉTHODE SCLÉROGÈNE. — SON EMPLOI DANS LES OSTÉO-ARTHRITES TUBERCULEUSES.

Sommaire. — Observation d'un enfant âgé de sept ans, atteint d'une ostéo-arthrite tuberculeuse du genou droit. — Origines de la méthode sclérogène, ses effets et son but. — Elle vise la transformation des tissus tuberculeux en agissant sur les sources de nutrition de ces tissus. — Or ces sources se trouvent à la limite extérieure des fongosités et principalement au point de réflexion de ces fongosités sur les os. — En agissant en ce point on modifie les artères, veines et lymphatiques qui alimentent les fongosités et on y détermine un afflux immense d'éléments anatomiques. — Ces éléments nouveaux vont s'organiser en tissu fibreux et cette organisation s'étend de proche en proche aux tissus tuberculeux. — La transformation se fait promptement. — L'induration fibreuse des produits transformés diminue peu à peu plus tard et la synoviale reprend ses caractères normaux. — Modification des os : épiphyses et diaphyses ; importance d'une ostéogénèse établie par l'expérimentation. — Poids des os. — On agit à la fois à la surface et dans la profondeur des os, et cette action rend compte des effets curatifs dans les épiphyses ; les fongosités sont transformées dans les aréoles osseuses et il se fait un ostéome interstitiel de guérison. — Technique opératoire. — Membre inférieur : genou, cou-de-pied, tarse. — Membre supérieur : coude, poignet et carpe.

MESSIEURS,

Je vous présente un enfant de sept ans qui est entré hier dans nos salles pour une ostéo-arthrite tuberculeuse du genou droit non ouverte et non suppurée.

Les parents sont bien portants ; il y a deux sœurs plus âgées, une plus jeune, toutes trois également bien portantes.

C'est en avril 1889, c'est-à-dire il y a un an, que le genou a commencé à gonfler. Il y avait quelque temps déjà que l'enfant se fatiguait plus facilement. Depuis quatre mois, il ne peut plus marcher du tout et souffre beaucoup.

Le genou est volumineux et globuleux. La saillie de la rotule et du ligament rotulien, ainsi que les gouttières que détermine leur relief ne sont plus apparentes. Cet état est dû à des fongosités abondantes qui remontent au-dessus de la base

de la rotule dans une étendue de cinq travers de doigt
environ, descendent de chaque côté de cet os et de son ligament, en empiétant sur les faces latérales des condyles, et se
rejoignent enfin au-dessous de la rotule. Il semble qu'en
dehors elles descendent davantage et remplissent l'articulation péronéo-tibiale supérieure. Circonscrivant ainsi complètement la rotule, ces fongosités atteignent en hauteur le
niveau de sa circonférence, mais ne le dépassent pas. La
face antérieure convexe de cet os forme toujours la partie la
plus élevée de la saillie globuleuse du genou.

Toutes ces fongosités sont molles, de consistance pâteuse.
En aucun point, il n'y a de fluctuation. Pas de choc rotulien.
On note de la douleur à la pression à la partie inférieure de la
face interne du condyle interne. Les mouvements spontanés
sont moins étendus qu'à l'état normal, surtout pour la flexion,
qui ne dépasse pas l'angle droit. La jambe peut être étendue
à peu près complètement. Il n'existe pas de mouvements
anormaux dans le sens latéral. Le genou a subi une flexion
de 30 à 40 degrés environ; il ne peut être étendu. Enfin, on
constate une atrophie musculaire très marquée à la jambe et
surtout à la cuisse, appréciable à la vue et à la palpation;
les ganglions inguinaux et cruraux supérieurs sont engorgés,
quelques-uns atteignant le volume de haricots.

Je vais appliquer à ce malade la méthode des injections au
chlorure de zinc. Permettez-moi, à cet égard, de m'étendre
quelque peu sur cette méthode, à laquelle j'ai donné le nom
de méthode sclérogène (1) et que je viens de compléter en
ajoutant aux injections extra-articulaires des injections dans
l'articulation même (Voy. page 245).

En suivant les mémorables découvertes de Pasteur, j'avais
inutilement cherché à rendre quelques animaux réfractaires
à la tuberculose par les produits du bacille.

____

(1) Méthode de transformation prompte des produits tuberculeux des articulations et de certaines parties du corps humain. (Masson, 1891.)

C'est alors que, voulant imiter le travail naturel de guérison, j'eus la pensée de scléroser le tissu tuberculeux lui-même, de chercher, sous une autre forme que la cautérisation et l'ignipuncture, à transformer les produits immédiats du bacille. Pour cela, il fallait trouver un agent jouissant de certaines propriétés sans être caustique au sens propre du mot.

Une circonstance particulière m'a servi avantageusement à ce point de vue. Ayant eu à traiter un cas d'hypertrophie congénitale énorme de l'avant-bras et de la main chez un enfant de quelques mois, j'eus l'idée de recourir à des injections profondes de chlorure de zinc et je commençai par des solutions très étendues. Il n'y eut pas d'accident et, en rendant les solutions plus concentrées, j'arrivai en quelques mois à réduire presque de moitié le volume du membre. Le tissu mou et abreuvé de sucs de ce lymphangiome avait été transformé en tissu dur et comme fibreux. On remarqua, durant le traitement, que l'action du médicament ne s'exerçait pas seulement au lieu de son application, mais qu'il y avait des effets s'irradiant à une certaine distance ; on observa aussi que les solutions concentrées au septième et au dixième dont on injectait deux ou trois gouttes, n'amenaient jamais d'eschares lorsqu'on déposait le liquide au-dessous de l'aponévrose superficielle.

A partir de ce moment, je conçus le plan d'une méthode qu'on pouvait, à l'aide de ce médicament ou d'agents similaires, appliquer aux tissus altérés, en général, et aux tissus tuberculeux en particulier.

En ce qui concerne ces derniers, dont nous avons à nous occuper aujourd'hui, la *méthode sclérogène* a pour but leur transformation sur place, c'est-à-dire la transformation des tissus au sein desquels se sont formés les tubercules (1). Pour cela, on atteint, par les injections de chlo-

(1) De la méthode sclérogène dans les ostéo-arthrites tuberculeuses (*Congrès français de chirurgie*, avril 1892).

rure de zinc dans les tissus sains, les sources vasculaires
qui alimentent les synoviales et on crée un terrain nouveau,
de contexture fibreuse, qui va servir de matrice à la transformation des synoviales fongueuses et des foyers tuberculeux.

L'expérimentation enseigne que le chlorure de zinc produit une transformation fibroïde remarquable dans les tissus
normaux des animaux. Or, on obtient les mêmes effets
sur les tissus altérés, sur le tissu tuberculeux en particulier.

Le médicament fixe, en les tuant, les éléments anatomiques
au point où il est déposé et même à une assez grande distance ; il oblitère un certain nombre de capillaires et de petits
vaisseaux ; il provoque enfin une irritation inflammatoire des
parois vasculaires qui rétrécit le calibre des artères et des
veines dans une étendue notable et parfois éloignée du point
initial.

Mais il apparaît bientôt un nouveau phénomène d'une importance bien autrement grande. Très rapidement, presque
en quelques heures, il se fait au sein des tissus altérés, par
diapédèse et probablement aussi par prolifération cellulaire,
un afflux énorme de nouveaux éléments anatomiques. L'irruption soudaine et intense des jeunes cellules a lieu non
seulement au point d'application du remède, mais aussi à
une certaine distance, par diffusion de l'agent thérapeutique ; ces cellules empâtent la périphérie des fongosités,
comme elles infiltrent dans de fortes proportions le néoplasme tuberculeux. L'afflux des cellules au lieu intéressé est
énorme.

La lutte va s'engager entre elles, particulièrement entre
les cellules migratrices et le bacille, en vue de l'absorber et
de le détruire.

Bientôt les éléments du tissu morbide se résorbent lentement et disparaissent, repris par l'organisme ; le tissu jeune,

au contraire, s'organise avec une grande activité et constitue
un tissu fibreux serré d'autant plus compact que les

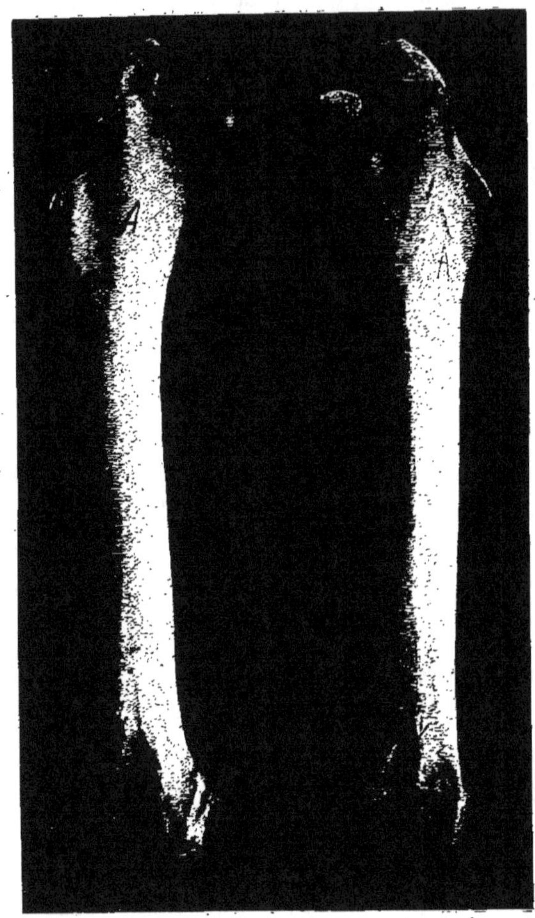

Fig. 17. — Fémur normal et fémur homologue sur la surface duquel on a déposé
une à deux gouttes d'une solution de chlorure de zinc au dixième, au niveau
du bulbe inférieur; tout le corps de l'os est devenu plus volumineux, plus
compact, plus pesant.

vaisseaux y sont moins nombreux et d'un plus petit calibre.

Ce trouble nouveau, non seulement crée autour des fongosités une trame ostéo-fibreuse plus ou moins épaisse et plus

ou moins large, très impropre à l'envahissement tuberculeux, mais il amène une modification profonde dans la constitution des synoviales, qui s'épaississent et s'indurent; elles deviennent parfois de *véritables fibromes*. Nous avons pu constater anatomiquement cet état dans une synoviale du

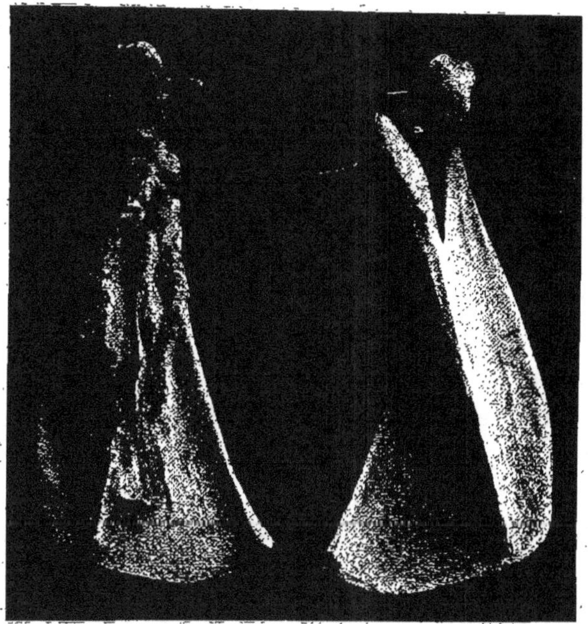

Fig. 18. — L'omoplate, sur laquelle on a déposé au niveau de l'épine deux à trois gouttes d'une solution de chlorure de zinc au dixième, présente un ostéome considérable. Son poids a augmenté de 0,80 centigrammes.

genou, qui, à la coupe, offrait un tissu fibreux de 7 à 8 millimètres d'épaisseur.

Les fongosités des gaines tendineuses s'indurent de la même manière en formant des plaques ou des tumeurs d'une consistance dure; mais avec le temps, l'état scléreux s'atténue, ce qui n'est pas sans importance au point de vue du rétablissement de la forme et des fonctions des parties.

L'action sclérogénante s'étend au squelette lui-même et on conçoit dès maintenant la portée de cette modification. On modifiera les foyers de granulations ou de fongosités profondément placés dans les épiphyses, dans les régions diaphyso-épiphysaires, uniquement en déposant la solution chlorurée à la surface de l'os, au niveau de la réflexion des synoviales. Il s'y fera un ostéome interstitiel en même temps. Ce médicament amène, en effet, des néoformations osseuses dans des proportions inattendues. Au point où il est déposé, il se fait une hyperostose avec plus ou moins de saillie (fig. 18). Mais en même temps, il se produit une ostéite interstitielle qui peut s'étendre sur toute la longueur d'une diaphyse (fig. 17). En épaisseur, cette ostéite peut comprendre tout le tissu compact et oblitérer le canal médullaire, comme nous l'avons observé une fois. Dans les épiphyses, l'ostéite interstitielle de nouvelle formation coïncide avec la transformation des fongosités aréolaires.

On ne connaît pas assez la propriété ostéogène que possède le chlorure de zinc ; elle est très grande cependant, car il suffit de déposer une à deux gouttes d'une solution au dixième, pour obtenir sur un os de lapin les modifications que représentent les figures 17 et 18 et la formation d'ostéomes volumineux.

On en jugera mieux encore par la comparaison du poids des os traités comme je vais le dire.

Poids du fémur normal	4^{gr},90
Poids du fémur à la surface duquel on a déposé une à deux gouttes de solution de chlorure de zinc au dixième	5^{gr},40
Poids de l'omoplate du côté sain	1^{gr},60
— du côté injecté	2^{gr},40
Poids du tibia du côté sain	3^{gr},10
— du côté injecté	3^{gr},50

Ces faits permettent de comprendre l'action à distance de ce médicament dans la profondeur des épiphyses et, par suite, ses effets curatifs sur le squelette articulaire, bien qu'il n'ait été injecté qu'à la surface des os.

Examinons maintenant la technique de la méthode qui s'applique également aux ostéo-arthrites non ouvertes, suppurées ou non et aux ostéo-arthrites ouvertes, celles-ci étant toujours suppurées.

Seulement, la méthode sclérogène aura pour complément, dans le second cas, des *opérations sanglantes* s'adressant à des foyers de nature osseuse, à des cavités osseuses infectées, que seule elle ne pourrait guérir. En agissant sur des tissus transformés, c'est-à-dire fibroïdes, ces *opérations complémentaires* trouveront un terrain beaucoup mieux préparé et plus propice à la guérison, sans récidives nouvelles.

La distinction des tuberculoses en tuberculoses non ouvertes et non suppurées, tuberculoses non ouvertes et suppurées, tuberculoses ouvertes, distinction que j'ai faite en 1891, a été acceptée avec empressement et appliquée par les médecins aux tuberculoses pulmonaires, en vue de fixer les conditions d'une thérapeutiqne reposant sur une donnée plus exacte.

Mais, d'abord, je vous rappellerai le principe de la méthode : agir sur la zone saine la plus voisine des fongosités et des néoplasmes tuberculeux, c'est-à-dire sur les parties qui contiennent les vaisseaux alimentant les tissus tuberculeux.

Il est facile dans la plupart des articulations, et possible dans presque toutes, de créer le nouveau terrain scléreux qui, après avoir isolé les fongosités comme dans une gangue lardacée, se substituera à son tour au tissu pathologique et transformera les synoviales en un véritable fibrome. Pour cela, il convient de porter le médicament à la limite des fongosités et de l'y déposer à la dose voulue, en établissant un certain nombre de points de contact; grâce à ses propriétés diffusibles et surtout grâce à son action oblitérante sur les petits vaisseaux, ses effets ne tardent pas à se montrer bien au delà du lieu de son application. Les éléments embryonnaires nouveaux, appelés par la réaction inflammatoire en nombre incalculable, infiltrent les tissus injectés et le néoplasme tuberculeux ; ils forment des plaques, des épaississements et enfin, graduellement, ils s'organisent en tissu fibreux.

Un fait remarquable est la tolérance locale des tissus et même des organes pour des doses considérables de solutions fortes. On peut sans aucun danger, et même sans inconvénient, injecter autour d'une articulation 60 gouttes d'une solution de chlorure de zinc au dixième, à la condition que le médicament soit déposé profondément dans les tissus, sous les aponévroses. Alors il ne survient jamais d'eschare ou, du moins, je n'en ai jamais observé. Les eschares se produisent, au contraire, lorsque le médicament est déposé sous la peau ; il est possible qu'alors il s'introduise par la piqûre un agent septique qui détermine la gangrène du tégument. Les eschares sont d'ailleurs sans importance, elles sont seulement lentes à se cicatriser.

Je ne me sers que de solutions au 1/10ᵉ et j'en dépose 3 à 4 gouttes environ sur un point déterminé ; je renouvelle les piqûres sur les autres points où je mets le médicament, car je n'utilise pas la même piqûre pour injecter des points différents, en variant l'inclinaison de l'aiguille ; ce dernier procédé me semble moins sûr et moins exact que le premier.

Actuellement, je cherche autant que possible à obtenir la transformation totale de la synoviale en une seule séance ; j'y arrive très fréquemment chez les enfants. Cela revient à dire que je ne pratique plus qu'une seule série de piqûres, que je multiplie beaucoup. Ainsi j'injecte facilement 30 à 40 gouttes d'une solution au dixième autour de la synoviale fongueuse du genou d'un enfant de six à dix ans ; j'augmente la dose jusqu'à l'âge adulte, sans dépasser 80 gouttes. Un développement considérable des fongosités comporte naturellement une dose plus grande de médicament qu'un épaississement peu marqué de la synoviale.

Lorsque la transformation n'est pas obtenue en une seule séance d'injections, il y a lieu de renouveler les injections au bout de quinze jours ou trois semaines environ ; ce n'est guère qu'après ce temps qu'on peut reconnaître qu'il y a une région, par exemple, qui n'a subi qu'une transformation incomplète ; et encore convient-il d'examiner avec soin cette région pour ne pas faire une intervention nouvelle inutile. Il est, en effet, intéressant de savoir que toutes les régions d'une synoviale articulaire sont assez solidaires les unes des autres, et que, de plus, elles tirent la plus grande partie de leurs vaisseaux nourriciers surtout des épiphyses, ainsi que des vaisseaux artériels qui sont placés au niveau de leur réflexion sur le squelette. On a la démonstration anatomique de ce fait par la pathologie. Les fongosités, partant d'un point circonscrit d'une épiphyse, ne gagnent-elles pas toutes les régions de la synoviale, même éloignées, avant d'envahir les tissus mous voisins ?

Il découle de là qu'en agissant sur les vaisseaux nourriciers des synoviales on amène de proche en proche la sclérose de ces membranes.

Le lieu d'élection des injections est dans la région des culs-de-sac, à leur point de jonction avec les épiphyses ; c'est à la surface même des os, au-dessus ou au-dessous du périoste, qu'on déposera le liquide. On injectera de la même façon le long des gros tendons, d'où partent aussi des vaisseaux qui alimentent ces membranes. Pour atteindre ces divers points, on enfonce une aiguille suffisamment longue, un peu obliquement, et on ne s'arrête qu'à l'os, en s'assurant alors par le palper qu'on est bien au niveau de la réflexion synoviale.

Chaque synoviale offre certaines particularités anatomiques que vous devez connaître ; je vous dirai seulement qu'à la main et au pied, pour les ostéo-arthrites du tarse et du carpe, avec fongosités profondes des gaines, il est préférable d'atteindre les régions osseuses en passant par les parties latérales et en se dirigeant sous les tendons ; là, il n'y a pas à se préoccuper des articulations. Si les gaines sont elles-mêmes très fongueuses, on injectera profondément et à leur périphérie dans les sens principaux.

Il va de soi que vous chercherez à éviter les gros vaisseaux et les gros troncs nerveux.

Je n'emploie plus que la solution titrée au dixième pour tous les cas, sauf pour les doigts où les solutions au vingtième sont préférables pour éviter les eschares ; je me sers encore de la solution au quinzième ou au vingtième chez les très jeunes sujets jusqu'à deux ans, pour les fongosités des gaines de la main.

Le procédé opératoire offre certaines particularités que je passerai rapidement en revue dans les régions de chaque membre.

Membre inférieur. — *Hanche.* L'articulation de la hanche se trouve trop profondément placée pour qu'on puisse faire des injections extra-articulaires en toute sécurité, c'est-à-dire sans injecter en même temps l'intérieur de l'articulation. Après avoir fait quelques tentatives j'y ai renoncé.

Genou. — C'est la jointure type, en ce sens qu'elle permet de suivre et de constater par le toucher et par la vue les modifications qui surviennent. En premier lieu, on fera des injections sur le fémur au niveau de la demi-circonférence supérieure de la synoviale, d'une épiphyse à l'autre ; le nombre des injections s'élèvera à 6 ou 7 au genou d'un enfant de six à dix ans. On fera ensuite des injections immédiatement au-dessous des culs-de-sac inférieurs sur les tubérosités interne et externe de l'épiphyse supérieure du tibia. On se rappellera qu'en bas la réflexion de la synoviale est très près du bord articulaire de l'épiphyse. Deux injections, de chaque côté, sont en général suffisantes chez les jeunes sujets. Si l'articulation péronéo-tibiale est prise, on fera quelques injections autour de cette jointure.

On injectera aussi la surface externe des fongosités exubérantes, le long des bords de la rotule et même le long du ligament rotulien. Dans la première de ces régions on enfoncera l'aiguille obliquement le long du bord rotulien et on disposera deux à trois gouttes de la solution sur le bord externe de l'os d'un côté et de l'autre. On pourra faire deux piqûres sur chacun des bords. On procédera de même le long du ligament rotulien, bien qu'ici les injections soient moins souvent indiquées, le gonflement qui existe de chaque côté de ce ligament étant constitué par de la graisse plutôt que par les fongosités.

Cou-de-pied. — Les quartiers de la synoviale sont ici plus nombreux qu'au genou. On procédera à des injections : en avant, sur le bord antérieur du tibia, au-dessous des extenseurs, en pratiquant deux ou trois injections sur ce bord, sous les tendons. En dedans, on injectera au pourtour de la malléole interne sur les bords de cette éminence ; on fera de même en dehors. On injectera ensuite le long du tendon d'Achille, de chaque côté et au-dessus des fongosités placées entre les os et ce tendon. Enfin, on pourra pratiquer également quelques injections en bas sur le cou-de-pied, là où on constatera des fongosités, soit sur l'astragale, soit sur le calcanéum.

Pied. — J'ai indiqué plus haut les précautions à prendre pour le dos du pied ; je n'ai rien à ajouter si ce n'est qu'ici, comme à la main, on n'a pas à se préoccuper des petites jointures. La règle est d'injecter profondément sur le squelette au niveau et en arrière des fongosités, en enfonçant l'aiguille un peu obliquement et en suivant de préférence les régions des bords du pied ou de la main. On passera donc au-dessous ou en arrière des tendons, de manière à éviter les vaisseaux, les nerfs ainsi que les gaines, si la chose est possible.

Membre supérieur. — *Épaule.* — L'épaule, comme la hanche, ne se prête pas à l'application de la méthode.

Coude. — Les lieux d'élection des injections se trouvent :

le long des bords interne et externe de l'humérus, au-dessus de l'épicondyle et de l'épitrochlée ; sur ces éminences, en arrière spécialement ; le long du tendon du triceps ; sur les bords de l'olécrâne, de chaque côté ; sur l'extrémité supérieure du cubitus, et enfin autour de l'extrémité supérieure du radius, pour peu qu'on trouve un épaississement synovial à ce niveau.

Poignet. — On injectera sur les épiphyses osseuses, principalement sur celle du radius et plus spécialement en dehors et en arrière ; puis on injectera autour de la synoviale épaissie, et autour des gaines postérieures qui sont si souvent prises. On passera en arrière de ces gaines, en allant par les parties latérales sur les os du carpe, et on injectera encore au niveau des culs-de-sac inférieurs. On procédera de la même manière en avant.

Main et doigts. — La main comporte les mêmes indications que le pied ; prendre seulement des solutions plus faibles, au vingtième pour les doigts, afin d'éviter les petites eschares ; on aura soin de déposer la solution sur les phalanges.

Lorsqu'on rencontre comme complication des ostéo-synovites, des *abcès non ouverts*, on injectera comme je l'ai dit les fongosités articulaires et on procédera ensuite à des injections au pourtour de l'abcès, dans les tissus sains qui environnent sa paroi. Le contenu de l'abcès sera évacué immédiatement après par ponction, et la cavité sera lavée avec une solution antiseptique ; on cherchera à déterger la paroi de l'abcès de ses produits caséeux par de petites manœuvres de compression qu'on exécutera pendant qu'on fait les lavages. Dans un certain nombre de cas, sans que j'en puisse dire la proportion, l'abcès se reproduit avec quelques phénomènes phlegmoneux et on est conduit à l'ouvrir au bout de quelques jours ; on procédera alors à une extirpation complète et minutieuse de la paroi avec la curette.

Dans les tuberculoses suppurées et ouvertes, les indications sont les mêmes : on procédera sur le squelette à des injections péri-synoviales; on fera ensuite des injections autour des foyers fongueux des parties molles, autour des trajets fistuleux ou des clapiers, et il arrivera parfois qu'on injectera ces trajets, ce qui est sans importance. Mais, en agissant ainsi, on n'aura fait que remplir une première indication.

Il y a, dans tous ces cas, utilité à comprendre la nécessité de modifier largement les tissus, en vue des opérations complémentaires qui sont la règle en pareille occurrence; pour cela on multipliera les injections et on injectera des doses plus fortes. Les opérations complémentaires seront pratiquées à partir de quinze jours; elles consisteront dans l'extirpation des foyers osseux ou synoviaux non transformés, dans des résections partielles ou étendues. Pour les pratiquer, on aura pour guides les trajets fistuleux, les foyers abcédés, etc. Ces opérations complémentaires seront simplifiées et on les pratiquera avec une sécurité d'autant plus grande qu'on aura fabriqué un terrain opératoire plus dense et plus étendu.

La méthode sclérogène comporte, dans toutes les régions articulaires, l'adjonction de deux moyens indispensables : *l'immobilisation et la compression*.

L'immobilisation doit être pratiquée immédiatement après les injections, et on la maintiendra après la période de réaction un temps variable, jusqu'au moment où on juge qu'on peut abandonner les parties à elles-mêmes. Un de ses avantages est d'empêcher la formation des épanchements sanguins dus à la rupture des tissus qui sont devenus plus friables. Elle permet aussi de recourir plus commodément à la compression. On l'obtient en plaçant le membre dans une gouttière métallique garnie d'ouate.

La *compression* est un moyen auxiliaire très précieux de

la méthode sclérogène ; elle abrège la durée de la réaction locale, elle conserve aux parties cet état sec qui en hâte la sclérose. Je la fais, à partir du troisième ou du quatrième jour, avec une forte épaisseur de ouate et plus tard on peut la circonscrire plus spécialement à certains points de la synoviale, avec des plaques d'amadou superposées et maintenues par des bandelettes de diachylon. La compression fait résorber les épanchements sanguins médiocres, et surtout certaines collections séreuses qui se montrent parfois au dos de la main et du pied et qu'il est assez difficile d'expliquer ; dans certains cas, il y a une véritable infiltration séreuse. Mais je dirai, à cet égard, que si les cavités sanguines ou séreuses durent au delà de quinze jours, je les ouvre et je gratte les tissus qui en font la limite. Il m'a semblé, en effet, que dans quelques cas ces cavités provenaient des fongosités elles-mêmes, car j'ai trouvé, au milieu d'un liquide séreux ou sanguinolent, de la matière caséeuse.

On cessera la compression, dès que la sclérose sera franchement constituée et, s'il s'agit du membre inférieur, on l'abandonnera à lui-même pour qu'il commence dans le lit progressivement les mouvements dont il jouira plus tard.

C'est à ce moment aussi, variable d'ailleurs, mais qu'en moyenne on peut fixer au plus tôt, pour le genou, au milieu du second mois du traitement, que je fais électriser et masser les muscles atrophiés sans qu'on touche à l'articulation traitée. Celle-ci, par son jeu naturel et progressif, doit retrouver peu à peu les mouvements qu'elle avait au moment où le traitement a commencé. La méthode sclérogène, par elle seule, ne compromet jamais les mouvements d'une articulation, attendu qu'elle n'en modifie pas les surfaces articulaires, qu'elle n'établit aucune adhérence dans l'article et que la synoviale transformée reprend progressivement sa souplesse. Bien plus, en faisant cesser la contraction musculaire par la guérison de l'arthrite, elle permet souvent à l'articulation de retrouver une plus grande mobilité.

Je vous ferai observer que chez des sujets guéris depuis plusieurs mois d'une arthrite fongueuse du genou, le fibrome synovial diminue d'épaisseur et la synoviale reprend ses caractères primitifs. Je noterai, à ce point de vue, qu'au genou il persiste quelquefois, de chaque côté du ligament rotulien, un coussinet graisseux qui semble devenir plus saillant à la suite du traitement et qui pourrait en imposer pour des fongosités. Cette tendance à la formation du tissu fibro-graisseux, je l'ai aussi remarquée au cou-de-pied et j'ai vu un tout jeune enfant qui présentait autour de la jointure tibio-tarsienne des sortes de bosses fibro-graisseuses qui m'ont embarrassé durant un certain temps.

Cet exposé serait incomplet si je ne vous disais un mot des moyens à l'aide desquels la douleur assez vive produite par les injections de chlorure de zinc est prévenue ou rendue tolérable. Chez l'enfant le chloroforme est nécessaire ; on le donne en petite quantité, puisque le sujet n'a besoin d'être endormi que pendant deux ou trois minutes. Dès·le réveil, au moment où l'enfant commence à souffrir, j'ai l'habitude de faire une injection sous-cutanée de chlorhydrate de morphine. Chez les enfants de deux à quatre ans, la dose d'un quart de centigramme suffit et j'emploie une solution à 1/100. On continue d'autres injections dans la journée, comme il est dit page 248. Chez l'adulte, le chloroforme n'est pas nécessaire. J'ai obtenu une anesthésie très suffisante en pratiquant une injection d'un à deux centigrammes de morphine, d'un quart d'heure à une demi-heure avant les injections au chlorure de zinc.

Vous connaissez maintenant, Messieurs, tous les détails du traitement qui va être employé chez cet enfant. Je ne doute pas que nous n'obtenions chez lui une guérison complète.

L'enfant a eu deux injections de chlorure de zinc au 1/10.
Quinze jours après la dernière injection, la transformation
fibreuse était définitive et les mouvements naturels com-
mençaient à se faire spontanément; l'enfant fléchissait le
genou presque à angle droit au bout d'un mois.

TRAITEMENT DES TUBERCULOSES OSTÉO-ARTICULAIRES PAR LA MÉTHODE SCLÉROGÈNE DES INJECTIONS INTRA-EXTRA-ARTICULAIRES.

Sommaire. — On peut distinguer trois types principaux de tuberculoses ostéo-articulaires. — Le premier est caractérisé par un développement fongueux de la synoviale, la cavité articulaire paraissant indemne. — Le second est au contraire caractérisé par une hydarthrose, les fongosités sont minimes. — Le troisième est une association des deux états précédents. — La méthode intra-extra-articulaire se propose d'agir à la fois sur les surfaces interne et externe de la synoviale. — On commence par une injection intra-articulaire selon la formule suivante : huile d'olives, 90 ; éther, 40; iodoforme, 10: créosote, 2. Dans la huitaine qui suit, on a recours à la méthode sclérogène extra-articulaire d'une solution de chlorure de zinc au dixième. — Il importe d'appliquer la méthode intra-extra-articulaire au début des ostéo-arthrites. — Elle a amené la guérison neuf fois sur neuf cas en cinq à six mois. — Prolonger l'immobilisation après la guérison et ne jamais oublier ce principe absolu : *ne provoquer aucun mouvement dans la jointure.* — Il est dangereux de vouloir rétablir les mouvements. — On peut masser et électriser, mais sans faire exécuter à la jointure un mouvement quelconque. — Indication de la méthode dans les diverses articulations des membres.

Messieurs,

Vous n'ignorez pas que tous les faits d'ostéo-arthrite tuberculeuse sont loin de se ressembler. Si l'on prend une seule articulation, celle du genou, par exemple, qui est une des plus fréquemment atteintes, on voit qu'à côté de la forme clinique la plus commune où le développement fongueux de la synoviale se fait du côté des parties molles, tandis que la cavité articulaire ne présente aucune modification apparente pendant un très long espace de temps, il en est d'autres où les altérations tuberculeuses se montrent sur la couche interne, donnant lieu à un épanchement séreux ou séro-purulent plus ou moins abondant.

La clinique permet de distinguer, à cet égard, trois types principaux qui se détachent avec netteté, durant les longs mois de la période du début ou d'état.

Le premier est caractérisé par un développement fongueux

de la synoviale du côté des parties molles, la cavité articulaire paraissant indemne, ne présentant ni épanchement ni produits néoplasiques.

Le second, au contraire, a pour caractère anatomique des altérations disséminées sur la couche interne de la synoviale, granulations, petites nodosités, exulcérations tuberculeuses, qui provoquent une hydarthrose séreuse, pouvant devenir séro-purulente et purulente.

Dans un troisième type, enfin, coexiste promptement une association des deux états précédents, à des degrés plus ou moins prononcés.

La première forme est de beaucoup la plus fréquente, puis vient la seconde. Dans les périodes avancées de la maladie la distinction précédente disparaît, que l'évolution ait lieu vers la guérison par transformation fibroïde, ou vers la caséification, la suppuration et la destruction des tissus.

C'est en vue d'atteindre plus directement toutes les parties de cette synoviale, tant sa surface interne parsemée de granulations, de petites nodosités ou de légères ulcérations tuberculeuses, que sa surface externe, où se développent sous forme de bourgeons excentriques des fongosités plus ou moins considérables, que j'ai eu l'idée de recourir en même temps à une méthode à la fois intra-extra-articulaire, qui n'est, en somme, qu'une ampliation de la méthode sclérogène. Un autre sentiment me dirigeait encore, celui d'abréger la durée du traitement et de chercher à obtenir une guérison dans un temps aussi court que possible.

Je me souviens de l'opinion du professeur Gosselin sur la *coxalgie* d'alors, la *coxo-tuberculose* d'aujourd'hui ; dans les leçons sur cette maladie, il s'écriait : « Les malades atteints de cette affection, jeunes, adultes ou vieux, meurent à peu près tous. » Ces paroles que je retrouve plusieurs fois dans les notes de son enseignement étaient décourageantes pour nous. Elles ne sont plus exactes aujourd'hui, car les puéri-adolescents guérissent dans une proportion au moins de 80 à 90 p. 100, cela dépend des articulations qui sont atteintes, et ils guériraient je dirais presque tous, s'ils étaient arrêtés et soignés au début même de la maladie ; ils guériraient alors dans des conditions infiniment meilleures.

Mais cette guérison rassurante en elle-même ne se produit qu'après un traitement de trois à cinq ans en moyenne ; elle est en rapport surtout avec la période de la maladie à laquelle on aura commencé le traitement. Et ce que je dis pour la coxo-tuberculose, on peut le dire pour les ostéo-arthrites tuberculeuses des articulations volumineuses du genou, du coude, du cou-de-pied, du poignet, des os du tarse et du carpe eux-mêmes ; on n'en obtient la guérison qu'au bout d'un temps qui est également très long.

Aussi convenait-il de chercher à diminuer, autant qu'on le pouvait, la longueur du traitement. C'est dans ces conditions que j'ai imaginé la méthode *intra-extra-articulaire*. Cette méthode se propose d'obtenir une transformation conjonctive des tissus tuberculeux ; elle la sollicite activement en agissant à la fois sur les surfaces externe et interne de la synoviale, sur les sources vasculaires qui les alimentent, c'est-à-dire sur le tissu même des fongosités. Mais, en outre, les effets de cette méthode sont rapides, et on peut encore les renouveler une et plusieurs fois, s'il est nécessaire, en un temps assez court, de manière à obtenir la guérison dans un espace de temps aussi réduit que possible.

On commence par l'injection intra-articulaire pour laquelle je conseille l'emploi de l'huile iodoformée créosotée, selon la formule suivante : huile d'olive, 90 ; éther, 40 ; iodoforme, 10 ; créosote, 2.

Je donne la préférence à ce mélange parce que, par le développement lent des vapeurs d'éther, l'iodoforme est mis plus intimement en contact avec tout le parenchyme synovial et que la créosote m'a paru contribuer activement aux apports cellulaires qui transforment le tissu et font disparaître les bacilles.

On laisse dans l'articulation une quantité déterminée de cette huile, stérilisée avec soin, en rapport avec la capacité articulaire, 30 grammes environ pour le genou d'un adolescent. Préalablement, on a pris soin d'évacuer les liquides épanchés, s'il s'en trouvait.

Aucune réaction ni douleur ne se manifestent après cette première intervention. Dans la huitaine qui suit, au bout de trois à quatre jours, on procède aux injections extra-articulaires telles que je vous les ai décrites dans la précédente leçon, après avoir anesthésié le petit patient.

Le gonflement articulaire produit par la présence de l'huile iodoformée rendra plus faciles les injections périphériques, en permettant de suivre avec plus d'aisance la synoviale gonflée. Je rappellerai que la solution de chlorure de zinc au dixième est la meilleure, et qu'il convient de faire les injections immédiatement en dehors de la synoviale fongueuse, en dirigeant l'aiguille pas tout à fait perpendiculairement sur l'os, jusqu'à ce que la pointe rencontre la surface même de l'os. On dépose en ce point trois à quatre gouttes de la solution ; on recommence à deux centimètres à côté et de la même manière, et ainsi de suite sur la périphérie de la synoviale tuméfiée par les fongosités. On peut faire de la sorte six, huit, dix piqûres, et déposer depuis 30 jusqu'à 80 gouttes de la solution, selon l'importance de la jointure et l'âge des sujets.

Il est absolument indiqué de faire, dès le réveil des sujets anesthésiés, une injection de chlorhydrate de morphine (solution à 1/100). On en injectera 2 milligrammes d'abord, et autant toutes les deux heures, jusqu'à ce qu'on ait atteint en tout une dose égale au nombre des années de l'enfant, jusqu'à l'âge de dix ans. On s'arrêtera à la dose de 1 centigramme pour les enfants plus âgés, et il ne sera pas toujours nécessaire d'y arriver pour faire cesser la douleur. Dans quelques cas, d'ailleurs, les douleurs après les injections sont nulles ou insignifiantes.

Neuf sujets jusqu'à l'âge de dix-huit ans ont été guéris par la méthode intra-extra-articulaire. Huit étaient atteints de tuberculose du genou, et un de l'articulation du poignet. Il conviendrait d'y ajouter un adulte de près de trente ans ; mais le fait est encore trop récent pour en tenir compte au point de vue du résultat. La moyenne du temps avant de permettre la marche a varié entre quatre et six mois ; mais j'estime qu'il vaudrait mieux la retarder et ne pas enlever l'appareil des membres inférieurs avant six mois. Il est probable, il est sûr même, que dans un certain nombre de cas le temps sera encore plus long, surtout si on n'évite pas des complications comme des abcès, ou s'il existait des foyers osseux qui n'aient pas évolué vers la guérison en même temps que les fongosités. On autorise les sujets à s'exercer d'abord avec des béquilles, puis à prendre une canne, et, après des essais répétés sans précipitation, on les laisse marcher sans appui.

On ne saurait pas assez insister sur la nécessité, une fois la guérison reconnue, de ne pas aller trop vite et de prolonger l'immobilisation plutôt que de délivrer prématurément le membre de son appareil. On devra s'assurer, avant d'autoriser la marche ou les mouvements de la jointure, que les fongosités ont disparu. A leur place on rencontrera une induration sèche, un empâtement consistant, difficile parfois à reconnaître dans les culs-de-sac ou sur le trajet de la synoviale. En aucun endroit l'exploration des os, de chaque épiphyse en particulier, minutieusement faite, par une pression méthodiquement exercée point par point sur toutes ses parties, ne devra révéler de sensibilité pas plus aux attaches ligamenteuses qu'ailleurs.

Il est un principe absolu sur lequel je m'arrête et je m'appesantis avec intention, c'est celui de *ne provoquer aucun mou-*

vément dans la jointure. L'articulation retrouvera après le traitement les mouvements qu'elle avait au moment où on *l'a appliqué*, et il arrivera souvent encore qu'en laissant la fonction articulaire s'exécuter naturellement, selon les besoins du membre, les mouvements acquerront plus d'amplitude, peu à peu, par l'usage et avec le temps. Certaines jointures retrouveront même tous leurs mouvements, j'en ai de curieux exemples à la suite de la méthode sclérogène seule. Mais j'estime qu'il est très dangereux de vouloir rétablir les mouvements et d'accroître le jeu de la jointure par l'exercice manuel, la force et la violence.

Les tissus mous et cartilagineux ne possèdent pas encore leur structure définitive et il y a peut-être dans un point ou dans un autre un travail de réparation qui n'est pas achevé. Il peut y avoir aussi des bacilles d'une virulence atténuée, qui ne sont pas encore morts, qui séjournent dans un foyer minuscule, caséeux ou non, qu'aucune investigation ne saurait déceler. Le travail thérapeutique de la guérison fera disparaître les uns et les autres, en amenant une meilleure vitalité des tissus et leur rénovation, mais à la condition que ce travail ne sera pas troublé, qu'une irritation traumatique et répétée ne viendra pas augmenter l'activité procréatrice et la virulence des bacilles. Il convient donc de ne pas modifier cette destinée par des interventions telles que les mouvements articulaires intempestifs.

Seul, le malade a la conscience des mouvements qu'il peut faire sans peine et sans douleur, soit pour la marche, soit pour les besoins de son membre. Bien dirigé, il devient le meilleur juge en cela. Et il est de règle de voir qu'avec un fonctionnement légitime et naturel peu à peu la nature cède et le champ d'activité de l'articulation s'accroît.

Toutefois, il est absolument indiqué de faire le massage des muscles et des frictions cutanées pendant le traitement, avant que le malade ait retrouvé la liberté de sa jointure.

On pratique le massage des muscles au-dessus et au-dessous de l'articulation, sans jamais toucher à l'articulation elle-même, *soit pour la masser, soit pour lui faire exécuter un mouvement quelconque*. On a aussi recours à l'électrisation. Il en résulte que, lorsque la guérison est obtenue et que les sujets ont reçu la permission de se servir de leur jointure, la vitalité du membre est déjà en partie récupérée et les muscles ont retrouvé leur énergie. Par le fait de ces modifications heureuses et physiologiques, l'appareil locomoteur devient alors l'agent naturel et actif qui contribue au retour des mouvements diminués ou supprimés.

J'ai vu tant et tant de fois des rechutes graves de ces maladies, des retours offensifs, des réveils inattendus, même chez des malades qui étaient guéris depuis longtemps, par le fait de ruptures d'ankyloses ou de tentatives de mouvements qu'on a voulu accroître chez eux, que *je les proscris d'une manière absolue dans toutes les affections tuberculeuses des articulations*, les considérant comme désastreuses, d'une part, et ne donnant pas, d'autre part, les résultats qu'on en attend.

Il n'y a qu'un cas où l'on est autorisé à intervenir sans mobiliser l'articulation, c'est pour redresser des déformations incompatibles avec le fonctionnement d'un membre ou d'une jointure, ou pour corriger des attitudes qui nuisent à la guérison ou la rendront défectueuse. Mais alors il est bien entendu qu'on sait à quoi on s'expose; on redresse une articulation, un membre et on conserve dans un appareil la position nouvelle. On soigne les conséquences de ce redressement et, s'il lui succède une poussée nouvelle, une rechute même, on prolongera l'immobilisation jusqu'à la guérison, qui se fera dans une attitude meilleure et correcte.

En dehors de ce cas la règle doit être respectée, même pour les cas où l'ancienneté du résultat semblerait autoriser la recherche de l'accroissement des mouvements.

Il me reste à vous entretenir des indications de la nouvelle méthode.

Pour obtenir la guérison des malades, et ici je m'adresse à l'âge de l'enfance et de l'adolescence jusqu'à vingt ans où ces maladies sont infiniment plus fréquentes, on doit toujours penser à la nature de ces affections. Ce sont des maladies tuberculeuses au même titre que les tuberculoses pulmonaires et localisées à un organe, comme ces dernières, mais l'organe remplit une fonction moins importante qui n'est pas aussi nécessaire à la vie. Ne communiquant pas avec l'air extérieur, infiniment moins riche en vaisseaux lymphatiques et sanguins, pouvant être immobilisé, cet organe offre, il est vrai, moins de prise à la propagation et à la diffusion tuberculeuse. Mais une articulation comme celle de la hanche, du genou, du cou-de-pied, de l'épaule, n'en est pas moins un organe important et de première utilité dans un membre.

Aussi n'y a-t-il rien d'exagéré à dire que les affections tuberculeuses de ces jointures sont des maladies dangereuses et difficilement curables, même avec de longs traitements, donnant tous les jours, lorsqu'elles ne sont pas tout à fait guéries, quoique très améliorées, le spectacle de rechutes presque toujours plus graves que la première atteinte. Il arrive aussi, lorsqu'on croit les avoir conduites à une guérison solide, — et souvent la chose est difficile à établir, il faut recourir à des tâtonnements et à des essais pour se prononcer avec quelque certitude, — il arrive, dis-je, qu'on observe encore des réapparitions et des retours offensifs, dix ans et vingt ans après une guérison que rien ne semblait devoir troubler. Mais je me hâte d'ajouter que ces réapparitions sont ordinairement d'un pronostic beaucoup moins grave : les sujets étant avertis s'arrêtent aux premières alertes et sont mieux soignés.

On ne saurait pas assez insister sur cette donnée que la cure est d'autant plus difficile qu'on a retardé le traitement curatif et qu'on a laissé le mal s'étendre, envahir les tissus lentement les uns après les autres, les ulcérer en y creusant des cavernes, détruire les ligaments et transformer par des associations microbiennes les cavités articulaires, si admirables quand elles sont saines, en cloaques aussi irréguliers de forme qu'infects par leur contenu.

Il convient, à mon sens, d'agir promptement, et pour cela le diagnostic doit être fait de bonne heure. Au début, le mal est minime, c'est un unique foyer osseux ou synovial, ou de petits foyers limités pas encore disséminés. Rien ne semble encore en attester la présence, mais un peu plus tard et peut-être même à ce premier moment déjà, des troubles d'une certaine importance, bien qu'on ne leur en accorde pas assez, tant fonctionnels qu'anatomiques, se montrent dans le membre et deviennent la clef du diagnostic.

Je sais bien qu'un certain nombre de parents ne tiennent pas, pendant longtemps, grand compte de la fatigue dont se plaignent les enfants ; de quelques douleurs intermittentes, vagues, localisées par eux à un siège qui n'est pas celui du mal, au genou et au pied où l'examen ne révèle rien, alors que la maladie occupe en réalité la hanche ; de la faiblesse ou de l'inhabileté d'un membre ; de la gêne de certains mouvements ; d'un peu de claudication qui va et vient durant des mois, et d'autres troubles encore parmi lesquels ceux de nutrition. Je sais encore que souvent les médecins y prêtent peu d'attention, négligeant trop d'examiner les petits sujets, surtout de le faire en les mettant tout nus, et par suite de reconnaître une maladie que les parents et les amis de la famille traitent toujours d'insignifiante et attribuent à une chute ou à un coup. Les enfants sont abandonnés de la sorte durant de longs mois, souvent jusqu'à l'apparition d'une difformité physique, d'une claudication absolue, d'une attitude vicieuse, de l'impossibilité de se servir d'un membre.

Si la maladie est à cette période tout à fait évidente, elle est aussi parvenue à la phase des complications et des dangers pour la jointure, pour la santé du malade. Je ne dirai pas qu'il est trop tard, mais quelle en sera la conséquence ! Un traitement de trois, quatre, six ans et plus ; des abcès, des fistules, des déformations articulaires, des ankyloses nécessitant des réductions et des appareils, des opérations multiples jusqu'à la résection et à l'amputation, sans parler de tout ce qui s'ajoute pour les soins de l'état général des patients.

Si on avait tenu compte des premiers troubles survenus dans une période qui a souvent cinq, six, huit mois et plus de durée, on aurait fait le diagnostic avec précision et dans un grand nombre de cas on aurait arrêté les progrès de la maladie. C'est donc durant ces premiers contacts avec le malade qu'on devra intervenir. Or, jusqu'ici, sauf les cas rares relativement aux autres, d'épanchement du genou, on se bornait dans ces phases du début à des méthodes de traitement toutes indirectes, incontestablement très utiles, curatives avec le temps, mais moins sûres dans leurs effets et ne conservant presque jamais une fonction articulaire, je ne dis pas intégrale, mais avec quelques mouvements.

C'est pour cela que je propose une méthode plus active que la méthode sclérogène pure, s'adressant à plus de cas et pouvant facilement être pratiquée *dans les phases initiales* ; j'appelle ainsi celles où l'on est appelé à reconnaître une maladie existante, quelquefois déjà ancienne de plusieurs mois. Je n'abandonne pas la méthode sclérogène ; il me paraîtrait difficile que ses propriétés curatives aient changé ; je la complète en y ajoutant seulement les injections intra-articulaires, qui jusqu'ici étaient réservées pour les cas uniques d'hydarthrose tuberculeuse du genou. *Et je conseille les injections intra-articulaires, qu'il y ait ou non épanchement, pour tous les cas d'ostéo-arthrite tuberculeuse des grandes jointures : hanche, genou, cou-de-pied, épaule, coude, poignet.*

Pour la hanche et l'épaule les injections intra-articulaires sont le seul traitement actif qu'on puisse conseiller, étant donné qu'on ne saurait, sans danger d'arthrite aiguë, faire des injections extra-articulaires au chlorure de zinc.

Au contraire, au genou, au cou-de-pied, au coude et au poignet, on fera dans les trois ou quatre jours qui suivront, des injections extra-articulaires au chlorure de zinc en solution au dixième, les solutions plus faibles n'étant pas, tant s'en faut, aussi efficaces pour des articulations aussi importantes.

L'opérateur devra éviter avec soin d'injecter le chlorure de zinc dans les cavités articulaires. Il aura pour guide, en dehors de ses connaissances anatomiques sur le trajet des synoviales, le gonflement fongueux lui-même ; il déposera quatre, cinq gouttes de chlorure de zinc sur l'os lui-même à la limite des fongosités. On ne devra jamais pénétrer dans le creux poplité, pas plus que dans la région antérieure de l'articulation du coude, qui ne deviennent d'ailleurs, dans ces jointures, le siège de fongosités que dans les périodes terminales de la maladie.

Enfin, pour les ostéo-arthrites du tarse et du carpe, il ne saurait y avoir lieu de faire des injections intra-articulaires et l'on se bornera aux injections au chlorure de zinc, selon le procédé ordinaire.

DU TORTICOLIS CONGÉNITAL.

Sommaire. — Définition des maladies congénitales. — Le torticolis congénital est d'origine musculaire et dû à des altérations pathologiques, nutritives ou traumatiques du sterno-cléido-mastoïdien. — Distinction entre le torticolis obstétrical et le congénital. — Observation résumée d'un cas de torticolis congénital. — Opinion sur le torticolis obstétrical. — Le torticolis congénital est le plus souvent pathologique et dû tantôt à la syphilis, tantôt à une position fléchie de la tête sur la région latérale du cou, etc. — Observations de torticolis par ce dernier mécanisme. — La ténotomie faite chez les enfants du premier âge est le triomphe du traitement du torticolis congénital. — On l'associera à un traitement antisyphilitique dans les cas de syphilome du sterno-mastoïdien.

Messieurs,

On a coutume d'appeler *congénitales* les altérations présentées par les nouveau-nés à leur naissance, c'est-à-dire au moment où ils viennent au monde. Cette manière de voir est doublement trompeuse. En premier lieu un certain nombre de maladies congénitales peuvent n'apparaître qu'après la naissance, à une époque plus ou moins tardive, et l'épithète de congénitales n'implique nullement la constatation de ces maladies à la naissance ; elle indique seulement quelles sont les conditions déterminantes de leur formation durant la vie intra-utérine et que leur pathogénie se rattache à un trouble de développement.

En second lieu, d'autres maladies peuvent se produire durant le travail de l'accouchement et on les enregistre à la naissance ; elles ne sont pas congénitales pour cela.

Ce point de vue nous permet d'accepter deux groupes de torticolis, l'un congénital à proprement parler, l'autre obstétrical.

On pourrait encore diviser le torticolis congénital en torticolis embryonnaire et torticolis fœtal ou pathologique, mais la question n'est pas suffisamment préparée pour être envisagée de ce dernier point de vue.

La particularité qui sépare entièrement le torticolis congénital de l'accidentel est que le premier est bien véritablement une maladie musculaire, tandis que le torticolis des enfants et de l'adulte, dit essentiel, se rattache à une lésion ostéo-articulaire, rhumatismale le plus souvent.

L'enfant que je vous présente est âgée de cinq ans. Elle a, dès sa naissance, été placée en nourrice, d'où elle est revenue au bout de cinq mois, atteinte de *torticolis*, c'est-à-dire d'une attitude particulière et bien déterminée de la tête sur le cou (1).

Chez cette petite fille, la tête est infléchie à gauche et la face tournée vers la droite. C'est l'attitude que prend la tête quand on fait contracter physiologiquement le sterno-cléido-mastoïdien. Il doit donc y avoir un état de contracture de ce dernier muscle. Ce qui tend à le prouver encore, c'est la corde que vous pouvez voir se dessiner sur le cou de l'enfant, mais vous remarquerez aussi que cette corde saillante est mince et peu épaisse.

L'examen clinique doit être complété en ajoutant qu'il existe de l'asymétrie crânienne, que la face du côté du torticolis est atrophiée, que le front est plus plat qu'à droite par suite d'un moindre développement de la bosse frontale gauche, que l'œil et la narine gauches sont descendus et que la langue elle-même est déviée. On trouverait ainsi, en cherchant bien, des stigmates d'asymétrie dans tout le reste du corps. Mais ces symptômes sont moins importants que le torticolis, dont il nous reste à expliquer la cause.

Les articulations vertébrales examinées avec soin ne révèlent aucune altération ; il n'y a ni craquements, ni gêne des mouvements ; ceux-ci sont arrêtés, quand on veut redresser la

(1) Le mot « torticolis » a été créé par Rabelais. Rabelais appelle torticolis les gens d'église, à cause de l'attitude particulière qu'ils prennent souvent. Les médecins se sont emparés de ce mot qui peint bien la chose qu'il veut dire, mais il ne saurait impliquer la cause de cette attitude et à ce titre il manque de sens. Il n'a donc qu'une valeur historique.

tête, par la tension musculaire qui s'oppose à ce redressement.

On est donc en présence d'un torticolis permanent dont on ne peut guère expliquer l'origine que par la congénitalité.

L'enfant n'a fait aucune maladie chez sa nourrice, et d'autre part la difformité paraît produite exclusivement par un trouble anatomique et fonctionnel du muscle.

On est ainsi conduit à rechercher sous quelle influence se développe le torticolis que l'on remarque à la naissance.

Ainsi que cela a été dit, le torticolis observé à la naissance est obstétrical ou fœtal.

1° Le *torticolis obstétrical* provient d'un accouchement se produisant dans certaines conditions. Il n'est pas dû au forceps, mais il s'observe presque exclusivement dans les présentations du siège et il semble être le résultat d'un passage difficile de la tête lorsqu'elle reste accrochée quelques instants. Le phénomène est difficile à expliquer. Est-ce un traumatisme qui amène la déchirure du sterno-mastoïdien? Pour ma part je n'ai jamais vu d'hématome lié à un torticolis, quoique ayant observé un certain nombre d'enfants à une époque peu éloignée de la naissance. Mais quelques accoucheurs ont signalé cet hématome et constaté une ecchymose dans les jours qui suivent l'accouchement.

Quoi qu'il en soit, le torticolis de la naissance est très fréquent dans la présentation du siège. Je connais une mère de famille qui a eu trois enfants, tous se sont présentés par le siège et tous étaient atteints d'un torticolis.

2° Le *torticolis fœtal* pourrait remonter à la période embryonnaire, mais nous n'en connaissons pas d'exemple. Il n'en est pas de même du fœtal, qui a pour cause tantôt une altération pathologique du muscle, tantôt un simple trouble de nutrition.

L'altération qui semble produire le plus ordinairement le

torticolis non obstétrical consiste dans la présence de tumeurs particulières, parfois dures et comme ligneuses, dans l'épaisseur du muscle, dans la moitié inférieure de préférence. Ces tumeurs un peu allongées ne s'isolent pas du corps du muscle ; elles peuvent acquérir sur de très jeunes sujets le volume d'une petite noix. Elles ne sont douloureuses qu'accidentellement. Le muscle est raccourci et nous l'avons rencontré devenu lui-même entièrement dur.

Cet état est fréquent, il est bien connu et il est communément rapporté à la syphilis héréditaire. Chez un petit malade de Le Pileur, qui présentait une tumeur pareille, le père était manifestement syphilitique.

La seconde variété de torticolis fœtal procède d'un autre mécanisme. La tête a pris, dans l'utérus, une attitude fléchie sur une des épaules et elle est restée un certain temps dans cette attitude. La continuité de cette mauvaise position, dont nous ne saurions formuler la cause et à laquelle peut-être la pénurie des eaux de l'amnios n'est pas étrangère, a pour conséquence la brièveté des parties latérales du cou du côté de l'inflexion, du sterno-mastoïdien en particulier. Le raccourcissement musculaire détermine à son tour la déviation permanente de la tête après la naissance de l'enfant, c'est-à-dire un torticolis.

Le cas le plus remarquable où l'influence de la flexion de la tête apparaît avec évidence est celui d'un jeune enfant qui portait sur son crâne une dépression déterminée par l'épaule. L'empreinte était large et rappelait la forme du moignon de l'épaule qui pouvait y être facilement replacé. L'enfant avait conservé une forte inflexion latérale de la tête avec déviation légère de la face. Les parties molles de ce côté étaient atrophiées et néanmoins leur tension, celle du sterno-mastoïdien en particulier, s'opposait au redressement de la tête. On ne trouvait rien d'anormal dans les articulations, et la résistance paraissait uniquement musculaire.

Deux autres exemples moins prononcés sont cependant assez instructifs, à cet égard, pour vous être communiqués.

Le premier concerne une jeune fille de dix-huit ans, venue au monde, au dire des parents, avec les altérations suivantes qui ont été constatées trois à quatre mois après la naissance et sont devenues encore plus apparentes depuis : la tête est déviée et fléchie sur le côté gauche du cou, la face regardant habituellement à gauche ; toutes les parties en sont atrophiées et descendues.

Lorsque nous avons montré à la mère quelles avaient été les conséquences de ce torticolis sur l'atrophie faciale de sa fille dont elle ne se doutait pas, elle s'est écriée qu'elle s'expliquait maintenant pourquoi son photographe lui avait toujours dit qu'il lui était impossible d'obtenir une épreuve où les deux moitiés de la figure fussent pareilles et symétriquement placées.

Les muscles du cou sont normaux, ceux du côté gauche, le sterno-mastoïdien surtout, sont moins développés et plus minces, plus trapus, et ce côté est aussi moins épais. Les mouvements de rotation de la tête sont un peu gênés ; mais surtout le redressement de la tête est impossible ; il n'y a ni frottement articulaire, ni crépitation appréciable. Tout paraît donc tenir à un raccourcissement congénital du sterno-cléido-mastoïdien.

Le second cas de torticolis est un peu plus complexe ; il s'agit d'un enfant de cinq ans qui est entré dans nos salles, il y a quelques mois, pour une paraplégie avec contracture de certains groupes musculaires des membres inférieurs.

Le crâne de cet enfant était asymétrique. On y observait un aplatissement de la région fronto-pariétale gauche avec une bosse en sens opposé dans la région occipito-pariétale droite. Le petit malade présentait un torticolis léger caractérisé par l'inclination de la tête sur l'épaule gauche et l'impossibilité de la redresser. Le jeu des articulations du cou ne révélait aucune modification anormale de ces jointures.

La ténotomie est le triomphe du traitement du torticolis congénital ; l'obstacle à la correction de l'attitude de la tête se trouvant tout entier dans le raccourcissement musculaire, la ténotomie permettra de ramener facilement la tête en bonne position. Elle devra y être maintenue longtemps, plusieurs mois, à mon avis, si l'on veut obtenir un succès définitif.

Dans l'hypothèse de syphilomes du sterno-mastoïdien, on devra associer à la ténotomie un traitement antisyphilitique intensif et prolongé.

DU TORTICOLIS PERMANENT DIT ESSENTIEL
ET DE L'ARTHRITE AIGUE RHUMATISMALE DU COU.

Sommaire. — Le torticolis permanent dit essentiel, par contracture idiopathique du muscle du sterno-mastoïdien, n'existe pas. — Il en est de même de la contracture essentielle des muscles postérieurs du cou ou torticolis postérieur. — Deux observations de torticolis au début, symptomatiques d'arthrites cervicales. — La première démontre que la maladie est bien une arthrite et non un torticolis. — Position d'examen. — La seconde observation est plus complexe ; il s'agit d'un rhumatisme avec angine et pleurésie, elle est aussi démonstrative. — Rejet de la doctrine d'un simple et pur torticolis musculaire. — Ni l'angine, ni l'adénite, qui ne sont pas constantes l'une et l'autre et qui ont une durée éphémère, ne peuvent expliquer la persistance permanente de la tension musculaire et l'atrophie consécutive. — Ce syndrome s'efface, tandis que l'atrophie persiste ; elle se rattache donc uniquement à l'arthrite. — Indications du traitement. — Correction de la déviation et immobilisation de la tête, dès le début des accidents.

Messieurs,

Je désire mettre sous vos yeux deux exemples de la même entité morbide se présentant, à son début, sous des formes différentes.

L'un de ces deux cas est simple. Le sujet a neuf ans ; il a été pris la semaine dernière d'un peu de mal de gorge avec fièvre et sa tête s'est déviée. C'est pour cela qu'on nous l'amène. Son médecin nous l'envoie pour un torticolis du côté droit qui est, en effet, évident. La tête ne peut être redressée sans une vive douleur ; le sterno-mastoïdien résiste et se tend.

Mais, allons un peu plus loin, et procédons à l'analyse des divers phénomènes. La gorge n'a plus aucune rougeur.

Pour étudier l'état du cou avec fruit, il faut conserver l'attitude prise en fixant la tête soigneusement et en se gardant de provoquer un mouvement quelconque, surtout d'extension. On explore d'abord le sterno-mastoïdien tendu, par une pression méthodiquement exercée avec un doigt sur le muscle ; si l'on a soin de ne pas déplacer la tête, on ne développe aucune douleur sur aucun point de son trajet.

On cherche ensuite avec douceur un engorgement ganglionnaire du même côté ; on n'en découvre pas.

L'inspection de la région latérale du cou donne lieu à une constatation intéressante ; elle doit porter sur les articulations latérales du rachis et, afin de procéder avec plus de sécurité, il est préférable de placer le sujet dans la meilleure position pour l'examen.

Il sera dépouillé de sa chemise jusqu'à la ceinture et, selon sa taille, placé assis sur une chaise ou tenu droit devant l'observateur. A ce moment il est nécessaire de fixer les épaules en recourant aux mains d'un aide, qui les maintient appliquées sur le tronc en les plaçant à cheval sur chaque épaule.

On peut, sans aller plus loin, apprécier alors la déviation de la tête, c'est-à-dire le degré de flexion latérale et de rotation, et on sera encore mieux édifié, si on trace sur la face antérieure du tronc la ligne médiane pubio-ombilico-sternale, ou simplement si on place quelques points de repère médians.

Si l'on vient à comprimer les apophyses articulaires latérales on développe une douleur extrêmement vive sur deux ou trois de ces articulations : la troisième, la quatrième, peut-être la cinquième, sans que l'on puisse préciser davantage chez notre malade. Cette douleur a son siège en arrière du muscle sterno-mastoïdien et, comme notre petit sujet est maigre, on sent facilement la colonnette que forment les apophyses articulaires et on peut localiser la douleur. Les muscles postérieurs sont souples et ne sont pas douloureux.

L'étude des mouvements va compléter le tableau clinique.

En prenant la tête dans sa main élargie et en lui faisant exécuter avec douceur, sans changer aucunement son attitude, quelques légers mouvements de rotation, on ne fait naître aucune douleur et on n'éprouve aucune résistance. Les articulations supérieures de l'axis et de l'atlas avec l'occipital ne sont pas touchées.

Vient-on ensuite à chercher, en prenant les plus grandes précautions, à redresser la tête infléchie latéralement sur le cou, on arrache des cris à l'enfant; il cherche à vous échapper et porte ses mains sur les vôtres pour se délivrer; il pleure et il serait cruel de renouveler l'épreuve.

La démonstration est faite chez notre petit malade, et elle est double. La pression exercée directement sur les articulations est très douloureuse, d'une part, et de l'autre, les mouvements à peine ébauchés que l'on veut faire exécuter aux jointures atteintes, arrachent des cris à l'enfant. Nulle part ailleurs sur le cou, en examinant les muscles comme il convient, on ne développe de douleur. La maladie est une ostéo-arthrite rhumatismale des articulations des apophyses articulaires avec déviation de la tête dans un sens déterminé, toujours le même pour chaque articulation, selon la règle formulée page 212.

Le second malade présente un complexus plus grand. Comme le premier, il a été pris au début d'une angine simple, légère, accompagnée chez lui d'une éruption cutanée érythémateuse; puis des douleurs de cou ont paru. Le sterno-mastoïdien du côté gauche a fait corde, selon l'expression de la mère, et la tête s'est infléchie sur le cou, latéralement, pendant que la figure tournait à droite. Une fièvre avec température oscillant entre 39 et 40° a marqué le début. Un peu plus tard une pleurésie droite étendue avec peu de liquide, plutôt fibrineuse, s'est révélée. Cette pleurésie a détourné d'autant mieux l'attention éveillée par les phénomènes initiaux du cou que d'autres douleurs se sont produites dans les membres, les articulations en particulier. L'enfant a guéri, mais il a conservé une déviation très prononcée de la tête. Soumis à notre attention, trois semaines après le début de sa maladie, nous l'avons examiné avec les docteurs Blache et

Gaillard, en le plaçant *dans une attitude rendant l'examen facile*, c'est-à-dire assis sur le bord de son lit et dévêtu de sa chemise, les épaules tenues à égale hauteur par la main d'un aide.

La tête est fortement fléchie sur l'épaule gauche, la figure regardant à droite. Le sterno-mastoïdien gauche est tendu ainsi que les muscles latéraux du cou du même côté ; ils sont insensibles au toucher, si on ne fait pas remuer la tête. Au contraire, la pression sur les apophyses articulaires cervicales réveille des douleurs encore assez fortes, bien que nous soyons déjà à trois semaines du début.

Les mouvements de rotation de la tête sont conservés intacts, mais, si on cherche à défléchir légèrement la tête, on fait renaître des douleurs vives et on est arrêté net par la résistance de l'enfant, les muscles, etc.

L'enfant a guéri, en conservant l'attitude précédente ; un léger massage, quelque temps après, n'a pu parvenir à la modifier. On a remis le redressement à une autre date ; l'enfant présente une *atrophie musculaire* très prononcée du sterno-mastoïdien, en même temps qu'une diminution de longueur de ce muscle.

En général, les malades sont abandonnés sans qu'on les ait redressés, ni à l'origine des accidents, ni quand ils sont guéris de leur crise aiguë.

Je pourrais multiplier les observations que j'ai recueillies, elles sont semblables, avec plus ou moins de jointures prises, les occipito-atloïdiennes et axoïdiennes par exemple ; mais, je le crois inutile, et je renvoie aux documents publiés (1). Ils sont suffisants pour montrer la physionomie propre aux accidents et l'ordre dans lequel ils se déroulent à l'observateur : *angine, douleurs du cou, torticolis, contracture du sterno-mastoïdien avec ou sans contracture des muscles*

_____

(1) Cliniques; in *Bulletin médical,* 1894, p. 865, et 1895 p. 791.

latéro-postérieurs du cou. L'angine est inconstante, quoique fréquente. La pression révèle toujours de vives douleurs articulaires. Le malade guérit en conservant la mauvaise position prise par la tête. Des phénomènes d'atrophie vont s'ajouter au tableau clinique.

Il y a longtemps que je me suis élevé contre la doctrine qui consiste à voir dans ces accidents la conséquence d'un simple et pur *torticolis musculaire.* Et depuis que mon attention a été appelée sur cette question, je n'ai pas rencontré un seul exemple de torticolis musculaire essentiel, pas plus chez les adultes que chez les enfants. On se demande d'ailleurs comment il pourrait se faire que le sterno-mastoïdien pût avoir seul, — au milieu de tous les autres muscles, dont un certain nombre sont plus exposés que lui aux influences extérieures du froid et de l'humidité, — le privilège de ressentir ces influences, jusqu'à la modification pathologique ou à l'acte réflexe qui le fait entrer en contracture.

L'angine ne se montre pas toujours et on ne trouve pas d'adénite dans la plupart des faits. L'adénite, en tout cas, est passagère et de très courte durée, comme l'angine quand elle existe, tandis que la déviation de la tête persiste, devient permanente, et va être extrêmement difficile à corriger. Il faudrait donc admettre que la contracture musculaire est un acte immuable, alors que le syndrome précédent, auquel il se rattache, s'efface et disparaît en entier. Rien ne vient justifier une semblable interprétation; non seulement le muscle ne reste pas contracturé et ne présente aucun signe de myosite aiguë, mais il *diminue bientôt de volume et il s'atrophie.* Il n'est en réalité nullement la cause de la mauvaise attitude de la tête et de l'impossibilité qu'éprouve le malade à la corriger.

Tout, en effet, démontre au contraire, ainsi qu'en témoignent les nouveaux exemples que je viens de donner, l'existence d'un rhumatisme uni ou polyarticulaire des jointures des articulations latérales du rachis ou de ses articulations supérieures avec la tête.

Cette ostéo-arthrite s'accompagne de la contracture réflexe du sterno-mastoïdien et parfois des fléchisseurs latéraux de la tête, selon la loi commune à toutes les jointures, et contribue puissamment à l'immobilisation de ce dernier organe. L'arthrite poursuivant son évolution, les surfaces articulaires se déforment, des adhérences peuvent s'y établir et elles donnent à l'attitude un caractère permanent et définitif; l'action musculaire n'y prend aucune part. *Une atrophie musculaire plus ou moins prononcée* succède promptement aux phénomènes initiaux de contracture.

Les indications du traitement s'adressent, en tant que maladie générale, au rhumatisme; et elles n'ont ici rien de particulier. Mais elles se précisent en tant qu'indications locales. On ne doit pas laisser la tête prendre une mauvaise position et il convient de la corriger dès qu'elle se produit, c'est-à-dire au début même de l'affection. La tête sera placée dans la rectitude sur le cou et immobilisée dans cette attitude à l'aide d'un appareil.

Les grandes attelles plâtrées, partant d'un grand corset également en plâtre pour soutenir la tête et le cou en bonne position, sont un des moyens les plus sûrs d'obtenir ce résultat; l'application de ce corset est assez délicate.

Il m'est arrivé plusieurs fois de recourir au chloroforme durant la période aiguë du rhumatisme, pour obtenir une correction certaine.

On n'arrive pas toujours à un redressement complet en une seule séance, et on ne doit jamais le chercher d'une manière brutale, surtout si au rhumatisme des articulations latérales s'ajoute une arthrite des articulations de la tête avec le cou. On procédera à une nouvelle séance de correction de l'attitude, toujours sous le chloroforme, à un mois d'intervalle environ. Le traitement est d'autant plus difficile et long que la réduction n'aura pas été entreprise au début.

L'immobilisation de la tête aura en outre l'avantage d'éviter les douleurs provoquées par les changements de position du malade dans son lit.

Lorsque la crise aiguë sera passée, il sera bon de continuer quelque temps encore l'immobilisation, afin d'obtenir une résolution entière de l'arthrite. Tous les phénomènes douloureux spontanés ayant disparu, et la pression digitale elle-même ne les réveillant plus, on aura recours à l'électricité, au massage, pour remédier à l'atrophie des muscles, en faisant exécuter lentement et progressivement des mouvements, de plus en plus étendus, aux articulations atteintes.

TORTICOLIS PERMANENT ET ARTHRITES RHUMATISMALES ANCIENNES DU COU. CONSÉQUENCES ÉLOIGNÉES DE CES ARTHRITES.

SOMMAIRE. — Résumé de l'examen d'un cas ancien de rhumatisme du cou. — Analyse du malade. — Loin d'être contracturé, le muscle sterno-mastoïdien est atrophié. — Le chloroforme démontre que l'obstacle à la correction de l'attitude provient des articulations latérales des vertèbres; correction apparente de la mauvaise attitude. — Exposé de l'évolution rhumatismale. — Atrophie musculaire du cou et asymétrie de la face. — Raccourcissement atrophique du sterno-mastoïdien et utilité de la ténotomie. — Seconde observation résumée d'atrophie ancienne symptomatique d'une arthrite rhumatismale du cou. — Méprises fréquentes et difficultés du diagnostic des arthrites anciennes avec la paralysie infantile et le mal de Pott. — Résumé de la leçon.

MESSIEURS,

Une mère de famille nous amène un jeune garçon de huit ans présentant, non depuis la naissance, mais depuis deux ans, une affection dite torticolis, caractérisée par une flexion latérale gauche de la tête sur le cou et une déviation de la figure du côté opposé, c'est-à-dire regardant à droite. La maladie a brusquement débuté par des douleurs du cou, de la fièvre et un torticolis. Le premier examen du petit sujet montre cette attitude avec évidence; il révèle, de plus, que le muscle sterno-cléido-mastoïdien gauche forme sur le cou une saillie oblique, qui devient plus forte lorsque l'enfant cherche à redresser la tête. Et, au contraire, on fait disparaître la saillie lorsqu'on augmente la mauvaise attitude, c'est-à-dire en fléchissant davantage la tête à gauche : cette moitié du cou paraît plus plate que la droite.

La mère vient, sur l'avis de son médecin, réclamer la section du muscle sterno-mastoïdien qui s'oppose, d'après elle, au redressement de la tête.

Nous observons assez fréquemment à cet hôpital, de même

qu'à la ville, des malades semblables à cet enfant, et je vous
demande le permission de m'arrêter sur ce premier groupe
de faits, où la contracture musculaire semble être la cause
de l'attitude et l'obstacle à son redressement.

Premièrement, la mauvaise position de la tête ne dépend
ni de la contracture du sterno-mastoïdien, ni du raccourcissement de ce muscle. D'abord, ce muscle n'est pas contracturé ; il fait corde, il est vrai, quand on veut redresser la
tête, mais il ne présente pas la dureté du muscle en état de
contraction permanente. Il se tend, dès que l'on atteint la
limite permise des mouvements articulaires ; mais il se
détend immédiatement en redevenant mou et flasque, dès
que l'on revient en deçà de cette limite ; il n'y a, d'ailleurs,
aucune douleur ni dans le muscle, ni dans les jointures.

Toutefois, ces caractères n'étant pas suffisamment démonstratifs pour ceux qui n'ont pas l'habitude de ces maladies,
nous avons procédé à l'anesthésie de l'enfant. Le muscle
étant devenu alors entièrement inerte, il a été évident, pour
tous, que l'obstacle au redressement avait une cause plus
profonde, dans les altérations des articulations des apophyses
articulaires du rachis cervical. Les mouvements y sont
limités et si on veut obtenir un champ plus étendu du côté
gauche, on provoque des craquements articulaires ; on est
arrêté et on se rend compte que là est le véritable obstacle
et non dans la résistance des muscles. Le côté droit est libre
et les mouvements y sont plus étendus.

L'altération articulaire entraînant la diminution des mouvements peut-elle être considérée comme le résultat d'une
inactivité fonctionnelle, provoquée par la contracture ou le
raccourcissement du muscle sterno-mastoïdien? C'était la
croyance ancienne contre laquelle nous nous sommes élevé
il y a déjà longtemps (1), en faisant voir que la maladie est

(1) Voir ma Clinique dans le *Bulletin médical*, 1894, p. 865, et 1895, p. 791, et
Diagnostic avec les arthrites rhumatismales dans le *Traité de la tuberculose
vertébrale*, 1880, p. 201.

d'abord, et avant tout, une ostéo-arthrite rhumatismale avec déformation des petites surfaces articulaires imbriquées qui rendaient bientôt impossible une partie ou la totalité des mouvements d'une ou de plusieurs jointures cervicales ; la contracture musculaire venait ensuite et n'était qu'un acte réflexe provoqué par le rhumatisme articulaire, ne différant pas dans sa pathogénie de ce qu'elle est dans les autres articulations.

Mais ici, cette contracture a le privilège d'attirer et de fixer l'attention, parce qu'elle produit directement la déviation de la tête ; on ne cherche pas davantage et on dit : torticolis musculaire.

Plus tard, lorsque la période subaiguë ou aiguë est passée, on rapporte tout naturellement la persistance de la mauvaise attitude à la tension musculaire, et si l'on constate des altérations articulaires, on les croit secondaires et déterminées par une immobilité passive des jointures. Telle était la théorie ancienne de ces faits, qui plaçait dans un torticolis primitif et essentiel la raison d'être de l'attitude et des déformations articulaires, alors qu'en réalité la maladie est osseuse primitivement et que les muscles latéraux, le sterno-mastoïdien en tête, n'entrent en scène que pour immobiliser une jointure malade, ici comme à la hanche, au genou et partout ailleurs.

En général, les patients restent ainsi des mois, des années même, sans qu'on cherche à remédier à leur état. Il y a à cela plusieurs raisons. La première est la croyance qu'ont les praticiens et surtout les parents, que cette attitude de la tête sera passagère et que les sujets sortis d'une crise aiguë de trois semaines, un mois ou davantage, se redresseront spontanément et retrouveront tous leurs mouvements.

La seconde raison provient de ce qu'on ignore l'existence de lésions articulaires ; on s'en tient à un simple torticolis musculaire et on croit que le temps remettra les choses au point ; d'ailleurs, s'ils ont recours au massage, les sujets sont améliorés, mais non pas toujours guéris.

Il y a enfin une troisième raison, et celle-ci est d'un autre ordre. Sous l'influence des mères qui les surveillent de près et leur font de pressantes recommandations, les enfants cherchent à redresser leur tête et ils parviennent, en effet, à la tenir à peu près droite en relevant l'épaule, c'est-à-dire l'omoplate, ou en effectuant une courbure de correction dans le rachis. On les croit guéris et on s'occupe moins d'eux.

Pourtant, l'attitude ne reste pas ce qu'elle était ; elle se complique de nouveaux accidents ; une asymétrie faciale se montre de plus en plus évidente et c'est alors, après des mois et quelquefois des années de cet état, qu'on vient chercher un avis et réclamer la guérison du torticolis.

C'est le cas du malade que vous avez sous les yeux ; nous avons résolu le gros côté du problème, mais il soulève encore une question de pathogénie, dont l'intérêt est grand au point de vue thérapeutique, c'est l'état fonctionnel et anatomique des muscles. Or, nous le répétons, ces muscles non seulement ne sont pas en état de contracture, ils ont subi, au contraire, un degré plus ou moins grand d'*atrophie*.

Cette atrophie du sterno-mastoïdien demande à être envisagée d'abord au point de vue de la longueur du muscle.

Les deux insertions crânienne et thoracique se trouvant plus rapprochées, par suite de la flexion permanente de la tête sur le cou, en aucun moment le muscle ne possède et ne prend sa longueur totale. Il est maintenu à l'état de muscle raccourci durant des mois et des années, et cela pendant sa période de croissance. En s'accommodant à la situation nouvelle, il perd nécessairement de sa longueur et son développement dans ce sens devient moindre que celui de son congénère. Le muscle est en même temps moins volumineux et sa contractilité électrique est diminuée.

Le raccourcissement musculaire a pour conséquence l'obligation d'associer la *ténotomie* au *redressement articulaire*, si on veut ramener la tête dans une bonne attitude. Il va de soi qu'on n'agira qu'après avoir endormi le malade. La ténotomie est une opération simple ; le redressement articulaire est une manœuvre difficile et délicate. On est exposé à manquer la réduction et à ne rien obtenir, si on n'y apporte un soin particulier. Il est indispensable de placer immédiatement le cou et la tête redressés dans un appareil immobilisateur. Les appareils confectionnés avec le plâtre, prenant un appui sur un corset plâtré appliqué sur le tronc, sont ceux qui se prêtent le mieux au maintien d'une bonne réduction.

Telle est la première conséquence lointaine de l'arthrite cervicale ; c'est la plus grave. Mais il en est deux autres, ou plutôt il lui succède deux états d'aspect différent qui exposent à l'erreur, quand on n'est pas prévenu, et je dois vous les signaler.

Le premier de ces états vous sera révélé par la lecture du fait suivant, auquel j'en pourrais ajouter de comparables. Une fillette de onze ans présente une atrophie très marquée du sterno-mastoïdien droit et des muscles postérieurs du même côté. Le sterno-mastoïdien est très aminci, comparé à son congénère. Néanmoins, il se tend et fait un relief sensible quand on redresse la tête de cet enfant. Il y a, en effet, une légère flexion de la tête du côté atrophié. La face elle-même est diminuée de volume à droite et un peu abaissée. Quand on fléchit et qu'on redresse la tête sur le rachis, on perçoit de petits craquements articulaires. Mais ces phénomènes sont très minimes et ce qui frappe le plus, c'est *l'atrophie du cou du côté droit*. Dans les renseignements recueillis, on ne relève qu'un point utile : l'enfant a eu un mal aigu au cou vers l'âge de quatre à cinq ans, avec de la fièvre.

Les premiers exemples comparables à celui-ci, je les

plaçais sur le compte d'une paralysie infantile localisée à un groupe de muscles du cou, sans manifestations analogues ailleurs. C'est qu'en effet l'atrophie se montre si marquée et si apparente, qu'elle est le caractère dominant autour duquel l'esprit obsédé rapporte tous les autres phénomènes.

Je reconnais aujourd'hui que je me suis trompé longtemps et que, là encore, une arthrite primitive de nature rhumatismale fournit la clef d'un diagnostic rétrospectif à distance plus ou moins éloignée. Il est probable qu'au moment où les accidents ont eu lieu chez notre jeune fille, on les a placés sur le compte d'un torticolis comme chez notre premier malade.

Enfin, une erreur que j'ai vu commettre plus souvent encore que la précédente, et dans laquelle je suis tombé moi-même autrefois, est celle qui consiste à prendre pour un mal de Pott, certaines déformations ostéo-articulaires cervicales anciennes de nature rhumatismale. L'arthrite rhumatismale a, dans ses phases initiales, une modalité tellement différente de la maladie tuberculeuse des vertèbres qu'à ce moment on ne saurait se tromper.

Il n'en est pas de même plus tard, plusieurs années après l'attitude initiale. Les sujets présentent alors une déformation de la région cervicale qui peut en imposer, si on n'est pas prévenu, pour une gibbosité pottique, surtout si le sujet éprouve de nouvelles douleurs, avec ou sans fièvre, d'ailleurs.

L'examen de la région devra être fait avec beaucoup de méthode; on relèvera avec soin la ligne des apophyses épineuses, qui offre une déviation antéro-postérieure dans le mal de Pott; dans ce dernier également, une ou plusieurs saillies médianes se détachent, constituant une déformation ntéro-postérieure qui rend le cou plus court et moins libre. La pression sur les apophyses épineuses déplacées est douloureuse toujours au même point. Le mouvement de flexion antérieure du rachis cervical est diminué ou nul dans le mal de Pott; des abcès ont pu se produire et des troubles fonctionnels plus ou moins prononcés existent souvent.

Rien de semblable dans l'attitude cervicale ancienne. Il n'y a pas de déplacement dans l'axe médian du rachis; la ligne des apophyses épineuses est normale, la pression n'y est pas douloureuse. L'empâtement, s'il y en a, est latéral et occupe la région des apophyses articulaires où la pression manuelle provoque, au contraire, une douleur plus ou moins vive. Enfin, l'évolution est différente; le début a été brusque et fébrile dans le rhumatisme; il est lent, insidieux, obscur dans la tuberculose. Mais ce ne sont là que les grandes lignes d'un diagnostic précis et il est parfaitement exact qu'une erreur peut être commise dans quelques cas exceptionnels, où les renseignements originels sur le mal font défaut.

On voit, en résumé, à quelles méprises est sujette l'arthrite cervicale des jointures des apophyses articulaires latérales.

Dans sa phase initiale, elle a donné lieu à la conception erronée du torticolis du sterno-mastoïdien, affection que l'on croyait être protopathique et essentielle, pouvant secondairement déterminer des altérations ostéo-articulaires; le contraire est la vérité. Les phénomènes aigus dissipés, il persiste une attitude vicieuse de la tête, que l'on méconnaît souvent, surtout lorsque le malade en fait la correction par l'élévation de l'épaule ou à l'aide d'une scoliose de compensation.

Plus tard, certaines formes où l'atrophie musculaire prédomine peuvent faire croire à une paralysie infantile, c'est-à-dire d'origine médullaire, du sterno-mastoïdien et d'autres groupes musculaires.

Une déformation persistante, avec ou sans réveil douloureux, peut enfin passer pour un mal cervical tuberculeux.

KYSTE SYNOVIAL FOLLICULAIRE GÉLATINEUX DE L'INTERLIGNE ARTICULAIRE ANTÉRO-INTERNE DU GENOU.

Sommaire. — Observation du malade, âgé de dix-huit ans. — Siège absolument insolite d'une tumeur en bissac. — Signes de corps étranger articulaire et impossibilité de la marche. — Difficultés du diagnostic et utilité de la méthode dermographique, qui a précisé le siège intra-articulaire de la tumeur et ses rapports avec le fémur et le tibia. — L'extirpation a été suivie d'une prompte guérison opératoire et plus tard du retour complet de la fonction articulaire.

Un jeune homme de dix-sept ans, grand et vigoureux, vient me consulter pour des troubles qu'il éprouve au niveau du genou droit. Le malade raconte que le début, qui remonte à près de deux ans, a été caractérisé par des douleurs irrégulières et vagues disparaissant souvent pendant la marche. Il y a quatre à cinq mois environ, est apparue à la partie interne du genou une petite tumeur, dont le volume n'a guère changé depuis lors. Ce qui, par contre, a changé, c'est le caractère des douleurs qui, depuis un mois, sont devenues des plus vives ; elles ont une forme particulière, celle de prendre tout à coup une grande acuité. Le malade tomberait s'il n'était soutenu ; il en est arrivé à ne pouvoir marcher et il ne se tient debout qu'appuyé sur une canne solide. Il sent à tous moments sa jambe se fléchir et se dérober sous lui. Bref, les symptômes qu'il éprouve rappellent assez bien ceux que l'on observe chez les malades atteints de corps étrangers intra-articulaires du genou.

En voyant ce grand garçon maigre et sec marcher à peine, appuyé sur sa canne, j'ai pensé à une ostéo-arthrite tuberculeuse du genou, dont j'allais reconnaître les caractères en examinant le genou à découvert. Ma surprise a été grande de trouver les deux genoux semblables et de n'apercevoir rien

de particulier tout d'abord dans le genou droit. Mais en l'ins-
pectant de plus près, le membre étant dans l'extension, j'ai vu
se dessiner sous la peau immédiatement au-dessous du condyle interne une petite saillie arrondie.

Le toucher a fait voir qu'elle était lisse, tendue et adhé-

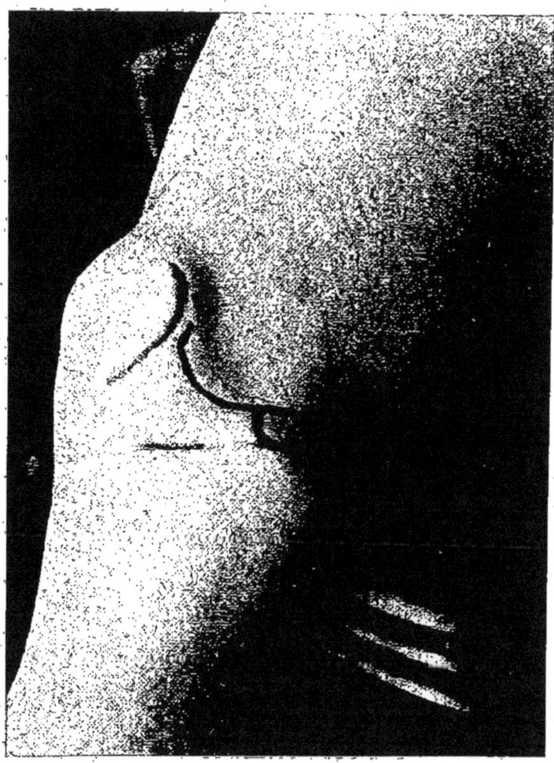

Fig. 19. — Ce dessin fait d'après la méthode dermographique montre bien les
limites du kyste intra-articulaire qui a une forme allongée dans l'interligne
de l'articulation.

rente par une base profonde qui la rendait immobile, sans fluctuation appréciable; elle était exactement placée dans l'interligne articulaire, à un bon travers de doigt en arrière du bord
interne du ligament rotulien. C'est en cherchant à dessiner
ses contours et ceux des os avec un crayon dermographique,
que je fis la remarque que la tumeur se continuait dans

l'interligne, vers la partie postérieure, et qu'elle possédait la forme d'un gros haricot très allongé et très déprimé en son milieu (fig. 19). L'axe du haricot correspondait exactement à l'interligne, et l'extrémité postérieure de la tumeur s'arrêtait avant d'avoir atteint le bord postérieur du tibia. Dans son ensemble, cette tumeur ne jouissait d'aucune mobilité et paraissait s'enfoncer dans l'articulation, où on la perdait. Mais on parvenait à trouver de la fluctuation entre ses deux extrémités arrondies et plus saillantes. On est donc en présence d'une loge en bissac et, en faisant passer le contenu d'une loge dans l'autre, on perçoit nettement une crépitation fine. Il est impossible de faire rentrer le contenu dans l'articulation ; il n'y a donc pas de communication appréciable du liquide avec la cavité articulaire.

La tumeur est indolente ; elle devient plus visible en changeant la position d'examen et plaçant le genou dans la flexion à angle droit.

En présence de cette tumeur de forme et de siège aussi insolites, on ne parvient à se faire une opinion sur sa nature que par voie d'élimination. Une des premières idées qui vient à l'esprit est celle d'un kyste poplité anormalement développé. Mais elle est à rejeter immédiatement ; rien ne justifie une pareille hypothèse. Le kyste aurait dû contourner le bord interne du creux poplité et cette région est normale.

Ce ne peut être de la tuberculose, l'évolution et le caractère même de la tuméfaction ne cadrant aucunement avec une affection tuberculeuse.

Un corps étranger articulaire suppose l'existence d'une arthrite antérieure : or, il n'y en a pas eu trace chez notre malade qui est un tout jeune homme.

La forme insolite et limitée de la tumeur, sa consistance très tendue, la difficulté d'y provoquer de la fluctuation, enfin la crépitation dont elle est le siège, crépitation qui indique le passage d'un contenu épais à travers un rétrécissement, toutes ces raisons m'ont amené à rejeter toute autre hypothèse que celle d'une tumeur synoviale formée aux dépens d'un follicule développé en g nglion. Mais ce mot est impropre et à rejeter, car il ne peut que prêter à confusion, le terme de ganglion servant déjà à désigner des organes normaux que l'on rencontre sur le trajet des vaisseaux lymphatiques ou de certains nerfs.

On sait la fréquence des kystes de ce genre au poignet et au cou-de-pied. Nos recherches ne nous en ont pas fait trouver dans la région antérieure de la synoviale du genou. Le cas actuel en serait le premier exemple.

Gosselin a défendu l'origine folliculaire de ces kystes : toutes les synoviales sont, en effet, munies de follicules synovipares, sortes de diverticules où sont sécrétés certains éléments de la synovie. D'après Gosselin, l'oblitération de l'orifice de communication situé entre le follicule et la cavité synoviale donnerait lieu à la tumeur.

Bégin et Barwell, de leur côté, ont avec d'autres auteurs soutenu la thèse de la hernie synoviale : il existe à l'état normal des diverticules de la synoviale, sortes de hernies en ébauche, lesquels arrivent à traverser les points faibles de l'enveloppe ligamenteuse de l'articulation et viennent faire saillie sous les téguments.

Chez l'adolescent qui nous occupe, je pense qu'il s'agit plutôt d'un kyste d'origine folliculaire, et — si j'en juge d'après ce que j'ai observé dans d'autres régions du corps et en particulier au poignet — le liquide renfermé dans cette tumeur doit être une sérosité épaisse analogue à de la gelée de groseilles et non de la synovie ordinaire. Parti de la synoviale, le follicule oblitéré se serait développé dans l'interligne articulaire en avant du fibro-cartilage articulaire interne. En venant s'interposer par temps entre les surfaces articulaires du fémur et du tibia il provoque, comme un corps étranger, des douleurs et l'impossibilité de la marche.

Le malade a été opéré, le 16 mai, par Villemin. Après l'incision de la peau, on arrive sur le ligament latéral interne, qui est étalé au-devant de la tumeur. Ce ligament incisé avec la synoviale, la tumeur est énucléée : on se rend compte alors qu'elle est tout entière dans l'articulation et repose sur la face supérieure du cartilage semi-lunaire, auquel elle adhère par une base d'implantation assez large. L'articulation est ouverte, la tumeur est détachée; son contenu est, comme je l'avais prévu, une gelée rosée et épaisse. Il s'agit donc d'une tumeur kystique d'origine folliculaire.

On procède à la suture en surjet : 1° de la synoviale, tout en laissant passer un drain; 2° des faisceaux fibreux du ligament latéral interne et des plans fibreux du genou; 3° de la peau.

Le membre est placé et immobilisé dans l'extension.

Quelques jours après, le malade était guéri, et il a repris peu à peu la marche. Il a retrouvé tous les mouvements de l'articulation sans y ressentir aucune espèce de gêne.

HISTORIQUE DE L'APPENDICITE.

Sommaire. — L'appendicite n'est pas une maladie nouvelle. Un certain nombre
d'auteurs en ont parlé il y a longtemps, Mestivier un des premiers, il y a
150 ans ; mais la typhlite et la pérityphlite n'ont pas tardé à remplacer l'appendicite entrevue. — En 1882, Gambetta meurt d'une appendicite ; l'appendice
montre trois petites perforations. — Désormais l'appendicite commence à
reprendre ses droits. — Mémoires de R. Fitz. — L'antisepsie permet à la
doctrine nouvelle de se fonder définitivement. — Quelques auteurs essaient,
mais vainement, de rééditer l'ancienne typhlite. — La cause de l'appendicite
est définitivement gagnée.

MESSIEURS,

L'appendicite est loin d'être une maladie nouvelle, mais,
comme il arrive souvent, les mêmes choses sont interprétées autrement. Suivant l'époque, on les voit différemment ;
de là, des changements de doctrine qui sont d'autant mieux
accueillis qu'ils paraissent convenir davantage à une thérapeutique qu'on croit être curative. Tel est le cas de l'appendicite.

Il y a plus de 150 ans que la vérité avait été entrevue par
Mestivier (1). L'autopsie de son malade avait révélé l'existence d'une épingle au milieu d'un abcès de l'appendice.

« On concevra facilement, écrit cet auteur, que c'était
l'épingle qui, irritant sans cesse les différentes tuniques qui
entrent dans la composition [de l'appendice], y avait déterminé tous les accidents de la maladie et de la mort qui l'a
suivie. »

Jadelot (2) trouve chez un malade mort d'une fièvre ataxo-
adynamique (?) « les intestins remplis par une multitude

(1) Mestivier, Sur une tumeur située proche de la région ombilicale, du côté
droit, occasionnée par une grosse épingle, trouvée dans l'appendice vermiculaire
du cæcum (*Journal de médecine, chirurgie, pharmacie*, etc., t. X, p. 441, 1759).
(2) Jadelot, *Bibliothèque médicale*, t. XLIII, p. 383, 1814. Observation
recueillie par de Lens.

d'ascarides lombricoïdes, dont quatre occupaient la cavité amplifiée de l'appendice cæcal, où ils étaient comme entassés ».

Deux observations de Louyer-Villermay (1) montrent des lésions d'appendicite aussi nettes que celles que l'on pourrait décrire de nos jours. Dans l'un des cas, « au milieu du pus, nageait l'appendice cæcal, d'un tiers plus long et plus volumineux que de coutume, noir, frappé de gangrène et réduit en putrilage.... Les traces d'inflammation disparaissaient entièrement à l'intérieur du cæcum qui était sain ».

Mais, c'est surtout Mêlier (2), qui, en 1827, décrivit les altérations de l'appendice, y compris les perforations et les péritonites en dehors du cæcum.

L'une de ses observations est, à cet égard, des plus caractéristiques. « L'appendice présente à son extrémité libre une ouverture très irrégulière de plusieurs lignes de diamètre ; on en remarque plusieurs autres plus petites sur les parois de l'appendice. C'est par ces ouvertures que l'épanchement a eu lieu. »

C'est dans cet article que Mêlier écrivit cette phrase, dont la prophétie est passée de nos jours à l'état de réalité :

« S'il était possible d'établir d'une manière certaine le diagnostic de ces affections et qu'elles fussent toujours bien circonscrites, on concevrait la possibilité *d'en débarrasser les malades, au moyen d'une opération : on arrivera peut-être un jour à ce résultat* » (3).

Dès lors, la question était nettement posée et le vrai traitement, *la résection*, indiqué. On savait d'ailleurs, depuis

(1) Louyer-Villermay, Observations pour servir à l'histoire des inflammations de l'appendice du cæcum (*Archives générales de médecine*, t. V, p. 246, 1824).

(2) Mêlier, Mémoires et observations sur quelques maladies de l'appendice cæcal (*Journal général de médecine, de chirurgie et de pharmacie françaises et étrangères*, t. C, p. 317, 1827).

(3) *Loc. cit.*, p. 338.

Morgagni et Portal, qu'on pouvait réséquer, sans inconvénient, l'appendice chez les animaux.

La cause de l'appendicite eût été gagnée alors définitivement, si la chirurgie avait eu l'antisepsie à son service, mais toucher au péritoine en ce temps, c'était presque tuer son malade parce qu'on l'infectait ; de là, une crainte terrifiante qui avait amené le rejet de toutes les opérations intra-abdominales durant près des trois premiers quarts du siècle dernier.

Néanmoins l'appendicite trouva des défenseurs parmi les esprits judicieux et certains cliniciens de premier ordre, j'ai nommé Grisolle (1), Forget (2) et Leudet (3) en France. N'est-ce pas Grisolle qui écrivait : « Les perforations du cæcum et de son appendice arrivant spontanément ou par gangrène, résultant souvent de la présence de corps étrangers ou de fèces endurcies, déterminent parfois des abcès phlegmoneux ou gangréneux... »? On observe souvent « un épanchement stercoral dans le ventre et une péritonite suraiguë très promptement mortelle. Dans quelques cas moins fâcheux, des adhérences s'établissent au pourtour de la lésion de l'intestin » (4). Et plus loin : « les symptômes si aigus que je viens d'indiquer et généralement la *douleur vive*, les *vomissements bilieux*, la *fièvre intense* paraissent se rattacher bien moins au phlegmon iliaque qu'à la *phlegmasie concomitante de l'appendice iléo-cæcal et à la péritonite* » (5).

Il n'est pas jusqu'à l'usage de la morphine « par la méthode endermique » (6) qui ne soit préconisé par Grisolle.

(1) GRISOLLE, Histoire des tumeurs phlegmoneuses des fosses iliaques (*Arch. générales de médecine*, t. IV, p. 34, 1839).

(2) FORGET, De la péritonite par perforation de l'appendice cæcal (*Gaz. méd. de Strasbourg*, p. 321, 1853).

(3) LEUDET, Recherches anatomo-pathologiques et cliniques sur l'ulcération et la perforation de l'appendice iléo-cæcal (*Archiv. générales de médecine*, V^e série. p. 129, 1859).

(4) *Loc. cit.*, p. 44-45.

(5) *Loc. cit.*, p. 61.

(6) *Loc. cit.*, p. 316.

Une conception plus simple, trop simple, dirais-je, mais d'autant plus séduisante qu'elle donnait une entière satisfaction aux médecins imbus d'une tradition très en honneur, fut proposée par Albers, de Bonn, en 1838 (1). C'était celle de la vieille typhlite présentée de la façon suivante.

La typhlite est un engorgement cæcal dû à la stase des matières ; elle réclame à l'intérieur des purgatifs légers, et à l'extérieur des antiphlogistiques et des émollients (le vieux cataplasme) pour apaiser l'irritation. Si l'irritation trop intense amène de la pérityphlite par propagation ou par perforation, on aura recours à l'incision des phlegmons ou abcès péricæcaux ; on abandonnera à elles-mêmes les péritonites généralisées.

C'était, il faut en convenir, une doctrine appropriée à l'ère médicale de l'époque où elle apparut de nouveau, car elle n'était pas neuve. La doctrine broussaisienne de l'irritation inflammatoire s'était emparée des esprits et régnait sans partage dans le monde. La typhlite avec un traitement antiphlogistique et adoucissant renaissait à point pour appuyer et grossir le courant des idées acceptées et cclamées.

Dès ce moment, la typhlite seule subsiste, simple ou accompagnée de pérityphlite, de péritonite. Il ne saurait être question d'appendicite jusqu'aux vingt dernières années du siècle passé.

Vers cette époque, en 1882, se produisit un événement mémorable auquel les devoirs de l'amitié me mêlèrent, hélas ! bien tristement : Gambetta mourut et il présenta, à l'autopsie, trois petites perforations de l'appendice. Son observation (2) relate ces faits, c'est un exemple modèle de septicémie aiguë, de cette forme d'appendicite qu'a bien décrite Jalaguier, dans la suite.

(1) Albers, Beobacht. auf dem Gebiete der Path. und pathol. Anatomie. Berne, 1838 (traduction du journal l'*Expérience*, p. 129, 1839).

(2) Blessure et maladie de M. Gambetta (Masson et Cie, 1883, et in *Gaz. hebd. de médecine et de chirurgie*, 17 janvier 1883). Cette observation est rappelée ici-même, pages 287 et suivantes.

Je partageais jusqu'à cette date la foi de tout le monde dans la typhlite ; mais la nature des accidents présentés par le malade et les discussions que souleva l'examen de son état local, me firent émettre dès le 20 décembre, l'opinion d'une ulcération du fond du cæcum ou de l'appendice, et le dessin en fut fait alors devant Liouville et Sirędey.

J'étais donc à l'avance conquis à la réforme qui allait être faite par Reginald Fitz (de Boston) et qu'il fit connaître dans deux beaux mémoires (1). L'appendicite y était rééditée et établie sur des bases certaines, ainsi que la nécessité d'un traitement chirurgical, sans que, toutefois, l'auteur insistât sur la résection de l'appendice.

L'antisepsie permit à la doctrine nouvelle de se fonder définitivement. Aux Américains : Weir, Smith, Bull, Sands, Gaston, Seen et surtout Mac Burney (2), revient l'honneur d'avoir fait abandonner la doctrine de la typhlite pour celle de l'appendicite. Celle-ci prit comme une traînée de poudre en Angleterre où, on le sait, le 16 février 1887, Treves fit pour la première fois la résection de l'appendice à froid sur un homme de trente-quatre ans, qui avait subi déjà deux crises aiguës (3). Deux ans plus tard (4), ce chirurgien établissait les indications de la résection de l'appendice à froid. Fenwick, West furent les principaux défenseurs de la nouvelle opération en Angleterre. En Allemagne, nous citerons Matterstock, Mickülicz, Brenner, Biermer ; en Suisse, Krafft, Gauthier et surtout Roux (de Lausanne).

La première résection à froid fut faite à Paris par Schwartz en mars 1891 (5).

---

(1) 1er Mémoire in : *American Journal of med. Sciences*, p. 321, octobre 1886.
— 2e Mémoire in : *Boston-Med. and Surgical Journal*, mai 1888.
(2) Mac Burney, *New York Med. Journal*, p. 676, 21 décembre 1889.
(3) Treves, *Med. Chirurg. Transactions*, vol. LXXI, p. 166, 1888.
(4) Treves, *Lancet*, janvier 1889.
(5) *Bull. de la Soc. de chirurgie*. 18 mars 1891.

Là se bornera notre historique; il nous sera permis de dire toutefois qu'en France toute une école de cliniciens, d'opérateurs et de jeunes expérimentateurs a défendu les idées nouvelles, tantôt en se plaçant avec Dieulafoy, un grand apôtre de l'appendicite, sur le terrain des théories, tantôt, et plus souvent, en s'appuyant sur les données plus rationnelles de l'observation et des résultats.

Dans les polémiques que l'appendicite a soulevées de toutes parts, la chirurgie française s'est inspirée de principes de sagesse et de raison pour faire prévaloir au point de vue thérapeutique des formules pleines de sens et d'opportunité.

Toutefois il y a encore un groupe de moins en moins nombreux de chirurgiens et de médecins qui essaient de reprendre la désormais vieille typhlite, en prétendant que le cæcum et la fin de l'iléon peuvent donner lieu, en dehors de l'appendice, à des accidents analogues à ceux de l'appendicite (ce qui est à démontrer), qu'un certain nombre de typhlites caractérisées par des tumeurs cæcales, disparaissent par le repos, fait exact qui ne prouve rien, et qu'on a vu des abcès de la fosse iliaque provenant d'ulcérations du cæcum avec un appendice sain. Or, les ulcérations septiques *primitives* du cæcum sont extrêmement rares, s'il est vrai qu'elles aient été observées bien positivement.

Les erreurs de diagnostic invoquées encore comme arguments opposés à l'appendicite ne sauraient être prises en considération. L'appendicite est et restera de plus en plus debout, en face des attaques qui tombent d'elles-mêmes progressivement.

Grâce à l'antisepsie, l'extirpation de l'appendice, presque toujours suivie de guérison, a fourni la preuve, toutes les preuves, dirais-je, en montrant l'appendice altéré, perforé, détruit, et le cæcum à peu près toujours sain ou secondairement atteint, s'il est malade. La cause de l'appendicite est désormais gagnée.

BLESSURE ET MALADIE DE GAMBETTA.

RELATION DE L'AUTOPSIE (1)

Observation. — Le lundi 27 novembre, à midi, un serviteur de M. Gambetta entrait précipitamment chez moi, me priant de me rendre en toute hâte à Ville-d'Avray : « M. Gambetta vient de se blesser à la main avec un revolver, me dit-il, sa voiture vous attend. » Je partis immédiatement, muni de quelques instruments qui me parurent utiles.

Il était une heure quand j'entrai dans la chambre du blessé ; M. Gambetta était couché dans son lit, la main recouverte d'un pansement. On alla chercher MM. les docteurs Gilles et Guerdat qui avaient donné les premiers soins ; M. Gilles arriva seul. Le pansement fut défait : l'avant-bras placé à angle droit sur le bras et maintenu vertical au plan du lit, il fut aisé de procéder à un examen attentif de la blessure, dont le trajet occupait la main et la section inférieure de l'avant-bras droit.

L'orifice d'entrée du projectile apparaît dans la paume de la main, immédiatement en dedans du sillon qui sépare l'éminence thénar du creux de la main, à la rencontre de ce sillon et d'une ligne transversale partant de la racine du pouce et coupant la main perpendiculairement à son axe. Les dimensions de cet orifice sont inférieures à celles d'une pièce d'argent de vingt centimes ; il est régulièrement circulaire, légèrement déprimé au centre où se trouve un caillot qui le ferme ; il présente sur les bords une zone noirâtre d'un millimètre environ.

L'orifice de sortie est placé dans l'avant-bras, mais non sur sa face antérieure ou palmaire ; sa situation précise est plutôt sur la face dorsale ou, plus exactement, à l'union du bord interne et de la face dorsale, à 5 centimètres au-dessus de l'apophyse styloïde du cubitus. Les bords de cet orifice, légèrement déjetés en dehors, également entourés d'une zone noirâtre moins large, sont fissurés en deux points opposés. Par la plaie béante de sortie, il s'écoule un filet de sang rouge, sans rutilance pourtant, qui n'a cessé qu'avec l'application du pansement. Pendant l'examen ultérieur, les deux orifices sont mis à l'abri du contact de l'air, à l'aide d'un carré de protective.

Le trajet compris entre ces deux orifices mesure en ligne droite 13 centimètres ; il se dirige de bas en haut, de dehors en dedans, et d'avant en arrière ; il ne suit pas le membre parallèlement à son axe longitudinal, il coupe obliquement cet axe ; il n'est pas non plus compris dans un même plan transversal puisque l'un des orifices se trouve à la face palmaire, tandis que l'autre est placé presque sur la région dorsale de l'avant-bras.

M. Gambetta m'avait fait le récit de l'accident dès mon arrivée ; il a été

(1) Cette relation a paru dans *Gazette hebdomadaire de médecine et de chirurgie* (19 janvier 1883). L'observation a été recueillie jour par jour et rédigée par Lannelongue ; la rédaction de l'autopsie est due à Cornil.

publié en ces termes, le 2 décembre, dans la *République française* :
« M. Gambetta s'est blessé lui-même ; il tenait dans sa main gauche un
revolver dans lequel était restée une cartouche ; il en avait fait basculer
le canon et pour le remettre en place il appuyait la paume de la main
droite sur l'extrémité de l'arme. A ce moment la cartouche, n'étant qu'en
partie engagée dans le cylindre, s'opposait au redressement du canon.
Aussitôt que la pression fut assez forte, la capsule de fulminate partit, et
M. Gambetta reçut le projectile dans la paume de la main droite. Le trajet de la balle a suivi le sens de l'avant-bras et le projectile est res-
sorti. »

Ce document montre quelle était la situation de la main droite : elle
se trouvait en pronation forcée et fortement renversée dans l'extension
exagérée sur l'avant-bras ; dans cette attitude, le creux de la paume de
la main et la gouttière radio-carpienne se dirigent vers le bord cubital de
l'avant-bras, et c'était cette direction qu'avait suivie le projectile. On nous
l'avait remis, et ses dimensions (9 millimètres de long sur 6 millimètres
de large) contribuèrent à nous éclairer, après un examen plus complet,
sur l'étendue des altérations produites.

Le bruit de la détonation avait été peu intense : le blessé ressentit immédiatement dans la main, une douleur extrêmement vive, que, dans son
récit, il compara à un éclair ; de plus, il se produisit immédiatement un
écoulement de sang par l'orifice d'entrée du projectile. Ainsi averti de sa
blessure, M. Gambetta crut tout d'abord que la balle n'était pas ressortie ;
il lui sembla, pendant plus d'un quart d'heure, qu'elle était encore dans
sa main et il fit plusieurs tentatives de compression pour l'extraire.
Bientôt une tache de sang sur la manche de la chemise fit découvrir l'orifice de sortie. Pendant ce temps, on s'était empressé autour de lui, et,
comme le sang continuait à couler, non en jet, mais à la manière du filet
d'un petit ruisseau, les gens de sa maison apportèrent un grand vase
d'eau salée dans lequel il plongea sa main ; par deux fois on renouvela
l'eau, et chaque fois, nous dit-il, elle était fortement rougie ; il estime
qu'il a perdu *pas mal de sang* (1). Puis, il enveloppa sa main successivement dans deux serviettes et un grand mouchoir ; tout ce linge était couvert de taches de sang. MM. les docteurs Gilles, de l'hospice Brézin, et
Guerdat, de Ville-d'Avray, arrivèrent alors et procédèrent à un pansement légèrement compressif, qui arrêta l'hémorragie.

La direction du trajet indiquait que le projectile avait dû pénétrer directement sous l'aponévrose palmaire et s'engager probablement dans le
canal radio-carpien pour gagner l'orifice de sortie ; il pouvait avoir atteint
le pisiforme, l'os crochu et le cubitus, intéressant peut-être en même
temps les articulations de ces os et celle du poignet. Cependant, la position de la main n'impliquait pas nécessairement une lésion des os, et
l'examen méthodique qui en fut fait, nous donna l'assurance de l'intégrité du squelette. Ce premier résultat acquis nous rassura beaucoup et la
remarque en fut faite à haute voix devant le blessé.

Dans la partie antibrachiale de son trajet, la balle avait suivi la direc-

____

(1) Expression de M. Gambetta.

tion de l'artère cubitale en la croisant très obliquement cependant ; de plus, au moment de notre examen, le blessé perdait un sang rouge, quoique sans rutilance, qui s'écoulait avec continuité par l'orifice de sortie. Il y avait donc à rechercher si ce vaisseau n'était pas intéressé : il n'existait pas de gonflement le long de l'artère, les tissus étaient souples ; néanmoins je ne perçus pas les battements artériels, et je dus rester dans le doute sur ce point, ne voulant ni prolonger l'exploration, ni la rendre douloureuse, pour m'éclairer au delà de ce qui était nécessaire. Du côté de la paume de la main, le projectile avait pénétré juste en face de la ligne anatomique de l'arcade palmaire superficielle ; l'hémorragie avait été assez considérable par l'orifice d'entrée ; on pouvait donc supposer que cette artère était atteinte, ou tout au moins qu'un des rameaux importants de l'arcade avait fourni le sang. Mais l'hémorragie étant suspendue et la plaie bouchée par un caillot, il n'y avait pour le moment qu'à se tenir sur la réserve et à exercer une surveillance attentive pour l'avenir.

L'examen de la sensibilité fut très significatif : elle était intacte sur toute la périphérie de la main et des doigts, sauf sur les faces palmaires du petit doigt et de la moitié interne de l'annulaire. Là elle était complètement abolie, et un certain nombre de piqûres faites à l'abri du regard du blessé, avec la pointe d'une aiguille, en évitant l'ébranlement des doigts, ne furent pas senties ; la sensibilité nous parut cependant conservée, mais obtuse et vague, sur la face dorsale du petit doigt, de l'annulaire et de la moitié interne du médius. Le nerf cubital se trouvait donc incomplètement intéressé.

Le projectile ayant pénétré dans le canal radio-carpien, la lésion des gaines tendineuses était certaine et ces cavités avaient dû être suivies dans une longueur de plusieurs centimètres. Les tendons qu'elles reçoivent avaient dû souffrir aussi de la blessure, mais probablement d'une manière incomplète ; le malade pouvait, en effet, ramener les doigts dans la paume de la main, non toutefois sans gêne. On remarquait alors que la troisième phalange de l'index, du petit doigt et un peu celles des deux doigts intermédiaires, ne se fléchissaient qu'imparfaitement.

Il s'était produit un gonflement notable de la main, localisé dans la région de l'éminence thénar et du premier espace interosseux. Non seulement l'éminence thénar était soulevée jusqu'à la ligne articulaire du poignet, mais elle était plus ferme et le gonflement encore plus marqué dans l'intervalle qui sépare le pouce de l'index. Dans ces deux régions qui sont en continuité anatomique, d'ailleurs, il y avait du sang collecté et infiltré en abondance ; la recherche attentive des pulsations caractéristiques d'un anévrysme traumatique fut négative.

En résumé : ouverture certaine des gaines des tendons fléchisseurs, altération presque aussi certaine de quelques tendons du groupe des fléchisseurs superficiels et profonds, blessure incomplète du nerf cubital, doutes légitimes sur la blessure de l'artère cubitale et de l'arcade palmaire superficielle ; tel fut le résultat des investigations de la première heure. Il convient d'ajouter que le muscle cubital antérieur était nécessairement traversé de la face profonde à la face superficielle.

LANNELONGUE. — Leçons.   19

L'examen du blessé a duré environ un quart d'heure, puis on a procédé au pansement.

Dans l'espoir d'obtenir une réunion immédiate et une réparation des désordres sans suppuration, j'adoptai les principes suivants pour la direction du traitement : en premier lieu, l'immobilisation absolue de la main placée dans l'extension physiologique ; en second lieu, la protection des plaies et leur mise à l'abri de tout contact irritant ou infectieux. Le même pansement ouaté et phéniqué réalisa complètement ces conditions jusqu'à la cicatrisation définitive ; il ne lui fut apporté de modifications que dans quelques détails insignifiants. Les plaies furent recouvertes de protective, la main fut entourée d'une simple couche de bandelettes de gaze phéniquée, chaque doigt fut séparé de son voisin par une faible épaisseur d'ouate, deux couches d'ouate furent appliquées sur les faces dorsale et palmaire de la main, et tout le membre enfin jusqu'au coude fut recouvert par une enveloppe de coton phéniqué. Une bande de tarlatane phéniquée maintint chacun de ces plans, en exerçant en même temps une très légère compression sur le membre ; on l'étendit sur une planchette matelassée d'ouate ; la position en était légèrement élevée.

Telles ont été les règles des pansements ultérieurs qui furent rares, afin de mieux remplir les conditions qu'on voulait obtenir. Jamais le pansement n'a été enlevé sans qu'on fît une pulvérisation phéniquée et personne, jusqu'au jour de la cicatrisation définitive de la blessure, n'a touché la main sans s'être préalablement lavé dans une solution phéniquée forte.

Certaines dispositions furent prises en vue de parer aux éventualités qui pourraient se produire : hémorragies secondaires ou plus tardives, inflammation suppurative des gaines, accidents nerveux, névrite et tétanos. Les limites extrêmes de la température de la chambre furent fixées à 16 et 18 degrés. On recommanda expressément qu'il n'y eût pas de courants d'air dans la pièce ; ordre fut donné d'éloigner toute visite.

L'état général du blessé demandait également à être surveillé de près son embonpoint, son genre de vie réclamaient quelques précautions. Aussi M. Siredey, son médecin habituel, et M. Fieuzal, son ami, qui connaissaient ses habitudes et sa santé, furent-ils prévenus dès le soir même. Pendant tout le traitement où la main seule fut en cause, j'ai été assisté dans mes visites par MM. Gilles et Guerdat, très souvent aussi par MM. Siredey et Fieuzal. Trois internes des hôpitaux, MM. Walter, Berne et Martinet, se sont succédé auprès de M. Gambetta, lui donnant les soins de tous les instants et veillant à l'exécution de nos prescriptions.

27 *novembre*, neuf heures du soir. — Température, 37°,2 ; pouls, 88.

L'hémorragie n'a pas reparu depuis le pansement. Le blessé, fortement enrhumé depuis deux jours, tousse beaucoup. Il éprouve dans la main un sentiment de tension qui s'est manifesté presque immédiatement après l'accident et qui va en augmentant depuis quelques heures ; cette douleur se localise dans l'éminence thénar. Le régime alimentaire a consisté aujourd'hui en un simple bouillon et deux grogs. M. Gambetta a pris successivement 3 grammes de chloral : un gramme à quatre heures, un gramme à six heures, un dernier enfin à huit heures ; M. Lannelongue passe la nuit près de lui.

28 novembre, huit heures du matin. — Température, 37°,8; pouls, 84.

La nuit a été agitée et presque sans sommeil; à quelques minutes de repos succède un réveil en sursaut, et un peu de calme n'est survenu que vers 6 heures du matin; durant toute la nuit une transpiration abondante s'est produite.

Le phénomène de tension de la main a pris de très grandes proportions; M. Gambetta le traduit ainsi : « Ce ne sont pas des élancements douloureux, à proprement parler, ceux-ci sont rares; c'est une compression comparable à celle que ferait subir un étau; on dirait qu'il y a dans les tissus de la main un corps étranger volumineux dont le gonflement menace de faire éclater les téguments. » Cette sensation persiste trois quarts d'heure, une heure sans discontinuer, puis elle cesse durant quelques minutes pour se reproduire ensuite. La toux du malade en augmente l'intensité.

Même régime que la veille, quelques grogs dans la journée, lait froid et un bouillon si le malade le désire, 2 grammes de chloral sont pris au milieu du jour, un troisième gramme dans la soirée, et on donnera vers dix heures du soir enfin une cuillerée de sirop de morphine, si la douleur persiste avec la même intensité.

28 novembre, cinq heures soir. — Première visite de MM. Siredey et Fieuzal avec M. Lannelongue.

Température, 37°,4; pouls, 80. M. Fieuzal passe la nuit à Ville-d'Avray.

29 novembre, huit heures du matin. — Visite de MM. Siredey et Lannelongue. Température, 37°,2; pouls, 76.

Le renouvellement du pansement fait constater un gonflement égal à celui du premier jour; il existe de plus un léger œdème avec une teinte à peine rosée de la face dorsale de la main. Au toucher, absence de chaleur dans le membre et de pulsations dans les parties gonflées. La nuit a été meilleure et le malade a pu prendre trois heures entières de repos; dans l'intervalle il a ressenti des douleurs identiques à celles de la nuit précédente. On fait un examen sommaire des urines (1). Même sévérité dans le régime alimentaire. Continuation du chloral.

29 novembre, six heures du soir. — Visite de M. Lannelongue. Température, 37°,2; pouls, 88.

Depuis le pansement du matin, le blessé a ressenti deux fois des élancements dans la main, où il éprouve une incessante compression; il a eu néanmoins du repos dans la journée. La toux est fréquente et grasse, la respiration bruyante et le visage un peu rouge; la langue est humide.

30 novembre, matin. — Visite de MM. Siredey et Lannelongue. Température, 37 degrés; pouls, 76.

La nuit a été bonne, fort calme, sans élancements dans la main, sans transpiration gênante. Au moment de notre visite le blessé ne ressent plus la compression si vive de la veille, il se trouve très bien, sa physionomie est gaie, son moral est excellent. Les fonctions du ventre ne

---

(1) L'examen des urines montre qu'elles ne renferment ni sucre ni albumine. Les résultats des analyses et des examens faits dans le cours de la blessure et de la maladie ont été réunis à la suite de l'observation.

s'étant pas encore accomplies depuis la blessure, un remède à la glycérine est ordonné malgré la répugnance qu'il inspire. Un œuf frais sans pain pour le déjeuner, lait et grogs dans la journée.

30 novembre, soir. — Visite de M. Lannelongue. Température, 37 degrés; pouls, 72-76.

Langue humide. Le malade se défend de n'avoir pas pris le remède prescrit, en parlant de velléités qui n'ont pas encore abouti. La physionomie est d'ailleurs excellente, l'humeur naturelle et pleine d'entrain. La journée eût donc été on ne peut plus satisfaisante sans la persistance de la sensation pénible de la main; cependant la douleur est moins continue. M. Gambetta cherche à l'éviter en réclamant de fréquentes modifications dans la position du membre; chacune de ces manœuvres le soulage, mais le malaise reparaît au bout de peu de temps. Il prend à l'heure du dîner un potage seulement. Sirop de morphine pour la nuit.

1er décembre, matin. — Visite de MM. Siredey, Fieuzal et Lannelongue. Température, 36°,6; pouls, 72.

Excellente nuit, sept heures de sommeil. Langue humide. Absence de garde-robes; nous prescrivons deux grands verres d'eau d'Hunyadi Janos à prendre dans la matinée. Le pansement est renouvelé : la blessure palmaire est à peine visible, étant recouverte par un gonflement blanchâtre de l'épiderme; la blessure brachiale n'offre pas la moindre rougeur, les bords n'en sont pas gonflés et on n'y remarque aucun suintement. La paume de la main s'est élargie en prenant la forme d'un battoir, les sillons y sont moins profonds, et le bourrelet de la racine de chaque doigt plus prononcé; le gonflement est surtout marqué entre le pouce et l'index, on n'y sent pas de pulsations.

Il existe aussi un très léger œdème dorsal sans rougeur. Les doigts ne sont plus dans l'extension complète, mais fléchis sur la main d'une vingtaine de degrés environ.

Quatre jours pleins se sont écoulés depuis l'accident, et l'examen actuel ne constate qu'une légère inflammation adhésive des gaines.

En refaisant le pansement, on s'attache à redresser l'attitude vicieuse des doigts et on y parvient aisément.

Il est permis au malade de manger quelques huîtres et un œuf après son purgatif; on continue l'usage de l'eau de Vichy (source de la Grande Grille), commencé depuis la veille.

1er décembre, soir. — Visite de M. Lannelongue. Température, 36°,8; pouls, 76.

La physionomie est parfaite; cependant la douleur de la main a été plus vive qu'hier, et elle se localise plus particulièrement entre le pouce et le poignet; de plus, le blessé ressent un phénomène étrange qu'il traduit ainsi : « Il n'y a pas un de mes doigts qui ne soit le siège d'un phénomène de rétraction irrésistible vers la paume de la main. »

Le purgatif n'ayant produit qu'un effet très incomplet, on en prescrit un second pour le lendemain.

Reprise du chloral, 2 grammes, et du sirop de morphine s'ils sont nécessaires.

2 décembre, matin. — Visite de M. Lannelongue. Température, 36°,8 ; pouls, 72.

La douleur de la main a rendu la nuit moins bonne que la précédente. Le malade a repris deux grands verres d'Hunyadi Janos à six heures du matin. Le pansement est renouvelé afin de surveiller le gonflement plus marqué qui existait la veille ; on le trouve aujourd'hui très atténué et les doigts sont dans une bonne attitude; on sent un peu de crépitation articulaire en faisant exécuter quelques mouvements dans les phalanges.

2 décembre, soir. — Visite de M. Lannelongue. Température, 36°,6 ; pouls, 72.

Le purgatif a agi très efficacement. Malgré quelques douleurs ressenties d'une manière irrégulière à la racine du petit doigt et de l'index, malgré la persistance du phénomène de tension de la main, la journée a été excellente et le blessé nous montre toute la bonne humeur qu'il a en pleine santé.

Dimanche, 3 décembre, neuf heures du matin. — Consultation de MM. les professeurs Verneuil, Trélat et de MM. les Drs Siredey, Fieuzal, Gilles, Guerdat et Lannelongue. Température, 36°,4; pouls, 72.

Le pansement est défait et la main examinée avec attention.

Les orifices de la blessure sont presque fermés ; la tuméfaction persiste cependant dans l'éminence thénar de même qu'entre le pouce et l'index; mais le gonflement palmaire est presque nul et les doigts sont bien redressés. L'entretien chirurgical qui a suivi cet examen a été bref. MM. les professeurs Verneuil et Trélat exprimèrent l'avis que la blessure se réparait sans suppuration, que toute complication paraissait conjurée et que la guérison était prochaine. Aussi conseillèrent-ils de plus rares pansements.

Le bulletin suivant fut livré au public : « L'état de M. Gambetta est absolument satisfaisant à tous les points de vue; sa santé générale ne laisse rien à désirer, et la blessure touche à la guérison. » Signé par les médecins consultants.

3 décembre, cinq heures du soir. — Visite de M. Lannelongue. Température, 36°,4 ; pouls, 72.

La journée a été excellente et le moral est tout à fait naturel; M. Gambetta ne se plaint que de la sensation locale déjà signalée. On lui a permis ce matin une côtelette et un œuf; il a eu une garde-robe naturelle dans la journée.

4 décembre, huit heures du matin. — Visite de M. Lannelongue. Température, 36°,5 ; pouls, 68.

Le malade a souffert deux heures environ dans la soirée du 5 ; puis, il a passé la meilleure des nuits, il a dormi huit heures sans chloral, et ce matin il ne sent pas sa main.

4 décembre, soir. — Visite de M. Lannelongue. Température, 36°,5 ; pouls, 68.

Le malade a bien déjeuné et la journée a été très calme ; il n'a plus en en effet cette tension permanente qui l'a beaucoup éprouvé jusqu'ici ; mais il a eu trois ou quatre crises dans lesquelles la douleur a pris un nouveau caractère. De la paume de la main partent des irradiations à forme fulgurante se dirigeant vers les doigts et principalement vers l'index et le petit doigt.

Deux fois ces douleurs ont remonté vers le coude et l'épaule.

Une évacuation naturelle assez abondante a eu lieu.

5 décembre, matin. — Visite de MM. Siredey et Lannelongue. Température, 36°,4; pouls, 68.

Cinq heures du soir. — Visite de M. Lannelongue. Température, 36°,7; pouls, 72.

Le déjeuner a été pris avec plaisir. M. Gambetta a beaucoup moins souffert et a ressenti seulement trois à quatre crises comparables à celles de la veille. Le pansement est défait, la main est dans le meilleur état, la plaie palmaire est presque cicatrisée, et celle de l'avant-bras offre une couche de bourgeons de la dimension d'une lentille. Le pansement est très allégé et les doigts restent à découvert.

On permet au malade de changer de lit, et il est autorisé à recevoir M. Arnaud de l'Ariège, son ami et son secrétaire.

La santé générale est excellente, il y a eu une garde-robe abondante dans la journée.

6 décembre, matin. — Température, 36°,6 ; pouls, 68.

Soir. — Température, 36°,7 ; pouls, 72.

7 décembre, matin. — Température, 36°,7 ; pouls, 68.

Soir. — Température, 36°,7 ; pouls, 72.

8 décembre, matin. — Visite de M. Lannelongue. Température, 36°,5 : pouls, 68.

Soir. — Température, 36°,7 ; pouls, 72.

Cinq heures du soir. — Visite de MM. Siredey et Lannelongue.

Renouvellement du pansement; l'aspect du membre est excellent, presque normal : les doigts sont dans l'extension complète ; tout œdème a disparu ; la paume de la main ne présente plus de gonflement que dans le premier espace interosseux, et là on ne trouve ni tension ni soulèvements pulsatiles.

L'orifice de la blessure palmaire est à peu près cicatrisé et l'orifice brachial est oblitéré par une couche rosée fort petite de bourgeons charnus. Le trajet intermédiaire semble être entièrement réparé ; l'articulation du poignet jouit de tous ses mouvements. Le blessé nous dit qu'il ne perçoit plus de douleurs que dans les doigts ; l'index et le petit doigt le *travaillent surtout* ; il a l'impression qu'ils sont fléchis dans la paume de la main, et il regarde souvent pour s'assurer du contraire.

Une perversion plus étrange de la sensibilité est celle-ci : M. Gambetta n'a pas le sentiment vrai de la position de sa main qui est étendue sur un coussin en dehors du lit; il lui semble qu'elle repose sur sa poitrine, et il a besoin de la voir pour se remettre dans la réalité.

M. Gambetta a fait un déjeuner un peu plus abondant (un bouillon, un œuf à la coque, 4 huîtres avec du pain, les ailes d'une bécasse); il a ce soir le ventre distendu par des gaz ; il s'en plaint.

Un purgatif lui est ordonné pour le lendemain matin.

9 décembre, matin. — Visite de M. Lannelongue. Température, 36°,9; pouls, 80.

Soir. — Température, 37°; pouls, 84.

Dans la journée de samedi les phénomènes douloureux de la main ont été beaucoup moins prononcés; mais le malade qui ne s'est pas purgé le matin a ressenti les mêmes troubles gastriques que la veille et en particulier du dégoût pour les aliments; il a fort peu mangé ce jour-là.

Dimanche 10 décembre, matin. — Température. 37°,5 : pouls, 84.

Soir. — Température, 37°,6 ; pouls, 84.

Visite de M. Lannelongue dans la soirée. — Le malaise abdominal s'est accentué et M. Gambetta nous apprend que, la veille au soir, en faisant des efforts pour aller à la garde-robe, il a ressenti subitement une vive douleur dans le flanc droit dont il précise mal le siège. Cette douleur a déterminé de l'insomnie, et le dimanche il s'en plaint encore, quoiqu'elle soit beaucoup moins accentuée. L'état saburral est plus prononcé, l'inappétence est complète.

M. le professeur Charcot, qui l'a vu dans la journée, lui a conseillé un lavement purgatif. L'examen du ventre ne révèle rien d'anormal; il n'y a nulle part d'empâtement, le siège de la douleur est très vague, et M. Gambetta se plaint à peine quand on presse fortement dans le flanc ou dans la région lombaire.

On réveille pourtant de la sensibilité sur la paroi latérale et inférieure du thorax du côté droit; il est proposé d'appliquer sur ce point un sinapisme; mais, comme on a déjà pratiqué un large badigeonnage de laudanum, M. Gambetta ne paraît pas disposé à accepter le sinapisme, et il ajoute qu'il ne souffre pour ainsi dire plus.

11 décembre, matin. — Température, 37° : pouls, 80.

Soir. — Température, 36°,8 ; pouls, 76.

Visite de M. Lannelongue dans la matinée.

Le visage est légèrement congestionné, la langue blanche et très saburrale; le dégoût pour la nourriture est absolu; 40 grammes de citrate de magnésie sont ordonnés. L'état de la main est tout à fait satisfaisant, l'orifice palmaire est cicatrisé, et le brachial n'offre plus qu'une agglomération de petits bourgeons exubérants; on les cautérise. L'examen de la région, qui a été le siège de la douleur subite mentionnée plus haut, ne révèle aujourd'hui qu'une sensibilité très obtuse, que d'assez fortes pressions seules mettent en évidence. M. Gambetta, qui se levait chaque jour pour aller d'un lit dans un autre, demande avec insistance l'autorisation de passer quelques heures dans un fauteuil; elle lui est accordée s'il n'est pas trop fatigué par les effets de la purgation.

12 décembre. — Visite de M. Lannelongue à une heure.

Température à huit heures du matin, 36°,7; pouls, 76.

Température à sept heures du soir, 36°,8 ; pouls, 76.

La purgation a été efficace la veille, la nuit dernière a été bonne.

M. Gambetta est dans son fauteuil, et il s'y trouve aussi bien qu'hier. Son visage est naturel, et il reçoit avec une satisfaction évidente les personnes qui viennent le voir.

Il lui est recommandé ce jour-là, comme les précédents, d'être très réservé sur ce point.

Pour nous donner la preuve que son dégoût pour la nourriture a disparu, il nous fait part du bon déjeuner qu'il a fait, et qu'il complète en fumant un cigare ; il a fumé la veille pour la première fois depuis son accident.

13 décembre. — Température, 36°,8 ; pouls, 76. Visite de MM. Siredey et Lannelongue.

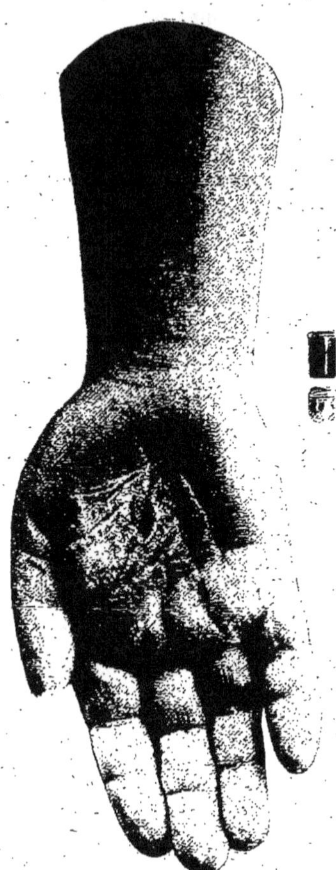

Fig. 20. — Photographie du moulage de la main de Gambetta après sa mort et de la balle qui avait causé la blessure dont il était guéri.

La main est dans un si bon état, que j'ai cru devoir exercer quelques mouvements de flexion dans les phalanges des doigts, m'arrêtant toujours à la première sensation de douleur ; la blessure brachiale n'offre plus qu'un bourgeon à peine gros comme la tête d'une épingle. M. Gambetta examine sa main en détail et en est très satisfait ; sa santé générale ne laisse rien à désirer, son ventre est libre.

14 décembre. — Température, 36°,7 ; pouls, 76. Visite de M. Lannelongue à deux heures du soir.

M. Gambetta est très bien ; il mange à table, circule dans sa maison. On fait les mêmes manœuvres de flexion des doigts que la veille ; elles s'accomplissent sans douleur.

15 décembre. — Température, 36°,6 ; pouls, 72.

Nous visitons M. Gambetta à deux heures, avec M. le professeur Gavarret ; il nous reçoit dans son fauteuil. La nuit précédente a été bonne, et il n'a été ressenti qu'à des intervalles éloignés une légère douleur dans l'index et le petit doigt. Le pansement est défait : rien d'anormal ; on renouvelle les tentatives de flexion des doigts, et le blessé exécute devant nous quelques légers mouvements dans ces organes. Mais M. Gambetta se plaint de nouveau d'un malaise abdominal ; il a des éructations fréquentes depuis le matin, et il ne peut pas s'en défendre. Spontanément il a pris aujourd'hui un verre d'eau de Pullna qui n'a pas encore agi. Son déjeuner a été marqué par un petit incident : il s'est endormi à table après avoir mangé un œuf, et n'a pas continué son repas.

Le temps étant très beau, il nous a demandé de faire sa première sortie avec nous, et il nous a accompagné, en effet, jusqu'à la grille de son parc.

Cette promenade, qui lui a fait le plus grand plaisir, a duré vingt minutes.

Soir. — Température, 36°,6 ; pouls, 76.

Samedi 16 décembre, matin. — Température, 36°,6 ; pouls, 72.

Soir. — Température, 39°,6 ; pouls, 88.

Visite de M. Lannelongue à deux heures. M. Gambetta est dans son fauteuil ; il nous dit que la veille au soir il n'a presque pas mangé, n'ayant pas faim, et qu'il a éprouvé une sensation de chaleur sans frisson préalable. Il a dormi toute la nuit. A son déjeuner, il a éprouvé le même malaise que le jour précédent.

L'examen du membre blessé atteste que l'orifice de sortie est complètement cicatrisé, et que la blessure est totalement fermée. Pendant le pansement, M. Gambetta est tourmenté par d'assez violentes coliques ; il a des renvois incessants ; sa figure est rouge, son ventre un peu tendu.

Il est tellement persuadé de la nécessité de prendre l'air qu'il a commandé sa voiture, avant mon arrivée, pour une promenade qui fut faite en prenant de grandes précautions.

Un verre d'eau de Pullna pour le lendemain, et dans la journée, de la limonade tartrique avec de l'eau de Vichy lui furent prescrits.

Sa promenade en voiture lui fut très agréable ; à son retour, il ne cessa de manifester le bien-être qu'il avait ressenti, et en rentrant il resta quelque temps encore dans son jardin.

Néanmoins, les éructations persistent, et à six heures il éprouve une chaleur vive non précédée de frisson, qui ne fait qu'augmenter dans la soirée.

A huit heures du soir, M. Berne, chargé de ses soins particuliers, trouvant une température de 39°,6, avec un pouls à 88, crut devoir me prévenir, et je me rendis à Ville-d'Avray, où j'arrivai à dix heures du soir. M. Gambetta ressent une grande chaleur ; il est en pleine transpiration. L'examen de la poitrine ne révèle rien ; tous les phénomènes sont concentrés dans le ventre, qui est tendu et un peu douloureux à la pression du côté droit ; on n'y trouve pas pourtant d'empâtement. — Limonade ; lait froid ; 50 centigrammes de sulfate de quinine à la fin de l'accès.

Je fais prévenir M. Siredey dans la nuit.

Dimanche 17 décembre. — Température du matin, 39°,4 ; pouls, 80.

Température à deux heures de l'après-midi, 39°,5 ; pouls, 80.

Température à huit heures du soir, 39 degrés ; pouls, 84.

Neuf heures du matin. — M. Siredey, après avoir procédé à un examen complet du malade, rejette l'hypothèse de toute complication thoracique. Ayant constaté un empâtement douloureux et très circonscrit dans la fosse iliaque droite, il me transmet une note que je trouve à Ville-d'Avray, à deux heures de l'après-midi, et dans laquelle je lis cette phrase : « Je crois que la typhlite est ce qu'il y a de plus probable. » A ce moment la température est encore élevée, et M. Gambetta ressent les mêmes symptômes de tension abdominale et d'éructation. Le régime prescrit comprend exclusivement des boissons : limonade tartrique, grogs et bouillons.

Lundi 18 décembre, huit heures du matin. — Température, 38°,4 ; pouls, 76.

Onze heures et demie. — Température, 38°,5; pouls, 80.

Six heures du soir, pendant un frisson. — Température, 38°,4; pouls, 72.

Dix heures du soir. — Température, 39°,9; pouls, 96.

M. Siredey voit le malade à huit heures du matin; il apprécie de la même manière l'état local, persiste dans le même sentiment à l'égard de ce qu'il a trouvé la veille, et conseille le même régime. Je le vois à mon tour à deux heures, et je procède d'abord à un examen du membre blessé; il n'est le siège d'aucune complication. Sa forme, son volume, ses apparences sont les mêmes que celles du membre sain, et il ne conserve plus que les macules cicatricielles de la blessure. J'écarte définitivement la pensée d'une résorption purulente, qui ne se trouvait être justifiée ni par l'état local actuel du membre, ni par la marche absolument apyrétique de la blessure, ni par les conditions antérieures qui ont été celles d'une réparation tout à fait heureuse, sans production de pus, ni enfin par les nouveaux symptômes qui se produisent depuis deux jours. Toute l'attention doit se concentrer désormais sur les accidents qui ont pour point de départ la cavité abdominale, et rendez-vous est pris avec M. Siredey pour que nous ayons le lendemain une conversation à ce sujet. Aujourd'hui d'ailleurs la tuméfaction persiste malgré la purgation de la veille, qui a produit trois évacuations abondantes. M. Gambetta est fatigué et cherche à reposer.

A six heures moins un quart, il se produit pour la première fois un frisson assez intense de vingt-cinq minutes de durée, suivi d'une forte impression de chaleur et de quelques efforts de vomissements. Appelé dans la soirée, je trouve une température de 39°,9. A dix heures du soir, le malade est dans une abondante transpiration. Il est ordonné 50 centigrammes de quinine après l'accès, et une dose pareille pour le lendemain matin à la première heure.

Mardi 19 décembre, huit heures du matin. — Température, 36°,5; pouls, 76.

Midi. — Température, 36°,4; pouls, 72.

Trois heures. — Température, 36°,5; pouls, 72.

Six heures. — Température, 39°,9; pouls, 80.

Dix heures du soir. — Température, 38°,1; pouls, 72.

Nous nous réunissons avec M. Siredey pour visiter le malade à huit heures du matin. Il a eu dans la nuit un nouveau frisson très intense d'une demi-heure de durée, suivi d'une forte chaleur, d'une évacuation d'urine abondante et aussi d'une transpiration considérable. On lui a fait prendre 50 centigrammes de quinine immédiatement après ce second accès; puis il a dormi jusqu'à notre arrivée, et nous le trouvons calme et reposé. La température est basse, 36°,5, le pouls est à 76, la langue est très humide. L'examen attentif de la cavité abdominale donne les résultats suivants : le ventre est souple et d'un aspect uniforme; l'exploration de la fosse iliaque droite est facile et fort peu douloureuse superficiellement; on constate dans sa partie la plus élevée, à deux travers de doigt environ au-dessus de l'épine iliaque supérieure, un empâtement très profond et douloureux à la pression, de forme allongée et cylindrique, ressemblant à un boudin. Cet empâtement suit le trajet du côlon ascendant et cesse d'être senti au delà d'une longueur de 4 à 5 centimètres environ. La percussion en révèle aussi l'existence ; il y a là une submatité circonscrite, séparée de la matité du foie par une zone transversale sonore d'un pouce environ ; l'inspection de ce dernier organe permet de le considérer comme sain et plutôt d'un petit volume. En explorant la région lombaire on ne découvre rien d'anormal ; une pression forte au niveau du rein ne réveille pas de sensibilité. Les mouvements du membre inférieur de ce côté sont tout à fait libres. Les urines examinées avec soin révèlent l'existence d'une assez forte proportion d'albumine, elles sont très épaisses, de couleur betterave et jumenteuses (voyez l'analyse de l'urine).

Nous eûmes avec M. Siredey un long entretien qui nous amena à conclure à l'existence d'une pérityphlite que paraissait rendre indéniable la constatation d'un engorgement péricæcal.

Régime lacté, boissons fraîches, limonade et eau de Vichy ; 1 gramme de sulfate de quinine dans la journée.

A trois heures, petit frisson ou plutôt sensation de froid légère et de courte durée, chaleur et sueur consécutives.

Visite de M. Lannelongue à six heures du soir. La température est élevée (39°,9), la chaleur grande ; le ventre est dans le même état et le malade n'y ressent aucun élancement, aucune douleur spontanée ; les mouvements du membre inférieur du côté droit sont absolument libres.

Entre sept et huit heures, il se produit plusieurs petites impressions de froid ; le malade a une expectoration assez abondante et quelques nausées. A partir de dix heures, sensation de bien-être très marquée et sommeil à la suite.

Mercredi 20 décembre, huit heures du matin. — Température, 36°,2 ; pouls, 68.

Une heure du soir. — Température, 37° ; pouls, 72.

Trois heures, immédiatement après un frisson. — Température, 39°,7 ; pouls, 84.

Huit heures du soir. — Température, 37°,5 ; pouls, 76.

Huit heures du matin. — Visite de MM. Siredey et Lannelongue. La nuit a été excellente, le sommeil prolongé. M. Gambetta se trouve très bien, il ne souffre pas du ventre ; l'examen que nous en faisons ne révèle que de la sensibilité à une pression assez forte toujours dans le même point ; l'état local a la même apparence que la veille. La quantité des urines rendues est normale, elle était moindre hier ; elles sont beaucoup plus limpides et toujours albumineuses (1).

Régime lacté, quelques bouillons, eau rougie. 1 gramme de sulfate de quinine dans la journée.

(1) A partir de ce jour, les urines sont toujours restées à peu près limpides, suffisamment abondantes, contenant constamment de l'albumine ; nous n'en parlerons plus et nous renvoyons aux analyses chimiques et histologiques faites. L'examen quotidien des évacuations intestinales n'a jamais révélé de traces de pus.

A deux heures de l'après-midi, frisson assez intense, longue période de chaleur suivie de sommeil, transpiration moins abondante. Pendant le frisson, vomissement du grog ingéré. Dans la soirée, le malade se trouve bien, il ne se plaint aucunement, il a eu d'assez longs moments de sommeil et quelques bourdonnements d'oreille provoqués par la quinine.

En dehors de nos conversations du matin et du soir, nous eûmes souvent à Paris de longs entretiens avec M. Siredey sur la situation de M. Gambetta ; elle nous occupa une partie de la soirée de ce jour. Le fait

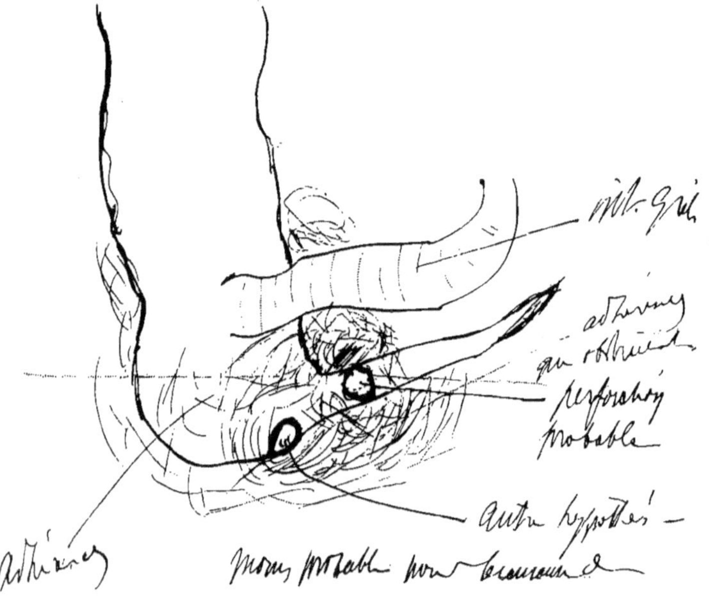

Fig. 21. — Reproduction de la photographie du dessin fait le mercredi 20 décembre 1882 devant Siredey et Liouville, et où je figurai les perforations que je croyais exister sur le cæcum ou sur son appendice.

de l'existence d'une pérityphlite ressortit de notre discussion comme la donnée la plus certaine ; mais le mode d'invasion, l'intensité des frissons et des accès fébriles auxquels succédait une chute de la température jusqu'au degré normal et une rémission complète, le bien-être du malade dans les intervalles apyrétiques, ne nous parurent pas suffisamment en harmonie avec l'idée d'une inflammation franche, légitime, d'un type régulier et continu. Pour la première fois, nous parlâmes d'une *perforation extra-péritonéale de l'intestin comme cause première des accidents ; l'hypothèse d'une ulcération, d'une fissure, qu'un corps étranger venu de l'intestin aurait déterminée dans ses parois, fut nettement posée, et nous dessinâmes sur le papier les adhérences qui devaient exister et dont nous supposions en tout cas la possibilité* (fig. 21).

Jeudi 21 décembre, huit heures du matin. — Température, 36°,4 ; pouls, 68.

Deux heures et demie. — Température, 39°,4; pouls, 76.

Neuf heures du soir. — Température, 39°,9 ; pouls, 80.

22 *décembre*, quatre heures du matin. — Température, 39°,5 ; pouls, 84.

Huit heures du matin. — Visite de MM. Siredey, le professeur Cornil et Lannelongue.

Le malade se trouve très bien et nous parle de l'excellente nuit qu'il a passée. Notre examen nous fait reconnaître un ballonnement du ventre plus marqué que les jours précédents. La pression est plus douloureuse que la veille, et nous observons que l'empâtement descend encore vers l'épine iliaque supérieure, tout en restant profond et séparé de la paroi abdominale par une zone sonore ; cet empâtement est dur et la peau du ventre n'offre ni œdème, ni rougeur apparente. M. Cornil prend les urines pour faire l'examen des dépôts qu'elles renferment.

On prescrit un lavement au miel de mercuriale, 60 centigrammes de sulfate de quinine, la continuation du lait, de l'eau de Vichy avec ou sans vin. Il survient dans la journée deux très courtes sensations de froid suivies d'une élévation de température et, dans la nuit, à quatre heures du matin, un véritable frisson moins fort que ceux du début. Le lavement a amené une évacuation abondante suivie d'un excellent repos.

Vendredi **22** *décembre*, matin. — Température, 36°,8; pouls, 72.

Soir. — Température, 37° ; pouls, 72.

Visite de MM. Siredey et Lannelongue. A la suite du frisson de la nuit, le malade a reposé et son état général est satisfaisant au moment de notre visite, la physionomie est bonne et la langue très humide.

L'empâtement iliaque est dans le même état ; il n'y a ni œdème superficiel, ni induration de la paroi antéro-latérale de l'abdomen, tout se passe plus profondément. M. Gambetta nous dit qu'il a ressenti la veille au soir quelques petites douleurs spontanées. Les mouvements du membre inférieur droit sont complets et faciles, il n'y a pas d'œdème de ce membre.

M. Gambetta refuse une consultation que lui offre M. Siredey dans les termes les plus amicaux.

Un verre d'eau de Pullna, cataplasmes, onctions sur la partie engorgée avec la pommade mercurielle belladonée, sulfate de quinine 60 centigrammes.

Sommeil d'une à quatre heures, et bien-être pendant toute la soirée.

Dix heures du soir. — Petite évacuation, puis frisson de moindre intensité que les précédents, suivi de chaleur.

Samedi **23** *décembre*, matin. — Température, 36°,2 ; pouls, 72.

Soir. — Température, 38° ; pouls, 80.

Le malade a désiré dans la soirée de la veille voir M. le professeur Charcot; la réunion a eu lieu à huit heures du matin. La fin du jour précédent et la nuit ont été très bonnes ; M. Gambetta a longuement dormi. M. Charcot trouve un état général dans de bonnes conditions, la physionomie favorable, la langue humide. Le ventre étant moins distendu par les gaz, l'exploration de la fosse iliaque est facile et M. Charcot reconnaît que la partie inférieure et interne est libre; il n'en est pas de même en dehors et en haut, où existe un empâtement qui occupe le cæcum et la partie inférieure du côlon ascendant ; c'est la portion postérieure de ces organes qui semble atteinte ainsi que le tissu graisseux sur lequel ils reposent. Actuellement, selon M. Charcot, l'affection serait une pérityphlite primitive se propageant sur le côlon, et il prononce le nom de péricolite concomitante. Il n'y a aucun indice de suppuration, ni œdème, ni fluctuation, ni douleurs spontanées. L'opinion du professeur Charcot confirme et précise le diagnostic posé par les médecins ordinaires.

En face de l'engorgement profond, on décide l'application d'un large vésicatoire qui ne devra produire que de la rubéfaction de la peau et ne sera laissé en place que trois heures. On prescrit 25 centigrammes de calomel en trois paquets. Lait, eau rougie, grogs, bouillon et même potage si l'amélioration persiste (1).

La journée du samedi a été bonne et le malade a dormi à plusieurs reprises ; dans la soirée, le calomel n'ayant pas agi, on donne un lavement qui est efficace.

Dimanche 24 décembre, matin. — Température, 37°,4 ; pouls, 76.

Soir. — Température, 38°,2 ; pouls, 80.

Visite de MM. Siredey et Lannelongue. Excellente nuit, physionomie presque normale, langue humide. Absence de douleurs et d'élancements dans le côté droit. Le vésicatoire a déterminé de la rubéfaction et une légère vésication en deux points. Le malade désire un œuf frais pour son déjeuner ; lait et bouillon dans la journée, lavement purgatif dans la soirée.

Lundi 25 décembre, matin. — Température, 36°,8 ; pouls, 76.

Soir. — Température, 38°,6 ; pouls, 80.

La nuit dernière a été fort calme, avec du sommeil. M. Gambetta a pris le matin un verre d'eau de Pullna qui n'amène pas d'évacuation dans le jour ; le soir, un lavement est suivi d'abondants effets. Le malade prend un œuf et du vin à son déjeuner, du lait et de l'eau vineuse dans le jour. A cinq heures, il reçoit la visite de MM. Charcot et Siredey qui constatent que l'empâtement est un peu descendu vers l'épine iliaque supérieure et qu'il se prolonge en arrière ; la pression lombaire ne détermine aucune douleur. Il n'y a pas eu de nouveaux frissons depuis le 22 décembre à dix heures.

Mardi 26 décembre, matin. — Température, 38° ; pouls, 80.

Soir. — Température, 38°,2 ; pouls, 80.

Visite de M. Siredey dans la matinée, de M. Lannelongue à trois heures.

M. Gambetta a eu un sommeil ininterrompu de dix heures à huit heures du matin ; il a pris entre huit et dix heures 25 centigrammes de calomel en trois doses ; à midi on lui donne un œuf frais et un demi-verre de vin. Plus tard, sommeil d'une heure à deux heures ; à son réveil, léger

---

(1) A l'issue de la consultation, ce jour-là comme les jours suivants, les médecins rédigèrent un bulletin intentionnellement favorable. Ils n'ignoraient pas que M. Gambetta dans sa lecture quotidienne des journaux, tenait à savoir ce qui était dit de sa santé.

frisson suivi de chaleur à la tête ; à trois heures, il prend 50 centigrammes de sulfate de quinine. M. Lannelongue le visite à quatre heures et procède à un examen approfondi.

Le ventre présente un tympanisme prononcé qui gêne le malade depuis quelques moments ; sur la place occupée par le vésicatoire, existe une inflammation de la peau assez prononcée avec rougeur et œdème (c'est la première fois qu'on constate ce phénomène nouveau, mais il perd de sa valeur clinique, car il n'existe qu'à la place même du vésicatoire). L'empâtement profond se présente dans les mêmes conditions que la veille ; il se prolonge un peu en dehors dans la paroi latérale de l'abdomen ; la fluctuation y est recherchée avec soin dans tous les sens, elle n'y est pas rencontrée. Par la percussion, on trouve de la sonorité partout, même dans les points de la paroi qui font suite à l'induration profonde ; mais la sonorité y est moins éclatante. L'empâtement est plus sensible qu'hier, et non seulement on réveille par la pression une douleur profonde, mais il existe une sensibilité de la peau très évidente au niveau de la cutite ; les ganglions inguinaux sont douloureux. La pression au niveau du rein ne réveille pas de douleur ; M. Gambetta a souffert spontanément dans le côté, il est un peu affaissé. Un lavement pris le soir amène une évacuation.

Mercredi **27** *décembre*, matin. — Température, 38° ; pouls, 80.

Soir. — Température, 39° ; pouls, 80.

Visite de MM. Siredey et Lannelongue. La nuit a été un peu agitée et le sommeil très interrompu. Le malade accuse quelques douleurs superficielles dans le côté, dans la racine du membre et jusque dans la jambe ; il tient plus volontiers le membre inférieur droit fléchi sur le bassin et dans la rotation en dedans. Quand on lui demande d'étendre ce membre, il le fait sans douleur, mais il le ramène dans la flexion ; il y a incontestablement un certain degré d'irritation du psoas.

Même état local qu'hier, pas de fluctuation, sub-sonorité sur la paroi latérale correspondant à l'engorgement. La surface du vésicatoire est rosée et œdémateuse, on voit quelques traînées qui vont vers le pli de l'aine. Le malade a pris du chocolat au lait à son déjeuner, du lait et deux grogs dans la journée. Le soir, évacuation après un lavement purgatif.

Jeudi **28** *décembre*, matin. — Température, 38° ; pouls, 80.

Soir. — Température, 38°,8 ; pouls, 100.

Consultation de MM. Charcot, Verneuil, Trélat, Siredey, Gilles, Fieuzal et Lannelongue.

Matin. — Le malade a passé une bonne nuit et il se sent reposé ; il prend deux verres d'eau de Pullna à huit heures, qui amènent dans la journée une évacuation abondante de matières liquides et de gaz. Le régime alimentaire s'est composé de lait, de vin et de grogs. A cinq heures du soir a lieu la consultation.

Les médecins réunis, après avoir discuté toutes les hypothèses que pouvait suggérer l'état du malade, furent unanimement d'accord sur les conclusions suivantes :

L'existence de la pérityphlite est incontestable ; toute autre hypothèse doit être écartée; les probabilités en faveur d'une suppuration autour du gros intestin, dans le tissu cellulo-graisseux sur lequel il repose, sont très grandes. Les résultats fournis par la recherche attentive de la fluctuation étant absolument négatifs, il n'existe en aucun point de collection purulente. Peut-être y a-t-il une infiltration de pus ? La sonorité intestinale déborde de toutes parts, même en arrière, l'empâtement profond.

Ces conditions réunies interdisent une intervention chirurgicale qui serait pleine de périls, sans donner aucun espoir fondé d'un résultat favorable.

Vendredi 29 décembre, matin. — Température, 36°,8 ; pouls, 100.

Soir. — Température, 38°,7 ; pouls, 108.

Matin. — La nuit a été médiocre, pas d'agitation, mais peu de sommeil. Un verre d'eau de Pullna.

Cinq heures. — Visite de MM. Siredey et Lannelongue. L'expression faciale est calme, mais la langue est sèche pour la première fois, la peau est fraîche, le ballonnement du ventre est toujours prononcé et le malade a eu deux évacuations dans la journée. L'examen local montre un érysipèle fort étendu, couvrant la partie latérale droite de l'abdomen et le tronc du même côté depuis l'angle inférieur de l'omoplate jusqu'à la racine de la cuisse, qui est aussi envahie en arrière ; un bord abrupt et un liséré rouge limitent le gonflement de la peau. Sous cet érysipèle on ne distingue pas de partie plus saillante, et une recherche attentive et modérée de la fluctuation est absolument négative. Les ganglions de l'aine sont douloureux. Toute la région est déjà depuis quelques jours fortement saupoudrée d'amidon et recouverte d'une forte épaisseur d'ouate. On donne au malade, plus affaissé aujourd'hui, une potion avec 4 grammes d'extrait mou de quinquina et il prendra plus fréquemment des grogs et des vins généreux.

Samedi 30 décembre, matin. — Température, 37°,7 ; pouls, 108.

Soir. — Température, 38°,6 ; pouls, 110.

Matin. — Visite de MM. Siredey et Lannelongue. La nuit a été mauvaise et le sommeil interrompu sans qu'il y ait eu cependant du délire. La bouche est amère et la langue sèche, la peau est moite ; le malade a pris sa potion au quinquina, mais il a vomi la dernière cuillerée ; la rougeur de l'érysipèle est moindre et le gonflement de la peau peu accusé, le ventre est aussi plus souple. M. Gambetta ne paraît pas inquiet, il semble moins absorbé qu'hier et nous parle de l'insomnie de la nuit ; la parole est facile, mais la voix est moins forte, et le nombre des respirations s'élève à 34 par minute. Thé au lait, lait additionné de kirsch, grogs.

Quatre heures du soir. — Consultation de MM. Charcot, Verneuil, Trélat, Siredey et Lannelongue, M. Paul Bert étant présent. Pendant la journée, M. Gambetta s'est montré indifférent à toutes choses, il a eu quelques moments de sommeil ; il n'a ressenti aucune douleur, il est toujours gêné par les gaz et a eu un vomissement.

Les médecins qui ont pris part à la consultation donnent successivement leur avis. D'un commun accord, ils reconnaissent que la situation s'est considérablement aggravée et qu'aucune opération n'est indiquée, ni possible. Ils considèrent que les seules indications à remplir sont relatives à l'état fébrile et à la nécessité de soutenir les forces du malade (1).

Dimanche 31 décembre, matin. — Température, 37°; pouls, 120; 40 respirations par minute.

Huit heures. — Visite de M. Siredey. Nuit calme et dans l'affaissement jusqu'à cinq heures du matin. A ce moment, M. Gambetta est pris d'un délire léger, qui reparaît à plusieurs reprises jusqu'à sept heures et demie: un peu plus tard, il a le hoquet pendant quelques instants. La faiblesse est grande, il n'éprouve d'ailleurs aucune souffrance. On lui donne du café, il le rejette; on recommande l'usage du vin de Champagne et l'emploi plus continu de l'eau-de-vie et du rhum.

Une heure. — Visite de M. Lannelongue. La physionomie du malade est calme, mais le visage présente une teinte légèrement violacée apparente sur les joues, le nez et les oreilles; la cavité buccale est extrêmement sèche, et quand on adresse la parole au malade, il répond avec difficulté tant qu'il n'a pas humecté sa bouche; du reste, M. Gambetta possède toute sa lucidité et jusqu'à quatre heures, il ne se plaint d'aucune souffrance. Vers deux heures les parties qui sont hors du lit, les mains surtout, deviennent fraîches. Le pouls oscille entre 120 et 140 et par temps il a quelques irrégularités; le nombre des respirations est de 38 à 40. L'état du ventre est toujours le même, l'érysipèle semble éteint.

Le vin de Champagne est mal toléré; il est recommandé de ne plus employer que le thé fortement additionné de rhum, les grogs à l'eau-de-vie et de réchauffer le malade avec des boules d'eau chaude.

Dix heures du soir. — M. Lannelongue. Les symptômes alarmants se sont multipliés et s'aggravent, le malade a cependant encore sa connaissance et il répond un dernier mot à onze heures moins un quart. Le dénouement est imminent et la mort arrive sans secousse quelques minutes avant minuit.

RENSEIGNEMENTS COMPLÉMENTAIRES.

La santé de M. Gambetta laissait beaucoup à désirer depuis plus d'un an; fréquemment il éprouvait des malaises abdominaux dont il lui répugnait de parler, malgré les conseils de ses amis qui le voyaient souffrir. Il lui est arrivé de quitter plusieurs fois les personnes avec lesquelles il se trouvait ou de se tenir à l'écart d'une conversation, tant la douleur le dominait. Il nous a lui-même parlé de véritables *angoisses d'entrailles* qui devenaient fréquentes depuis quelque temps, et la conversation suivante qu'il a eue avec un des internes, M. Walter, chargé de le soigner, en témoigne encore plus que tous les renseignements venus de différentes sources:

« Un soir après dîner, 9 décembre, M. Gambetta fut pris de douleurs
« assez pénibles au creux épigastrique, douleurs qui furent accompagnées
« de pyrosis, d'éructations fréquentes et bientôt de nausées et de vomis-

---

(1) Il fut rédigé pour la soirée un bulletin favorable. Les médecins étaient surtout préoccupés d'éloigner toute inquiétude de l'esprit de M. Gambetta, qui, le matin même, s'était fait communiquer les journaux.

« sements. Il me dit alors que, souvent, après le repas, il éprouvait les
« mêmes accidents ; dès que ceux-ci se manifestaient, dès qu'il éprouvait
« une sensation de tension à l'estomac et quelques nausées, il sortait et
« marchait au grand air pendant quelques instants, pour éviter les vomis-
« sements qui, sans cette précaution, ne tardaient pas à se produire.

« La constipation était habituelle chez lui et, pour la combattre, il pre-
« nait, de temps à autre, le matin, trois verres d'eau de Pullna (1). »

ANALYSES DES URINES.

L'analyse des urines, faite pour la première fois le 29 novembre, surlendemain de la blessure, ne révèle ni sucre, ni albumine ; elles sont
chargées d'urates et contiennent en même temps 1 gramme d'acide phosphorique par litre. Pendant la durée du traumatisme, on a de nouveau
plusieurs fois recherché la présence du sucre et on ne l'a jamais rencontrée, pas plus que celle de l'albumine. Les examens faits à l'hospice
Brézin par M. Gilles et à Paris ont été d'accord en tous points.

Dans le cours des accidents abdominaux, on a procédé, les 19, 21 et
29 décembre, à trois analyses chimiques et histologiques dont la publication intégrale suit. Les urines, de plus, ont été examinées presque tous
les matins chez le malade et elles ont constamment révélé la présence de
l'albumine.

Analyse de l'urine, faite à la pharmacie Vée, le 19 décembre 1882.

Après avoir examiné l'urine de M. X..., nous avons constaté les caractères suivants :

Couleur d'un rouge orangé.

Odeur normale.

Transparence nulle, urine très trouble, dépôt abondant.

Consistance très grande, car l'urine agitée donne une mousse persistante.

Densité, 1,030 (*très élevée*).

Réaction peu acide.

Albumine. — Essai :

1° Par la chaleur, l'urine filtrée et acidulée a perdu sa transparence et
il y a eu formation d'un dépôt floconneux ;

2° Par l'acide nitrique fumant, l'urine filtrée s'est coagulée tout de suite,
d'où nous concluons à la *présence de l'albumine*.

Dosage :

2^{gr},18 par 1 000 centimètres cubes.

---

(1) M. Liouville, ayant interrogé M. Gambetta père à Nice, sur les antécédents
pathologiques de son fils, il lui a été répondu ceci : à l'âge de onze ans, M. Léon
Gambetta a été atteint d'une affection abdominale du côté droit qui dura trente-
deux jours et donna de telles inquiétudes qu'on crut l'enfant perdu à plusieurs
reprises. Le médecin de Cahors qui le soignait avait exprimé toutes ses
craintes à la famille. Dans le cours de cette affection, traitée surtout par des
médicaments externes, il y aurait eu des évacuations dans lesquelles il semble
qu'on ait trouvé du pus. Il se serait manifesté en même temps une suppuration
parotidienne.

Glucose. — Essai (*l'urine ayant été privée d'albumine*) :

1° Par la potasse caustique, l'urine portée à l'ébullition a pris une coloration brune ;

2° Par la liqueur cupro-potassique de Fehling, préalablement portée à l'ébullition, puis additionnée de quelques centimètres cubes d'urine, il y a eu réduction de la liqueur cuivrique bleue en un protoxyde rouge cuivreux.

Dosage, au moyen du saccharimètre :

12^{gr},375 par litre d'urine.

Urée. — Dosage (décomposition de l'urée par l'hypobromite de sodium en présence d'une solution de soude caustique) :

14^{gr},95 par litre d'urine.

Acide urique. — Dosage (précipitation de l'acide urique par l'acide chlorhydrique fumant) :

1^{gr},20 par 1 000 centimètres cubes d'urine.

Acide phosphorique total. — Dosage (méthode volumétrique, au moyen d'une liqueur titrée de nitrate d'uranium) :

0^{gr},98 par litre d'urine.

Bile et pigments biliaires. — Réaction de Gmelin. Au moyen de l'acide azotique nitreux au contact duquel on versa peu à peu l'urine soumise à l'examen, nous n'avons pas observé la formation d'un anneau verdâtre caractéristique.

D'où, *pas de bile* dans les urines.

Poids de l'extrait. — 84^{gr},40 par litre d'urine.

Poids des matières organiques. — 72^{gr},70 par litre.

Poids des sels minéraux. — 12^{gr},70 par litre d'urine.

Dépôt. — L'urine abandonne un dépôt rougeâtre très abondant.

Ce dépôt se dissout sous l'action de la chaleur vers la température de 45 degrés, et sous l'influence de *l'acide chlorhydrique*, ce qui caractérise les *urates* en dépôt.

Si l'on élève la température de l'urine à 60 degrés et plus, elle se trouble, c'est l'albumine alors qui se dépose.

Ainsi donc, la coloration rouge de l'urine ainsi que le dépôt sont dus à la présence des urates insolubles à la température ambiante et fixant la matière colorante, l'*uro-érythrine*.

Examen au microscope. — Ayant examiné au microscope une seule goutte de cette urine, nous avons remarqué la présence :

1° De masses amorphes d'*urate de soude* ;

2° De *globules de pus*, dont les bords sont arrondis et la surface parsemée de petits noyaux, ce qui les distingue des hématies, dont il y a complète absence et dont les bords sont crénelés et ne portent qu'un seul noyau central ;

3° De *tubes urinifères* (très fins et d'un très faible diamètre) ;

4° De *cellules épithéliales*.

En résumé, cette urine, d'une densité très élevée (1,030) et d'une transparence nulle, renferme et de l'albumine (2^{gr},18) et de la glucose (12^{gr},375).

La proportion d'urée est faible (14^{gr},95 par litre), mais il sera utile, pour vérifier cette donnée, de connaître le volume d'urine émise en vingt-quatre heures.

L'acide phosphorique total est représenté par un coefficient très peu élevé ($0^{gr},98$), tandis que la quantité d'acide urique domine ($1^{gr},20$).

Enfin les *urates colorés* par l'uro-érythrine donnent un dépôt abondant et d'un rouge orangé.

Deuxième analyse, due à M. le professeur Cornil, le 21 décembre 1882. — L'urine de ce matin, très chargée, de couleur rouge, présentait un léger nuage d'albumine par la chaleur et l'acide nitrique. On peut évaluer la quantité d'albumine à 25 centigrammes par litre.

Chauffée avec la liqueur de Fehling, on déterminait un changement de couleur après l'ébullition, de telle sorte qu'en regardant le tube en face de la lumière on voyait une légère couleur rouge ; mais le liquide était transparent, en sorte que la quantité de sucre était à peine appréciable. L'analyse quantitative la porte à moins d'un gramme.

La densité est de 1,030.

Urée......................... .... $28^{gr},460$ à $+ 15°$
Acide phosphorique .... $1^{gr},90$

Dans le sédiment examiné au microscope, il y avait quelques globules rouges, mais un beaucoup plus grand nombre de globules blancs, des cellules venant de la vessie et une quantité considérable de petits dépôts d'urate de soude. On a cherché spécialement les cylindres dans cinq ou six gouttes du dépôt, il n'en a été vu que deux bien nets, bien caractérisés. Il ne faut pas leur attribuer une grande importance si l'albumine ne se reproduit pas et s'il n'y a rien de nouveau dans les urines.

Troisième analyse faite à la pharmacie Vée, le 29 décembre 1882.

Après avoir examiné l'urine de M. X..., nous avons constaté les caractères suivants :

Couleur d'un rouge jaune.

Odeur un peu forte.

Transparence très grande, pas le moindre dépôt.

Consistance très grande, car, par l'agitation, l'urine mousse avec persistance.

Densité, 1,022.

Réaction très acide.

Albumine. — Essai :

1° Par la chaleur, l'urine un peu acidulée a perdu sa transparence et il y a eu formation d'un dépôt floconneux assez abondant.

2° Par l'acide nitrique fumant, l'urine a donné un coagulat très sensible.

Dosage (précipitation de l'albumine par la chaleur) :

$1^{gr},42$ par 1 000 centimètres cubes.

Glucose. — Essai :

1° Par la potasse caustique, l'urine portée à l'ébullition n'a pas pris une coloration brune.

2° Par la liqueur cupro-potassique de Fehling préalablement portée à l'ébullition, puis additionnée de quelques centimètres cubes d'urine, il n'y a pas eu réduction de la liqueur cuivrique bleue en un protoxyde rouge cuivreux.

D'où nous concluons à *l'absence totale de glucose*.

Urée. — Dosage (décomposition de l'urée par l'hypobromite de soude en présence d'une solution sodique) :

1^{gr},92 par litre d'urine.

Acide urique. — Dosage (précipitation de l'acide urique par l'acide chlorhydrique concentré).

(L'urine remise était en trop faible quantité pour me permettre le dosage de l'acide urique.)

Acide phosphorique total. — Dosage (méthode volumétrique, au moyen d'une solution de nitrate d'uranium) :

2^{gr},54 par litre d'urine.

Bile et pigments biliaires. — Réaction de Gmelin. Au moyen de l'acide azotique nitreux au contact duquel on verse peu à peu l'urine soumise à l'examen, nous n'avons pas vu se former un anneau verdâtre caractéristique, d'où nous concluons à *l'absence de bile*.

Poids de l'extrait. — 69^{gr},40 par litre d'urine.

Poids des matières organiques. — 59^{gr},80 par litre d'urine.

Poids des sels minéraux. — 9^{gr},80 par litre d'urine.

Dépôt. — L'urine est très limpide et ne laisse aucun dépôt, et cependant, après avoir décanté cette urine, nous avons examiné une seule goutte de ce qui restait au fond de l'éprouvette. Nous avons remarqué la présence :

1° De quelques cellules épithéliales ;

2° D'*un seul* globule de pus.

Coloration de l'urine. Nous avons recherché quel était le pigment de cette urine colorée en rouge jaune. D'après nos expériences, on ne doit l'attribuer ni aux *acides biliaires*, ni à l'*urobiline* dont je n'ai pu constater les moindres traces à l'aide de réactifs appropriés.

Indican. — Mais, après avoir acidulé l'urine par l'acide chlorhydrique et laissé quatre heures en contact, l'urine s'est colorée en *violet*; le dépôt que j'ai recueilli sur un papier blanc était aussi *violacé*, il y avait même des *points bleus*.

En lixiviant ce dépôt par l'alcool à 60 degrés, j'ai obtenu un liquide *rouge*; puis, en le traitant par le chloroforme, un liquide *bleu* s'est écoulé; le liquide rouge, c'est de l'*indirubine*, et le liquide bleu, de l'*indigotine* résultant de la décomposition de l'indican.

Or, d'après mes observations, et en me rapportant à cinq analyses où j'ai constaté l'indican, les diagnostics ultérieurs des médecins ont indiqué cinq fois que le malade était atteint de carcinome soit de l'intestin, soit de l'estomac. Il y aurait donc lieu de s'enquérir de ces résultats, et je n'ai d'autre but que celui d'attirer l'attention de ce côté.

En *résumé*, cette urine renferme de l'*albumine* (1^{gr},42) seulement ; pas de glucose.

De plus, la coloration jaune de l'urine est anormale et due à la présence de l'*indican*.

DISSECTION DE LA MAIN BLESSÉE.

Les doigts ont leur volume normal ; la face dorsale de la main ne présente pas d'œdème, mais les tissus mous de la paume sont un peu plus épais que du côté gauche. On a quelque peine à distinguer l'orifice d'entrée du projectile ; une teinte plus blanchâtre l'indique seulement. L'orifice de sortie présente au contraire une teinte grise et un amincissement de la peau qui frappent les yeux.

La description qui va suivre portera d'abord sur la portion palmaire du trajet et il est utile d'indiquer que la dissection de la main a été faite couche par couche, en procédant d'une incision médiane qui a respecté les orifices d'entrée et de sortie de la balle.

La couche sous-cutanée et l'aponévrose palmaire sont intimement unies à la peau au niveau de l'orifice d'entrée par de très fortes adhérences ; l'aponévrose palmaire est épaissie, et elle présente, en outre, une teinte noire ecchymotique qui la recouvre vers le poignet dans une étendue de 2 à 3 centimètres ; le sang est infiltré dans l'épaisseur même de cette aponévrose au milieu des faisceaux fibreux.

Sous l'aponévrose palmaire, le projectile a rencontré l'arcade palmaire superficielle, à l'angle même de sa courbure, en face du tendon de l'index, à 3 millimètres en dehors du tronc commun des collatérales de l'index et du médius. A ce niveau, le tronc de l'artère ne peut plus être disséqué, elle se résout en tractus fibreux et disparaît dans une gangue inflammatoire qui unit la face profonde de l'aponévrose à la face externe de la gaine des tendons.

La paroi antérieure de la grande gaine ou gaine interne des tendons fléchisseurs est très épaissie dans toute son étendue et on n'y reconnaît le trajet du projectile qu'à des adhérences superficielles avec l'aponévrose et la peau, ou profondes et en regard de la cicatrice cutanée. Le siège anatomique du trajet dans la paroi de la gaine est placé dans l'angle de bifurcation des troisième et quatrième branches du nerf médian. A ce niveau, la surface interne de la gaine présente des adhérences avec le tendon superficiel du doigt indicateur. Ce tendon est légèrement éraillé à sa surface et présente quelques ecchymoses ; il est accolé au tendon du médius dans une étendue de 1 centimètre ; en séparant ces deux tendons, on reconnaît que celui du médius a été traversé d'avant en arrière par le projectile. Deux fissures longitudinales s'y dessinent, en effet, l'une en avant et en dehors, l'autre en arrière et en dedans, et lorsqu'on en écarte les bords, on met à découvert une cavité placée au centre du tendon, et tapissée par une couche noirâtre.

Plus profondément le projectile a rencontré les tendons fléchisseurs profonds du médius et de l'annulaire. La surface de ces tendons a été intéressée dans une étendue de 2 centimètres environ ; une couleur noire ecchymotique, des déchirures visibles se remarquent dans cette partie du trajet ; enfin de très fortes adhérences unissent étroitement les deux tendons.

En suivant le trajet dans son parcours ultérieur dans la gaine, on trouve qu'il gagne la paroi postérieure du canal radio-carpien immédiatement en dehors de l'apophyse unciforme de l'os crochu; il existe à ce niveau, sur la paroi postérieure de la gaine interne, une traînée noire

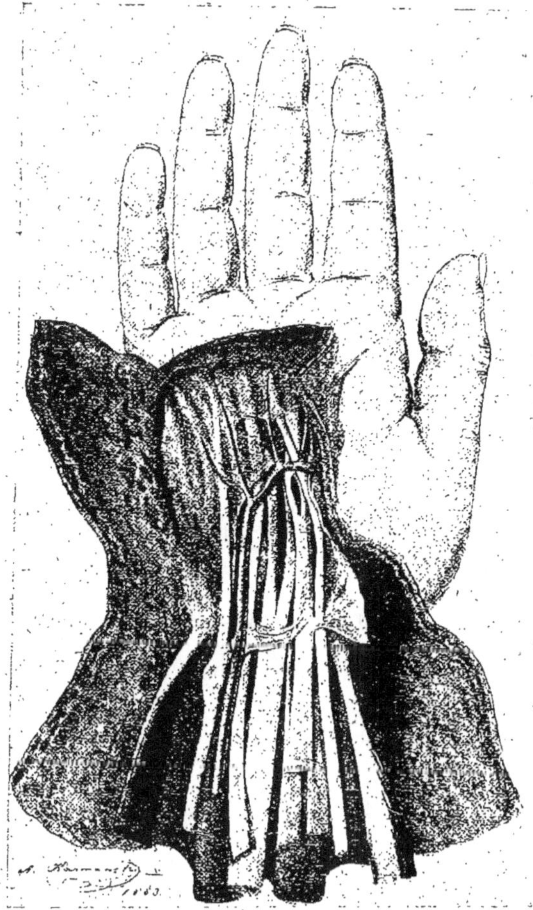

Fig. 22. — La dissection du trajet du projectile montre cicatrisés les désordres suivants : ouverture de la grande gaine; lésions des tendons superficiels de l'index et du médius; des tendons profonds du médius et de l'annulaire; section complète de l'arcade palmaire superficielle et incomplète du nerf cubital.

formée par une infiltration sanguine qui s'étend jusqu'au cul-de-sac antibrachial de cette gaine. En ce point, le projectile a perforé la paroi réfléchie de la membrane séreuse et il s'est formé un épaississement fibreux assez notable. Ce noyau d'induration adhère à l'artère cubitale qui présente au même endroit une dilatation sacciforme sur sa paroi postérieure ; il semble que le projectile n'ait intéressé que les membranes externe et moyenne de l'artère, et qu'une poche anévrysmale en voie de formation ait été la conséquence de l'affaiblissement de la paroi artérielle ; l'une des veines cubitales a été coupée et se perd dans un caillot fibrineux assez dense. Les adhérences de l'artère cubitale à son nerf satellite ne sont plus normales, et, dans une étendue de 2 centimètres environ, un tissu fibreux résistant unit ces deux organes.

Le nerf cubital présente, immédiatement au-dessus de la dilatation artérielle précédente, un renflement longitudinal et fusiforme de 12 millimètres de longueur sur 7 millimètres de largeur. Ce névrome de réparation adhère étroitement en dehors et en bas à l'artère cubitale et au tissu cellulaire adjacent qui est induré ; par sa surface interne et antérieure il est intimement uni au muscle cubital antérieur.

Lorsqu'on isole ce nerf du muscle en détruisant le tissu fibreux qui les réunit, on constate à la surface du nerf une plaque ovalaire, de l'étendue d'une lentille, d'une teinte gris rose, d'un tissu plus dense qui paraît correspondre au trajet même du projectile dans le nerf. Cette plaque occupe plus particulièrement, ainsi que le renflement qui la supporte, la partie postérieure du cordon nerveux ; d'autre part, la partie antérieure n'est presque pas recouverte de tissu de nouvelle formation, sa continuité est uniforme. On est donc en droit de conclure que le projectile n'a intéressé que la partie postérieure du nerf cubital.

Le muscle cubital antérieur est traversé directement de sa face profonde à sa face superficielle à 3 centimètres et demi au-dessus de son insertion à l'os pisiforme. De résistantes adhérences l'unissent à la peau en ce point.

Puis, le projectile a parcouru dans la couche sous-cutanée un trajet de près de 3 centimètres environ avant d'arriver à l'orifice de sortie qui occupe le bord cubital au point indiqué dans l'observation.

Dans la main, la région de l'éminence hypothénar n'offre aucune altération ; dans l'éminence thénar, au contraire, ainsi que dans le premier espace interosseux, il existe sous la peau une forte infiltration sanguine encore aujourd'hui très reconnaissable, avec des foyers sanguins en voie de transformation. — La gaine du fléchisseur propre du pouce est normale.

En résumé, le projectile a produit les désordres suivants : il a ouvert la grande gaine des fléchisseurs dans le milieu de la paume de la main et il en a parcouru toute la cavité jusqu'à son extrémité antibrachiale. Dans ce trajet, le tendon superficiel de l'index a été légèrement atteint, le tendon superficiel du médius a été traversé, les tendons profonds du médius et de l'annulaire, entre lesquels la balle a cheminé dans une longueur de 2 centimètres, ont été lésés à leur surface et très contus. Avant de pénétrer dans cette gaine le projectile a coupé l'arcade vasculaire superficielle ; à sa sortie il a légèrement atteint l'artère cubitale et incomplètement coupé le nerf cubital. Le trajet est cicatrisé dans toute son étendue, et nulle part il n'y a trace de suppuration.

Le décès a eu lieu le 31 décembre à onze heures cinquante-cinq du soir. Vingt-quatre heures après, M. Talrich a fait une injection conservatrice à base de chlorure de zinc. Au moment de l'autopsie, les altérations cadavériques dues à la putréfaction et celles causées par le liquide injecté étaient tellement prononcées que presque tous les organes étaient modifiés dans leur aspect microscopique et que l'examen histologique de la plupart d'entre eux était tout à fait impossible.

Autopsie faite à neuf heures et demie, le 2 janvier, en présence de MM. Paul Bert, Brouardel, Charcot, Cornil, Trélat, Verneuil, Liouville, Lannelongue, Siredey, Duval, Fieuzal, Laborde, Guerdat, Gilles, Gibier.

La rigidité cadavérique a disparu. Sur aucune partie du corps il n'existe de traces de violences, si ce n'est sur la peau du membre supérieur droit.

Dans la paume de la main, au croisement du pli de l'éminence thénar et d'une ligne transversale partant de la base du pouce, on trouve une cicatrice blanchâtre, à peine visible, recouverte d'épiderme. Au côté interne de l'avant-bras, à 5 centimètres au-dessus de l'apophyse styloïde du cubitus, il existe une cicatrice rosée, un peu irrégulière à ses bords, mesurant 5 millimètres dans son plus grand diamètre. Le bras blessé est identique à celui du côté opposé par son volume, sa consistance, son degré de conservation, et par la couleur de la peau.

Les veines du membre supérieur droit sont normales.

La peau de la région abdominale porte à droite, dans la région du flanc, les traces d'un vésicatoire. L'épiderme est soulevé par places, sur l'abdomen, les cuisses, le dos, etc., par de larges phlyctènes dues à la putréfaction cadavérique. Il n'y a, du reste, aucune trace de solution de continuité ancienne ou récente de la paroi abdominale.

A l'ouverture de la cavité crânienne, il s'écoule une grande quantité du liquide employé pour l'injection conservatrice.

Les méninges cérébrales se décortiquent avec une grande facilité.

Le cerveau est sain, il pèse 1 160 grammes. Le cerveau a été remis à M. Duval, président de la Société d'anthropologie.

Le cœur est de volume normal; il pèse 400 grammes. Le tissu cellulo-adipeux situé sous le péricarde viscéral autour du cœur n'est pas notablement plus épais qu'à l'état normal. L'aorte, au-dessus des valvules sigmoïdes, offre à considérer une petite plaque athéromateuse calcifiée de 7 à 8 millimètres de diamètre. La paroi musculaire du cœur n'est pas épaissie, les valvules sont saines.

Les plèvres contiennent un peu de liquide provenant de l'injection conservatrice.

Les poumons sont absolument libres, sans adhérences à la plèvre pariétale. Ils sont légèrement emphysémateux; ils ne montrent aucune trace de lésions pathologiques anciennes ou récentes; pas d'abcès, pas de nodules tuberculeux.

Le tissu cellulo-adipeux sous-cutané de la paroi de l'abdomen est épais de 4 centimètres au-dessus de l'ombilic, de 8 centimètres au-dessous; il présente dans la région hypogastrique des dilatations variqueuses des veines sous-cutanées.

Le péritoine contient des gaz fétides et une petite quantité de liquide séro-purulent collecté dans les parties déclives. La surface du péritoine pariétal est à peine rosée et sans trace de fausses membranes fibrineuses. Les anses de l'intestin sont libres d'adhérences et ne présentent pas non plus de fausses membranes fibrineuses.

Le foie pèse 1 920 grammes. Il est lisse à sa surface, gras, sans cicatrices ni épaississement général ou partiel de la capsule de Glisson. Il ne contient pas d'abcès.

Le fond de la vésicule biliaire est uni par une adhérence au côlon transverse. Elle est remplie de bile et ne contient pas de calculs. Sa paroi est notablement épaissie.

La rate pèse 230 grammes. Elle ne contient pas d'abcès.

Les reins se décortiquent facilement; le rein gauche pèse 200 grammes; le droit 160 grammes. Leur surface est lisse, leur apparence normale. Ils ne renferment pas d'abcès.

L'intestin grêle et le gros intestin sont très distendus par des gaz. Les gaz contenus dans le cæcum se déplacent facilement par la pression et remontent alors dans le côlon ascendant. Ce dernier est moins dilaté que le cæcum. Le côlon ascendant présente, un peu au-dessus du cæcum, un pli transversal, sorte de rétrécissement relatif déterminé par la pression du côlon transverse.

La partie postérieure du cæcum est unie à la paroi abdominale par des adhérences résistantes et anciennes. En décollant le cæcum et en le soulevant, on découvre un foyer d'infiltration purulente anfractueux, cloisonné par des brides de tissu cellulaire, contenant environ deux cuillerées de pus. Ce foyer s'étend en haut jusqu'à la partie inférieure de l'atmosphère adipeuse du rein droit, en dedans jusqu'à la colonne vertébrale en arrière du muscle psoas, et il envoie en bas un prolongement long de 3 à 4 centimètres dans le petit bassin. En dehors, le foyer est limité du côté du péritoine par les adhérences déjà décrites, mais il se propage en avant du fascia iliaca dans l'épaisseur du tissu conjonctif sous-péritonéal. En continuité avec ce foyer, il existe, dans la paroi antéro-latérale de l'abdomen, dans le tissu cellulo-adipeux sous-péritonéal de la région du flanc droit, des îlots disséminés de tissu cellulaire sphacélé, jaunâtre, tels qu'on les rencontre dans le phlegmon diffus.

La partie terminale de l'iléon, le cæcum et le côlon ascendant ont été enlevés pour être examinés en détail. Le cæcum étant ouvert, on voit la valvule iléo-cæcale proéminente, analogue par sa configuration au museau de tanche. La saillie qu'elle forme mesure 3 à 4 centimètres. Au lieu d'être constituée par deux valves minces, au contact l'une de l'autre, la valvule iléo-cæcale présente un bord circulaire, épais, induré et une ouverture étroite et plissée qui permet à grand'peine l'intromission de l'extrémité du petit doigt.

Lorsqu'on a ouvert l'intestin grêle et la valvule iléo-cæcale, on constate derrière le rétrécissement de celle-ci une dilatation, puis un nouveau rétrécissement à 5 ou 6 centimètres de la valvule.

On peut voir, sur la section de l'intestin grèle, que la saillie et le rétrécissement de la valvule sont déterminés par une invagination de l'extrémité inférieure de l'iléon dans le cæcum. La muqueuse de l'intestin
grêle, en sortant du rétrécissement, revêt toute la partie externe ou
cæcale du rebord épaissi de la valvule. La muqueuse, ainsi réfléchie de
dedans en dehors, tapisse un anneau fibro-musculaire très résistant,
semi-transparent, de 4 à 5 millimètres d'épaisseur, qui forme, pour ainsi
dire, la charpente solide de la saillie de la valvule de Bauhin.

La muqueuse du cæcum et celle du côlon ascendant sont plus épaissies
et plus rigides qu'à l'état normal. Dans la partie postérieure du cul-de-
sac cæcal, qui est en rapport avec le foyer purulent, la surface de la muqueuse est lisse, comme tendue et étalée. Dans le côlon ascendant, la
muqueuse s'enfonce dans les plis et anfractuosités déterminés par le
relief des fibres musculaires, mais on n'y trouve ni ulcérations ni perforations.

L'appendice cæcal s'ouvre dans le cul-de-sac du cæcum par une ouverture assez large. Examiné à la surface du cæcum, l'appendice est fixé
d'abord au cæcum, dont il contourne l'extrémité inférieure, puis il se
replie de bas en haut pour passer au-dessous et en arrière du cul-de-sac
cæcal.

Dans la première partie de son trajet, qui mesure 5 centimètres (fig. 23),
l'appendice est recouvert, comme le cæcum auquel il adhère, par la
séreuse péritonéale. Mais depuis le point où il pénètre en arrière du
cæcum, jusqu'à son extrémité terminale, dans une étendue de 6 centimètres, l'appendice est situé dans le tissu cellulaire interposé au cæcum
et au fascia iliaca, c'est-à-dire dans le foyer purulent rétro-cæcal (1). Il
est dirigé là de bas en haut; il adhère à la paroi postérieure du cæcum;
il baigne dans le pus, et il est entouré d'un tissu conjonctif à faisceaux
grisâtres dont les mailles sont remplies d'une sanie purulente.

La surface externe de l'appendice est grise, irrégulière, plissée. Il présente, à 2 centimètres de sa terminaison, une bosselure irrégulière due à
un épaississement de sa paroi. A côté de cette induration, on voit une
petite ampoule saillante formée par une membrane très mince et molle,
revenue sur elle-même et perforée à son centre.

Un peu au-dessus de cette perforation, qui mesure environ 1 millimètre
et demi de diamètre, il en existe une autre plus petite et déprimée.

Ces deux perforations communiquent avec la cavité de l'appendice.

Lorsqu'on injecte en effet de l'eau par l'extrémité cæcale de l'appendice,
on fait sortir le liquide par les deux perforations que nous venons de
décrire. Pendant l'injection, l'ampoule se dilate et présente une forme
hémisphérique; le liquide coule en jet par le trou qu'elle présente à son
centre; lorsqu'on cesse l'injection, la membrane revient sur elle-même
et s'affaisse en se plissant.

L'appendice étant ouvert dans toute sa longueur, on n'y trouve aucun

(1) Cette disposition a été signalée par la plupart des anatomistes, par
M Sappey en particulier, comme se rencontrant quelquefois à l'état normal,
même chez les enfants nouveau-nés. M. Ch. Robin l'a vue une fois sur six.

corps étranger. Sa muqueuse est lisse et normale dans sa première
portion, tandis qu'elle est irrégulière, grise, épaissie par places dans sa
seconde portion, surtout près de son extrémité. Elle s'amincit progressivement au niveau des points perforés, qui paraissent être le fond d'ulcérations qui ont détruit peu à peu toute la paroi.

Dans le but d'élucider la question de savoir si l'épaississement de la
muqueuse était ancien ou récent; j'ai fait durcir dans l'alcool absolu un
fragment de l'appendice pris dans un point où sa paroi mesurait 2 millimètres. Sur les coupes perpendiculaires à sa surface, on trouve d'abord

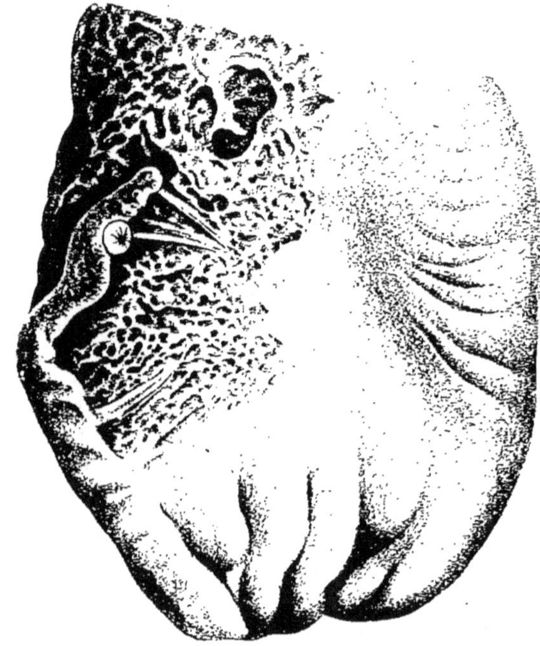

Fig. 23. — Cæcum avec son appendice iléo-cœcal, qui présente trois perforations.

les glandes en tube parfaitement conservées avec leurs cellules cylin-
driques normales ; au-dessous des glandes, il existe une couche épaisse
formée de tissu conjonctif fasciculé contenant quelques vésicules adi-
peuses, puis les deux tuniques musculeuses, et enfin, tout à fait à la surface externe, une couche assez épaisse de tissu conjonctif. Dans cette dernière et dans la couche musculeuse superficielle, on trouve une grande
quantité de cellules lymphatiques interposées aux faisceaux conjonctifs
et musculaires. Mais il n'y a pas de cellules rondes migratrices dans le
tissu conjonctif induré, situé au-dessous des glandes, ni dans la tunique
musculaire à fibres annulaires.

De cet examen, on peut conclure que la muqueuse de l'appendice était

altérée longtemps avant le début des accidents aigus qui ont déterminé
la pérityphlite.

*Les documents qui précèdent ont été collationnés et intégralement approuvés
par les médecins dont les noms suivent et qui ont signé :*

Professeurs Charcot, Verneuil, Trélat, Brouardel, Cornil ;
Docteurs Siredey et Lannelongue.

Telle est la relation officielle des événements qui ont amené
la mort de Gambetta. Elle demande seulement à être com-
plétée par la publication de quelques documents émanant
de personnes encore vivantes, qui pourraient en garantir
l'authenticité, si elle venait à être contestée.

La lecture faite par moi de l'observation clinique suivie de
celle faite par Cornil de la rédaction de l'autopsie, eut lieu
chez Charcot le 2 janvier après huit heures du soir. Ferme-
ment convaincu de l'existence d'une perforation du cæcum
ou de l'appendice, je rappelai, après avoir écouté la lecture
de Cornil, l'opinion que j'avais exprimée et fortement soutenue le 20 décembre chez moi, en présence de Siredey et
Liouville qui, me trouvant très soucieux à nos rendez-vous
chez Gambetta, étaient venus me voir ce jour-là.

L'entretien fut très long ; je leur donnai les nombreuses et
sérieuses raisons qui me portaient à croire à une perforation
du cæcum ou de l'appendice ; je la dessinai, pour mieux les
convaincre, sur un morceau de papier que je possède encore
et que j'ai fait photographier et reproduire (fig. 21, p. 300).
Voici, d'ailleurs, ce qu'on lit dans l'observation à la fin de
l'exposé de la journée du 20 décembre :

« Pour la première fois nous parlâmes, avec Siredey et
« Liouville, d'une perforation extra-péritonéale de l'intestin
« comme cause première des accidents. L'hypothèse d'*une*
« *ulcération, d'une fissure, qu'un corps étranger* venu de l'in-
« testin aurait déterminée dans ses parois, fut nettement posée
« et nous dessinâmes sur le papier les adhérences qui devaient

« exister et dont nous supposâmes en tout cas la possibilité. »

Je demandai donc que le procès-verbal d'autopsie ne fût pas clos avant que le cæcum eût été examiné avec la plus grande attention. En pratiquant l'autopsie à Ville-d'Avray, en effet, on n'avait pas eu le temps d'examiner convenablement, après une longue séance, cette partie de l'intestin. Sur ma demande on avait décidé alors d'emporter le cæcum avec son appendice, pour procéder à une étude complète de ces organes, étude qu'on ne pouvait véritablement pas faire en ce moment, en pareil lieu et à une heure tardive. Cornil fut chargé de ce soin, en même temps que de la rédaction de l'autopsie. On ne pouvait faire un choix meilleur, ni plus autorisé.

Le soir de ce même jour où Cornil vint nous lire sa rédaction, sans nous parler du cæcum qu'il n'avait pas eu le temps d'examiner, je demandai avec une très vive insistance qu'on ne signât pas le procès-verbal auquel il manquait le principal élément, c'est-à-dire les altérations organiques qui, selon moi, étaient la cause immédiate de l'infection et de la mort de Gambetta.

Cette décision fut prise et, comme l'heure était avancée, je quittai mes confrères, qui, d'ailleurs, se retirèrent aussi, en leur annonçant mon projet de m'éloigner de Paris, pendant quelques jours, dès le lendemain matin. J'étais, en effet, sous le coup d'une émotion poignante et d'une fatigue extrême.

Je partis pour Valmont le 3 janvier, à huit heures du matin, et c'est là que je reçus, le surlendemain, les deux lettres suivantes de Siredey et Cornil.

23, Rue St Lazare

De 1 à 3 heures Jeudi 4 midi

Cher ami,

Vivement préoccupé de la cause immédiate de la nappe purulente trouvée en avant du caecum, et de votre insistance à attirer l'attention de Cornil sur la face postérieure du caecum, au point de vue d'une perforation, j'ai écrit hier à Cornil de me faire connaître le plus tôt possible le résultat de ses recherches —

A l'instant je reçois sa réponse, et je m'empresse de vous la communiquer :

Il y a une perforation très petite, mais manifeste de l'appareil épiploïque (?) qui m'a accolé au cæcum, ni cette perforation communique dans le ... particulier —

Je n'ai pas encore ouvert l'appendice principal; auparavant je fais dessiner la pièce — Il y a la probabilité un corps étranger arrêté, >> —
... il m'invite à aller voir la lésion —

Cordiale et sincère amitié

[signature]

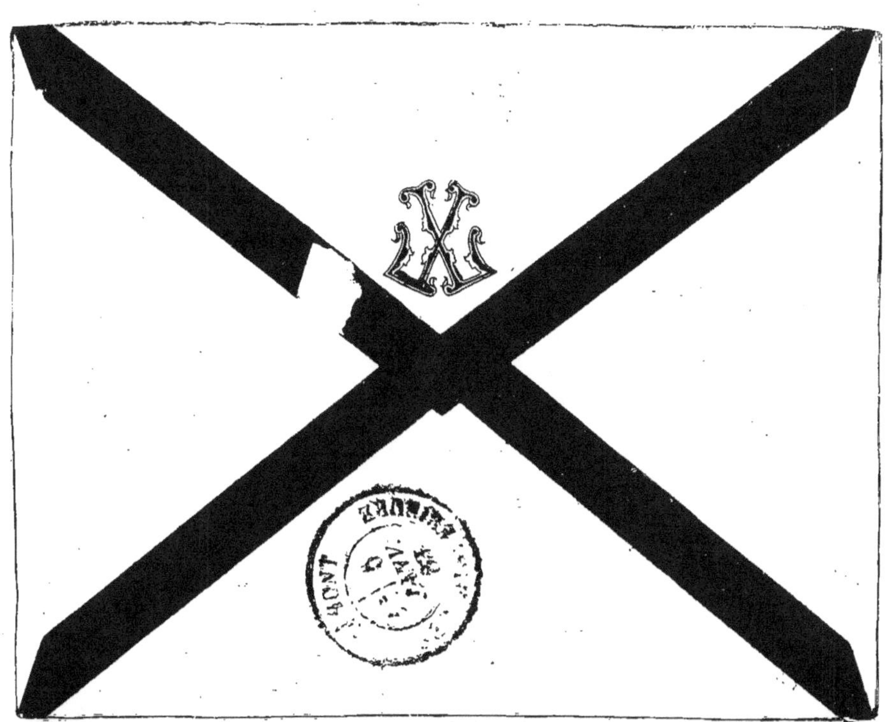

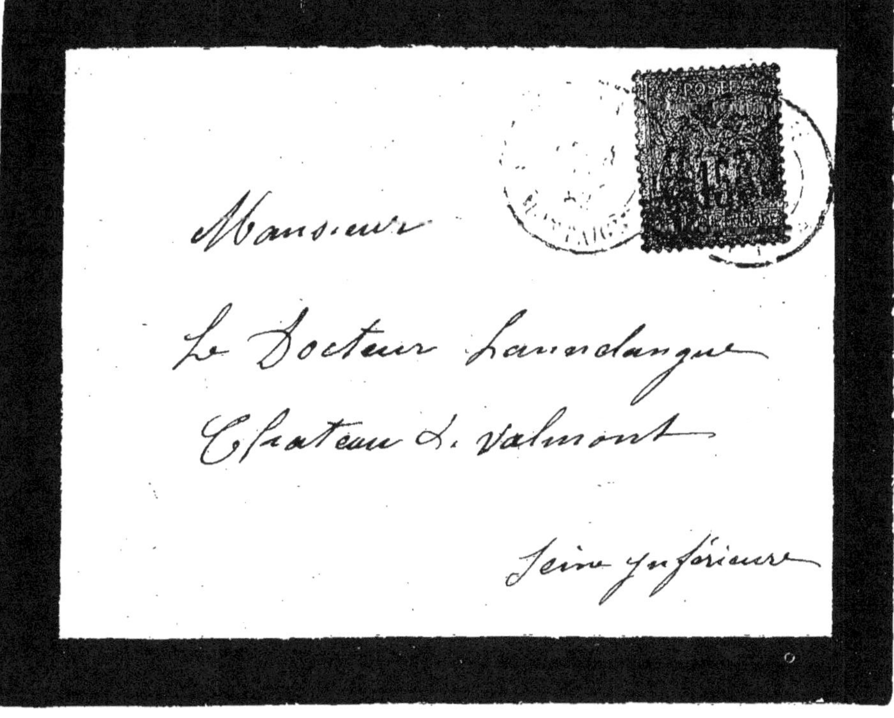

Monsieur
Le Docteur Lannelongue
Château d. Valmont
Seine Inférieure

Paris le 4 janvier 83

Mon cher ami,

L'examen que j'ai fait du cœcum a montré une double perforation de l'appendice iléo-cœcal, dont voici la disposition

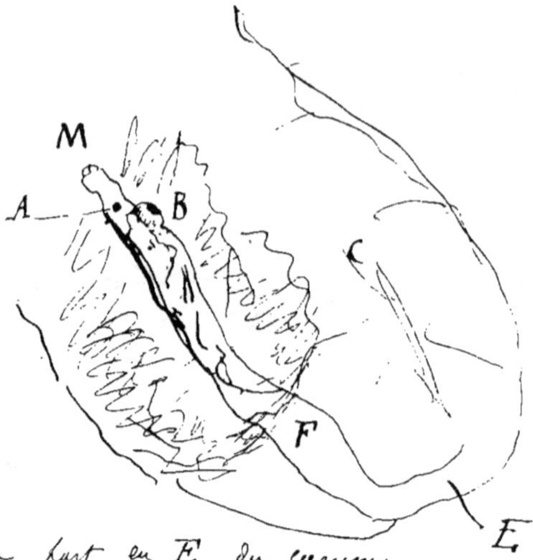

L'appendice part en E du cœcum
Toute la première partie de l'appendice de E à F est libre, lisse, dans la cavité du péritoine qui le recouvre
Mais de F a son extrémité terminale M, il est adherent à la partie latérale et postérieure du cœcum le long duquel il remonte et il fait partie des foyers purulent.
L'appendice est gros distendu dans la 1ère portion
dans la seconde portion il est plissé, irrégulier et les parois sont épaissies. En B, il existe une

*dilatation saillante avec amincissement de la paroi
et une perforation au sommet de cette petite dilatation
cupuliforme. En A il existe une autre très petite
perforation.*

*L'appendice ouvert ne présente pas de corps étranger
mais on observe des épaississements irréguliers de la
paroi qui me semblent dus à une infiltration de
la paroi par du pus*

*Je te mets au courant de cette lésion que je décrirai
complètement, que j'ai fait dessiner, et qui répond à
la description, on peut dire classique, des perforations
de l'appendice dans la pérityphlite*

Ton tout dévoué
Morris

*La pièce est rue Lhomond 42 où je suis toujours
dans l'après midi de midi et demi à 3 ou 4 h.*

L'étude des pièces anatomiques avait révélé à Cornil
l'existence de deux perforations de l'appendice, provoquées
par une appendicite (à cette époque le nom n'était pas créé,
mais le fait n'en existait pas moins et il n'était pas nouveau);
Siredey et lui avaient eu la bonne pensée de m'en informer. Ces perforations étaient la cause indéniable des accidents graves survenus en pleine convalescence de la blessure;
ils avaient donné lieu à une septicémie intestino-péritonéale
qui avait déterminé la mort.

Une opération aurait-elle sauvé le malade? je ne saurais le
dire, mais on devait et il fallait la pratiquer. Ma conviction
là-dessus était si profonde et si absolue que je tentai, en
dehors du moment de nos consultations, plusieurs démarches
auprès de Charcot, de Verneuil, de Trélat pour les y déter-

miner. Je croyais l'opération si nécessaire et si urgente que j'avais porté sur le malade, dès le 22 décembre, un pronostic fatal si on ne l'entreprenait pas. Je l'avais communiqué ce jour-là à Paul de Rémusat, profondément attaché à Gambetta, et à sa belle-sœur, ma femme, dans les termes suivants : « Si Gam-« betta voit l'année 1883, ce sera de bien peu d'heures ». Gambetta est mort cinq minutes avant la fin de l'année 1882.

Pour parer à une éventualité urgente, j'avais fait préparer tout un outillage chez Collin, le fabricant d'instruments de chirurgie et l'assistant d'alors de nos grandes opérations. Il pourrait attester aujourd'hui qu'il avait fabriqué sur ma demande une sonde cannelée spéciale par sa force et sa longueur, à cause de la surcharge de graisse et du développement considérable de la paroi du ventre de Gambetta. Que de luttes n'ai-je pas soutenues alors !

L'opération que je me proposais de faire n'était pas celle de l'appendicite actuelle. J'avais projeté d'arriver sur le cæcum par la voie extra-péritonéale lombaire, en pratiquant une incision allant de la crête iliaque aux fausses côtes.

La nappe purulente rétro-cæcale eût été ouverte indubitablement et, selon les circonstances, j'aurais suturé ou non l'ulcération du cæcum ou de l'appendice, et *fait en tout cas le drainage du foyer.*

Mes propositions furent rejetées dans les deux consultations du 23 et du 28 décembre. A partir de ce moment on cessa de m'accorder autour de Gambetta la confiance dont j'avais joui jusqu'alors ; on m'invita même indirectement à ne plus revenir, et j'aurais certainement laissé la place libre sans mon dévouement et une affection pour Gambetta, qui durait depuis de longues années ; je ne voulus pas abandonner l'ami au moment surtout où il allait mourir en l'absence de toute famille.

Mes devoirs professionnels me mirent peu de temps après avec mes deux confrères, le professeur Germain Sée d'abord et dix-huit mois plus tard le professeur Damaschino, en présence de deux maladies analogues à celle de Gambetta. L'un des malades était Xavier Charmes, aujourd'hui administrateur de Suez, qui vient de m'autoriser par lettre à rappeler son histoire clinique. Je l'opérai avec Damaschino, contrairement à l'avis d'autres collègues, au milieu d'accidents d'une gravité extrême, et de la même manière que j'ai opéré le malade de Sée et que j'eusse opéré Gambetta. Ces deux heureux résultats ne permettent certainement pas d'affirmer que Gambetta eût guéri par une opération, mais celle-ci eût porté le calme et la paix dans ma conscience de chirurgien, de patriote et d'ami.

ÉTIOLOGIE ET PATHOGÉNIE DE L'APPENDICITE.

SOMMAIRE. — Multiples opinions qui se sont fait jour. — Causes de la localisation des phénomènes morbides au niveau de l'appendice : intervention de deux grands facteurs principaux.
1° Altération de la paroi et du contenu de l'appendice. — Influence du trauma, des corps étrangers, des nématodes ; recherches de Quillot sur ce sujet. — Influence de causes d'ordre général, telles que les maladies infectieuses.
2° Virulence microbienne. — Variété et richesse de la flore intestinale : microbes saprophytes, microbes non pathogènes et microbes pathogènes : effets dus à leur symbiose ; importance des toxines. — Causes de l'exaltation de la virulence microbienne. — Rôle des anaérobies : espèces anaérobies rencontrées dans l'appendicite. — La cavité close, son rôle. — Influence très grande de l'alimentation sur la genèse et l'accroissement de la virulence microbienne. Rapports entre l'âge des sujets, le genre d'alimentation et la fréquence de l'appendicite. — Influence des maladies infectieuses, de la menstruation, de l'hérédité. — Appendicite familiale et diathèses chez les jeunes sujets.

Je serai bref, parce qu'il n'y a pas qu'une cause et qu'un mécanisme, et que par suite il n'y a pas, il n'y aura jamais, à mon sens, une théorie pathogénique exclusive de l'appendicite. De multiples opinions se sont fait jour et, comme d'ordinaire, leurs auteurs les ont défendues et les défendent avec une énergie que seules peuvent expliquer une conviction sincère et une foi profonde.

L'appendicite est, je l'ai déjà dit, une maladie infectieuse des parois de l'appendice, mais pour le chirurgien la maladie ne commence que lorsque le péritoine est touché, c'est-à-dire lorsqu'il y a infection appendiculo-péritonéale. Or, qui dit infection dit maladie provoquée par un microbe ou ses toxines. L'appendicite est donc déterminée par un ou plusieurs agents virulents, c'est-à-dire pathogènes au moment présent, car cette virulence peut faire défaut la veille ou les jours précédents. D'autre part, ces microbes qui sont dans la cavité de l'appendice ne déterminent l'infection qu'à la condition que leurs toxines, ou eux-mêmes, pénétreront dans les parois de l'appendice, c'est-à-dire dans les vaisseaux sanguins ou les vaisseaux lymphatiques, et, de là, dans les diverses couches muqueuse, cellulo-lymphoïde, musculaire de cet organe. Habituellement ils pénètrent à la fois dans les deux systèmes sanguin et lymphatique, mais de préférence dans ce dernier.

D'une anatomie très défectueuse, de fonctions qui n'apparaissent pas utiles, chez l'homme du moins, enfin d'une situation unique sur le trajet du tube digestif, va résulter une localisation de phénomènes morbides de la plus haute gravité. Tout y concourt : un organe mal implanté et tout à fait imparfait pour les actes dont il est le siège et, tout autour de cet organe, un feuillet de la séreuse péritonéale, au sein de laquelle il est libre et flottant. Cette séreuse, organe si sensible à toutes les infections qu'elle diffuse et répand avec tant de facilité, va recevoir tout de suite par les larges voies lymphatiques et sanguines les microbes ou leurs toxines qui ont provoqué l'appendicite, et une péritonite microbienne localisée et protectrice, ou généralisée et grave, va continuer l'appendicite et prendre, pour ainsi dire, sa place.

Il semble résulter des recherches expérimentales de Roger, de Dieulafoy et Caussade, de celles de Josué, que les produits virulents de la cavité déterminent l'appendicite plus souvent que les microbes eux-mêmes. Quoi qu'il en soit, toxines ou microbes pénétreront d'autant plus facilement dans les parois que celles-ci seront l'objet d'une ouverture, d'une effraction, d'une altération quelconque congestive ou inflammatoire. Mais cette altération de la paroi, traumatique ou autre, est-elle absolument nécessaire ? Les données de l'expérimentation et de l'observation clinique portent à ne pas le croire, bien que cela ne soit pas absolument sûr dans tous les cas. Néanmoins, on doit admettre comme règle très générale l'altération des parois de l'appendice.

Le problème étiologique se trouve, d'après ces quelques propositions, simplifié et réduit à deux conditions essentielles :

d'une part, virulence des microbes appendicitaires ou de leurs toxines ; — d'autre part, altération de la paroi de l'appendice, minime dans un certain nombre de cas, parfois simplement congestive, mais constante. Cette altération peut, à elle seule, rendre pathogènes des microbes saprophytes ou transformer les liquides normaux sécrétés par les glandes de l'organe en produits virulents.

Il n'y a, dès lors, qu'à passer en revue les causes soit locales, soit d'ordre général, susceptibles de remplir les conditions précédentes.

1° *Altération de la paroi et du contenu de l'appendice.* — Toute altération de la paroi n'est pas, on le comprend, suivie d'une appendicite, car dans un très grand nombre de cas, aucune infection ne vient la compliquer, témoin les résections d'appendice à froid, où le tronçon reste indemne ; témoin également le nombre assez grand d'exemples de blessure de l'appendice.

Tout trauma de l'appendice peut être invoqué, soit qu'il se produise au moment où l'appendice possède des microbes ou des toxines virulentes, soit qu'il entraîne lui-même une virulence microbienne plus grande, par suite de l'irritation appendiculaire, de modifications sécrétoires, etc. L'appendice peut être blessé dans une foule de circonstances aussi fréquentes que variées. Il y a d'abord les coups sur l'abdomen qui, pour être rares, n'en atteignent pas moins indirectement l'appendice, les coups de pied de cheval, par exemple, ou les chutes sur le ventre. Delorme a cité le cas, plein d'intérêt, d'un homme dont l'appendice était malade et qui reçut sur le ventre un coup de pied de cheval qui entraîna la déchirure de l'appendice, par suite de la compression des gaz que contenait ce dernier.

Les piqûres, déchirures, torsions, l'enroulement autour du méso-appendice, les coudures peuvent également produire un trauma direct sur les parois de l'appendice ou transformer sa cavité libre en *cavité close*, condition certainement très favorable à l'augmentation de la virulence microbienne; on y reviendra un peu plus loin.

Il a été trouvé dans l'appendice malade de nombreux corps étrangers. Les uns proviennent de l'extérieur du corps humain, et peuvent, selon leur nature, traumatiser ou fermer l'appendice; témoin certaines arêtes de poisson, quelques portions d'os, des aiguilles, des fragments d'écaille d'huître, des éclats de porcelaine émaillée, des grains de plomb, des graines piquantes ou non, des pépins, des graines de lin, etc.

Les autres se forment dans l'appendice lui-même. Ce sont les fameux coprolithes, ou amas de matières durcies, que Le Guern (1) a rencontrés 106 fois sur 171 cas de corps étrangers. Talamon croit qu'ils viennent du cæcum, d'où ils s'engageraient par des contractions intestinales dans l'appendice, où ils s'enclaveraient, mais l'orifice appendiculaire est bien étroit et une petite valvule en défend l'entrée. Il semble démontré que ces corps étrangers se forment de préférence dans l'appendice même, par apposition de couches qui y produisent une stratification autour d'un ou deux noyaux. L'analyse chimique a fait voir qu'ils sont composés de

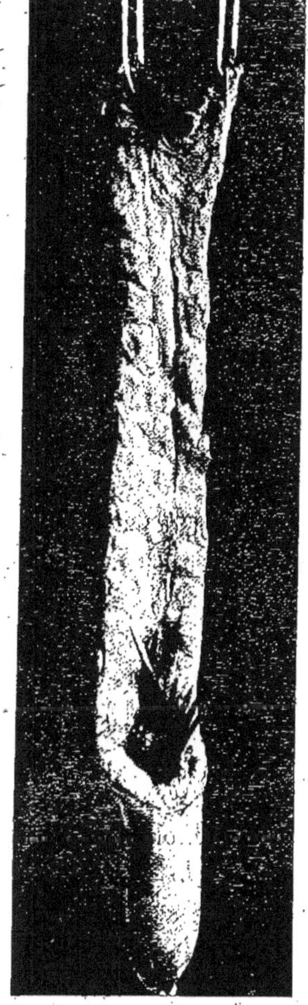

Fig. 24. — Appendice renfermant un faisceau de huit épingles noires passées dans un anneau.

(1) *Thèse de Paris*, 1893.

matière stercorale organique, avec quelques sels surtout calcaires, le tout cimenté par du mucus.

Quoi qu'il en soit, ces corps étrangers qu'on rencontre très fréquemment dans l'appendicite peuvent irriter mécaniquement, blesser même l'organe, rétrécir peu à peu et finalement oblitérer sa cavité.

Récemment, Metchnikoff (1) a cherché à expliquer la fréquence de la maladie qui nous occupe par l'action mécanique et chimique qu'exercent souvent sur les parois de l'appendice les nématodes de l'intestin (2). Becquerel (3), Brun (4), Guinard (5), Moty (6) avaient trouvé, le premier des ascarides dans le péritoine avec une ulcération de l'appendice, le second un cadavre d'ascaris dans un petit foyer extra-appendiculaire, le troisième un trichocéphale vivant au sein de l'organe, le quatrième des lombrics et des oxyures.

Pareillement, Blanchard avait signalé la fréquence croissante des helminthes intestinaux qu'il attribuait aux légumes, fruits, salades, radis, etc... arrosés par des eaux sales, impures, mélangées à des fèces. Metchnikoff ayant trouvé à son tour, dans les selles d'appendicitaires au début de la maladie, des ascarides, des œufs de trichocéphale et des œufs d'ascaride, n'hésite pas à croire que ces helminthes sont les véhicules de microbes pathogènes qu'ils introduisent avec leurs œufs — le trichocéphale surtout — dans les parois de l'intestin. Ces vers peuvent amener, en même temps, des congestions et des modifications sécrétoires susceptibles

(1) Note helminthologique sur l'appendicite (*Bull. de l'Acad. de méd.*, p. 301, t. XLV, 1901).

(2) En 1814 (*Biblioth. méd.*, p. 383), Jadelot signalait déjà l'influence de la présence de ces nématodes dans l'intestin et l'appendice. Il avait trouvé à l'autopsie de son malade « quatre ascarides occupant la cavité amplifiée de l'appendice cæcal, où ils étaient comme entassés ».

(3) Cité par Davaine, in : *Traité des Entozoaires*, p. 186. Paris, 1877.

(4) *Bull. et mém. de la Soc. de chirurgie*, t. XXVI, p. 311. Paris, 1900.

(5) *Bull. et mém. de la Soc. de chirurgie*, p. 1009. Paris, 1900.

(6) Du rôle des oxyures dans l'appendicite (*Comm. à l'Acad. de médecine, séance du 2 avril 1901*).

d'augmenter la virulence des microbes appendiculaires.

Comme Metchnikoff attribue à cette cause une importance capitale, expliquant l'hérédité et entraînant une prophylaxie et une thérapeutique spéciales, j'ai prié mon préparateur, M. Quillot, de rechercher la fréquence de ces parasites.

Il a examiné 128 enfants atteints : 21 de l'appendicite, et les autres d'affections sans importance ne comportant aucun régime spécial.

Sur ces 21 cas d'appendicite (16 aiguës, dont 1 avec péritonite généralisée et 5 froides), on a trouvé 6 fois des œufs de vers, soit : 3 fois des œufs de trichocéphales seuls, 1 fois des œufs de trichocéphales et d'ascaris, 1 fois des œufs d'oxyures et d'ascaris, 1 fois des œufs d'oxyures seuls. Dans la péritonite généralisée, il y avait dans les selles des œufs de trichocéphales en grande quantité.

Sur les 107 autres cas, on a observé 39 fois la présence d'helminthes dans : 12 ectopies testiculaires, 5 cas ; 2 ruptures de l'urètre, 1 cas ; 16 abcès tuberculeux, 3 cas ; 14 tuberculoses chirurgicales, 6 cas ; 15 fractures, 6 cas ; 6 adénites, 2 cas ; 2 paralysies infantiles, 1 cas ; 8 brûlures, 3 cas ; 3 plaies, 2 cas ; 3 kystes du cordon, 2 cas ; 1 division du voile du palais, 1 cas ; 5 rachitismes, 2 cas. Enfin, on n'a rien trouvé dans 5 autres cas : 1 déviation du nez, 2 morsures, 1 adéno-phlegmon, 1 sarcome. Les observations positives ont donné : 7 fois l'oxyure ; 24 fois l'ascaris et 23 fois le trichocéphale. Il y avait l'oxyure seul, 2 fois ; l'ascaris seul, 13 fois ; le trichocéphale seul, 6 fois. Les associations ont été les suivantes ; oxyure et trichocéphale, 1 fois ; oxyure et ascaris, 1 fois ; ascaris et trichocéphale, 16 fois.

Les matières fécales des 128 observations d'enfants de dix à treize ans (99 garçons et 29 filles) ont donné en somme 45 fois des œufs d'helminthes. On ne saurait donc dire, comme Pascal et Nérat, que les helminthes existent chez tous les individus ; mais malgré l'usage d'eau de source et l'emploi de filtres, la proportion de 35 p. 100 n'est que peu inférieure à celle que donnait Davaine, qui pensait que la moitié de Paris hébergeait de semblables hôtes.

Dans les appendicites, la présence des vers a été de 28 p. 100 seulement, inférieure à celle qu'a observée Kirmisson, qui, sur 21 cas, a trouvé 17 fois des œufs de trichocéphales et 1 fois des œufs d'ascarides.

L'abondance des parasites chez l'enfant est-elle une cause d'appendicite ? Je ne saurais en douter en songeant que ces parasites, qui, d'ailleurs, ont été rencontrés avec les lombrics dans les abcès appendicitaires, peuvent traumatiser la paroi de l'appendice, s'implanter — le trichocéphale au moins, qui est l'hôte le plus habituel du cæcum et de l'appendice — dans la muqueuse et y déposer les microbes dont leur corps est couvert. Ces vers peuvent amener aussi des congestions et des modifications sécrétoires favorables à l'exaltation de la virulence microbienne. Il ne suffit pas, en effet, que les microbes pénètrent dans les parois de l'appendice, il faut qu'ils possèdent des propriétés virulentes.

Rien ne s'oppose, d'ailleurs, à ce que les accidents ne trouvent, pour se produire, des conditions meilleures lorsqu'une alimentation très azotée, ou très fermentescible, vient agir sur la muqueuse de l'intestin, sur celle de l'appendice en particulier, pour l'irriter, la congestionner et la ramollir.

En dehors des traumas, des effractions, il convient de placer certaines réactions pathologiques de l'appendice dans les infections généraliséses ou localisées dans d'autres organes. Il semble très certain que la grippe, certaines angines, la rougeole, la dothiénentérie, et d'autres états infectieux au premier rang desquels les streptococciques, développent une poussée dans l'appareil lymphatique, principalement dans les follicules de l'appendice. Ces altérations constituent, en réalité, une petite atteinte d'appendicite ; ce sont de véritables infections, il est vrai atténuées et sans conséquence dans la très grande majorité des cas, mais si la poussée devient violente, elle amène une appendicite sérieuse avec ses conséquences. Ainsi paraissent s'expliquer autrement que par voie de coïncidence les rapports de la grippe avec l'appendicite, rapports qu'ont bien vus Jalaguier, Faisans et d'autres auteurs. La grippe altère anatomiquement l'appendice et, si la virulence microbienne est augmentée, l'explosion se fait.

A côté de toutes les causes précédentes, il en est une autre qui pourrait les exclure, c'est un contenu virulent stercoral ou autre capable à lui seul de provoquer des altérations de l'appendice en l'infectant, altérations qui vont amener ultérieurement l'infection du péritoine et de l'économie tout entière. L'infection revêt une forme comparable à celle de la fièvre typhoïde.

2° *Virulence microbienne. — Toxines appendiculaires.* — L'appendice, partie intégrante de l'intestin, en communication avec sa cavité, possède comme lui une flore riche en microbes de diverses espèces, parmi lesquelles il suffit de signaler, au nombre des aérobies, le coli-bacille et le streptocoque, avec de nombreux saprophytes, parce que ce sont les espèces les plus communes. On y trouve parfois le pneumocoque et le staphylocoque. Je ne sache pas qu'on ait f it l'étude des anaérobies de l'appendice, en dehors de l'appendicite.

Si quelques-uns de ces microbes, comme les saprophytes, ne sont pas pathogènes ou, comme le coli-bacille, le sont très peu, d'autres le sont même en temps normal et presque tous peuvent le devenir par symbiose ou par l'effet d'une influence qui exalte leur virulence. Mais, alors même que ces microbes sont virulents, alors même que l'appendice renferme des toxines susceptibles d'infecter l'économie, l'appendicite n'est pas déclarée pour cela. Je

suis convaincu qu'il n'est guère d'individu parmi nous qui
ne soit à ce point de vue sinon en imminence, du moins
en état permanent de possibilité d'appendicite. Mais, l'autre
condition que nous venons d'étudier manque, ou encore la
paroi, fût-elle même altérée, se défend et résiste à l'infection imminente ; les toxines comme les microbes sont éli-
minées par l'intestin ou n'impressionnent pas suffisamment
l'appendice pour le désorganiser en infectant les lymphatiques et les ganglions d'abord, le péritoine ensuite, le sang
enfin. Toutefois, étant donnée la structure affaiblie de l'organe
et, en même temps, sa richesse lymphatique, on comprend
combien doivent être fréquentes son altération et son infection
secondaires. La clinique nous en donne des preuves évidentes chaque jour. Et c'est alors que l'une des causes précédemment signalées suffit pour faire éclater l'incendie.

J'ai déjà dit que, d'après certains auteurs, les toxines produisent l'appendicite plus souvent que ne le font les microbes ;
elles seules pourront parfois déterminer l'infection et désorganiser plus ou moins gravement l'appendice. Elles seront,
du reste, aidées le plus souvent par l'une des causes que
j'ai énumérées précédemment. C'est, en tous cas, la virulence directe ou par les toxines qui est la vraie cause de
l'appendicite ; les influences mécaniques n'ont d'action qu'en
faisant naître cette virulence, si elle n'existait pas, ou en
l'augmentant, si déjà elle existait.

On est ainsi conduit à rechercher les causes de l'exaltation de la virulence microbienne. Ces causes sont probablement nombreuses, mais nous n'en connaissons que quelques-unes et nous ignorons leur modalité d'action dans la
plupart des cas.

La flore microbienne de l'appendice est très riche. Les
représentants de cette flore paraissent dépourvus de propriétés virulentes ou, plutôt, ces propriétés n'existent pas
en eux, ils se trouvent à l'état d'inaction, et ne peuvent

exercer, par suite, aucun effet pathogène sur la paroi de l'appendice ; cet effet ne saurait se produire que par le fait d'une exaltation de leur virulence. Or, il semblait bien établi par Achard (1) que, si le coli-bacille est le microbe le plus fréquemment observé et s'il paraît prédominant, cela tient à la facilité de ses cultures. Les propriétés pathogènes de ce bacille résultent d'une symbiose (de Klecki) (2), c'est-à-dire de son association habituelle avec le streptocoque et quelquefois avec le staphylocoque, le pneumocoque et des saprophytes.

La question en était là, lorsque Veillon et Zuber (3) sont venus montrer le rôle jusque-là resté dans l'ombre des anaérobies. Le coli-bacille et le streptocoque ne sont pas, en effet, constants dans toutes les appendicites et ils y paraissent en trop petit nombre pour qu'on puisse les considérer comme responsables d'infections aussi graves. Sur 22 cas étudiés avec soin par ces auteurs, une seule fois il n'a été trouvé qu'un microbe aérobie seul : il s'agissait du pneumonoque ; deux fois, on a observé des anaérobies seuls ; enfin, dans 19 cas, il y avait des anaérobies associés à de rares coli-bacilles et à des streptocoques ; le pus, dans ces cas, était toujours fétide.

D'après ces recherches, les anaérobies paraissent constants dans les appendicites graves ; ils appartiennent aux cinq espèces suivantes : Bacillus fragilis, B. ramosus, B. perfringens, B. fusiformis, B. furcosus. Ils possèdent chacun des propriétés en général très virulentes et ils sont capables de produire du pus à odeur fétide, des gaz, de la gangrène, ce qui montre bien que ces bacilles sont les vrais

(1) ACHARD et BROCA. Soc. méd. des hôpitaux, séance du 26 mars 1897.

(2) DE KLECKI. Contribution à la pathogénie de l'appendicite (*Ann. de l'Institut Pasteur*, p. 480, 1899).

(3) VEILLON et ZUBER. Recherches sur quelques microbes strictement anaérobies et leur rôle en pathologie (*Arch. de méd. expériment. et d'anatomie pathologique*, 1898, n° 4).

auteurs de l'appendicite, dans la plupart des cas. Ces anaé-robies habitent aussi l'intestin, mais à l'état inerte, au même titre que les aérobies. Il convient donc de rechercher les causes de l'exaltation de leur virulence.

Une des causes les plus connues que l'on a mise, dès l'abord, en telle évidence qu'elle devait représenter comme la raison d'être de l'appendicite, est ce que l'on a appelé la *cavité close;* expression heureuse, qui aurait fait fortune à elle seule si, d'autre part, elle n'avait pas répondu à des faits certains et incontestés. C'est à Talamon (1) que revient la paternité du mot : *vase clos*, que Dieulafoy a repris sous la forme : *cavité close*. Un corps étranger venu de l'extérieur, les coprolithes, un rétrécissement lent et graduel, un gonflement muqueux même, une bride, peuvent amener l'occlusion de l'appendice en un point de son trajet en séparant complètement le reste de sa cavité de celle du cæcum. Cela est démontré et doit être assez fréquent. Et l'on sait, d'autre part, que la nocivité des microbes, du coli-bacille surtout, apparaît ou s'accroît dans un appendice sain et aseptique transformé en vase clos, de même que dans une anse d'intestin isolée, ou encore dans la hernie étranglée. Non seulement alors le coli-bacille, inoffensif auparavant, va faire du pus, mais il va, grâce à son transport dans le péritoine par les vaisseaux de l'appendice, provoquer une péritonite purulente. Il semblerait donc que, par le simple fait de l'oblitération, la cavité close devienne, par l'augmentation de la virulence, un foyer d'infection et de toxicité des liquides qu'elle renferme (2).

---

(1) Talamon. *Appendicite et pérityphlite*, Paris, 1892.

(2) Roger et Josué, en pratiquant la ligature de l'appendice chez le lapin, tout en ayant soin de ménager les vaisseaux, ont provoqué l'appendicite expérimentale (*Bull. et mém. de la Soc. méd. des hôpitaux de Paris*, nº 4, p. 79, 1896). — De Rouville a confirmé ces expériences (*Presse médicale*, 27 mai 1896). — Les expériences de Hartmann et Minot, confirmées par celles de Dieulafoy (*Manuel de pathol. interne*, 14ᵉ édition), ont établi que la cavité close est un foyer d'infection et de toxicité.

Mais, l'idée d'un vase clos en elle-même ne répond à rien et l'analyse des phénomènes est plus complexe. Dans l'anse étranglée, dans l'isolement expérimental, comme dans le vase clos de l'appendicite (lorsqu'il existe), il se produit des altérations de la paroi de l'intestin et de son contenu. La paroi avariée histologiquement se congestionne, ses éléments sont irrités et les sécrétions elles-mêmes sont modifiées. C'est dans ces conditions que la virulence microbienne de microbes tels que le coli-bacille, le staphylocoque, le streptocoque, les anaérobies, s'accroît et entraîne comme conséquence l'élaboration de toxines beaucoup plus puissantes en tant que poison. Ces altérations diverses ainsi que la symbiose microbienne deviennent alors la cause de l'augmentation de virulence, qui fait naître l'appendicite. Et c'est si vrai que l'on peut, expérimentalement, provoquer l'appendicite sans occlusion et démontrer ainsi qu'il n'y a aucune relation entre le degré de virulence et l'occlusion simple. Nous l'avons réalisé expérimentalement après de Klecki, et, d'autre part, Roger et Josué (1) ont fait voir que l'appendicite semble être le résultat plutôt de l'action des produits microbiens de la cavité que de l'action virulente des microbes eux-mêmes.

La clinique confirme ces faits. On a cité de nombreux cas d'appendicite aiguë sans vase clos. Brun (2) a montré plusieurs appendices oblitérés, provenant de malades qui, à aucun moment, n'avaient présenté de symptômes d'intoxication. D'un autre côté, Brun encore, Walther, Jalaguier, Reclus ont enlevé, en pleine infection péritonéale, des appendices dont le canal était perméable dans tout son trajet. Broca (3), sur 79 opérations d'appendicite, n'a rencontré que 3 fois une cavité close et, dans ces 3 cas, il s'agissait d'appendicite à rechute sans abcès.

(1) ROGER et JOSUÉ. Recherches expérimentales sur l'appendicite (*Rev. de médecine*, 1896, et *Soc. méd. des hôpitaux*, 31 janvier 1896).
(2) BRUN, *Revue médicale*, 6 août, 1896.
(3) BROCA, *Bull. de la Soc. de chirurgie*, p. 775, 9 décembre 1896.

La théorie du vase clos, présentée et soutenue avec éclat par le professeur Dieulafoy, a trop attiré l'attention pour qu'on puisse glisser sur elle sans s'y arrêter.

Parmi les causes que l'on a appelées déterminantes, une de celles qui ont été le plus mises en avant est le genre d'alimentation. On a pu, expérimentalement, produire chez l'animal de l'appendicite et de l'entéro-colite avec des viandes très avariées (1). On a donc successivement accusé l'usage et l'abus de la viande, particulièrement de la charcuterie, de viandes faisandées, avariées, d'une nourriture composée de mets excitants et très épicés, de gros repas, et on a voulu expliquer par la variété et la nature de l'alimentation la plus grande fréquence de l'appendicite en Angleterre, en Amérique, dans les villes comme Paris, etc.

D'autre part, Metchnikoff accuse les légumes, les salades et les fruits d'être souillés par des eaux impures, qui les chargent des œufs, des larves ou des nématodes eux-mêmes. Les parasites intestinaux ensemenceraient les microbes dont ils sont couverts et agiraient sur les parois de l'intestin et de l'appendice de l'homme d'une manière mécanique, chimique ou inflammatoire, quelques-uns, comme le lombric, sécrétant une humeur irritante pour la muqueuse.

Je crois, en effet, que l'alimentation joue un grand rôle dans la production de l'appendicite. D'une part, elle apporte des microbes ou des parasites, elle favorise la multiplication de ceux qui existent dans l'intestin ; elle accroît considérablement leur virulence, lorsqu'elle est dans l'état de détérioration signalé plus haut.

D'autre part, elle est susceptible de produire une irritation gastro-intestinale, tantôt localisée à la région iléo-cæcale ou à celle du gros intestin, tantôt plus étendue, irritation qui

(1) Beaussenat a pu (*Thèse de Paris,* 1897), chez six lapins, provoquer les lésions de l'entéro-colite en gavant ces animaux de viande en pleine putréfaction. Dans les six cas, les ulcérations s'étendaient à la muqueuse de l'appendice.

infecte l'appendice au point que les sucs intestinaux, en devenant toxiques et plus ou moins putrides, déterminent une appendicite.

L'alimentation, dans ses sources si variées et souvent si peu choisies, en rapport avec des goûts dépravés plutôt qu'avec une hygiène bien comprise, favorise singulièrement les deux conditions essentielles de l'appendicite : l'augmentation de la virulence microbienne d'une part, et, d'autre part, l'altération de la paroi de l'appendice. On a donc raison d'attribuer à l'alimentation le rôle d'une cause fréquente de l'appendicite. Et l'on peut dire que toute alimentation qui réduit le nombre des microbes, qui atténue leur virulence, qui fait disparaître certaines espèces bactériennes, sera celle qui mettra le plus à l'abri de l'appendicite.

On comprendra que l'appendicite n'existe pas chez les nourrissons dont l'alimentation est lactée, c'est-à-dire la meilleure pour la réduction de la flore intestinale, et qu'elle soit rare encore dans les premières années, jusqu'à l'âge de quatre ou cinq ans, la nourriture étant surveillée et fort peu animale. C'est entre dix et vingt ans, chez l'enfant et l'adolescent, et entre vingt et quarante-cinq ans, chez l'adulte, que la maladie bat son plein, tout en étant plus fréquente d'ailleurs entre dix et vingt ans. Cette dernière remarque semblerait indiquer que l'alimentation ne joue pas un rôle exclusif, car, certainement, l'alimentation est moins riche en viande à cet âge que plus tard, mais peut-être alors faut-il invoquer d'autres influences telles que la fatigue, les longues courses, le surmenage qui favorisent le développement de la virulence microbienne.

D'ailleurs, l'évolution a prévu cette fâcheuse influence de l'alimentation carnée en faisant disparaître l'appendice chez les animaux carnassiers et en le développant considérablement, au contraire, chez les herbivores.

A côté de l'alimentation doivent prendre place les influences susceptibles de favoriser et de faire naître la virulence microbienne dans l'appendice, ou même de déterminer des lésions infectieuses de la paroi. De ce nombre sont les maladies infectieuses, la grippe en premier lieu. On a signalé, non sans raison, un rapprochement entre la grippe et l'appendicite (Faisans). La grippe et les infections en général, en déterminant parfois des folliculites infectieuses de l'appendice, c'est-à-dire une altération des follicules lymphatiques par les toxines ou les microcoques propres à ces maladies : streptocoques, pneumocoques, bacille d'Eberth, etc..., crée en quelque sorte un premier degré d'appendicite, une folliculite appendiculaire. Si celle-ci continue ses progrès, la vraie appendicite se montre, alors que le début a été marqué par de la grippe ou des maladies dues aux autres microbes que je viens de citer, quoique le fait se produise plus souvent au cours de la première de ces maladies que pendant les dernières.

L'appendice peut-il participer à la congestion de l'utérus et des annexes pendant la menstruation? On l'a dit et cela peut être, mais cela ne pourrait constituer qu'une circonstance secondaire et assez rare.

Il en est de même de la grossesse durant laquelle se montre quelquefois l'appendicite, ce qui ne veut pas dire que ce soit la grossesse qui engendre l'appendicite dans ces cas.

L'hérédité ne saurait transmettre qu'une prédisposition (1), c'est-à-dire une tendance individuelle qui fait que la maladie est plus commune chez des sujets dépendant de parents appendicitaires.

(1) Roux (de Lausanne), puis Dieulafoy, dans son cours à la Faculté (novembre 1895), Brun, Berger, Jalaguier, Quénu à la Société de chirurgie (22 janvier 1896), Faisans, Talamon, Rendu, à la Société médicale des hôpitaux (*Bulletin de la Société*, n° 8, 1896); enfin Dieulafoy, à l'Académie de médecine (mars 1896), ont apporté de nombreux faits établissant la réalité de l'influence de l'hérédité sur la production de certaines appendicites.

L'hérédité peut se traduire par une disposition anatomique spéciale, un long appendice à direction mauvaise et tordu, à cavité étroite.

Récemment, Gilbert et Lereboullet (1) ont appelé l'attention sur une prédisposition héréditaire qualifiée par eux de diathèse d'auto-infection en rapport avec les polycanaliculites microbiennes, qui expliquerait les appendicites familiales au même titre que les otites, les parotidites, les angines, les dacryocystites. Le mécanisme immédiat n'en serait pas différent de celui que crée l'hérédité nerveuse ou celle de la goutte, de l'arthritisme, etc. Quoi qu'on en puisse penser, on ne saurait pénétrer plus avant dans ces questions de diathèses sans remarquer qu'on n'observe guère dans le jeune âge les caractères qui leur sont propres et que, pourtant, ce sont les enfants qui présentent le contingent d'appendicites de beaucoup le plus élevé.

Disons en terminant que, ces temps derniers, Gaucher (2) a fait de l'appendicite une manifestation de la syphilis héréditaire ou quaternaire dans un certain nombre de cas. La syphilis ne saurait jamais être qu'une cause exceptionnelle eu égard à la fréquence de l'appendicite.

(1) GILBERT et LEREBOULLET. *Société de biologie*, t. LV, p. 664, mai 1904.
(2) GAUCHER. De l'origine syphilitique de l'appendicite (*Progrès médical*, avril 1904).

TRAITEMENT DE L'APPENDICITE

Sommaire. — Insuffisance de la pratique hospitalière pour fixer les règles
du traitement de l'appendicite. — Appendicite médicale existant toujours à
l'origine de toute atteinte aiguë : ses caractères. — Appendicite chirurgicale
ou phase péritonéale de l'appendicite.
Divergence et méthodes thérapeutiques préconisées. — Danger des purgatifs.
— Opération immédiate. — Éléments de pronostic : importance de l'étude de
la toxicité urinaire, recherches sur ce sujet. — En quoi consiste la thérapeutique expectante. — Évolution sans abcès : opération à froid, ses indications,
son moment. — Évolution avec abcès : intervention.
Résumé de la conduite à tenir dans les différents cas :
I. Appendicite aiguë : première attaque péritonéale sérieuse ; — première
attaque péritonéale non sérieuse ; — deuxième attaque ; — attaques antérieures multiples ; — abcès.
II. Appendicite prolongée ou chronique.

Il est toujours malaisé d'aborder l'étude du traitement d'une
maladie grave lorsque les règles en sont mal posées, établies
et comprises différemment par les uns et par les autres, et
qu'il faut compter, en outre, avec des éléments étrangers
provenant des familles ou des malades eux-mêmes.

La pratique hospitalière laisse beaucoup à désirer en ce
sens qu'elle ne montre guère que la moitié du tableau clinique ; les malades ne sont, très souvent, envoyés à l'hôpital
que plusieurs jours après le début d'une attaque aiguë, la
première ou non en date, plus ou moins intense, d'ailleurs,
en proie à des accidents sérieux réclamant une opération
d'urgence ou plus tardive. Ce n'est, en fait, qu'un fragment
écourté de la maladie, et beaucoup de sujets frappés à des
degrés moins avancés ne viennent pas à l'hôpital : ils reçoivent des soins à domicile. Et, il faut le dire, malgré tous les
regrets qu'on en peut avoir pour ceux qu'on amène trop tard,
le plus grand nombre des sujets atteints n'a pas besoin d'opération, leur guérison s'opère parfaitement sans intervention

opératoire. Il en est même qui, après avoir eu des attaques graves, ne consentent pas, pour éviter de nouvelles atteintes, à réclamer le bénéfice d'une opération à froid, et qui ont, en fait, une bonne santé.

Mais ce groupe du plus grand nombre auquel je fais allusion est celui de ce qu'on pourrait appeler l'*appendicite médicale*, c'est-à-dire de ces sujets qui ont une légère entérite de l'appendice, des infections très peu intenses localisées à cet organe ou associées à d'autres troubles gastro-intestinaux présentant les formes les plus diverses, jusqu'à des accès de fièvre pris tantôt pour de simples maladies et tantôt pour des fièvres intermittentes irrégulières.

Cette première étape, toujours méconnue jadis, soupçonnée et surveillée maintenant, qu'on apprendra à connaître de plus en plus, échappe entièrement à un traitement chirurgical, c'est-à-dire à l'opération. Il est donc essentiel d'avoir une indication plus précise, qui soit une mesure rationnelle et, comme l'observation est le seul guide qui soit utilisable, je crois qu'on peut trouver cette indication dans l'évolution de l'appendicite lorsque la maladie atteint le péritoine ; l'affection doit être alors l'objet d'une attention étroite, parce qu'elle peut comporter dès ce moment une intervention prompte et urgente. Cette seconde phase, qu'on pourrait appeler *chirurgicale*, s'annonce en clinique par des phénomènes aigus nouveaux constituant une véritable attaque parfois violente, avec de la douleur abdominale en général vive, de la fréquence et de la petitesse du pouls, des signes de réaction péritonéale, tels que nausées et vomissements. Le mal est devenu grand soit pour le moment, soit pour plus tard. L'infection a touché le péritoine, dont elle entraîne quelquefois la perforation en peu d'instants. Mais celui-ci se défend d'ordinaire par des adhérences et les accidents sont pour un temps localisés.

Il y a pour chacune de ces deux étapes des indications thérapeutiques très différentes.

I. Appendicite médicale, non péritonéale. — Il s'agit ici d'une entérite localisée donnant lieu à des phénomènes très divers, des indigestions, des troubles dyspeptiques, de la diarrhée aiguë ou intermittente, d'autres troubles intestinaux avec ou sans fièvre, de la tension cæcale, de la sensibilité appendiculaire. Un des caractères de cette forme est de ne pas arrêter les sujets et de présenter des périodes plus ou moins longues, durant lesquelles la santé est à peu près normale.

L'examen des selles devra être fait de temps à autre, dans le but d'y rechercher les ascarides. L'usage de purgatifs légers renouvelés, associé à un régime alimentaire d'où on exclura les aliments crus, les salades et les légumes de provenance incertaine, les eaux impures, les viandes fortes insuffisamment cuites, la charcuterie notamment, les viandes et le gibier faisandés, trouvera des indications précieuses pour arrêter l'évolution du mal; on y ajoutera le régime lacté, les viandes légères, les poissons frais, les purées, les œufs, etc. La cure ne sera pas toujours durable. Des rechutes se produiront, surtout si on abandonne trop vite le régime, si on fait des imprudences, s'il se trouve dans le contenu de l'appendice des conditions favorables à une infection plus active. Une crise deviendra inévitable et, cette fois, ce sera le péritoine qui entrera en scène. L'appendicite devient alors une péritonite aiguë et on est, au début, dans l'ignorance de savoir si l'infection sera localisée, étendue ou généralisée.

II. Appendicite chirurgicale ou phase péritonéale de l'appendicite. — Après les prodromes précédents de plus ou moins courte durée, survient une explosion, c'est-à-dire une crise plus ou moins violente, qu'on a qualifiée de noms divers mais qui, selon moi, sont trompeurs en ce sens qu'ils ne rappellent pas le fait dominant et nouveau, à savoir la *péritonite* qui vient de se produire. Sera-t-elle adhésive et limitée, cette péritonite, ou sera-t-elle généralisée? Y a-t-il ou va-t-il se produire une perforation, de la gangrène de l'appendice? on l'ignore.

La conduite à tenir a été comprise de manière tout à fait opposée par les uns et les autres. On n'a pas assez tenu compte de ce que tous les cas sont loin de se ressembler, qu'on ne les suit pas à partir de la première heure de la crise et qu'on les voit à des phases qui ne se correspondent pas. Comme l'incertitude est grande souvent sur la localisation de la péritonite, qu'on ne peut pas toujours affirmer qu'elle n'est pas généralisée ou qu'elle ne se généralisera pas, que ni la température, ni le pouls, ni le facies ne peuvent fixer l'opinion sur le pronostic, on ne sait en vérité sur quoi s'appuyer pour tracer des règles de quelque valeur, et c'est dans ces circonstances que le vrai clinicien se révèle et sait, selon le cas, trouver dans le malade les raisons élevées qui justifient l'expectation ou l'intervention, car c'est entre ces deux alternatives que se pose le problème.

Toutefois un fait, à mes yeux, se dégage de l'observation et réclame d'être mis en lumière durant cette phase nouvelle de l'appendicite, c'est le *danger des purgatifs*. Il y a cependant toute une école qui les conseille et on peut se demander dans quel but. Le mal est fait et consiste souvent dans des suppurations de la paroi de l'appendice, de petites perforations en voie de formation, si elles ne sont déjà formées ; le péritoine envahi ne demande pas mieux que de se défendre par des adhérences. Dans ces conditions que saurait-on espérer des purgatifs, si ce n'est de contribuer à désunir, à défaire les adhérences en provoquant des mouvements intestinaux, des changements de rapport ou en augmentant la tension intestinale, sans compter les douleurs qu'ils font naître, les vomissements qui redoublent parfois à la suite de leur usage. Non seulement j'ai observé ces divers phénomènes, mais j'ai souvent vu à l'hôpital les déplorables effets des purgatifs donnés en ville et l'aggravation si subite de la maladie, à la suite de leur administration, que l'abandon de cette pratique durant la période aiguë d'une crise d'appendicite devient, selon moi, un devoir impérieux pour le praticien. Sans doute, on peut dire que les effets désastreux des purgatifs ne sont pas constants, mais il suffit qu'ils se produisent pour qu'on doive les condamner avec d'autant plus de raison qu'on ne voit pas à quoi ils peuvent servir dans la phase aiguë actuelle.

On est donc en présence de ces deux alternatives : opérer ou attendre. L'opération immédiate a été élevée à l'état de principe, de doctrine même par Dieulafoy (1) et un certain nombre de chirurgiens français : Poirier, Monod, Routier, Brun, etc., après les Américains qui, eux aussi, préconisaient l'intervention précoce, dès 1889, pour toute appendicite catarrhale ou ulcérée.

Il semblerait que la résection de l'appendice dût être la conséquence logique de ce fait incontestable que cet organe étant le foyer de l'infection, il y a lieu de le supprimer pour arrêter cette dernière.

Mais les faits ne se présentent pas avec autant de simplicité.

Il paraît très probable que si on opérait tout à fait au début, à la première heure de l'attaque, dirais-je, on trouverait aisément l'appendice peu entouré encore de fausses membranes ; il serait donc facile à extraire ; d'autre part, l'infection péritonéale étant tout à fait à son début serait, selon toute apparence, arrêtée par la suppression de l'appendice.

Mais on n'est guère appelé à ce moment critique, un certain nombre d'heures sont déjà écoulées, des désordres locaux multiples sont formés ou en pleine formation et l'appendice est alors plongé et perdu au milieu d'adhérences molles, très vasculaires, très imprégnées de microbes.

On est à ce moment en pleine infection, la maladie semble

(1) Communication à l'Académie de médecine en 1896 (*Traité de pathologie interne*, 14ᵉ édition).

encore localisée et non étendue à tout le péritoine, les parents
des enfants ou les malades eux-mêmes font de la résistance
et quelquefois une opposition absolue à l'intervention. Celle-
ci, en somme, se présente avec beaucoup moins de chances
de succès que plus tard, si on peut enrayer la marche ascendante de l'appendicite.

Tels sont les arguments qui ont entraîné la conviction, et
aujourd'hui les chirurgiens les plus autorisés, en France du
moins, n'opèrent pas et je me range à leur avis.

Le plus gros écueil, celui de la péritonite généralisée, est
assez rare en réalité et on croit, nous croyons, qu'un traitement bien dirigé dès le début peut l'éviter dans la très grande
majorité des cas. Si la péritonite existe d'ailleurs, le résultat
sera presque toujours à peu près le même, avec ou sans opération.

Ainsi dans la première crise aiguë *on n'opérera pas*, sauf le
cas de péritonite en voie de généralisation, c'est-à-dire d'une
infection diffuse du péritoine on encore d'une septicémie
aiguë.

Il est infiniment regrettable que la clinique ne possède
aucun moyen de fixer le pronostic durant la phase de l'infection. Nous en avons cherché un dans la corrélation qui
existe entre la gravité de la maladie et la toxicité urinaire ;
il nous a rendu service dans maintes circonstances (1).

Nous avons pris pour terme de comparaison la toxicité
d'une urine normale chez des sujets du même âge que ceux
atteints d'appendicite et nullement malades.

« *Toxicité urinaire dans l'appendicite.* — Le cycle appen-
dicitaire ne saurait être fixé, il est même mal défini dans
beaucoup de circonstances. Aussi, pour avoir des renseignements de quelque valeur a-t-il fallu grouper entre eux des
faits comparables et qu'on puisse reconnaître en clinique :

(1) LANNELONGUE et GAILLARD, Note sur la toxicité urinaire chez les enfants et
dans l'appendicite en particulier (*Comm. à l'Acad. des Sc.*, n° 25, 19 juin 1899).

« 1° Dans une *première catégorie* nous comprenons les *appendicites aiguës* accompagnées d'un phlegmon péri-appendicitaire, ou, si l'on veut, d'une péritonite circonscrite avec adhérences ou avec une collection purulente en formation. Dans tous les faits de ce groupe, c'était une première attaque à marche franche aiguë, précédée ou non de phénomènes peu marqués. Le nombre de ces cas est de neuf. Chez presque tous la densité urinaire a augmenté et atteint 1026 et jusqu'à 1030. L'acidité s'est accrue ; il y a eu de l'hyperacidité relativement à l'état normal. La quantité des vingt-quatre heures est moindre. Enfin la couleur a pris une grande importance; au lieu d'être pâle, elle est devenue plus pigmentée et a varié du jaune d'or à un ton ambré.

« Certaines urines étaient limpides, d'autres ont laissé déposer une masse spongieuse qui renferme de la mucine.

« L'urée s'y trouve en proportions notablement plus fortes ; la différence peut varier du simple au double. Voici quelques exemples suivant les âges. Urines normales : cinq à sept ans, $11^{gr},8$; huit à dix ans, $13^{gr},90$; onze à quatorze ans, $20^{gr},15$. Urines d'appendicite aiguë : cinq à sept ans, $23^{gr},9$; huit à dix ans, 23 grammes ; onze à quatorze ans, 34 grammes.

« La valeur de l'urotoxie (1) ainsi que le coefficient urotoxique varient aussi dans de grandes proportions et la comparaison avec l'état normal est frappante. Nous donnerons la moyenne suivant les trois âges précédents, car nous n'avons pas rencontré d'appendicite aiguë avant l'âge de cinq ans.

« De cinq à sept ans, moyenne 27 centimètres cubes; de huit à dix ans, moyenne 39 centimètres cubes; de onze à

---

(1) On appelle *urotoxie* la quantité d'urine qu'il faut injecter dans les veines d'un lapin par kilogramme de son poids pour amener la mort. — L'urotoxie des urines de jeunes sujets est supérieure à celle de l'adulte. Tandis que chez ce dernier 40 à 80 centimètres cubes tuent un kilogramme de lapin, chez l'enfant, il faut de 62 à 120 centimètres cubes suivant l'âge des sujets. — Le *coefficient urotoxique* est le nombre d'urotoxies fabriquées par l'unité de poids.

quatorze ans, moyenne 21 centimètres cubes. Or les moyennes d'urines normales sont de 110 centimètres cubes, de cinq à sept ans; de 84 centimètres cubes, de huit à dix ans ; de 89 centimètres cubes, de onze à quatorze ans. La toxicité est donc trois fois plus grande dans le groupe d'appendicites aiguës.

« Le coefficient urotoxique comparé à celui de l'état normal donne les chiffres suivants :

« De cinq à sept ans : urine normale, $0^{cc},44$; urine d'appendicite, $2^{cc},18$. De huit à dix ans : urine normale, $0^{cc},70$; urine d'appendicite, $1^{cc},25$. De onze à quatorze ans : urine normale, $0^{cc},52$; urine d'appendicite, $1^{cc},31$.

« Moyenne du coefficient des urines normales, $0^{cc},533$; moyenne du coefficient des urines d'appendicite aiguë, $1^{cc},58$.

« 2° *Seconde catégorie*. — Appendicites froides opérées ou sur le point de l'être, c'est-à-dire alors que les phénomènes généraux et toute réaction locale ont disparu; cinq examens ont eu lieu.

« Lorsque la recherche de la toxicité et l'analyse des urines ont été faites le jour même de l'opération, et cela a eu lieu deux fois, le choc opératoire a eu pour conséquence l'augmentation de l'urine et des résidus secs.

« La densité s'est élevée à 1030. Mais dans les jours qui ont suivi ou encore dans un cas d'appendicite tout à fait froide et non opérée, la toxicité urinaire s'affaiblit en se rapprochant de l'état normal.

« Ainsi on voit que la valeur de l'urotoxie s'élevait dans ces cas divers à 52, 59, 88 centimètres cubes, chiffres qui se rapprochent de la moyenne normale. Un examen ayant eu lieu vingt jours après une opération à froid chez un enfant de neuf ans, a donné 102 centimètres cubes comme valeur urotoxique et le coefficient urotoxique a été égal à $0^{cc},48$.

« 3° *Troisième groupe. Appendicites avec péritonite géné-*

ralisée. — Nos recherches n'ont porté que sur deux cas, sur deux enfants de onze ans et onze ans et demi.

« Dans les deux cas, l'urine de densité plus élevée 1024 et 1026, de couleur foncée, contenant beaucoup d'indican, a donné comme valeur urotoxique 20 et 24 centimètres cubes, chiffres beaucoup plus élevés que dans les cas des groupes précédents. Les coefficients urotoxiques ont été de 1,18 et 0,92. Ces faits veulent dire que la quantité d'urine, pour tuer un kilogramme de lapin, est quatre fois moindre qu'à l'état normal, dans les cas de péritonite généralisée. »

En résumé, dans tous les cas que nous avons étudiés, les urines ont été trouvées beaucoup plus toxiques que les urines normales : la valeur de l'urotoxie a varié entre 19 et 50, moyenne 32, c'est-à-dire qu'elle a été trois fois plus forte environ que chez un sujet sain.

Quant à la vraie cause de cette toxicité, il n'est pas possible de la déterminer avec précision ; en effet, ni l'urée, ni l'ammoniaque, ni l'acide urique, ni les sels minéraux, ni ceux de potasse en particulier, ni les matières colorantes ne peuvent être invoqués comme cause exclusive de la toxicité. Celle-ci semble résulter de l'association de divers éléments anormaux ou normaux qui, excrétés en grande quantité, donnent à l'urine une densité plus élevée, une coloration plus foncée, un poids de matières extractives supérieur à la normale.

La couleur paraît surtout, chez les enfants du moins, en proportion directe avec la toxicité. On peut, à cet égard, ranger les urines des sujets atteints d'appendicite aiguë en *jaune doré, jaune ambré,* et *ambré,* la couleur normale étant le jaune pâle chez les enfants sains. A chacune de ces variétés d'urines correspond une toxicité qui va en progressant. Mais nous conseillons de recourir toujours, de préférence à l'examen de la couleur, à l'expérience qui fixera exactement la dose de toxicité.

La *thérapeutique expectante* sera donc suivie. Elle comprendra : l'immobilité du sujet, l'application de la glace à demeure sur la région iliaque du côté droit, — la diète absolue, avec tolérance de quelques cuillerées à café d'eau fraîche, avec ou sans fragments de glace, — l'emploi du chloral en lavements pour calmer les douleurs, de préférence à l'opium auquel on a renoncé. Les *purgatifs seront évités avec soin durant les six premiers jours* de la crise aiguë. A partir du sixième jour, on peut donner un purgatif doux, si la crise est modérée et la péritonite franchement circonscrite.

La première atteinte évolue vers la guérison sans abcès ou se complique au contraire d'un phlegmon qui suppure.

Dans le premier cas, on attendra la disparition des accidents et la résolution des phénomènes locaux, pour poser à nouveau la question de l'extirpation de l'appendice. Un délai de six semaines au moins et jusqu'à deux ou trois mois est nécessaire, en général, pour placer le malade dans les conditions d'une « *opération à froid* », comme l'on dit, offrant la plus grande sécurité.

Au sujet des indications d'une opération à froid, après une première attaque d'appendicite aiguë, mon opinion est qu'on doit tenter cette opération et y recourir, toutes les fois que la première atteinte a été sérieuse et menaçante. L'extirpation tardive, c'est-à-dire à froid, offre comme avantages d'éviter le drainage et de permettre la réunion immédiate, grâce à laquelle on échappe aux éventrations, aux fistules, etc.

Dans les cas légers, on peut à la rigueur attendre un second avertissement, mais en observant une très grande surveillance pendant longtemps et en prescrivant un régime sévère.

Abcès. — Un abcès se forme ou est formé. Faut-il intervenir? En règle : *oui*, toutes les fois que l'abcès sera accessible — et il l'est presque toujours. Mais, selon l'état du sujet, on interviendra tantôt assez promptement, tantôt seulement après quelques jours. L'intervention prompte sera commandée par le grand volume de l'abcès, par des températures avec des ascensions élevées, suivies parfois de chutes de 1 à 2 degrés du matin au soir, par un état général plutôt mauvais, par un indice de toxicité urinaire élevé.

Dans les autres cas, on pourra, si on veut, ne pas presser l'intervention et attendre que localement les adhérences aient bien isolé la région malade de la grande cavité péritonéale ; mais j'estime qu'en fait, l'intervention doit, si elle est possible, être pratiquée dès que l'abcès est reconnu et accessible sans trop de recherches. Mauclaire dans une bonne clinique a insisté sur ce point.

En résumé, voici la conduite à tenir suivant les cas :

A. APPENDICITE AIGUE. — I. PREMIÈRE ATTAQUE. — 1° *Première attaque péritonéale sérieuse, limitée.* — Pas d'extirpation immédiate de l'appendice, sauf le cas de péritonite non limitée, c'est-à-dire d'infection généralisée au péritoine. Immobilité du malade dans le décubitus dorsal. — Glace sur le ventre. Chloral. Diète absolue.

Surveillance attentive du malade. Ouverture simple des abcès accessibles, dès qu'ils sont formés et très reconnaissables, sans se livrer à la recherche de l'appendice. N'extirper celui-ci que si on l'a sous les yeux, après avoir ouvert l'abcès. Drainage.

La guérison obtenue, recourir à l'extirpation de l'appendice *à froid*, un mois ou six semaines au moins après la cessation absolue de la crise, le malade étant tenu au lit jusque-là, dans les cas où l'attaque a été sérieuse.

2° *Première attaque péritonéale limitée, moins émouvante que la précédente*, n'éveillant pas de craintes, avec réaction péritonéale peu vive, modérée, généralement sans empâtement ni abcès.

Même traitement local. La crise passée, on peut ne pas conseiller l'opération à froid, c'est-à-dire l'extirpation de l'appendice, mais on surveillera longtemps le malade et on sera sévère pour son régime alimentaire.

II. Deuxième attaque. — Les mêmes règles que pour la première attaque devront être appliquées très rigoureusement. En cas d'infection grave, faire immédiatement l'extirpation de l'appendice. La toxicité urinaire est un guide précieux à cet égard.

Ouvrir les abcès dès qu'ils sont formés.

Je conseille *dans tous les cas l'extirpation à froid de l'appendice* deux mois environ après la guérison de cette seconde attaque.

III. Attaques antérieures multiples. — Mêmes indications, quelle qu'ait été leur intensité, depuis les petites indispositions répétées et fréquentes, jusqu'aux atteintes sérieuses, graves même. On opérera, mais à froid seulement.

Abcès. — On les opérera, je l'ai dit plus haut, dès que la collection sera bien limitée. Ils sont uniques ou multiples, et ont des sièges divers.

1° Fosse iliaque droite. On y relève trois grandes variétés : abcès ilio-inguinaux avec plastron abdominal ; — sous-cæcaux ou postérieurs, remontant plus ou moins haut devant le rein, sous le foie ; — en dedans, dans l'angle iléo-cæcal, c'est-à-dire au milieu des anses de l'intestin grêle.

2° Abcès pelviens. Ils sont dans le petit bassin et en rapport avec les organes pelviens, tantôt en bas au-devant du rectum, tantôt plus haut autour de la vessie.

3° Grands abcès allant dans la fosse iliaque gauche.

4° Abcès multiples, placés dans le ventre au milieu de la masse intestinale allant parfois au-dessous du foie, reliés les uns aux autres.

Les abcès seront ouverts par des voies différentes, selon la région ; les abcès multiples comporteront plusieurs incisions distinctes. Après avoir vidé l'abcès, quelquefois en passant à travers le péritoine sain, et nettoyé la cavité à l'eau oxygénée, on ne se livrera pas à la recherche de l'appendice. Si on l'aperçoit, on en fera rapidement l'extirpation, sans détruire les adhérences. Les abcès intestinaux multiples, flottants, seront ouverts chacun isolément par des incisions appropriées sur les plaques indurées ; on décollera les anses pour arriver à l'abcès. On sera conduit à réséquer l'épiploon s'il est compris dans les foyers purulents et s'il y a de l'épiploïte infiltrée de pus.

Les abcès du petit bassin seront ouverts par la voie rectale ou mieux prérectale chez l'homme, vaginale chez la femme.

Au cours de ces ouvertures d'abcès, que l'appendice soit enlevé ou non, on suturera les ulcérations du cæcum, si on en constate.

B. Appendicite prolongée. — Lorsque l'appendicite prolongée succède à l'aiguë d'une manière immédiate, le point essentiel est de veiller à ce que le foyer soit tout à fait refroidi. Cela veut dire qu'on doit attendre que toute trace de phénomènes aigus ait disparu, que la région soit indolente et redevenue naturelle, sauf évidemment en ce qui concerne les adhérences, s'il en existe. Dans ce dernier cas, il est encore plus utile de reculer l'intervention, afin que ces adhérences soient réduites de volume, d'une structure plus cellulaire, et qu'elles ne possèdent plus de germes infectieux : la recherche de l'appendice y est, en effet, laborieuse et oblige à des décollements, à des manœuvres assez importantes. Quelques mois d'attente ne sont pas de trop.

Lorsqu'au contraire l'appendicite se présente d'emblée sous une forme apyrétique et indolente, et qu'elle se caractérise par la lenteur des accidents, par leur allure intermittente avec de franches périodes de rémission, les mêmes considérations à l'égard des transformations de l'appendice se présentent et la recherche de cet organe peut être laborieuse et difficile, surtout s'il existe des adhérences.

C'est pour ce motif que l'indication de l'intervention à froid doit être affirmée comme absolue, sans attendre au delà de quelques mois, toutes les fois qu'une crise sérieuse d'appendicite aiguë s'est produite et toutes les fois encore que l'appendicite prolongée amène des accidents directs, appréciables ou même à forme larvée et tout à fait insidieux.

GONALGIE.

Sommaire. — Définition. — Douleur du genou sans altération organique de la jointure ou du système nerveux central, avec une attitude commandée par la contracture. — La description clinique repose sur l'analyse des observations. — Début brusque et subit sans violence extérieure, ni fatigue. — La douleur et la claudication sont les premiers symptômes et restent liés l'un à l'autre ; à ces deux signes s'ajoute bientôt une raideur articulaire provoquée par la contracture de certains muscles. Tel est le syndrome initial ; il n'y a pas de fièvre. — A ce syndrome s'ajoute une attitude qu'on doit examiner, le sujet étant debout et dépouillé de ses vêtements : le membre affecté repose sur la pointe du pied ; ce membre est en extension et contracturé. — Étude de la marche. — Examen du sujet couché dans le décubitus dorsal sur un lit horizontal. — Douleur du genou ; elle est superficielle et empêche d'apprécier les mouvements de la jointure. — En plaçant le sujet dans une position plus favorable à l'examen, on reconnaît que la flexion est gênée et limitée. — Le genou n'offre aucun gonflement, aucune altération. — Guérison par le repos. — Rechutes et atteintes multiples. — La maladie n'a été observée que sur des filles.

Messieurs,

Je désigne sous ce nom un état morbide caractérisé par une douleur du genou, avec attitude spéciale due à la contracture musculaire, et par des troubles fonctionnels pouvant aller jusqu'à l'impossibilité de la marche, cet état ne s'accompagnant d'aucune altération organique appréciable ni de l'articulation, ni du système nerveux central.

Tel est le syndrome inhérent à la gonalgie : il est typique et se révèle par la prompte facilité avec laquelle on l'établit, — lorsqu'on est prévenu, — après avoir constaté d'ailleurs l'absence de toute altération de la jointure. Il est, à l'égard du genou, ce qu'est la maladie de Brodie à l'égard de la hanche.

J'en ai vu quatre exemples, dont l'un m'a beaucoup frappé ; mais, comme mon attention n'était pas encore attirée sur cet état, je n'en ai gardé qu'un souvenir éloigné, assez précis, toutefois, et que je crois pouvoir transmettre, avant de donner des observations plus fidèles. Il concernait une fillette de huit à neuf ans, habitant la rue de Charenton, tout près de mon hôpital, l'ancien hôpital Trousseau. Après avoir été prise brusquement d'une douleur très vive au niveau du genou, elle en arriva, au bout de quelques jours, à ne plus pouvoir marcher. Puis, elle guérit tout d'un coup, après un repos d'environ un mois.

On apportait l'enfant à l'hôpital, de temps en temps. Ce ne fut que devant la guérison subite que j'acceptai définitivement l'idée d'une affection nerveuse idiopathique.

J'extrais des observations des autres malades, avant de les publier in extenso, les remarques pouvant servir à établir un tableau clinique de la maladie.

Dans tous les cas le début a été brusque et subit, il n'a été précisé localement par aucun phénomène étranger et, contrairement à toute attente, les petits malades n'ont pas éprouvé de violence extérieure, de même qu'ils n'ont pas été fatigués. Les sujets que j'ai vus étaient tous des filles âgées de huit, neuf et dix ans.

Deux d'entre elles, les deux seules que j'aie suivies, ont eu des atteintes multiples de *gonalgie*. L'une, la petite cliente du Dr Bernarbeight, du Hâvre, et du Dr Dijou, de Fauville, qui me l'a amenée, a eu trois atteintes dans un an. Les deux premières atteintes ont duré quelques jours seulement, la troisième plusieurs mois. Celle-ci a été précédée de quelques furoncles et d'un zona thoracique.

La douleur et la claudication sont les deux premiers symptômes qui se montrent et ils semblent liés l'un à l'autre chez toutes nos malades.

La douleur éclate subitement dans la journée et sans aucun motif, après une promenade non fatigante dans un cas ; elle est assez vive, détermine de la gêne d'abord et de la claudication ensuite, elle ne tarde pas à empêcher la marche.

On fut obligé de porter, pour son retour, un enfant qui avait été pris en pleine promenade à pied.

A ces deux signes s'en ajoute un troisième accusé par toutes les malades, c'est une raideur assez grande du membre inférieur, raideur qui arrête les mouvements du genou et même ceux du cou-de-pied parfois ; autrement dit, un état de contracture violente de certains muscles éclate brusquement et on doit lui rapporter la cause des difficultés de la marche, sinon celle de la douleur ressentie en même temps.

Les enfants n'ont pas de fièvre.

L'examen du sujet commande d'abord l'étude de la marche, puis celle de l'examen des phénomènes précédents.

L'attidude et la marche sont spéciales et diffèrent de l'attitude et de la marche que l'on observe dans la vraie coxalgie (maladie de Brodie), à plus forte raison dans la coxo-tuberculose et dans les autres arthrites de la hanche et du genou.

Lorsque les sujets sont dépouillés de leurs vêtements et qu'on les fait se tenir debout, on remarque tout de suite que le pied du côté affecté ne repose pas sur la plante, mais unique-ment sur la pointe. Il s'ensuit une attitude d'extension de tout le membre, qui est raide et en avant de l'autre.

La marche est particulière et elle a été la même chez les sujets où je l'ai étudiée. C'est uniquement sur la pointe que le pied repose durant la marche et il est placé dans cette posi-tion par la malade, avec quelque précaution ; puis il est relevé assez vite. Tout le membre inférieur est dépourvu de souplesse, aussi bien au cou-de-pied qu'au genou et il a l'air d'être contracturé de haut en bas. J'ai même cru que la hanche était touchée chez un des petits malades.

Les précautions que prennent les sujets en marchant ont pour but de leur faire éviter la douleur.

L'enfant étant couché dans le décubitus dorsal sur un lit horizontal et dur, on n'observe rien d'anormal dans la forme ou dans le volume des membres inférieurs. L'examen de la hanche à laquelle on pense d'abord fait voir qu'elle est libre de tous ses mouvements ; toutefois on devra, durant cet examen, éviter de toucher le genou dont le contact provoque une réaction sous la forme de contracture.

Le genou, en effet, a été très douloureux au toucher, chez une de nos malades, un peu moins chez une autre. Il est difficile de l'explorer ; on reconnaît néanmoins que la douleur est superficielle, tégumentaire et non point osseuse. On peut, en s'y prenant avec précaution, parvenir à comprimer assez fortement avec un doigt les épiphyses du fémur et du tibia sans y développer de la douleur, tandis que le simple contact de la peau, particulièrement en dedans et en dehors de la rotule, est tout à fait douloureux ; c'est au point qu'il faisait pousser des cris à l'un des sujets. Il n'existe, d'ailleurs, aucune déformation du genou qui est aussi sec d'un côté que de l'autre. Mais la douleur au contact ne permet pour ainsi dire pas d'étudier les mouvements de l'articulation.

Pour y parvenir plus aisément j'ai été conduit à placer les enfants en travers du lit, de manière que les deux cuisses reposassent pareillement sur le plan du lit jusqu'au genou seulement. Cette *position examen* permet d'interroger la flexion du membre sain d'abord, du membre malade ensuite. En procédant lentement et avec douceur, on arrive à faire exécuter un certain degré de flexion, mais bientôt la douleur empêche d'aller plus loin et on ne peut jamais parvenir à l'angle droit. Si, sans y toucher, on dit aux enfants de fléchir eux-mêmes les membres, ils exécutent une flexion arrivant péniblement à 50° environ et puis la douleur les arrête. Chez l'un des sujets la flexion naturelle était même à peine possible.

Dans le mouvement de flexion, la résistance à la flexion semble se localiser dans le muscle droit antérieur et dans le vaste externe qui se contractent, deviennent durs et même *sensibles* au toucher, phénomène qu'on n'observe pas du côté sain en faisant subir au genou la même épreuve ; les autres muscles ne traduisent rien d'anormal.

Les sujets exécutent, au contraire, facilement l'extension du genou. L'inspection de la jambe et des jointures du cou-de-pied et du pied ne révèle rien d'anormal.

Tous les phénomènes sont donc bien concentrés autour de l'articulation du genou qui ne présente ni épanchement, ni gonflement fongueux, rien d'anormal, en un mot, au point de vue organique.

En marchant, les sujets offrent l'attitude que j'ai signalée ; ils ressentent de la gêne ou même des douleurs qui augmentent la contracture. Couchés, ils n'éprouvent au contraire aucune douleur.

Les malades sont exposés à des rechutes ; trois sur quatre en ont présenté. L'un d'eux en a eu deux dans l'espace d'un an, de quelques jours de durée, toujours sans cause et survenant brusquement au milieu de la marche ; il a fallu le porter. La troisième atteinte durait depuis trois mois lorsque j'ai vu l'enfant pour la première fois ; cette atteinte s'est prolongée deux nouveaux mois et a cessé à peu près brusquement.

Il y a maintenant six ans que je suis les deux enfants et ils ne se sont plus ressentis de rien.

Les malades ont été soumis au régime et au traitement qui suivent. En premier lieu, on les a tenus au lit d'une manière continue, aussi longtemps qu'ils ont ressenti de la douleur au contact du genou et de la difficulté à fléchir leur articulation. N'ayant pas trouvé d'indications à faire de l'immobilisation du genou, aucun appareil n'a été appliqué. On a mis seulement tantôt un peu de ouate autour de l'articulation et tantôt quelques compresses adoucissantes. Le bromhydrate de quinine et le bromure de potassium ont été donnés à l'intérieur, le premier durant quelques jours, le second avec persévérance et continuité.

Première observation. — Fillette de neuf ans, amenée du Hàvre, par le Dr Dijou, de Fauville. Elle a été prise pour la première fois, il y a un an, de douleurs vives et soudaines dans le genou, avec impossibilité de marcher. Rien ne pouvait expliquer ces phénomènes : ni fatigue, ni coup, ni chute.

Une deuxième atteinte s'est produite, il y a trois mois. Comme la première, elle a duré un à deux jours; début brusque par de la douleur, puis cessation également brusque des accidents.

Il y a quinze jours, une nouvelle atteinte s'est déclarée. L'enfant a été prise soudainement, en revenant de promenade; il a fallu la porter. Elle éprouve quelques douleurs spontanées ou quand elle se remue, et ne peut marcher.

A l'examen, on voit au niveau de la jambe gauche les traces de ce qui, au dire de la mère, aurait été des petits furoncles « ayant crevé très vite », et sur la jambe droite quelques taches pigmentées sans signification peut-être, ou de la nature de l'érythème noueux. On constate, en outre, du côté droit, un zona thoracique survenu il y a trois jours, accompagné de douleurs très vives.

Les membres inférieurs sont égaux en volume : la cuisse droite qu'on me dit être la cuisse malade, serait peut-être un peu plus volumineuse que l'autre, mais la différence est très peu marquée.

Croyant à une maladie de la hanche, je fais marcher la fillette, et suis très surpris de la manière dont son pied droit appuie sur le sol : ce pied porte uniquement sur la pointe et non sur le reste de la plante; il est appuyé avec précaution, puis relevé assez vite. Tout le membre a l'air d'être en contracture; il n'y a de souplesse, ni au cou-de-pied, ni au genou qui ont l'air raides, comme d'ailleurs la hanche.

L'enfant étant placée sur un lit, j'arrive à faire exécuter

aux deux hanches les mêmes mouvements, d'égale étendue, et avec facilité. Toutefois, il faut éviter de toucher au genou droit, car alors l'enfant se plaint, crie, et elle se contracte. Je ne me suis pas tout d'abord rendu compte du phénomène, mais, après des investigations répétées, j'ai compris que la hanche était libre, le genou me paraissant au contraire limité dans ses mouvements.

J'ai alors recouru au moyen suivant : l'enfant ayant été mise en travers du lit, de manière que les deux cuisses reposassent pareillement sur le plan du lit jusqu'aux genoux seulement, j'ai pu arriver à fléchir le genou gauche très facilement et complètement. Procédant ensuite à la flexion du genou droit, j'ai été bientôt arrêté par la douleur qu'invoque l'enfant et je n'ai pu arriver à obtenir l'angle droit. En répétant l'expérience, on observe toujours les mêmes résultats ; il en est de même lorsqu'on dit à la fillette de fléchir spontanément ses genoux : elle porte la jambe gauche presque jusqu'au contact du talon avec la fesse ; pour la jambe droite, elle n'arrive pas à l'angle droit et elle souffre.

Le genou droit offre un aspect pareil à celui de l'autre côté. On n'y voit aucun gonflement, pas de trace d'épanchement ; il n'y existe aucune sensibilité au toucher, ni à la pression des épiphyses. La jambe et le pied du même côté ne présentent rien d'anormal. Lorsqu'après avoir fait fléchir le genou, on explore les muscles de la cuisse, on reconnaît que le droit antérieur et peut-être le vaste externe sont un peu plus durs et plus sensibles que les autres muscles, mais ce phénomène est peu marqué. Les autres muscles n'ont rien d'anormal.

Le fémur, le trochanter, le bassin n'offrent aucun point douloureux à la pression.

La sensibilité tactile de la peau est normale.

Pas d'adénite. Pas de fièvre.

Le traitement consistera dans le repos au lit et l'enveloppement chaud du membre, jusqu'à ce que la flexion se fasse sans douleur.

Le zona sera traité par le bromhydrate de quinine.

L'enfant a guéri subitement, au bout de deux mois.

Deuxième observation. — *Première atteinte.* — H..., fillette de dix ans, se plaint le lundi 7 juin 1898, au matin, d'avoir du mal à étendre sa jambe; dans la journée, elle marche en boitant.

Mardi, la contracture s'étant accentuée, la fillette m'est amenée; son genou est douloureux au simple palper, il n'est pas tuméfié. Il y a de la contracture musculaire qui empêche la flexion. Pas de température.

Je prescris des frictions adoucissantes et du bromure de potassium à l'intérieur. Vers le jeudi soir, les phénomènes se calment, les mouvements du membre inférieur réapparaissent; le dimanche, tout était fini.

L'enfant garde encore le repos au lit jusqu'au mercredi suivant, jour où elle est vue de nouveau par moi : j'autorise la marche. Néanmoins, une grippe étant survenue, la fillette garde encore le lit deux ou trois jours. Pendant huit jours, il est possible, avec beaucoup d'attention, de constater un peu d'irrégularité dans la marche; passé ce temps, il ne reste plus aucune trace de l'affection.

Deuxième atteinte. — En mai 1900, sans motif, la même fillette est prise de douleurs en marchant; sa jambe est raide. Le lendemain, en se levant, elle souffre encore et quand elle a marché, elle souffre davantage.

L'enfant m'ayant été amenée, je constate un genou très douloureux à la pression en dehors de la rotule et non gonflé. La flexion est impossible au delà d'un certain degré, il y a de la contracture, la marche s'opère sur la pointe du pied.

Pas de fièvre.

Je prescris du bromure à l'intérieur et le repos au lit pendant huit jours. Dans les jours qui suivent, le médecin de la fillette se rend compte que la jambe se fléchit plus facilement, qu'il y a une douleur moindre au toucher, que la résistance des muscles est moins prononcée.

Vers le huitième jour, on permet à l'enfant de se lever et de marcher un peu : on constate alors encore une légère gène qui ne tarde pas, d'ailleurs, à disparaître entièrement.

KYSTE MÉDIAN CONGÉNITAL DU COU, PRIS POUR UN TUBERCULOME SYMPTOMATIQUE D'UNE LÉSION DE L'OS HYOÏDE.

Sommaire. — Origine des fistules congénitales médianes du cou : elles proviennent soit de l'ouverture d'un kyste congénital, soit de la persistance d'un état embryonnaire. — Un enfant présentant une tumeur médiane du cou est traité pour une tuberculose symptomatique d'une lésion tuberculeuse de l'os hyoïde : il subsiste depuis six mois une fistule. — Raisons pour lesquelles la nature tuberculeuse de la lésion doit être écartée : il s'agit d'une fistule congénitale. — Mécanisme de la production de ces fistules. — Leur traitement : nécessité de l'extirpation complète du trajet et du cul-de-sac terminal. — Manœuvre qui permet au chirurgien de tout enlever, à coup sûr.

MESSIEURS,

Le groupe des fistules médianes du cou d'origine congénitale est à la fois rare et plein d'intérêt. Il n'y a plus à rappeler les discussions qui ont été soulevées sur l'origine de ces fistules : elles proviennent d'un trouble survenu dans l'évolution des fentes branchiales, soit que l'ouverture d'un kyste congénital leur ait donné naissance, soit que la fistule ait été constituée de toutes pièces dès l'état embryonnaire, par suite d'un défaut d'occlusion du sinus précervical, d'un développement tardif ou irrégulier des arcs branchiaux(1). Dans les deux cas, l'accumulation des liquides donne lieu à une tuméfaction médiane sus-laryngienne, reposant sur l'os hyoïde avec lequel elle fait corps.

Tumeur médiane franchement fluctuante, mobile avec les organes de la région, indolente, immédiatement sus-thyroïdienne, plus volumineuse qu'une grosse noisette, tels étaient les caractères de l'affection que présentait un jeune enfant de deux ans et demi. Croyant à un abcès tuberculeux de l'os hyoïde, on en fit l'ouverture et le grattage, mais l'os parut sain.

(1) LANNELONGUE et MÉNARD. Affections congénitales, p. 230, Paris, 1891.

La guérison ne fut qu'illusoire ; il se refit peu de temps après une fistule qui, depuis, ne s'est jamais fermée, quoique suppurant à peine. Il y a six mois, actuellement, que l'opération a été pratiquée. La personne très intelligente qui accompagne l'enfant ne se prononce pas sur l'époque à laquelle on constata la tumeur, mais elle reconnaît que depuis longtemps déjà, alors que l'enfant n'avait guère que quelques mois, on avait aperçu pour la première fois un petit gonflement du cou.

Appelé à donner mon avis d'après les renseignements précédents, je mis en doute l'hypothèse d'une tuberculose de l'os hyoïde et voici les raisons sur lesquelles je m'appuyai.

En premier lieu, le fait était unique à ma connaissance et, vu le minuscule volume et la structure de l'os en question, surtout à l'âge de l'enfant, on ne pouvait admettre qu'avec la plus grande résistance une pareille localisation du bacille tuberculeux.

D'un autre côté, rien dans la constitution de l'abcès qui avait été ouvert, n'autorisait à y reconnaître les caractères d'un tuberculome ; l'examen des parties grattées n'avait pas été fait, leur inoculation n'avait pas été tentée.

Enfin, la région intéressée est sujette à la présence de kystes congénitaux dont l'origine est aujourd'hui bien connue, kystes pouvant suppurer en laissant après eux une fistule, si on ne prend pas la précaution d'extirper la paroi du kyste tout entière, y compris son insertion profonde. Cette extirpation n'avait pas eu lieu et une fistule s'en était suivie. Il s'agissait donc, en réalité, chez le petit malade, d'une fistule d'origine congénitale.

Le mécanisme de la production de ces fistules se confond avec celui du développement des kystes congénitaux : il s'agit d'une véritable ectopie du tégument externe, d'un enclavement embryonnaire aux dépens des fentes branchiales, dont une partie persistante est restée au milieu des autres tissus. La fistule peut exister indépendamment du kyste, ou bien succéder à l'ouverture du kyste, comme c'est le cas dans l'observation que je viens de vous citer, ce qui, entre parenthèses, rétablit artificiellement la disposition ancienne qui existait à l'origine du kyste; — ou enfin, la fistule peut s'obturer et se transformer en kyste. La pathogénie dans ces différents cas est absolument la même, elle est subordonnée à un trouble d'évolution des fentes branchiales.

Le traitement de ces fistules n'est pas dépourvu d'intérêt. Il comporte la connaissance de cette notion essentielle que la guérison n'est obtenue que par l'extirpation totale de la paroi, c'est-à-dire de tout le trajet et de son cul-de-sac terminal ou plutôt originel.

La paroi présente, en effet, dans sa texture une membrane épithéliale du type pavimenteux dans les régions extérieures, du type cylindrique cilié dans le fond du trajet. Cette membrane est doublée d'une couche conjonctive contenant une grande quantité de cellules embryonnaires interposées aux faisceaux de fibres conjonctives. Or, si on laisse une partie même invisible de la couche épithéliale, soutenue ou non par son substratum organique, la récidive est inévitable.

Il est donc nécessaire de faire l'extirpation de tout le trajet, du fond en particulier. Cette opération paraît insignifiante, elle est néanmoins difficile et on court très fort le risque de ne pas la conduire à bonne fin, ainsi que je l'ai constaté plusieurs fois sur des malades opérés ailleurs, une première et même plusieurs fois. Un petit artifice permet de faire aisément la dissection de tout le trajet et je tiens d'autant mieux à le faire connaître que je n'en suis pas l'inventeur.

La petite manœuvre consiste à introduire jusqu'au bout du trajet un stylet recourbé à angle droit, qu'un aide tient en place, butant sur le fond pendant toute l'opération. On peut alors extirper circulairement et largement la paroi du trajet.

On serait amené à faire une suture pharyngienne si la fistule s'ouvrait dans le pharynx.

Il n'est que juste de rendre à Nélaton le mérite de ce petit artifice, que je lui ai vu appliquer en 1867 sur une jeune fille qu'il opérait, avec son ami le professeur Denonvilliers. J'avais été chargé de tenir le stylet contre le fond du trajet, durant tout le cours de l'opération.

PRÉTENDU CORPS ÉTRANGER
DES VOIES RESPIRATOIRES. — EN RÉALITÉ, CROUP.

Sommaire. — Enfant amené pour une épingle que sa mère lui aurait vu avaler. — Il a de la fièvre et du tirage sus-sternal. — Examen de la bouche et de la gorge, négatif. — Épaississement au niveau de l'orifice supérieur du larynx. — A l'auscultation et à la percussion, signes de broncho-pneumonie. — L'examen bactériologique montre qu'il s'agit d'un cas de croup.

Messieurs,

L'enfant de trois ans que vous avez sous les yeux nous a été amené pour un corps étranger des voies respiratoires. Il aurait avalé une épingle hier matin et il est entré à l'hôpital hier au soir. Chez les enfants de cet âge, l'interrogatoire des parents est nécessaire, pour acquérir quelques données précises sur la réalité de l'accident. Les parents ne sont pas là pour fournir ces renseignements, mais la surveillante qui a parlé à la mère est très explicite : cette dernière aurait vu son enfant porter une épingle à la bouche et, quand elle aurait voulu la saisir, il aurait été trop tard, le corps étranger était avalé, et les accidents auxquels nous assistons se seraient déclarés presque aussitôt. L'enfant observé durant la nuit a eu de la fièvre, sa température s'est élevée de 37°,5 à 40° et il a présenté, en outre, du tirage sus-sternal.

Si réellement l'épingle a été avalée, elle peut être soit dans la bouche, soit dans l'arrière-gorge, ou encore le corps étranger a pu passer dans les voies digestives ou aériennes. Toute investigation doit commencer par l'examen de la bouche et de l'arrière-gorge. Chez un sujet qui avait avalé un anneau de rideau, j'ai pu par le toucher, après avoir retiré un morceau de viande, sentir l'anneau en question dans l'arrière-cavité des fosses nasales, alors que ce dernier avait été cherché partout ailleurs et que l'inspection de l'arrière-gorge par les yeux à l'aide d'un abaisse-langue n'avait rien fait découvrir.

L'enfant actuel a deux énormes amygdales de la grosseur d'une noix et rouges. L'index droit introduit dans la bouche ne révèle rien en haut du côté de l'arrière-cavité des fosses nasales, ni en bas du côté du pharynx ; mais on sent un épaississement de l'orifice supérieur du larynx et des cordes vocales supérieures. Il convient de compléter le toucher par la laryngoscopie ; pourtant, d'ores et déjà nous pouvons affirmer que les accidents siègent au niveau du larynx.

Peu-être s'agit-il non d'un corps étranger, mais d'une affection d'ordre médical ? Cette hypothèse n'est rien moins que vraisemblable, étant donné le facies qui est celui des sujets atteints d'une maladie aiguë grave. Comme le petit être tousse, on peut se demander s'il n'a pas une broncho-pneumonie, d'autant plus que le fait d'avoir une très forte élévation de la température, en si peu de temps, doit faire écarter l'idée de corps étranger avalé hier. A l'auscultation on entend à droite un souffle tubaire, avec quelques râles sibilants. La percussion dénote du même côté une submatité très légère.

Quoi qu'il en soit, ces phénomènes aigus ne commandent pas d'intervention chirurgicale mais plutôt un traitement d'ordre médical, en attendant le résultat de l'examen bactériologique des produits de la gorge, auquel on procède immédiatement.

L'examen bactériologique affirme le diagnostic de diphtérie laryngée.

L'enfant a été soumis au traitement par le sérum et a guéri. N'ayant présenté aucun phénomène de corps étranger, on l'a remis à ses parents en les avertissant qu'il y avait lieu d'exercer une certaine surveillance.

KYSTE DERMOÏDE ET TUBERCULOSE SYMPTOMATIQUE.

Sommaire. — Un enfant de sept ans présente deux tumeurs dont l'évolution
paraît identique et les apparences semblables. — Difficultés du diagnostic
pour chacune d'elles. — Examen des motifs qui doivent faire admettre un
kyste congénital pour l'une, une ostéite tuberculeuse avec tuberculome symptomatique pour l'autre. — Examen histologique confirmatif.

Messieurs,

Si, d'ordinaire, on est amené à rattacher à une même cause
les phénomènes plus ou moins disparates que l'on rencontre
chez un malade, il faut savoir ne pas pousser trop loin ce
désir d'unicité ; on peut observer chez un même sujet des
lésions de nature tout à fait différente, malgré leur apparente
analogie. L'exemple du petit malade qui est sous vos yeux
vient à l'appui de cette assertion.

Il y a cinq à six semaines, nous dit-on, cet enfant, qui est
âgé de sept ans, n'avait absolument rien de particulier ni au
front, ni au bras, lorsque sont apparues à huit jours d'intervalle les lésions pour lesquelles il se présente et dont la marche
parallèle fait que nous sommes tenté d'établir entre elles un
rapprochement étroit.

Du côté du front, vous remarquerez au-dessus de la racine
du nez, immédiatement à droite de la ligne médiane, où elle
s'étend jusqu'à la tête du sourcil, une tumeur arrondie, du
volume d'une grosse noisette, très tendue, fluctuante. La
peau est mobile sur elle et elle-même l'est un peu sur le squelette, moins toutefois dans le sens vertical que dans le sens
horizontal. Ce sont là tous les signes d'un kyste et le diagnostic de kyste dermoïde serait posé d'emblée, si deux circonstances ne devaient nous faire hésiter quelque peu. D'une part
le père prétend qu'il ne s'est aperçu de rien jusqu'à il y a

environ six semaines, et, d'un autre côté, il existe à l'avant-bras gauche une tumeur qui s'est montrée huit jours après la première, ce qui semblerait assigner une commune origine à ces deux lésions.

Or, cette seconde tuméfaction qui occupe la face postéro-interne de l'avant-bras, à l'union du tiers supérieur avec le tiers moyen, a la grosseur d'une noix; elle est sous-aponé-vrotique, franchement fluctuante. Sa base se dirige vers le cubitus, qui est augmenté de volume au-dessous de l'épiphyse. En outre, il existe un léger empâtement de la région et l'os est sensible à là pression. Aucun doute n'est possible, il s'agit d'une ostéite tuberculeuse du cubitus avec abcès symptomatique.

De ce que la tumeur faciale n'est pas congénitale et qu'il existe ailleurs une tumeur de nature tuberculeuse, est-on en droit de conclure à l'identité de nature des deux lésions? Non, car la coexistence est un caractère insuffisant et qui ne saurait prévaloir sur les signes cliniques. La tumeur faciale est bien un kyste dermoïde quoiqu'elle n'ait que cinq semaines d'existence, nous dit-on.

Ce n'est, d'ailleurs, qu'une probabilité, car le kyste peut être plus ancien et avoir eu un petit volume qui ne le rendait pas reconnaissable.

Nous y avons insisté fréquemment dans notre enseignement, le terme de congénitalité n'implique pas le fait de la constatation de la maladie à la naissance. Il veut dire simplement qu'elle se produit en vertu d'une disposition anatomique congénitale anomale. Mais la maladie, le kyste congénital dans l'espèce, peut ne se montrer que quinze, vingt, quarante ans et plus après la naissance, l'anomalie congénitale n'étant pas reconnue avant ces divers âges. Sans doute, le siège en dedans de la tête du sourcil près de la ligne médiane est quelque peu insolite, mais les caractères de la poche ne sauraient nous tromper : la forme, la tension, la rénitence, la faible mobilité de la tumeur sur le squelette, où elle détermine comme d'ordinaire une dépression qui l'enchâsse, suffisent pour affirmer le diagnostic.

L'opération a justifié les prévisions. — En premier lieu on a rencontré sous le tuberculome de l'avant-bras qui a été incisé, un foyer tuberculeux dans le cubitus, qui a été extirpé et gratté.

En second lieu on a énucléé la tumeur orbitaire ; elle a été perforée en disséquant sa paroi ; il s'en est écoulé un liquide puriforme. L'examen microscopique qui en a été fait a montré que la paroi était constituée par les éléments de la peau avec des glandes dans l'une de ses parties.

FISSSURE ANALE ET HÉMORROIDES
CHEZ LE NOUVEAU-NÉ.

Sommaire. — Enfant souffrant beaucoup pour aller à la garde-robe. — Un essai infructueux de dilatation avec des sondes a été fait. — État actuel : hémorroïdes et fissure anale avec contracture sphinctérienne. — Historique des hémorroïdes et de la fissure anale chez le nouveau-né. — Traitement.

Le 15 mai 1904, on me présente une fillette de huit mois qui, depuis le 25 février environ, éprouve une grande difficulté pour aller à la garde-robe. Cette difficulté est allée toujours en croissant : l'enfant essaie de satisfaire ses besoins cinq à six fois par jour, fait des efforts, pousse des cris affreux, devient violacée et tout cela pour quelques matières sèches, parfois liquides.

Le médecin de la famille a essayé depuis un mois de dilater l'anus de l'enfant en y passant des sondes en caoutchouc rouge du volume d'un porte-plume. Mais, outre que les douleurs éprouvées pendant cette introduction ont été des plus vives, aucun résultat n'a été obtenu.

En examinant la région, on découvre sur les bords de l'anus deux plis demi-circulaires cutanés et muqueux, comme des rhagades. L'enfant a présenté des hémorroïdes qui sortent de temps en temps durant les efforts qu'elle fait pour aller à la selle. Il reste une hémorroïde permanente en arrière, faisant une saillie du volume d'un petit pois. C'est une hémorroïde cutanée, qui se gonfle après les efforts et les cris. Mais, ce qui frappe surtout, c'est l'existence de deux fissures : l'une antérieure superficielle, l'autre postérieure, profonde et assez large, à fond grisâtre.

La contracture du sphincter est très forte : on ne peut y

introduire le petit doigt ; les douleurs provoquées par cette introduction sont très violentes.

D'après les renseignements fournis par le médecin de la famille, l'enfant jusqu'à il y a deux mois était très bien conformée et ses garde-robes étaient normales.

Le diagnostic de fissure anale avec contracture sphinctérienne, absolument semblable à celle de l'adulte, s'impose.

La question de la présence des hémorroïdes chez un nouveau-né a été soulevée récemment et définitivement résolue. Admises déjà au xviiiᵉ siècle par Hoffmann, Boerhaave, Planque, Klein, Wenceslas, Truka, confirmées au xixᵉ siècle par Récamier, Roussel, Bernard, etc..., les hémorroïdes du tout jeune âge furent niées par Gosselin. En 1873, j'en citais un cas des plus nets (1) et, quelques mois plus tard, j'apportais une nouvelle observation (2) offrant cette particularité que la tumeur avait débuté quelques jours après la naissance.

Houzel a récemment (3) relevé une statistique, d'où il ressort que l'on rencontrerait un cas d'hémorroïdes sur 100 enfants malades et un cas sur 650 enfants sains.

Ce qui, par contre, est plus exceptionnel et fait l'intérêt du cas que je rapporte actuellement, c'est la présence d'une fissure liée ou non à un état hémorroïdaire. Une observation en a été publiée par Quénu et Hartmann (4). Il s'agit d'une petite fille de treize mois, n'allant à la selle que tous les deux jours par lavement et souffrant beaucoup pendant la défécation. A l'examen, outre une dilatation hémorroïdale très nette, on s'aperçut qu'à la « commissure postérieure de l'anus, siégeait une petite fissure saignant au moindre contact et parfois après les garde-robes ».

(1) *Gaz. des hôpitaux*, p. 194, 1873.
(2) *Nouveau Dict. de méd. et de chirurgie pratiques*, 1873, t. XVII. Art. Hémorroïdes.
(3) Houzel. Les Hémorroïdes et l'état hémorroïdaire chez l'enfant, thèse de Paris, 1903.
(4) Chirurgie du rectum, t. I, p. 362.

Le traitement de notre petite malade a consisté dans la dilatation anale, qui a été pratiquée le 16 mai à l'aide du doigt et en y ajoutant l'introduction d'un petit spéculum anal.

Immédiatement après, l'enfant a cessé ses cris et le cours des matières a été rétabli comme par le passé.

LE RACHITISME TARDIF.

Sommaire. — Au rachitisme de l'enfance, il convient d'opposer le rachitisme tardif de l'adolescence. — Ce dernier reproduit les lésions de l'enfance, avec des caractères moins bruyants, moins nets et avec moins de diffusion. — Déformations des os : genu valgum, genu varum. — Coxa vara. — Scoliose : absence de différence entre les scolioses rachitiques et les scolioses d'attitude. — Preuves statistiques, histologiques, cliniques établissant que le rachitisme est à la base de toute scoliose. — Lésions d'une ou plusieurs vertèbres, du sternum, des premières côtes, des articulations chondro-sternales ou chondro-costales. — Déformation sous forme de tumeur siégeant dans la région antéro-latérale d'un côté du thorax ou de plusieurs côtés à la fois ; déformation à gauche, due au choc d'un cœur hypertrophié. — Pour découvrir ces lésions du rachitisme, l'examen de l'enfant malade doit être toujours fait, le sujet étant totalement déshabillé.

Messieurs,

Au cours des précédentes leçons nous avons étudié ensemble les lésions communes du rachitisme. Nous l'avons vu sévissant quelquefois, mais rarement, dans la vie intra-utérine, beaucoup plus fréquemment pendant la première enfance.

Je vous ai montré les lésions graves et multiples auxquelles il donne naissance ; nous l'avons décrit plus particulièrement chez des sujets profondément atteints par lui et porteurs de localisations nombreuses. Nous savons que la face, le crâne, le rachis, les ceintures pelvienne et abdominale, les membres supérieurs et inférieurs, tout le système osseux en un mot, peuvent être atteints ensemble ou séparément. Déformations intenses, ramollissements, fractures si faciles à produire qu'elles paraissent parfois spontanées, tout cela constitue le rachitisme de l'enfance avec sa forme souvent aiguë, son évolution cyclique, sa guérison presque constante et sa tendance non moins évidente à une réparation osseuse, qui est souvent une guérison définitive.

A ce rachitisme de l'enfance, il convient d'opposer une autre modalité de la même affection, je veux parler du rachitisme tardif qui apparaît au commencement ou au cours de l'adolescence, de dix à quinze ans, quelquefois plus tard vers seize ou dix-sept ans. Son histoire est encore bien incomplète. Sans doute on a décrit, comme lui appartenant, telle ou telle lésion; mais on a rarement tenté jusqu'à ce jour de réunir dans une même vue d'ensemble, toutes les variétés de cette forme spéciale.

Il y a pourtant un véritable intérêt à bien connaître le rachitisme tardif. Ses multiples variétés, l'époque à laquelle il apparaît, l'intensité des troubles qu'il détermine souvent, et les heureux résultats d'un traitement pratiqué de bonne heure, tout chez lui réclame du médecin un diagnostic précoce. Ajoutons qu'il est assez rare de ne rencontrer chez le même individu qu'une seule lésion de rachitisme tardif; ce dernier se manifeste d'habitude par des localisations multiples dont les unes sont apparentes, dont d'autres ont besoin d'être recherchées, mais méritent cependant, elles aussi, une thérapeutique active et efficace.

La plupart des modalités du rachitisme tardif ne sont que la reproduction, à *un âge plus avancé*, de localisations qui existent fréquemment pendant *la première enfance*. C'est ainsi qu'il existe chez les petits rachitiques *des scolioses, des genu valgum ou varum, des déformations costales vertébrales ou sternales, des coxa vara, ou des courbures anormales des os.* Mais pendant la première enfance, dans ce qu'on pourrait appeler le rachitisme du premier âge par opposition au rachitisme tardif, ces lésions sont en général multiples, elles s'accompagnent d'un mauvais état général parfois, enfin elles acquièrent une grande intensité, caractères qu'elles possèdent rarement pendant l'adolescence. C'est pour cela que nombre de cas de rachitisme tardif passent inaperçus, et que la plupart de ceux qui appellent ultérieurement l'attention du chirurgien, ont évolué sournoisement depuis déjà des mois et des années.

Dans une récente étude faite sur les enfants des écoles de Lausanne on a noté 43 cas p. 100 de rachitisme tardif entre dix à seize ans. 10 p. 100 seulement avaient été constatés par les familles et avaient été montrés à un médecin.

Si l'assistance médico-chirurgicale des enfants pauvres était solidement organisée en France, tout nous porte à croire que les cas de rachitisme tardif seraient constatés aussi nombreux dans nos écoles primaires que dans celles de Lausanne, où les localisations se décomposaient ainsi : 22 p. 100 de scolioses, dont 18 p. 100 chez les filles ; 15 p. 100 de genu valgum ; 10 p. 100 de genu varum ; 2 p. 100 de coxa-vara ; 8 p. 100 d'incurvations d'un ou de plusieurs segments des membres inférieurs. Un certain nombre de sujets étaient porteurs de lésions multiples.

Dans la salle d'orthopédie de notre service, notre statistique nous a permis d'établir que 88 fois sur 100 un même sujet présente plusieurs lésions de rachitisme tardif.

Ce qui constitue l'une des particularités du rachitisme tardif, c'est qu'il se développe fréquemment à un âge où les travaux, les fatigues, la marche, les positions asymétriques longtemps gardées, engendrent des déformations souvent très intenses au niveau de segments osseux qui, sous l'influence de la maladie originelle, sont des sièges de moindre résistance ; ainsi se créent et évoluent le genu valgum ou varum, les scolioses, etc., etc. Nous verrons à propos de chacune de ces affections comment le rachitisme se combine avec ces influences occasionnelles.

Vous connaissez tous le genu valgum et le genu varum. Ils ne nous arrêteront pas longtemps. C'est en vain que de nombreux auteurs essayèrent, durant de longues années, de trouver une origine plus ou moins hypothétique au genu valgum qui frappe si volontiers les adolescents. Il faut arri-

ver jusqu'à Mickülicz pour rencontrer une doctrine solidement appuyée sur des examens histologiques. C'est précisément la doctrine du rachitisme tardif, qui est aujourd'hui
classique. Le genu varum est susceptible de la même explication pathogénique.

A coté de ces lésions de rachitisme tardif, localisées au
niveau du cartilage de conjugaison de l'extrémité inférieure
du fémur, et qui se compliquent d'une transformation souvent
très prononcée de la statique de l'articulation du genou, il
convient de citer des lésions analogues cantonnées à l'extrémité supérieure de l'os, et qui retentissent, elles aussi, sur les
fonctions de l'articulation voisine.

Roser, le premier, a décrit en 1843 une affection qu'il a désignée sous le nom de coxa vara ; son étude a été reprise dans
ces dernières années par un très grand nombre d'auteurs, et
tous s'accordent à l'heure actuelle à la considérer comme une
lésion rachitique, apparaissant tantôt dans la première
enfance, quelquefois même pendant la vie intra-utérine, tantôt pendant l'adolescence et devenant alors l'un des accidents du rachitisme tardif. On la dit constituée anatomiquement par une inflexion du col fémoral sur la diaphyse, ce
qui détermine une diminution de l'angle d'inclinaison de ce
col.

A vrai dire, le désir de décrire une maladie nouvelle,
semble avoir été pour quelque chose dans la création d'un
type spécial de déformation rachitique. Le col du fémur peut,
comme toute extrémité osseuse, être atteint de lésion rachitique ; il l'est quelquefois seul, souvent en même temps que
d'autres segments osseux voisins ; de plus, les déviations
produites au niveau du col ne se font pas toujours dans le
même sens, ainsi qu'on l'observe dans les lésions de même
nature qui frappent le genou, le tibia, le thorax, etc... Enfin,
l'os coxal peut, lui aussi, être modifié dans sa forme sous des
influences identiques. En un mot, ce que l'on désigne sous le

nom de *coxa vara*, n'est qu'une des multiples modalités sous lesquelles se présentent les lésions rachitiques affectant les os qui concourent à former l'articulation de la hanche. Toutes ces modalités retentissent, à n'en pas douter, sur les fonctions de la marche et sur la statique de l'individu, mais chacune d'elles le fait à sa manière et de façon très différente.

La conclusion s'impose : on ne saurait persister à considérer l coxa vara comme une entité morbide ; elle n'est pas forcément de nature rachitique, mais elle est alors liée à d'autres altérations du fémur ou de l'os coxal, qui entraînent la déformation du col fémoral.

Quoi qu'il en soit, genu valgum, genu varum, coxa vara, localisations coxales ou fémorales du rachitisme tardif, appartiennent à une même catégorie de faits, dans lesquels nous devons également faire rentrer la *scoliose*, soit qu'on localise la maladie osseuse dans les arcs costaux, soit qu'on en place le siège dans les articulations chondro-sternales ou dans la colonne vertébrale elle-même. Je fus, je crois, le premier à professer cette doctrine, dans mon article sur le rachitisme du dictionnaire de Jaccoud, en 1881. Depuis lors, elle a été reprise par un grand nombre d'auteurs et elle tend aujourd'hui à devenir classique. J'appuyais mon opinion sur la clinique et aussi sur une constatation nécropsique, qu'il m'a été donné de faire, dans deux cas de scoliose, chez des sujets de quatorze et quinze ans, où l'examen histologique m'a montré dans les corps vertébraux les lésions habituelles du rachitisme.

Ce sujet vaut la peine de nous arrêter quelques instants. On trouve encore dans un grand nombre de traités même les plus récents, les scolioses divisées en deux grandes catégories : les unes, dites de l'*enfance*, sont désignées également sous l'épithète de *rachitiques* ; les autres, appelées de l'*adolescence*, sont souvent dénommées en même temps d'*attitude*. On dit communément encore : les scolioses de l'enfance sont rachitiques, les scolioses de l'adolescence sont des déviations dues à des attitudes vicieuses prises par le sujet.

Il y a là une façon de concevoir les faits absolument erronée.

La preuve en est aisée à faire. Nous avons étudié avec le docteur Mayet chargé de l'orthopédie de mon service 142 cas de scoliose. Deux fois seulement nous avons constaté cette affection pendant les deux premières années de la vie, époque de prédilection du rachitisme infantile, trois fois pendant la troisième année ; à partir de cette troisième année la courbe de la fréquence de la scoliose s'élève rapidement jusqu'à l'âge de sept ans pour redescendre ensuite jusqu'à seize ou dix-sept ans. Il s'agit, bien entendu, de l'époque du début de l'affection. On ne peut donc pas dire qu'il y ait deux âges pour la scoliose.

A côté des preuves histologiques que je vous ai indiquées plus haut et qui ont été corroborées par les études de Tripier, Polosson, Albert de Vienne, Mickülicz, Kirmisson, il faut placer une preuve clinique qui est singulièrement démonstrative. C'est la coexistence presque constante d'autres lésions rachitiques chez les sujets atteints de scoliose. Nous avons étudié dans ce but 102 scolioses au début. Éliminant les cas où les torsions, déjà apparentes du rachis, avaient pu modifier la forme du thorax ou la statique des membres inférieurs, 65 fois nous avons rencontré des signes non douteux de rachitisme ; il se répartit de la façon suivante : lésions du thorax antérieur portant soit sur les arcs costaux, soit sur les articulations chondro-costales, soit sur les articulations chondro-sternales : 35 *fois* ; genu valgum double : 12 *fois* ; genu varum double : 2 *fois* (nous avons éliminé le genu valgum simple, qu'on pourrait accuser d'avoir donné naissance à une scoliose compensatrice) ; déformations des maxillaires : 16 *fois*.

Enfin, nous avons relevé avec soin dans les antécédents de nos jeunes malades les faits ressortissant au rachitisme que nous avons pu rencontrer. Sur 185 malades atteints de scolioses de tout âge et de toute variété, 83 ont été élevés au biberon ; 23 au sein, mais à la campagne et, selon toute probabilité, dans des conditions de nourriture défectueuses, ce qui fait un total de 106 enfants ayant eu une alimentation de la première enfance laissant à désirer. Sur les 79 qui paraissent au premier abord avoir été nourris convenablement, 53 ont pris des soupes ou des aliments solides à partir de cinq ou six mois. Sur les 185 scolioses, nous avons relevé dans leurs antécédents 122 fois des troubles d'entérocolite, et 86 fois les parents nous ont avoué que dans leur bas âge ces enfants avaient présenté des lésions variées de nature rachitique, incurvation des tibias ou des fémurs, nouures des membres, etc... Nous conclurons donc que le rachitisme est à la base de la scoliose.

Les autres causes n'ont-elles aucune influence ? Loin de moi la pensée de le prétendre. Elles expliquent, au contraire, l'apparition de la maladie à certaines époques de la vie. La lésion rachitique, en effet, modifie le volume des extrémités osseuses, mais ne crée pas toute seule les incurvations. Supposez un enfant rachitique du tiers inférieur du fémur, laissez-le couché immobile pendant toute l'évolution de la maladie, la portion de l'os atteinte de rachitisme augmentera de volume mais ne créera pas le genu valgum. C'est pendant la marche, le poids du corps qui, faisant sentir son action sur une portion moins résistante du squelette, l'incurve ; et cela est si vrai que nous voyons tous les jours des lésions de rachitisme aux membres inférieurs guérir par le repos au lit. Il en est de même de la scoliose. Le rachitisme a atteint le corps vertébral ou les côtes ; la position debout, la fatigue, le fait de porter des fardeaux pesants agissent en déterminant une courbure, une rotation au point de moindre résistance.

La statique générale du thorax est, de par le rachitisme, en état d'équilibre instable et c'est une de ces causes adjuvantes qui fait pencher le plateau de la balance. Voilà dans quel sens, mais dans quel sens seulement, on peut dire scoliose d'attitude. Et voilà pourquoi la scoliose, comme le genu valgum, apparaît souvent à un âge où la position debout est plus fréquente, où l'enfant se livre à des travaux tels que l'écriture, mettant sans cesse et pendant de longues heures son thorax en position asymétrique.

Mais la scoliose n'est pas la seule localisation du rachitisme tardif thoracique. On rencontre fréquemment, en examinant avec soin le thorax des adolescents, des malformations osseuses qui ne sont apparues ou ne se sont accentuées que vers l'âge de dix, onze, douze ans et qui ont bien tous les caractères cliniques du rachitisme. Ces malformations siègent en des points très différents et peuvent affecter tous les os qui composent le squelette du thorax.

Je serai bref sur les lésions des vertèbres qui sont difficilement appréciables. On rencontre cependant quelquefois la saillie exagérée d'une ou de deux apophyses épineuses. Ces saillies ne sont pas douloureuses, elles sont d'apparition récente; elles ne s'accompagnent pas de raideur musculaire ou de contracture, elles persistent quelques mois, parfois une ou deux années, puis elles diminuent. Au premier abord elles donnent volontiers le change pour une gibbosité pottique au début, mais les symptômes que je viens de vous énumérer permettent de faire le diagnostic.

Le sternum est souvent, lui aussi, atteint de malformations rachitiques même tardivement. Tandis que le rachitisme du jeune âge affecte plus spécialement les parties moyennes et inférieures de l'os, c'est plutôt vers son tiers supérieur qu'il se localise pendant l'adolescence. L'anatomie nous apprend que la première pièce du sternum s'unit à la seconde en formant un angle très obtus habituellement, appelé angle de Louis. C'est à peine si, sur un sujet normal, cet angle peut

être perçu à la surface des parties molles. Il en est autrement
dans certains cas de rachitisme tardif. On voit alors un angle
proéminent, volumineux; cette déformation donne à la
partie supérieure du thorax un aspect bombé et disgracieux,
en dessinant une ligne brutale dans une région que les
femmes aiment à montrer irréprochable.

Ce n'est pas seulement, en effet, l'angle d'union des deux
pièces sternales qui est plus aigu et plus saillant, mais les
régions osseuses voisines de cet angle sont augmentées de
volume et comme tuméfiées. Du reste les deuxièmes côtes, qui
s'articulent par leur cartilage dans l'intervalle des deux premières pièces sternales, ont subi l'influence de cette déformation médiane; elles aussi sont devenues saillantes et, ce qui
est moins esthétique encore, l'une d'elles, la droite plus fréquemment que la gauche, forme un relief qui, chez la femme,
n'est malheureusement pas encore recouvert et masqué par
la partie supérieure du sein.

Il peut même arriver que les trois ou quatre premières
côtes soient ainsi devenues proéminentes et avec elles la
deuxième pièce sternale. Le thorax apparaît bombé dans
toute sa moitié supérieure, ce qui n'aurait du reste qu'une
importance assez minime, si les côtes ne perdaient en arrière
ce qu'elles gagnent en avant et si les omoplates, ne reposant
alors que sur les parties latérales de la cage thoracique, ne
s'écartaient au niveau de la région du rachis, de façon à
constituer la malformation connue sous le nom de dos plat.

Le rachitisme tardif peut se localiser sur une ou plusieurs
articulations chondro-costales ou chondro-sternales. Il constitue alors des saillies ostéo-cartilagineuses plus ou moins
développées, rappelant le chapelet rachitique des nourrissons.
Mais il est une lésion costale plus rare et peut-être plus curieuse à coup sûr. Il vous arrivera de rencontrer des adolescents, plus fréquemment filles que garçons, porteurs au
niveau d'une côte et sur la continuité même de cette côte,

dans sa région antéro-latérale, d'une véritable tumeur.

Sur une étendue de 3, 4, 6 centimètres parfois le volume costal est doublé. Cette déformation se reconnaît aisément à la vue, elle se perçoit encore mieux au toucher. La surface en est lisse, régulière. Il n'y aucune crête, aucun nodule osseux; en dedans comme en dehors la côte reprend petit à petit son calibre et sa forme normale.

Cette tumeur rachitique prend quelquefois de telles proportions qu'au premier abord on peut se demander si on n'a pas affaire à une lésion néoplasique de l'os. Il n'en est rien et, semblable en cela à tous les accidents du rachitisme tardif, cette tuméfaction grandit pendant quelques mois, puis disparaît progressivement ou, dans tous les cas, s'atténue d'une façon considérable. Cette localisation du rachitisme n'est pas très rare et depuis deux ans, dans notre salle d'orthopédie, on a pu en relever 12 observations; 8 fois la lésion siégeait à droite.

Enfin, il existe chez les sujets rachitiques adolescents des malformations thoraciques plus complexes. Il n'est pas très rare de rencontrer de jeunes sujets porteurs de lésions rachitiques nombreuses et chez lesquels la paroi costale s'est considérablement déformée à gauche, sous l'influence du choc cardiaque. La pointe du cœur, en venant frapper sans cesse au niveau du cinquième espace intercostal (et frapper avec cette force particulière qu'elle acquiert dans la jeunesse, à une époque où l'organe cardiaque est souvent hypertrophié), finit par se creuser une sorte de lit. Les troisième, quatrième et cinquième côtes gauches s'aplatissent en dedans, deviennent saillantes au niveau de la ligne mamelonnaire. Mais la sixième et les suivantes conservent leur forme primitive, et ainsi se crée une sorte d'éperon costal dont le bord inférieur est constitué par la cinquième côte, qui surplombe une sorte de fossette sous-cardiaque constituée par les sixième, septième et huitième côtes paraissant déprimées.

Je mets sous vos yeux en ce moment un type extrèmement caractéristique de cette malformation. Dans ce cas le cœur est particulièrement volumineux, l'enfant étant atteint d'une maladie de Roger; mais il nous a été donné de voir cette déformation chez d'autres sujets, chez lesquels il n'existait que ce qu'on est convenu d'appeler l'hypertrophie cardiaque de croissance.

D'après tout ce que nous venons de dire vous devez comprendre combien est varié dans ses formes le rachitisme tardif. Il faut souvent, pour apprécier l'étendue et la multiplicité de ses atteintes, le rechercher, le dépister. Et c'est là le cas d'appliquer le conseil que vous m'avez souvent entendu répéter : l'examen d'un enfant, pour être complet, doit être fait le sujet totalement déshabillé. Ce sera pour vous le seul moyen de vous rendre compte de la nature, de la variété, de l'importance des lésions. Vous retrouverez fréquemment en divers points du corps tous les anneaux d'une chaîne dont vous n'aviez qu'un seul, celui qui avait tout d'abord été proposé à vos regards et à votre examen. Ainsi vous affermirez plus solidement votre diagnostic, vous préconiserez une thérapeutique plus exacte, et même vous impressionnerez favorablement la famille du petit malade par votre sagacité.

UN CAS DE FAUX PÉNIS OMBILICAL.

Messieurs,

Vous vous rappelez cet enfant de trois mois environ, présenté, il y a quelques jours (1), par sa mère qui prétendait

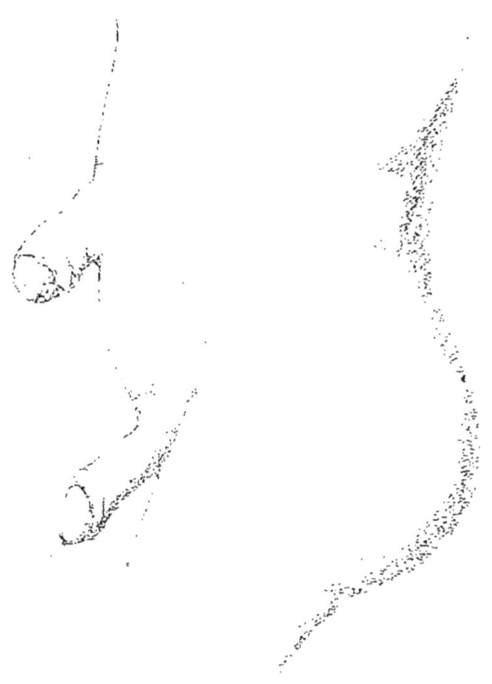

Fig. 26. — Hernie de l'ombilic simulant un pénis, constituée par l'ouraque dilaté.

qu'il avait deux pénis et urinait par les deux organes à la fois. En effet, à peine celle-ci eut-elle découvert l'enfant que nous le vîmes uriner et par le pénis normal et par un autre

(1) Le 30 janvier 1891.

organe occupant l'ombilic, ayant absolument la conformation d'un pénis ordinaire. La miction se faisait pareillement par les deux organes, mais elle ne se produisait que d'une manière accidentelle par le pénis supérieur.

La surprise passée, je me demandai à quelle disposition était dû ce fait bizarre, et la réflexion me fit faire un diagnostic que l'autopsie vient de confirmer, l'enfant étant mort de broncho-pneumonie.

J'avais expliqué ce phénomène par l'existence d'une hernie ombilicale de l'ouraque qui s'était trouvé compris dans la ligature du cordon. Ce qui donnait un corps à cette hypothèse, c'étaient les dires mêmes de la mère racontant que la fistule urinaire ne s'était produite qu'à la suite de la chute du fil à ligature du cordon ombilical.

La pièce que je mets sous vos yeux (1) montre que la vessie injectée se continue en haut par un canal de la longueur de l'index environ, qui est l'ouraque ; le canal remonte jusqu'à l'ombilic et s'engage dans l'appendice ombilical, où il s'ouvre par un méat oblique ressemblant à un méat ordinaire. En voyant cette pièce, on comprend aisément que les contractions vésicales aient pu déterminer un courant dans les deux sens, ombilical et urétral, produisant le double jet que nous avons tous constaté. Vous pouvez vous expliquer aussi que les fibres péri-ombilicales, si bien décrites par Richet, aient agi, en ce cas, à la façon d'un sphincter pour empêcher l'écoulement de l'urine en dehors des mictions.

Quant à la forme de ce faux pénis, elle résulte de ce fait que, progressivement, la hernie ombilicale a pris un développement cylindro-conique d'autant plus curieux que la peau forme à son pourtour un capuchon comparable à un prépuce.

____

(1) Cette pièce figure dans la collection que j'ai donnée au musée Dupuytren.

Cet exemple, en montrant à quel point les apparences cliniques sont trompeuses parfois, fournit l'explication de ces erreurs étranges, ou plutôt de ces opinions bizarres que l'on trouve répandues dans le public. Celui-ci a vu, il a bien vu même, c'est incontestable, mais il lui manquait le savoir nécessaire pour donner à des apparences trompeuses leur véritable interprétation.

LA SYPHILIS OSSEUSE HÉRÉDITAIRE CHEZ LES NOUVEAU-NÉS, CHEZ LES PUÉRI-ADOLESCENTS (1), CHEZ LES ADULTES ET LES VIEILLARDS.

Sommaire. — Modalités propres de la syphilis héréditaire aux divers âges de la vie humaine. — A la naissance et dans les mois qui suivent, les manifestations sont différentes de ce qu'elles sont durant l'enfance et l'adolescence. chez l'adulte et le vieillard. — Syphilis osseuse héréditaire des nouveau-nés (maladie de Parrot). — Les altérations sont bien connues tant au crâne que dans la continuité des membres. — Syphilis des puéri-adolescents. Mal connue, j'en ai donné la première description en 1881. Présente deux types : l'un, vulgaire, correspondant à l'ostéo-périostite gommeuse, suppurative ou non, s'observe rarement. Le second type est beaucoup plus fréquent et caractéristique. — La maladie débute dans la région des os longs appelée bulbe et se développe d'une façon centripète ou centrifuge par poussées : le gonflement bulbaire s'étend sur la diaphyse sous la forme d'une hyperostose volumineuse et noueuse. — Le tibia prend la forme d'un fourreau de sabre et non d'une lame de sabre ; sa crête s'épaissit et devient convexe, inégale, noueuse. — Les fémurs, les péronés, les cubitus, les radius sont souvent pris. — Hyper ostoses des épiphyses de ces os. — Puis viennent les os du tronc, le bassin en tête : le gonflement d'une épine iliaque antérieure et supérieure est très fréquent. Puis crâne, côtes, etc. — Les déformations osseuses sont les mêmes que celles de la maladie de Paget. — Mécanisme de ces déformations. — J'ai remarqué que les hyperostoses, c'est-à-dire *les formations osseuses, sont beaucoup plus prononcées sur les régions des os dépourvues d'insertions musculaires.* Il y a là un fait général et comme une sorte de loi qui se vérifie au tibia, où la face interne dépourvue de tout muscle est la plus déformée, au fémur, à l'humérus. à la voûte du crâne, etc. — L'explication de ce fait est discutable.

MESSIEURS,

En choisissant aujourd'hui comme sujet de cette leçon la syphilis osseuse héréditaire, je ne me dissimule pas que j'entreprends une tâche difficile et périlleuse ; difficile, car je me propose de résoudre des problèmes réputés insolubles jusqu'à ce jour et d'unir, par des liens d'une continuité certaine, des faits dissemblables et, en apparence, très éloignés les

(1) Je me suis permis de créer le mot de puer-adolescent, puéri-adolescents au pluriel, afin de désigner en abrégé toute une période de la vie comprise entre la naissance et vingt ans.

uns des autres ; périlleuse, car je sais qu'en cherchant à substituer l'exactitude à l'hypothèse, je vais heurter de front bien des opinions admises. Mais j'espère que la sincérité de ma conviction me tiendra lieu d'excuse, surtout lorsque je vous aurai fait part des importantes applications prophylactiques et thérapeutiques qui en sont la conséquence.

A chacune des étapes de la vie humaine, la syphilis héréditaire semble imprimer au squelette une modalité pathologique différente des formes habituelles de la syphilis contractée ; elle revêt, en outre, aux divers âges, des caractères très particuliers. Toutefois, une exception pourrait être invoquée pour les malheureux infectés dans les premiers jours ou les premiers mois qui suivent la naissance. Ne peuvent-ils présenter des accidents dans les os, semblables à ceux dont les hérédo-syphilitiques donnent l'image ? Je suis porté à le croire d'après l'opinion de spécialistes autorisés ; mais ne possédant, à cet égard, aucun renseignement personnel précis, je me borne à signaler ce cas, d'ailleurs rare.

A la naissance et durant la toute première enfance, les manifestations de l'hérédo-syphilis sont caractéristiques et très dissemblables de ce qu'elles seront dans l'enfance et l'adolescence, jusqu'à dix-huit ou vingt ans, c'est-à-dire pendant toute la période ultérieure qui marque la croissance des os.

Chez l'adulte et chez le vieillard, la syphilis héréditaire, fort incomplètement connue et mal suivie, semble aboutir, par un certain côté, à la forme d'ostéite désignée sous le nom de *maladie de Paget* ; tandis que, par d'autres aspects, elle rappelle les phénomènes propres aux ostéites héréditaires des adolescents (1).

En réalité, il existe trois modalités typiques distinctes et représentées : l'une par les accidents osseux de la syphilis

(1) Communic. à l'Acad. de médecine (séance du 3 mars 1903). *Bull. médical*, p. 167-179, 1903.

héréditaire aux environs de la naissance, chez le nouveau-né
en un mot ; l'autre par des troubles pathologiques qui
atteignent les os et les déforment durant la période de croissance, chez l'enfant et l'adolescent ; le troisième enfin, par le
tableau clinique offert par l'adulte et le vieillard, dont
la maladie dite de Paget est le type le plus complet, mais
nullement exclusif, tant s'en faut. L'étude de ces trois modalités fera l'objet de cette leçon.

Nous aurons ensuite à établir, dans une leçon suivante, le
lien de continuité qui unit la pluralité des formes cliniques
de l'adulte et du vieillard au type des puéri-adolescents.

1° *Syphilis osseuse héréditaire des nouveau-nés.*

Je ne veux que rappeler pour mémoire la forme de l'hérédo-
syphilis se rattachant aux nouveau-nés. Elle est aujourd'hui
bien connue depuis, qu'en 1873, Parrot vint faire le jour
sur cette question, précédé d'ailleurs par Furth (1868),
Wagner, Waldeyer, en Allemagne, et suivi par de nombreux
observateurs tant en France qu'à l'étranger, parmi lesquels
il convient de distinguer les récentes études d'Edmond
Fournier sur les *stigmates dystrophiques de l'hérédo-syphilis.*

Il y a là tout un chapitre d'altérations osseuses dont les
descriptions anatomiques et histologiques sont bien connues
aujourd'hui. Au crâne, le processus est tantôt destructif et
ulcéreux jusqu'à la fragmentation des os, et tantôt produc-
tif et hyperostosant à un haut degré.

Ce dernier, dont les manifestations n'apparaissent guère
qu'après la naissance, dans les premières semaines de la vie,
produit des déformations à formes variées, qui ne sont pas
toutes spécifiques mais plutôt de nature dystrophique : le
front ventru et olympien, le crâne en carène, le crâne élargi
transversalement et en arrière, etc... Plus tard, le crâne prendra d'autres aspects : natiforme, acrocéphale, scaphocéphale,
et surtout un état asymétrique pouvant s'étendre jusqu'à la

base et jusqu'aux vaisseaux crâniens, ainsi que j'en ai rapporté un cas (1).

Les altérations osseuses du tronc sont également connues, mais ce sont celles des os des membres qui ont particulièrement fixé l'attention. Elles se concentrent de préférence dans la région du cartilage conjugal pour y produire de nombreux désordres, parmi lesquels les décollements épiphysaires sont les plus saillants. Parrot en a donné une description clinique irréprochable. Toutefois, le pronostic a été trop accentué en noir par lui ; la guérison s'observe lorsque l'atteinte se limite à un segment d'un membre ; j'en ai vu quelques exemples.

Il convient aussi de dire qu'on peut confondre ces manifestations osseuses chez le nouveau-né avec une ostéomyélite aiguë microbienne, affection rare, mais dont j'ai rapporté quelques observations. Celle-ci ne siège que sur un os et ne provoque pas une impuissance du membre aussi complète que la syphilis. Elle est plus diffuse sur l'os atteint et les sujets ne présentent pas d'autres marques de la syphilis héréditaire.

2° *Type des puéri-adolescents.*

Le professeur Fournier, avec son imposante autorité, l'a dit avec beaucoup de raison : « Cette affection est peu connue, bien peu connue », et j'ajoute, beaucoup trop peu connue. Ce n'est pas pourtant qu'elle soit rare, puisque la statistique de notre petit service des Enfants-Malades en fournit une quinzaine de cas au moins ; Villemin estime que nous sommes au-dessous de la vérité, un certain nombre de faits s'arrêtant à la consultation. Faits d'ailleurs positifs, indéniables, démontrés par l'efficacité du traitement spécifique et par d'autres tares syphilitiques.

Elle n'est pas non plus nouvellement décrite, car avant

(1) *Stigmates dystrophiques de l'hérédo-syphilis.* Paris, 1898, obs. 27, p. 27 et 28.

toute autre publication, dès 1881 (1), j'en avais rapporté six exemples probants, qui me permirent alors de tracer des déformations si caractéristiques et de l'évolution de la maladie un tableau assez exact pour avoir été accepté et reproduit sans variante. C'est ainsi que mon collègue le professeur Fournier (2), dont la parole fait loi, l'a accueilli avec bienveillance et empressement.

Deux aspects se présentent à l'observation. L'un est le type localisé de l'ostéo-périostite gommeuse suppurant souvent, avec ou sans nécrose, suivant qu'elle est l'objet d'un traitement spécifique ou non. Elle est unique, d'habitude, et par grande exception multiple sur le même os (tibia), ou sur les divers os du crâne. Cette forme, assez comparable à celle de l'ostéo-périostite de la syphilis acquise, est rare chez les enfants et les adolescents, eu égard à la grande fréquence du second aspect, qui est le type propre chez les puéri-adolescents et tout à fait caractéristique.

Ici, le mal n'est plus localisé ; il est diffus, intéressant souvent toute l'étendue d'un os long, diaphyse et épiphyse. Il ne suppure presque jamais. Fournier sépare cette forme des gommes intra-médullaires ou interstitielles. Pourtant, dans les quelques autopsies que j'ai faites, j'ai trouvé habituellement des gommes interstitielles ou médullaires, ainsi que vous pouvez vous en convaincre, en examinant les pièces que j'ai déposées au musée Dupuytren et les observations de la remarquable thèse de Berne (3).

Mais, je reconnais qu'en clinique, on ne voit que très exceptionnellement les gommes aboutir et que, d'autre part, la marche lente liée au développement, à l'insensibilité dés os

(1) Sur quelques cas de syphilis tertiaire héréditaire. Voir *Bulletins et mémoires de la Société de chirurgie de Paris*, 1881, p. 370.

(2) ALFRED FOURNIER. La syphilis héréditaire tardive (Leçons professées en 1886, « Ostéo-périostites », p. 260, etc.).

(3) BERNE. Thèse de Paris, 1884.

dans beaucoup de cas, éloignent l'idée de l'existence de lésions aussi avancées que celles des gommes.

Cette périostite diffuse, continue et progressive, à marche intermittente et avec poussées, débute dans la région des os longs que j'ai appelée, autrefois, le *bulbe*, terme qui a été accepté par les chirurgiens et les anatomistes Ranvier, Poirier, etc. ; il est aujourd'hui courant.

Partie du bulbe, la maladie devient centripète ou centrifuge, et elle va procéder par poussées, par à-coups.

Le début est précis, car les mères observent généralement bien. Il se fait après l'âge de quatre à cinq ans, et surtout de huit à quinze ans. Plusieurs os sont atteints simultanément, ou bien un à deux os commencent et les autres se prennent ensuite.

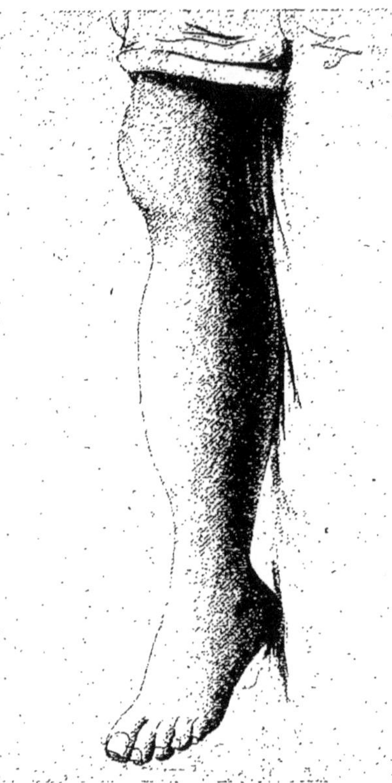

Fig. 27. — Hyperostose du tibia chez un enfant hérédo-syphilitique.

Ce qui éveille l'attention, ce sont des douleurs ou le gonflement d'un os, du tibia le plus souvent, cet « os révélateur », comme le dit si justement Fournier.

L'atteinte osseuse primitive a lieu, je le répète, dans la région du bulbe et non dans le milieu des diaphyses. Le gonflement bulbaire s'étend sur la diaphyse sous la forme d'une hyperostose grosse, noueuse.

Ce début s'accompagne de douleurs et, par exception, d'un peu de fièvre. Les douleurs spontanées peuvent siéger au genou, au pied, mais, le plus souvent, à la région du gonflement. Elles se font de plus en plus vives, revêtant un caractère aigu, se manifestant le jour et surtout la nuit, arrachant même des cris aux malades. Ces douleurs, qui annoncent des poussées d'ostéite interstitielle ou superficielle, sont accrues par la marche; le repos ne les calme pas toujours. Dans tous les cas la pression locale les réveille.

Simultanément, d'autres os se tuméfient sans douleur, ou du moins sans douleurs appréciables. L'examen minutieux du squelette peut seul alors révéler au médecin l'existence de ces gonflements osseux qui n'attirent pas l'attention. Cette évolution rappelle bien celle du type de Paget, mais avec cette différence qu'ici nous surprenons, dès le début, l'association des deux symptômes caractéristiques, douleur et gonflement, qui sont si souvent séparés par de longs intervalles non étudiés dans la maladie de l'adulte et du vieillard.

J'ajouterai, pour être complet, que, chez les enfants, j'ai observé une atrophie notable des muscles de la section atteinte, et parfois une apparence plus foncée et plus velue des téguments.

Une fois les déformations établies, il n'y a plus de différence entre les enfants ou les adolescents et les gens âgés. Ce sont bien, de part et d'autre, comme ces dessins et ces photographies vous le montrent (fig. 27 et 28), les mêmes déformations et les mêmes attitudes.

Le tibia, par suite d'un gonflement progressif continu ou par poussées, prend la forme d'un *fourreau de sabre* et non d'une lame de sabre. Il fait la déformation de la jambe qui devient convexe en avant et en dehors. Sa crête antérieure est très épaissie, arrondie et inégale, noueuse. L'os cesse d'être vertical. Le gonflement osseux est souvent plus accusé au milieu ou au tiers supérieur de la diaphyse, ce

qui a fait croire que la maladie naissait au milieu des diaphyses. L'observation montre, au contraire, que le siège initial est le bulbe. Dans les formes accentuées tout l'os est
grandement hyperostosé ; les deux épiphyses sont également gonflées, la supérieure plus allongée et plus inclinée
en arrière.

Si les deux tibias sont atteints, ils le sont parfois à des degrés
différents, mais les deux jambes prennent le même aspect.

Le fémur, totalement pris, devient lui-même convexe en
avant et aussi en dehors ; il est plus épais, arrondi et inégal.
En s'abaissant le col fémoral, épaissi, contribue à porter la
cuisse en dehors, et celle-ci entraîne à son tour la jambe,
elle-même déformée. J'ai vu une fillette dont tout le membre
inférieur atteint était ainsi arqué, et qui ne pouvait marcher
qu'à l'aide d'une canne.

Les quatre os essentiels, sans parler des péronés, peuvent
être pris en même temps. Les fémurs sont, en général, moins
atteints que les tibias. J'ajouterai que l'ostéite fémorale débute souvent par le bulbe inférieur, tandis qu'elle commence
le plus souvent au tibia par le bulbe supérieur.

Enfin je signalerai les cas où, aux membres inférieurs,
l'hyperostose est partielle et limitée à la moitié, au tiers ou
au quart seulement de la région diaphyso-épiphysaire.

Comme les épiphyses se prennent à leur tour, le cartilage
conjugal contribue, avec l'ostéite, à faire avec exubérance de
l'os nouveau.

Je mets sous vos yeux une fillette dont les condyles fémoraux devenus plus longs, plus gros et plus saillants, dépassent en avant et en bas le plateau tibial, comme dans le
genou dit angulaire, et empêchent l'extension de la jambe ;
le genou reste fléchi à 50 degrés environ.

Les extrémités des membres, les mains et pieds sont épar-
gnés d'habitude ; toutefois j'ai vu deux fois une exception à
la règle, sur les phalanges et les métacarpiens.

Aux membres supérieurs, les humérus sont atteints, soit partiellement, soit en totalité : les bras sont alors plus gros. Cependant l'humérus épaissi, inégal, n'est guère modifié dans sa direction. Il n'en est pas de même aux avant-bras qui présentent des courbures à convexité postérieure, visibles et plus ou moins prononcées soit en haut, soit en bas, suivant que le gonflement occupe les extrémités supérieures du cubitus ou inférieures du radius. Ces deux os, le premier surtout, sont assez souvent atteints, et l'affection procède d'un bulbe à l'autre en commençant généralement par le bulbe supérieur sur le cubitus et par le bulbe inférieur sur le radius. L'olécrâne, plus ou moins hyperostosé, peut empêcer l'extension du

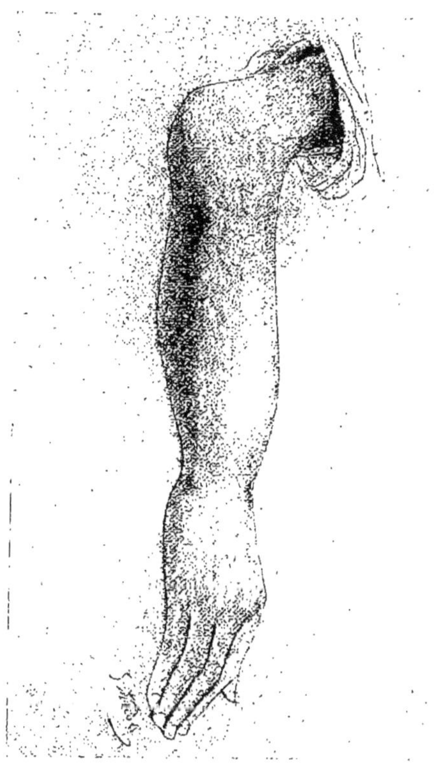

Fig. 28. — Hyperostose de l'extrémité supérieure et du corps du cubitus, de l'extrémité inférieure et du corps du radius chez un enfant hérédo-syphilitique.

bras. Les mains sont parfois larges et moins longues, les doigts plus courts sont épaissis.

Sur la tête et sur le tronc, les altérations sont plus ou moins marquées. Le crâne présente deux variétés de déformations. Les unes anciennes, commençant à la naissance et produisant les crânes asymétriques, natiformes, scaphoïdiens, etc. Les autres altérations sont plus localisées et constituent un état bossué des régions pariétale, frontale ou occipitale ; on dirait parfois qu'il s'est fait une hyperostose simulant une tumeur osseuse. Ces déformations sont rarement douloureuses, et plus rarement encore elles donnent lieu à de véritables gommes des os du crâne. J'en ai pourtant vu quelques exemples et Fournier en a représenté un très beau cas.

Enfin, deux fois, le corps du maxillaire inférieur a été atteint d'un côté.

Au tronc, on constate dans quelques faits un épaississement d'un os, d'une clavicule, d'une crête iliaque se prolongeant plus ou moins loin dans les fosses iliaques ; j'en ai vu plusieurs exemples qui n'ont été découverts que par une recherche systématique, chez des sujets qui n'en souffrent pas et ne les accusent pas.

Le gonflement de l'épine iliaque antéro-supérieure et de la crête iliaque qui lui fait suite est un signe fréquent et des plus remarquables sur lequel l'attention n'a pas été appelée. L'épine peut être augmentée d'un tiers et même de la moitié de son volume et l'épaississement s'étendant plus ou moins loin sur la crête, descend parfois aussi dans la fosse iliaque interne. Un seul côté étant pris en général, on fait facilement la différence d'épaisseur avec l'autre. Le gonflement se fait lentement et sans douleur ; c'est le hasard qui le fait découvrir par la mère de l'enfant, une couturière, etc.

J'ai vu récemment une jeune fille de dix-neuf ans, née d'un père syphilitique, qui présentait à un très haut degré l'épaississement de l'épine et de la crête iliaque du côté droit, avec un autre épaississement inaperçu du corps de l'omoplate dont le volume était au moins triple de l'autre. L'humérus et le fémur droits, les deux tibias étaient également déformés.

Les côtes, le rachis se sont montrés quelquefois douloureux et gonflés ; le sternum a été atteint une fois.

De ces déformations multiples des membres et du tronc résulte, lorsqu'elles sont très intenses, une *attitude* du corps particulière. Les membres inférieurs paraissent et sont plus longs lorsqu'ils ne sont pas très incurvés. Ils sont déjetés en dehors, et l'un d'eux peut être en flexion du genou marquée, sans possibilité de redressement. Le crâne est gros, la tête est droite sur le cou ; le tronc, plus ou moins fléchi sur les hanches, tend à se porter en avant, les bras sont pendants ou appuyés.

C'est, en réduction, l'image exacte du type de Paget.

Les adolescents, comme les adultes, ne paraissent présenter aucun trouble dans leur santé générale, et ils ne ressentent que la gêne résultant de déformations graves.

Le repos modifie à lui seul la marche des accidents, et peut l'arrêter ou l'enrayer ; je l'ai constaté avec certitude plusieurs fois.

Quant au traitement spécifique, il agit avec une promptitude surprenante dans la plupart des cas ; les tuméfactions aiguës, c'est-à-dire récentes, et les douleurs disparaissent comme par enchantement. L'orage traversé, il ne reste plus que les déformations dues à la sclérose osseuse, des hyperostoses plus ou moins volumineuses, des inégalités, des modifications de volume et de longueur des os, toutes marques indélébiles désormais, indubitables de la tare héréditaire.

Pour comprendre ce que deviennent ces patients quand ils quittent l'hôpital guéris, il convient de les partager en deux groupes :

1° L'un se compose de sujets très déformés, ayant abordé une existence souvent difficile et pénible dans des conditions physiques très défectueuses. Je n'ai pas pu savoir encore quel est l'avenir lointain réservé à ces malheureux ; ils ne peuvent prendre un métier fatigant, et cependant ils devront le plus souvent pourvoir à leur existence.

J'ai pourtant rencontré à l'hôpital de la Charité un homme de trente-cinq ans avec un tibia et un fémur très caractéristiques : le fémur était particulièrement gros. On voulait lui couper la cuisse ; après discussion, on accepta de lui faire subir un traitement spécifique, qui modifia beaucoup l'hyperostose fémorale subaiguë et douloureuse. Les accidents se calmèrent, le fémur diminua de volume et le sujet quitta l'hôpital avec une déformation ancienne qui avait parcouru un stade aigu à l'âge de quinze ans, mais était bien antérieure, au dire de cet homme. Je ne pensais pas, alors, à la maladie de Paget.

2° Le second groupe comprend les puéri-adolescents héréditaires qui ont eu des manifestations moins intenses sur un petit nombre d'os, ou sur un seul os, n'ayant produit que des déformations partielles ou totales, peu développées, indolentes, sauf au moment du réveil, devenues vite ignorées des patients eux-mêmes dans la plupart des cas.

Nombreux sont les sujets de ce groupe, si j'en juge par la quantité de puéri-adolescents qui passent annuellement par un service hospitalier d'enfants, 15 à 20 en moyenne.

Une petite partie d'entre eux comprend les candidats à la maladie de Paget. Ce sont ceux principalement dont les métiers sont fatigants, qui travaillent debout, dont la misère est grande, qui subissent en un mot les conditions qui, en diminuant les résistances cellulaires, donnent prise à leur hérédité dont la puissance se conserve intacte, si tant est qu'elle n'augmente pas en raison de la fatigue, de la faiblesse, de la sénilité de l'organisme. Chez eux, durant l'âge véritablement viril, c'est-à-dire entre vingt, quarante et cinquante ans, de nouvelles manifestations peuvent se produire minimes, peu déformantes, plutôt subjectives, sous la forme de douleurs dites rhumatismales ou de poussées légères ; la

résistance de l'organisme sans aucun traitement en vient à
bout, comme elle l'avait fait durant l'adolescence. Et puis,
enfin, les déformations s'aggravent, des douleurs se montrent caractéristiques, sans que rien désormais arrête l'évolution. C'est l'ostéite déformante de Paget.

Je ne saurais m'opposer, toutefois, à ce qu'on défendît
l'opinion que l'ostéite déformante soit la première manifestation osseuse d'une syphilis héréditaire tout à fait attardée ;
l'examen des sujets au début en fournira la démonstration.

3° *Type des adultes et des vieillards.*

La description précédente va singulièrement faciliter ma
tâche. Soit qu'il s'agisse du type prolongé des puéri-adolescents, soit qu'on considère la maladie de Paget, anatomiquement et histologiquement les altérations sont les
mêmes et elles déterminent en clinique des déformations
identiques, procédant d'une évolution semblable. Ce serait
donc un même tableau à exposer sans retouches, puisque
tout y est pareil. A quoi bon, alors, vous en donner la fatigue
auditive ?

Les mêmes os se prennent simultanément ou successivement en nombre à peu près égal, de la même manière et
selon le même mécanisme. L'affection naît par les extrémités des diaphyses, c'est-à-dire par le bulbe, et elle devient
vite diaphyso-épiphysaire. L'ostéite s'étend à la totalité d'un
os ou elle reste un temps partielle.

Les déformations sont édifiées sur un même type, aussi
bien dans les os longs qu'au crâne et au tronc. Mais, à la
fin de la vie, elles aboutissent à une attitude remarquable,
retracée fidèlement par les auteurs, et à laquelle n'atteignent pas les puéri-adolescents. C'est qu'en effet les sujets
adultes, dont la santé générale n'était pas troublée jusque-là,
ainsi que le remarque si judicieusement Paget, entrent avec
la décrépitude sénile ou sous l'influence d'états morbides

propres, dans une phase nouvelle et singulièrement aggravante, même pour les déformations.

Ce sont, tantôt des troubles cardiaques ou des phénomènes qui viennent porter la plus grave atteinte à la santé générale, tantôt des cancers, des maladies de l'encéphale, des méninges, de la moelle, du rein, qui vont avec plus ou moins de lenteur compliquer une situation physique et mentale déjà compromise. Ces malheureux sujets, dont les membres sont amaigris et presque impotents, dépourvus de toute résistance, voient leur déformation devenir extrême ; puis ils s'affaiblissent graduellement pour succomber, en donnant le plus triste spectacle de la déchéance humaine.

Ces analogies, ces choses identiques au fond et en apparence, auxquelles je crois devoir ajouter le lien qui se tire de la continuité des faits, m'ont conduit à dire que l'*ostéite déformante de Paget n'est pas autre chose qu'un accident lointain de l'hérédo-syphilis*. Avant d'en entreprendre la démonstration, qu'il me soit permis de rechercher le mécanisme de déformations si caractéristiques.

Paget avait bien vu le rôle indiscutable de l'ostéite productive et raréfiante qui, dit-il, affecte dans les os longs les diaphyses et les surfaces articulaires, dont l'histologie faite, depuis, par plusieurs auteurs a confirmé, en les complétant, les caractères macroscopiques. Dans la maladie de Paget, comme dans la syphilis des puéri-adolescents, il se dépose sous le périoste un nouvel os à partir du bulbe, en même temps qu'une ostéite interstitielle le plus souvent productive et quelquefois raréfiante envahit la totalité de l'os ancien. Le nouvel os sous-périosté modifie les faces, les crêtes et les bords des os par l'addition de couches successives, correspondant aux poussées pathologiques qu'on surprend sur le fait. Ce sont des formations par couches ajoutées, comme le seraient des amas de plâtre ou de mastic, qui recouvrent l'os ancien et se soudent à lui, en le remaniant, en le déformant.

Paget a décrit à cette ostéite une phase de *ramollissement*, cause des inflexions et des incurvations des os ; tous les auteurs ont admis cette explication, que je ne puis que très exceptionnellement accepter.

A moins qu'elle ne fût très raréfiante, l'ostéite ne saurait détruire la résistance de l'os ancien pour l'infléchir après l'avoir ramolli, alors que cet os ancien apparaît sur beaucoup de pièces plus consistant et plus compact, et qu'on le retrouve en divers points de sa hauteur presque intact quand il n'est pas enfoui sous des couches de nouvelle formation. Pour bien montrer que la diaphyse ancienne, ainsi que l'épiphyse, n'ont guère subi d'autres changements que ceux qui résultent de l'addition de ces couches nouvelles, j'ai reproduit très exactement les altérations d'un tibia, d'une déformation excessive, provenant du type de Paget, en ajoutant simplement de la terre à mouler sur un tibia ordinaire, dont la diaphyse était verticale ; je vous le montre.

L'agrandissement des épiphyses contribue encore à rendre l'inflexion plus marquée.

Le mécanisme des déformations des os est donc lent et intermittent, et procède d'un développement continu ainsi que des poussées lentes ou plus actives ; il est le même chez les puéri-adolescents et chez les gens âgés.

Le siège de l'élection de l'ostéite dans les os des membres inférieurs comme dans les os de l'avant-bras, me paraît dépendre de l'influence persévérante de la station debout, de la fatigue professionnelle.

En examinant attentivement les divers os pris et leurs incurvations, j'ai remarqué que les courbes sont beaucoup plus prononcées sur *les faces des os dépourvues d'insertions musculaires*, ce qui revient à dire que les formations osseuses sont exubérantes sur elles.

L'exemple du tibia est, à cet égard, remarquable.

La face interne, privée de tout muscle, est de beaucoup la plus déformée ; de même la crête antérieure de cet os qui, cessant d'être tranchante, est transformée en véritable face. Enfin, les faces tibiales externe et postérieure étant aussi dépourvues d'insertion dans leur tiers inférieur, il s'y fait un gros massif osseux qui comprend l'épiphyse inférieure. Au contraire, la face externe du tibia sur laquelle s'insère le jambier antérieur dans les deux tiers supérieurs, reste excavée et offre beaucoup moins de couches osseuses.

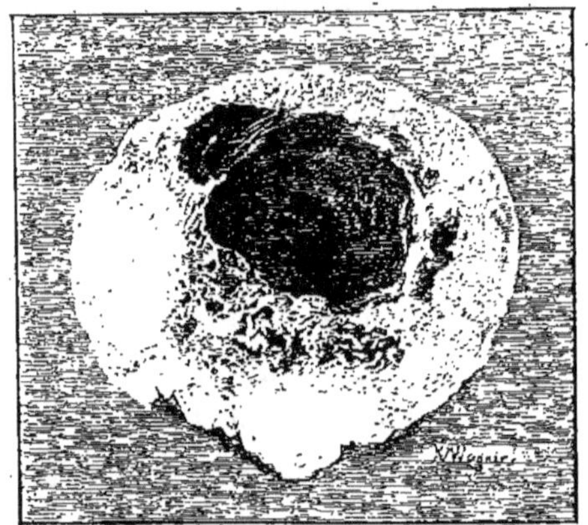

Fig. 29. — Coupe transversale inférieure d'un tibia dont les faces interne, externe et le bord antérieur sont très hyperostosés.

Au fémur, même fait : ce sont les régions inférieures des faces antérieure, interne et postérieure, toutes dépourvues d'insertions charnues, qui présentent les hyperostoses les plus considérables. La portion intra-articulaire du col fémoral et la tête fémorale sont plus hyperostosées que la portion extra-articulaire du col.

La voûte du crâne donne lieu aux mêmes considérations : ayant peu d'insertions musculaires, elle est très sujette aux hyperostoses. Au contraire, les lignes et les crêtes qui servent d'insertion aux ligaments interosseux paraissent peu hyperostosées.

Mais on comprend que l'observation précédente cesse d'être exacte, lorsqu'un os, tout un os, est envahi. Néanmoins, malgré l'étendue des lésions, on découvre dans les régions dépourvues d'insertions musculaires des productions plus exubérantes qu'ailleurs ; la végétation y est débordante.

Elle est moindre au niveau des surafces donnant attache à des insertions musculaires, je ne dis pas : revêtues de muscles.

L'action compressive, l'usure de l'os superficiel, ou un acte vital, sont autant d'influences qu'on peut invoquer pour expliquer cette sorte de loi, qui n'est pas spéciale à la syphilis héréditaire, car elle s'applique également à la syphilis contractée.

Depuis la communication faite à ce sujet à l'Académie de médecine en 1902, il a paru un travail important de Fréchou (1) sur les rapports de l'hérédo-syphilis osseuse tardive avec l'ostéite déformante progressive. — On y trouvera une étude complète de la question, des aperçus ingénieux et une théorie nouvelle reposant sur des données morphologiques qui me paraissent exactes, de l'incurvation des diaphyses en particulier.

(1) JEAN FRÉCHOU. Thèse de la Faculté de médecine de Paris, 1903.

SYPHILIS OSSEUSE HÉRÉDITAIRE. — NATURE DE LA MALADIE DE PAGET.

(Seconde clinique.)

Sommaire. — Dans la maladie de Paget les déformations, je l'ai démontré dans la première clinique, présentent le même type que celles qu'on observe chez les puéri-adolescents. — On a émis de nombreuses opinions sur la nature de cette maladie. Paget est très hésitant entre la goutte et le rhumatisme ; d'autres médecins anglais croient à de l'ostéomalacie, à une ostéoporose sénile. — En France, Lancereaux, Huchard en font du rhumatisme chronique ou de l'herpétisme ; d'autres une maladie des nerfs, de l'appareil circulatoire. — La cause unique de la maladie de Paget est la syphilis des parents. De plus, son cadre doit être considérablement élargi et on doit y ranger toute une série de faits, prolongeant la syphilis des puéri-adolescents qu'on ne rattache pas à la syphilis ; telles sont les exostoses dites parenchymateuses diaphyso-épiphysaires ou épiphysaires, certaines hyperostoses tardives des os plats, des os courts, du rachis en particulier, des os longs enfin, etc. — Arguments en faveur de cette opinion ; valeur des renseignements ; caractères de l'hérédo-syphilis. — Examen des déformations ; les jeunes syphilitiques héréditaires entrent dans la vie déjà un peu déformés ; chez un certain nombre d'entre eux la maladie reprendra plus tard et, les déformations s'accentuant, deviendra la maladie de Paget. — Il y a donc un *lien de continuité* entre les affections osseuses du type que j'ai décrit et celles du type Paget, et c'est une seule et même maladie. — Nécessité de faire connaître aux adolescents qui quittent l'hôpital la nature de la maladie dont ils sont atteints, afin qu'ils puissent avertir leurs médecins, en insistant sur l'efficacité, l'innocuité et les bienfaits d'un traitement prophylactique. — Observations instructives au point de vue de la doctrine précédente.

Messieurs,

Le moment est venu d'aborder la recherche de la nature de la maladie de Paget et ses rapports avec la syphilis héréditaire des puéri-adolescents ou de l'adulte.

Paget, dans son premier (1) comme dans son second mémoire (2), cherche à faire de la maladie qui nous occupe une entité morbide propre, sans avoir l'air, toutefois, d'être absolument sûr d'y réussir. Trois de ses malades sur cinq

(1) *Medico-chirurgical Transactions*, vol. LX, p. 37, 1877.
(2) *Medico-chirurgical Transactions*, vol. LXV, p. 225, 1882.

sont atteints de cancer : cela le « *laisse rêveur* ». Et je ne
discute pas si l'un de ces trois cancéreux n'avait pas une
gomme des méninges au lieu d'un épithélioma. Quoi qu'il en
soit, malgré les analogies avec la goutte et la ressemblance
avec le rhumatisme, « ce sont de proches parents », dit
Paget, qui reste embarrassé, parce qu'il n'a rien vu de
pareil dans le rhumatisme chronique; aussi ne conclut-il
pas. Quelques médecins anglais après lui, Lunn en tête,
accentuent l'entité de la maladie et ses rapports avec la
goutte; tandis que d'autres en font de l'ostéomalacie ou de
l'ostéoporose sénile, qui l'une et l'autre expliqueraient les
fractures spontanées qu'on a vues se produire parfois.

En France, Lancereaux, puis Huchard considèrent cette
affection comme une des formes de l'herpétisme ou une
manifestation du rhumatisme chronique. Mais Thibierge,
dans un excellent plaidoyer, montre l'invraisemblance de
cette origine, et très récemment le professeur Dieulafoy,
après avoir passé en revue les diverses opinions qui
placent dans le système nerveux ou les nerfs, dans l'appareil circulatoire, dans une infection, la raison d'être de
cette étrange maladie, conclut que « la cause première nous
échappe ».

Je l'ai dit et je le répète, au nom de tout un ensemble de
considérations et de faits : je suis convaincu que la cause
unique du type morbide créé par Paget est la syphilis héréditaire. J'ajoute que les accidents osseux tardifs de cette
affection héréditaire ne se bornent pas à une forme aussi
limitée, aussi étroite que celle de Paget, qui ne comprend
pas cent cas publiés en vingt-cinq ans. Son cadre doit être
élargi et comprend des milliers de faits certainement. En
premier lieu, tous ceux qui prolongent l'adolescence, groupe
à part, celui des puéri-adolescents dont j'ai donné la modalité en 1881, les uns très déformés, les autres à peine tou-
chés. En second lieu, tous les adultes que frappe d'emblée

l'hérédo-syphilis, sans qu'ils aient été jusque-là l'objet d'une atteinte osseuse.

Ces propositions que je crois nouvelles et d'une portée thérapeutique incontestable, ont besoin d'un certain développement.

Je commencerai par la maladie de Paget. En lisant les quarante-cinq observations que j'ai pu recueillir, j'ai été frappé de la facilité avec laquelle on éloigne la syphilis. Sa recherche est brève, parce qu'on ne retrouve pas les déformations osseuses habituelles, argument sans valeur, étant donné le type spécial des puéri-adolescents. D'une part, les cliniciens ne trouvent jamais d'accidents de syphilis contractée, ce qui doit être ; car, en dehors des sujets porteurs de stigmates dystrophiques, ceux qui sont en puissance de stigmates spécifiques seraient vaccinés pour beaucoup de spécialistes.

D'autre part, les renseignements fournis sur leurs parents par les malades, gens ayant dépassé cinquante ans, sont nuls et dépourvus d'authenticité. On ne voit guère, d'ailleurs, comment il en pourrait être autrement.

Déjà quand les parents eux-mêmes viennent nous conduire leurs enfants, nous n'obtenons que par grande exception l'aveu de cette maladie ; et ce n'est que par voie détournée, en faisant une enquête de juge d'instruction, que l'on parvient à dépister la syphilis chez les parents.

Il ne reste donc qu'à rechercher sur le malade les caractères hérédo-syphilitiques les plus décisifs et les plus constants. Voici un exemple instructif cité par le professeur Fournier : « Consulté pour un enfant hérédo-syphilitique, à propos d'une ostéo-périostite d'un cubitus, le docteur L... découvrit sur lui par hasard, ou plutôt grâce à un examen attentif et complet, une hyperostose fusiforme du fémur. Or l'enfant ne se plaignait en rien de cette dernière lésion, et ses parents n'avaient pas songé à appeler l'attention sur cet accident si majeur dans l'espèce. Pourquoi cela? Parce que c'était pour eux un mal passé, périmé, oublié, qui ne faisait plus souffrir l'enfant et dont, en conséquence, on ne tenait plus compte. »

Les caractères de l'hérédo-syphilis viennent à peine de prendre place dans le cadre nosologique, et beaucoup d'entre eux sont encore contestés. Il n'ont pas reçu non plus toute la vulgaris tion que leur importance aurait dû leur procurer. Et cela explique que Paget et ses contemporains d'abord, ses successeurs ensuite, n'aient pas recherché la syphilis héréditaire en y mettant le soin, la minutie, l'observation délicate et précise qu'on apporte généralement dans l'examen des enfants.

Comment retrouver ces stigmates et quelle est leur valeur comparative chez des gens âgés de quarante à soixante-dix ans, qui ont subi toutes sortes de vicissitudes?

Et puis quelle valeur possèdent-ils? Edmond Fournier (1) arrive à deux conclusions importantes dans l'espèce, car elles jugent le débat, la seconde surtout :

Premièrement : Les stigmates dystrophiques n'impliquent pas la syphilis par eux-mêmes chez les sujets qui les portent.

Secondement : On peut être hérédo-syphilitique et rester exposé à toutes les éventualités de cette tare dangereuse alors même qu'on n'en porte aucune empreinte dystrophique, aucun signe natif.

On ne voit guère les patients que deux, cinq, dix, quinze, et plus de quarante ans après le début de leurs déformations ou de leurs douleurs initiales. Et ils n'apportent que leur dire sur la manière dont ils ont été pris au début : les uns ont éprouvé des douleurs durant de longues années ; les autres n'ont souffert qu'un certain nombre d'années

______

(1) *Stigmates dystrophiques de l'hérédo-syphilis*, p. 273. Paris, 1898.

après s'être aperçus par hasard de leur déformation. Les chapeaux deviennent trop étroits, les pantalons trop longs, etc., et ces sujets déjà atteints continuent leur profession de menuisier, charpentier, cocher, sans que leur santé soit troublée ; ils ne s'arrêtent que devant l'impossibilité de continuer. Les migraines qu'ils ont pu avoir, depuis l'enfance quelquefois, les névralgies de toutes sortes remontant même à l'adolescence, tout cela est mis sur le compte du rhumatisme, de l'anémie.

Bref, on pense surtout à la syphilis acquise, et on reçoit un démenti. Rien, non plus, ne laisse entrevoir l'éclaircie lumineuse de l'hérédité, qu'on aurait peut-être aperçue inscrite sur les tibias, sur les cubitus, les fémurs, le crâne, si on l'y avait cherchée.

En somme, on ne découvre pas de stigmates spécifiques ; et les signes dystrophiques eux-mêmes, de beaucoup moindre valeur, sont restés dans l'ombre.

Edmond Fournier a établi, mais pour le crâne seulement, la fréquence des lésions osseuses dystrophiques dans l'hérédo-syphilis ; elles figurent pour un chiffre de 20 p. 100.

Jusqu'ici on n'a pas supposé et on ne pouvait supposer qu'il existât un lien de continuité quelconque entre l'ostéite déformante des gens âgés et celle des adolescents. Cela explique peut-être pourquoi, chez les premiers, les os longs n'ont pas été explorés un par un dans toute leur longueur au début de leur maladie. On y eût peut-être découvert des hyperostoses, des irrégularités de formes caractéristiques. Thibierge, au sujet du fait qu'il a bien observé, s'exprime ainsi : « Les avant-bras ne présentent pas de malformations appréciables extérieurement, mais à la palpation le cubitus droit est manifestement augmenté de volume dans les parties moyennes et supérieures. »

En général, les déformations se produisent avec *irrégularité*. On voit, par exemple, une malade de Pozzi raconter qu'il y a quinze ans sa jambe gauche s'est déformée considérablement et peu à peu. Puis, d'après elle, la jambe droite s'est déformée il y a un an seulement. Et cependant la déformation du tibia droit est très prononcée, presque autant que celle de la gauche. N'est-il pas probable que la déformation de droite remontait à plus d'un an ?

Une observation de Moizard et Bourges mérite une mention spéciale. Un homme fait à vingt et un ans une chute ; on constate une incurvation du tibia. Il avait, à soixante-treize ans, cinq os pris. Cette incurvation datant de la jeunesse ne doit-elle pas faire songer à la syphilis héréditaire ?

Les migraines sont indiquées six fois sur trente-trois cas, et des douleurs de rhumatisme (jamais articulaire aigu) sont signalées dans neuf autres cas.

Sauf ces derniers accidents, qui ne sont pas dépourvus de valeur, c'est en pleine santé que les sujets sont atteints, et l'état général se maintient excellent durant le cours de la longue maladie. C'est là un fait identique à ce qui se passe chez les adolescents ; ceux-ci ne s'arrêtent que lorsqu'il se produit de violentes douleurs ou un gros gonflement.

Lorsque ces derniers quittent l'hôpital après avoir été soignés et guéris, tout en conservant leurs hyperostoses indélébiles, ils ignorent ce qu'ils ont eu et ne sauront jamais quelle est la maladie pour laquelle on leur a donné des soins hospitaliers ; leurs parents eux-mêmes ne s'en doutent pas.

Devenus apprentis, ouvriers, ils oublient vite leur maladie passée et ils n'attachent aucune importance à leurs déformations si elles ne sont pas très visibles, et souvent on ne peut les reconnaître qu'au palper.

Les douleurs qu'ils ont ressenties ou qu'ils éprouvent plus tard seront appelées rhumatismes ou névralgies, et tel sera dans l'espèce leur plus sérieux antécédent pathologique.

Le traitement spécifique n'a plus d'action sur ces vieilles hyperostoses. Mais je crois volontiers que la croissance en atténue l'apparence et la forme.

N'est-il pas logique de conclure que ce sont quelques-uns de ces sujets déjà atteints dans le passé qui vont devenir tributaires de la maladie de Paget, avec le concours de circonstances adjuvantes?

Les plus déformés doivent y échapper parce qu'ils ne peuvent exercer une profession fatigante, qu'ils sont tenus à se ménager et que, d'autre part, ils ont peut-être disparu, emportés par des complications viscérales syphilitiques ou d'autres maladies.

Ce sont plutôt ceux qui n'ayant jamais subi de traitement spécifique, pour des atteintes ayant peu à peu déformé leurs os, sont obligés d'entrer dans une vie de travail parfois très pénible, où ils se tiennent debout, plus ou moins malheureux d'ailleurs.

Ils ressentiront des douleurs, subiront même de petits retours offensifs, sans s'arrêter, jusqu'à la période des déformations reconnues par eux qui ne les empêchent pas non plus de poursuivre leur existence.

Et après des années et parfois de longues années, sans avoir essayé aucun traitement sérieux, ils se présentent avec le type clinique si reconnaissable alors.

Pour justifier cette interprétation de la nature de la maladie de Paget, j'ajoute aux considérations précédentes un fait d'observation indirecte que je résume en quelques mots. Un vieillard est atteint de maladie de Paget qui lui a occasionné une fracture de la cuisse droite, dont il a guéri après six mois de traitement. Ses membres inférieurs sont très déformés; un avant-bras est pris. Son fils n'ayant jamais eu la syphilis a été atteint dans l'âge mûr, à trente-trois ans, d'une irido-choroïdite avec des douleurs péri-orbitaires très intenses, qui a duré plus de trois mois et qui n'a cédé à aucun traitement autre qu'à un traitement mercuriel, institué après le salicylate, la quinine, les alcalins.

Une seconde atteinte d'iritis a disparu plus tard, en quelques jours, par le même traitement au mercure.

Le fils a eu quatre enfants parmi lesquels deux filles atteintes de luxation congénitale de la hanche.

Je répète que je n'ai vu aucun des adolescents présenter plus tard les déformations de l'adulte. Mais je remarque qu'on a tort de ne considérer la maladie de Paget que dans son expression terminale ; c'est avant qu'il convient de la reconnaître, à partir du début ; elle doit avoir des degrés, des formes qui s'arrêtent en route, constituant d'autres types, et il est très probable que tous les sujets n'ont pas le même sort.

Les trois exemples dont je donnerai l'observation à la fin de cette leçon, doivent être rappelés à ce point de vue : deux d'entre eux ont eu des déformations hérédo-syphilitiques dans l'enfance ; devenus adultes, ils ont éprouvé des retours offensifs semblables au début de la maladie de Paget, que le traitement a guéri. Mais, dira-t-on, ils en seraient restés là, leurs déformations ne se seraient ni accentuées, ni multipliées sur d'autres os. Cela est très possible et je crois, en effet, que l'état de certains de ces malades ne s'aggraverait pas, alors même qu'ils ne seraient pas soumis à un traitement spécifique. Mais ils en prennent le chemin et ils constituent, en attendant, un type clinique qu'il convient de connaître pour lui appliquer le remède utile à sa guérison ou à son maintien dans le même état. Quelques-uns de ces malades peuvent présenter des poussées plus aiguës, paraissant naître spontanément sur des os sains. Selon leur marche et leur intensité, on croira tantôt à une ostéomyélite subaiguë, tantôt à un sarcome. Quelques chirurgiens m'ont autorisé à dire qu'on peut s'y tromper, et j'aurais moi-même commis cette erreur il y a quelques jours, si je n'avais pas recouru à un traitement spécifique qui a été révélateur.

Dirai-je enfin que bon nombre d'exostoses parenchymateuses, diaphyso-épiphysaires, d'origine inconnue, que l'on traite par l'évidement ou l'extirpation, me paraissent avoir une origine hérédo-syphilitique?

Le traitement spécifique n'a pas été sans résultats dans la maladie de Paget.

Sur six cas traités par l'iodure de potassium, quatre paraissent avoir été très améliorés, et deux n'en ont retiré aucun bénéfice.

Un malade de Lancereaux a vu sa cuisse passer de 435 millimètres de circonférence à 385 millimètres par le traitement ioduré.

Le malade de Lion a été guéri de ses migraines et très amendé de son tibia par l'iodure à haute dose.

Les sujets de Bourceret, de Rathery et Leloir ont été aussi améliorés.

Il résulte, Messieurs, des développements auxquels je me suis livré devant vous — développements dont la longueur trouvera, je l'espère, son excuse dans l'importance et la nouveauté du sujet, — il en résulte, dis-je, que j'envisage la maladie de Paget comme étant de nature syphilitique et ne répondant qu'à une forme très limitée et très restreinte de la syphilis héréditaire de l'adulte, puisqu'elle ne possède guère plus de 60 à 70 cas publiés. Cette maladie comprend, selon moi, en dehors de cette forme, de très nombreux cas, parmi lesquels il en est qui conduisent à l'ostéite déformante des gens âgés. L'enfance et l'adolescence présentent, ainsi que je l'ai démontré en 1881, des déformations osseuses identiques à celles qu'on trouve dans la maladie de Paget, et un groupe d'ostéites plus limitées, qui sont les unes et les autres héréditaires, qui persistent à des degrés divers dans l'âge adulte, et qui établissent *un lien de continuité* entre toutes les affections osseuses des divers âges.

Ces accidents éloignés, oubliés, exposent à des erreurs d'interprétation médicale, qui sont préjudiciables aux patients et que ceux-ci pourraient peut-être éviter. N'y aurait-il pas lieu de faire connaître à ces malheureux qui sont, eux comme leurs parents, dans une ignorance absolue, la maladie dont ils sont atteints, sans parler peut-être de son origine héréditaire, afin qu'ils puissent se soigner, d'une part, et, d'un autre côté, fournir des informations utiles au traitement de maladies qu'ils peuvent contracter ultérieurement, notamment de certaines affections osseuses?

Je considère, quant à moi, que j'ai l'obligation de dire aux parents, si les sujets sont trop jeunes pour en être informés eux-mêmes, quelle est la maladie de leurs enfants, en insistant sur l'efficacité, l'innocuité et les bienfaits d'un traitement prophylactique.

Un traitement mercuriel et ioduré, doit être continué par périodes après l'adolescence et durant l'âge adulte, même chez les sujets qui n'ont pas d'accidents. Ce traitement devra être institué dès le réveil de symptômes osseux dans les os hyperostosés ou non, aussi bien que dès les premiers accidents de la maladie dite de Paget, de même aussi que plus tard, alors que le mal est arrivé à une période plus avancée.

J'ajouterai que chez les enfants et chez les adolescents, j'emploie toujours le mercure sous la forme d'injections d'huile grise ou de biiodure, à doses assez élevées qu'ils supportent très bien. Les effets de cette thérapeutique sont parfois, comme vous pourrez le voir dans l'observation III, surprenants par leur rapidité.

OBSERVATIONS

Observation I. — M. N..., trente ans, grand automobiliste, conducteur de sa voiture le plus souvent, s'est aperçu depuis

trois ans que son crâne grossit ; il a dû choisir des cas-
quettes plus grandes. Il mettait ces symptômes sur le compte
des refroidissements par l'air, car il ne souffre pas habituellement de douleurs de tête.

Quand je l'ai vu pour la première fois, il y a plus d'un an
(octobre 1901), je fus tout de suite frappé par l'inspection
de son crâne, qui était très volumineux. Les bosses temporo-
pariétales surtout étaient très saillantes, la droite plus que
la gauche ; la bosse frontale droite était aussi plus proéminente et le crâne très asymétrique. Il ne présentait absolument aucune trace de syphilis acquise, ce qui le rassurait
beaucoup. Il avait, d'ailleurs, peu d'antécédents pathologiques, accusait seulement des douleurs qu'il qualifiait de
rhumatismales et qui le prenaient parfois, non pas lorsqu'il
voyageait en automobile, mais lorsqu'il marchait trop longtemps. Il les localisait aux genoux, particulièrement au
gauche, et parfois aussi il ressentait quelque chose à l'avant-
bras droit, surtout lorsqu'il l'avait fatigué à conduire sa
machine. Il se rappelait que la douleur du genou remontait
à l'âge de douze ans, époque à laquelle il avait eu une maladie de la jambe, qu'on lui avait déclaré être du rhumatisme ; il aurait gardé le lit quelque temps, peut-être un
mois.

M. X... est marié et est père de quatre enfants ; il en a
perdu un à l'âge de six mois et presque subitement ; on a
parlé d'une hémorragie méningée. Les trois autres sont
malingres, sujets à des entérites. Les antécédents héréditaires ne peuvent être connus.

Le tibia gauche, que le malade ne soupçonne pas être
déformé — pas plus d'ailleurs que son autre tibia — est hyperostosé en fuseau dans la moitié supérieure de la diaphyse
et on y sent des nouures, une crête saillante, une face interne
arquée. Il n'est pas sensible à la palpation. Le tibia droit,
quoique moins déformé que le gauche, est un peu sensible

à la pression dans la région bulbaire supérieure ; quelques jours avant de venir me trouver, le patient en a souffert et a même un peu boité. Le malade est petit, trapu, il a les épaules saillantes, le tronc court. Sa grosse tête fait ressortir sa petite figure.

Je le mets à un traitement mixte d'abord, puis au traitement ioduré, à doses progressives et élevées, à deux reprises, d'octobre à décembre 1901, et de septembre à novembre 1902.

Les douleurs ont disparu entièrement depuis le traitement, l'accroissement du crâne paraît arrêté, le malade ne s'en plaint plus et il n'a pas été forcé de prendre une coiffure plus large.

Observation II. — M. X..., père syphilitique. Trois enfants vivants. Un sain. Un autre, le premier-né, est venu au monde avec un pied bot, qui fut opéré il y a près de trente ans.

Le troisième enfant est une fille qui eut, à l'âge de onze ans, des accidents qu'elle croit être rhumatismaux, mais dont elle prétend n'avoir gardé aucune trace. Mariée à vingt ans : une fausse couche d'abord, puis deux filles ensuite, dont l'une arriérée. Je l'ai vue il y a dix-huit mois pour un gonflement de la cuisse assez aigu, assez douloureux, survenu à la suite de courses fatigantes dans les montagnes.

En l'examinant, je découvris une hyperostose douloureuse de la moitié inférieure du fémur gauche, mais en même temps le tibia de ce côté était aussi déformé, visiblement même. La crête était épaissie, inégale, et la face interne convexe en dehors dans presque toute sa longueur. L'autre tibia était également pris, mais à un plus faible degré ; la crête iliaque gauche était gonflée, la malade me l'avait signalé. Le crâne et la face étaient asymétriques.

Un traitement spécifique fit disparaître les accidents aigus d'hyperostose ; il resta seulement un fémur un peu gonflé inférieurement. Aucun changement ne fut obtenu dans le tibia. Je recommandai à la malade de recourir à l'iodure au moins une fois par an, pour qu'il la préservât de nouvelles crises rhumatismales.

Ce second fait se rapproche du suivant que je résume : celui d'une fillette de l'hôpital que je vous ai montrée à ma précédente leçon.

Observation III. — Enfant entrée à l'hôpital pour un très gros gonflement du fémur gauche comprenant tout le corps jusqu'au grand trochanter. Il y a un gonflement de l'os avec empâtement profond. La surface de la cuisse est un peu rouge. La sensibilité est extrême. La jambe est pliée et ne peut s'étendre sur la cuisse, car l'extrémité du fémur s'est développée en avant du plateau tibial.

On ne trouve rien d'apparent ailleurs.

Le premier examen de l'enfant fait craindre un ostéosarcome ; la pensée d'une ostéomyélite à marche subaiguë vient ensuite.

Un examen plus complet révèle des lésions syphilitiques dans les deux tibias (le tibia gauche est légèrement bombé, la crête antérieure est épaissie), dans le cubitus gauche, dans l'humérus gauche, dans la clavicule droite, dans le maxillaire inférieur du côté droit et, enfin, l'on trouve une asymétrie crânienne très manifeste.

Il y a dans la bouche, en arrière, une exostose palatine. L'épine iliaque antéro-supérieure et la crête iliaque sont épaissies à droite.

Il existe à gauche une bosse frontale et une bosse pariétale très développées. A droite, il y a une bosse pariétale énorme.

Les dents sont caractéristiques. On trouve aussi quelques cicatrices cutanées répandues sur le corps.

Il y a donc dix os pris (y compris le crâne).

A la mensuration on trouve une cuisse mesurant 32 centimètres de circonférence à la partie moyenne.

Au compas, on trouve 28 centimètres et demi de longueur du fémur gauche.

L'enfant, mise au traitement (injections d'huile grise), a obtenu dans son fémur, en quatre jours, une modification des plus remarquables. La diminution de la cuisse est énorme. Elle n'a plus que 30 centimètres d'épaisseur à la même partie moyenne. Le fémur est également devenu insensible.

FISTULE VÉSICO-INTESTINALE D'ORIGINE SYPHILITIQUE.

Sommaire. — Sans être la première, l'observation suivante de fistule vésico-intestinale constitue encore une rareté. — Comme on le verra plus loin, deux cas seulement ont été publiés où le traitement antisyphilitique a fait disparaître en peu de temps les symptômes de la lésion, soit la pneumaturie et la présence de matières fécales dans les urines. — Étant donnée une fistule vésico-intestinale spontanément établie chez un sujet reconnu syphilitique ou suspect et même sans antécédents de la syphilis, on devra toujours commencer par instituer un traitement mercuriel et ioduré avant toute entreprise opératoire, même chez les sujets d'un âge avancé. — Certaines formes de cystite chez un syphilitique avéré doivent être soignées par un traitement antisyphilitique.

Messieurs,

X..., âgé de soixante-quatre ans, commença à éprouver, en juin et en juillet 1900, des troubles de la miction caractérisés par des interruptions du jet avec impossibilité d'uriner pendant quelques instants et par une reprise brusque de la miction normale après ces interruptions.

Dans les premiers jours d'août, les besoins d'uriner devinrent plus fréquents et ils s'accompagnèrent de sensations de coups d'aiguilles, de douleurs lancinantes, parfois analogues à des éclairs, du côté de la vessie. De la fièvre apparut et les urines devinrent troubles.

Vers le 7 ou le 8 août tout à coup, en urinant, le malade perçoit un phénomène étrange. Il reconnaît que des bulles de gaz sortent avec bruit par le méat. Ce phénomène fut immédiatement signalé au médecin habituel qui en fut très surpris et refusa presque de croire à la réalité de ces gaz.

A partir de ce moment la situation empira progressivement. Voici, d'ailleurs, la description exacte qu'en fait le malade :

Lors de la première miction, au réveil, il ne passait généralement pas de gaz. Mais, à partir de ce moment, à toutes les autres mictions de la journée, les gaz sortaient en abondance et s'échappaient en séries successives avec assez de bruit pour que le malade les entendît, pas assez bruyamment cependant pour qu'un étranger pût les percevoir à 4 ou 5 mètres de distance.

Ce phénomène était très visible lorsque le malade urinait sous l'eau, dans un bain, par exemple. Cette émission gazeuse n'avait lieu, d'ailleurs, qu'à la fin de la miction, une fois la vessie vidée de son contenu liquide. La présence des gaz contribuait à réveiller de fréquents besoins d'uriner, même la nuit, où X... devait se relever toutes les deux heures au moins.

A partir du 25 août apparurent, dans les urines, des matières épaisses. C'était surtout à la fin de la miction que se montraient ces produits, sortant en même temps que les gaz et tombant de suite au fond du vase; ils étaient constitués par des matières brunes ou verdâtres, parfois en quantité notable, « comme un dé » tachant le fond de la cuvette des cabinets. La miction était alors très longue, bruyante par les gaz, et très pénible. Le malade, très affecté moralement, en proie depuis longtemps à des phénomènes nerveux, mangeant peu, s'était beaucoup amaigri et son teint avait considérablement pâli.

C'est dans ces conditions qu'il se présenta à moi. Je l'avais opéré quinze ans auparavant d'une fistule ano-rectale et il était resté dans mes souvenirs qu'il était syphilitique. Le récit très précis, mais non sans émotion, des derniers accidents qu'il venait d'éprouver, m'amena à rechercher avec soin la syphilis ancienne et j'en reconnus l'existence à plus de quarante ans de date, sans aucune autre manifestation spécifique, durant cette longue période de temps pendant laquelle le malade n'avait fait aucun traitement particulier. Il avait, d'ailleurs, toujours joui d'une très bonne santé.

Trois hypothèses furent faites à son sujet : la première fut celle de la glycosurie. Le malade ne présentait aucun signe du diabète, sauf les phénomènes nerveux allant jusqu'à la neurasthénie qu'il ressentait depuis quelque temps. Je le priai de faire procéder à l'examen de ses urines et de m'en envoyer un litre vingt-quatre heures avant sa seconde visite.

La seconde hypothèse fut celle d'une cystite chronique avec alcalinité des urines.

La troisième, enfin, fut celle d'une perforation intestinale, avec communication vésicale. Étant donné l'âge, soixante-quatre ans, le teint et l'amaigrissement du malade, la marche insidieuse et légèrement douloureuse des accidents, j'étais beaucoup plus porté à considérer cette perforation, si elle existait, comme de nature cancéreuse, et non comme tuberculeuse ou syphilitique.

L'examen local des parties ne me révéla qu'un fait digne d'être retenu, tandis que le toucher rectal, aussi profond que possible, ne dévoila rien ni sur cet intestin, ni du côté de la prostate qui était petite, ni du côté des vésicules séminales, l'exploration sus-pubienne de la vessie, combinée ou non avec le toucher rectal, faite avec soin et plusieurs fois répétée, d'ailleurs, permit de constater du côté gauche, à deux bons travers de doigt au-dessus du pubis, de la sensibilité et une rénitence profonde. Ce fut tout ; jamais d'écoulement sanguin ou autre par l'anus, ni de phénomènes douloureux du côté de l'intestin, de même qu'il n'y avait jamais eu de cystite.

Ultérieurement, l'examen des urines ne révéla aucune trace de sucre, mais seulement une abondante quantité de pus mélangée à quelques produits floconneux et à un résidu où le médecin du malade, d'abord, et nous-même plus tard, reconnûmes des débris alimentaires très nets, tels que grains de fraise, très petites feuilles non dissoutes de salade, etc.

Il n'y avait donc pas de doute sur l'existence d'une perforation vésico-intestinale, dont il restait à déterminer la nature et le siège. L'absence de toute altération du côté du

rectum ainsi que les produits passant de l'intestin dans la
vessie, le siège de la douleur vésicale et la rénitence spéciale
au même niveau, m'ont porté à croire à une communication
de la partie postéro-inférieure de la vessie avec l'intestin grêle.

D'autre part, si le malade n'eût pas été un ancien syphilitique, j'aurais plutôt cru à une affection cancéreuse primitive soit de l'intestin, soit de la vessie, avec ulcération secondaire de l'un ou l'autre de ces organes.

Un traitement spécifique fut institué : il consista en injections d'huile de biiodure de mercure d'abord et, quelques
jours après, on y ajouta l'iodure de potassium.

Les effets du traitement furent surprenants. En quelques
jours la cessation des gaz fut obtenue, progressivement d'a-
bord ; les émissions devinrent rares et cessèrent définitivement
le 13 novembre. Les douleurs disparurent en entier avec la
sensibilité et la rénitence vésicales. Les urines restèrent troubles encore quelque temps ; mais le pus disparut et aucune
trace de matière alimentaire ne reparut depuis la fin d'octobre.

X... est guéri actuellement depuis longtemps. Il a repris
sa bonne mine et son embonpoint.

L'histoire des fistules vésico-intestinales d'origine syphilitique n'est pas très riche.

Neumann, dans son *Traité de la syphilis* (1), n'accorde
que quelques mots à ce genre de lésions. « J'ai observé,
écrit cet auteur, de la paracystite et de l'inflammation de la
séreuse périvésicale, à la suite de processus ulcéreux à
point de départ rectal ou vaginal, toujours chez des femmes.
Ce n'est que dans de rares cas, à savoir dans les processus
ulcéreux de nature gommeuse, que se développe de la suppuration dans le tissu avoisinant la vessie ; dans les autres
cas, on note une hypertrophie étendue et la formation de
tumeurs avec transformation fibreuse consécutive du tissu

(1) NEUMANN. *Syphilis.* Wien., 1896, p. 731.

connectif et adhérences avec les organes voisins. La fonte
purulente et la perforation de la vessie, avec fistulisation
consécutive, se produit dans les processus ulcéreux syphilitiques du vagin et de la cloison vésico-vaginale. La perforation est, de règle, petite et siège près du col de la vessie.
D'habitude prédominent les symptômes de paracystite et
l'affection de la muqueuse vésicale est circonscrite aux environs de la perforation. Dans les conditions défavorables, la
perforation peut cependant acquérir de plus fortes dimensions et l'affection offre les apparences d'un catarrhe chronique de la vessie. Mais, même dans ces cas, on voit rarement se produire en dehors du foyer originaire, des inflammations profondes et des ulcérations. »

Parmi les quelques observations qui ont été publiées, deux
seulement sont analogues à celle que j'ai relatée. Les autres
ont trait à des fistules, dont l'étiologie syphilitique a été
admise par les observateurs, sans que l'épreuve du traitement
ait fourni la pierre de touche de l'affection.

Ce sont : le cas de Barth (1), d'une femme de quarante-
deux ans qui vint s'éteindre à l'hôpital, dans un état de
cachexie avancée et porteuse d'une fistule vésico-vagino-
rectale. A l'autopsie « on ne trouva pas de cancer, mais des
ulcérations et lésions de nature très probablement syphilitique ». — C'est aussi le cas de Van Geuns (2) : une femme
vint mourir à l'hopital, atteinte de perforation du côlon dans
la vessie avec formation d'une fistule. « Ces lésions devaient
être de nature syphilitique », ainsi que portaient à le penser
« le genre de vie de la malade, des ulcérations et cicatrices
brun foncé qu'elle présentait sur les cuisses, la dégénérescence du foie et de la rate, des reins ».

Tuffier cite aussi, dans la thèse de Pascal (3), le cas d'un

(1) *Bull. de la Soc. anatom. de Paris*, 1848, p. 313.
(2) *Nederlandsch. Weekbl. u. Geneesk.*, juill. 1859.
(3) Pascal, Des fistules vésico-intestinales acquises chez l'homme et chez la
femme. Thèse de Paris, 1900.

alcoolique, syphilitique, dont les matières fécales et les gaz intestinaux sortaient par l'urètre. Plusieurs interventions furent faites pour obturer la fistule, le malade succomba à une péritonite suraiguë.

A la séance du 11 mars 1903, Delbet a communiqué à la Société de chirurgie (1) une observation intéressante de fistule vésico-intestinale chez un homme de trente-neuf ans, qui subit trois opérations successives sans qu'on pensât à la syphilis. La dernière opération faite par Delbet fut suivie de l'apparition d'une gomme syphilitique dans le cordon. Le traitement spécifique de la fistule vésico-intestinale fit disparaître cette gomme, mais non la fistule qui persista.

Plus intéressantes sont les deux observations qui vont suivre, puisque dans l'une comme dans l'autre les symptômes de pneumaturie et d'expulsion des matières fécales dans les urines disparurent complètement, ainsi que cela s'est passé chez mon malade, à la suite du traitement mercuriel intensif.

C'est d'abord un cas de Küthe (2) :

Un homme de vingt-cinq ans souffrait de diarrhées répétées. Soudain, il s'aperçut que chaque fois qu'il urinait, l'air sortait du pénis vers la fin de la miction. En outre, son urine donnait un dépôt brun et floconneux formé de matières fécales.

C'étaient là des signes suffisants pour affirmer l'existence d'une fistule vésico-intestinale, fistule qui devait mettre la vessie en relation avec l'intestin grêle, car après l'administration d'extrait d'opium, la quantité de fèces rendue par les urines était à peu près la même.

« Comme, dit l'auteur, j'avais traité auparavant mon malade contre la syphilis, l'idée me vint que peut-être une gomme syphilitique s'était formée dans l'intestin grêle et que son ramollissement en avait amené la perforation. Donc, j'ai donné à mon patient de l'iodure de potassium et du sublimé.

<hr>

(1) *Bull. de la Soc. de chirurgie*, t. XXIX, p. 347.
(2) *Nederlandsche Tidjschrift for Geneeskunde.* Amsterdam, 1869, I, p. 595.

En effet, le succès ne se fit pas attendre. » Mais un an après, la récidive survint. Un traitement plus énergique et plus long fut entrepris. Grâce à lui, la guérison s'ensuivit et depuis sept ans il n'y a pas eu de rechute.

La seconde observation a trait à une malade de mon homonyme et ami le professeur Lanelongue (1), de Bordeaux.

Une femme de trente-deux ans contracta la syphilis à la suite d'une deuxième grossesse. Dans les mois qui suivirent apparurent des douleurs vésicales très fortes avec fréquence de la miction et pyurie ; elle fut guérie par des lavages vésicaux boriqués.

Quelques mois après, se déclarèrent des douleurs à l'hypogastre, de la constipation et de la rétention d'urine avec fièvre et vomissements, symptômes indiquant un certain degré de réaction péritonéale. Puis, il se produisit une brusque détente, avec rejet d'urines troubles, épaisses, purulentes et accompagnées de gaz ; en même temps s'écoulait par l'anus un liquide purulent très épais. Les mêmes accidents se renouvelèrent un mois et demi après.

Depuis lors, chaque miction est suivie de l'émission de gaz et quelquefois de matières fécales, tandis que la défécation s'accompagne d'une certaine quantité d'urine.

Pensant qu'il s'agissait d'une fistule recto-vésicale due à une gomme suppurée du petit bassin ouverte à la fois dans la vessie et dans le rectum, Lanelongue institua le traitement antisyphilitique mixte. Au bout de quelques semaines, la malade sortait de l'hôpital complètement guérie.

Tel est l'état de la question ; il y aurait à rechercher chez notre mal de quel est l'organe qui a été le siège primitif de la gomme syphilitique. On ne peut sur ce point qu'émettre des hypothèses et accuser, sans pouvoir répondre à la question, la vessie elle-même, l'intestin, ou le tissu cellulaire sous-péritonéal.

(1) *In* Thèse de Pascal, obs. 226.

LES HERNIES ET LA LOI SUR LES ACCIDENTS
DU TRAVAIL.

Sommaire. — Hernies congénitales et acquises. — La plupart des hernies acquises proviennent d'une défectuosité anatomique, c'est-à-dire congénitale de la paroi abdominale ou du sac herniaire. — Les sujets sont tout au moins prédisposés à la hernie que des circonstances éventuelles achèvent de développer. — Les conditions de formation des hernies inguinales exigent un relâchement, un agrandissement des anneaux ou la disparition d'une partie de leur contenu. Les efforts répétés et successifs, violents parfois, deviennent nécessaires et c'est par leur somme que le péritoine parvient à pénétrer dans ces anneaux. Ainsi se forme une pointe de hernie. — La distension et la locomotion du sac sous l'influence de nouveaux efforts amènent la formation de la hernie complète. — En somme, la hernie brusque, soudaine, sans disposition congénitale n'existe pas, et on la comprend très bien avec une disposition congénitale; un exemple est donné de ce mécanisme. — La jurisprudence est très variable encore sur la manière dont les faits doivent être interprétés. — On les a jugés parfois dans un sens et parfois dans un autre. — Pour les apprécier avec équité il convient d'envisager chaque espèce, d'examiner l'enfance et le passé des sujets, leur constitution physique, leurs maladies antérieures, leur genre de vie, leurs occupations professionnelles et la nature de leur travail.

MESSIEURS,

On divise, en général, les hernies au point de vue étiologique en deux catégories qu'on croyait autrefois très différentes, mais qui ont en réalité un grand nombre de points communs et se confondent même le plus souvent : *les hernies congénitales et les hernies acquises.* Ces dernières reconnaîtraient pour causes des efforts, des traumatismes, des impulsions successives, etc...

Ne croyez pas que ces notions étiologiques aient un intérêt purement spéculatif, je veux vous en indiquer tout de suite l'une des conséquences les plus importantes qui se trouve avoir une très grande actualité.

Vous connaissez tous la loi sur les accidents du travail du 9 avril 1898. A peine était-elle promulguée qu'un débat, qui dure encore, s'élevait dans son application à propos des hernies.

On a pensé qu'on pouvait rendre responsable de la production des hernies, soit le travail professionnel, soit un effort violent exigé par un travail à un titre quelconque, soit enfin un accident traumatique.

Je suis heureux de l'occasion qui m'est offerte de vous donner, à ce sujet, une opinion personnelle, résultat de l'expérience que je puis avoir.

L'homme qui peine, le travailleur des champs ou de l'atelier m'intéressent avant tout et je considère que leurs revendications doivent d'autant mieux être écoutées et reconnues qu'ils courent le risque de ne plus être employés du tout ou de l'être seulement à des travaux plus féminins, c'est-à-dire moins rémunérateurs, par le fait d'une application injuste ou insolite de la loi sur les accidents.

On dit partout, et cela s'imprime journellement, qu'un très grand nombre de hernies ont pour cause immédiate et palpable soit un traumatisme, soit un effort survenu au cours d'un travail de force. Les hernieux racontent volontiers qu'à la suite d'un effort violent ils ont éprouvé une douleur à l'aine et ils ont constaté à la vue ou au toucher une petite grosseur qu'ils ne se connaissaient pas, la hernie susdite. Comme il s'agit, dans presque tous ces cas, de *hernie inguinale*, il ne sera question que d'elle.

Or, si on examine les choses de plus près, si on procède à un examen plus serré, on reconnaît bien vite que ces sujets ne savent pas s'ils n'avaient pas une grosseur antérieurement à la date de l'accident et surtout une pointe de hernie ; ils avouent qu'ils ne s'observaient pas à cet égard. En réalité une pointe de hernie existait déjà, elle est devenue une tumeur plus forte qui apparaît et disparaît, qui est ou n'est pas une hernie persistante encore. L'effort en question, à la suite duquel l'attention du malade a été attirée, effort suivi parfois de gêne ou de douleur même, n'a fait que la révéler, indiquer une étape nouvelle dans l'évolution herniaire, ou provoquer l'irruption des viscères dans le canal péritonéo-vaginal préexistant à l'accident, et ce canal, vous le savez, n'est que la persistance d'une disposition congénitale.

La plupart des auteurs modernes, et je suis avec eux, pensent que la hernie inguinale de l'enfant, de l'adolescent et de l'adulte s'explique soit par la *persistance du canal péritonéovaginal*, soit par un *affaiblissement originel de la paroi abdominale* qui se trouve alors prédisposée à la hernie, laquelle se fait en général peu à peu et progressivement. Dans ces deux conditions anatomiques les efforts répétés, professionnels surtout, deviennent avec l'âge des sujets, leur croissance et l'amaigrissement, les agents habituels de l'évolution herniaire. On est ainsi obligé de reconnaître que la grande masse des hernieux jeunes et adultes peut être considérée comme devant son infirmité à une constitution anatomique défectueuse.

Toutefois je suis absolument convaincu que bien que, prédisposés depuis la naissance, beaucoup de hernieux ne le fussent pas devenus s'ils avaient mené une existence exempte de surmenage physique, d'attitudes prédisposantes, d'efforts violents, surtout d'efforts répétés et prolongés, professionnels ou non.

Observe-t-on à la suite d'un effort violent ou d'un traumatisme des hernies soudaines qui, la veille, n'existaient pas et sont apparues tout d'un coup avec ou sans douleurs, avec ou sans les autres marques du traumatisme, contusions, ecchymoses, etc... ? C'est la question la plus brûlante et la plus habituellement soulevée par la loi de 1898.

J'ai recueilli quelquefois chez des sujets de tout âge atteints de hernie ou chez les parents des enfants, des témoignages très affirmatifs en faveur de l'apparition soudaine et brusque. Mais en réalité l'examen des patients et un interrogatoire

précis ne m'ont jamais démontré l'existence de pareilles hernies. Oui, chez quelques sujets et très exceptionnellement, la
tumeur herniaire peut se former dans un canal péritonéo-
vaginal incomplètement obstrué, dans un sac herniaire pré-
formé, comme le sont ceux de certaines ectopies testiculaires,
peut-être aussi lorsque la paroi abdominale est atteinte de paralysie infantile incomplète et lorsque les anneaux en sont très
relâchés, ou même dans certaines déchirures violentes traumatiques de la paroi. Mais ce sont alors des conditions spéciales, préparatoires en quelque sorte à la production de la
hernie.

De fait, chez les sujets ayant une paroi abdominale normale et bien constituée, on conçoit difficilement la formation d'une hernie en dehors du mécanisme suivant : le
péritoine ne pouvant s'engager dans un canal qui n'est pas
libre pour former le sac herniaire doit peu à peu refouler
les tissus dans les points faibles, c'est-à-dire au niveau des
anneaux naturels. Mais il faut pour cela que ces anneaux aient
subi un relâchement préalable, un agrandissement, ou qu'ils
soient dépossédés d'une partie de leur contenu, du tissu adi-
peux par exemple. Aussi les efforts surtout répétés et successifs, violents parfois, sont-ils nécessaires et chacun d'eux ou
mieux leur somme arrive-t-elle avec le temps à faire pénétrer
le péritoine dans un de ces anneaux ; les viscères suivent, la
pointe de hernie est constituée, *pointe ignorée le plus souvent
des sujets*. Plus tard le développement du sac par locomotion et par distension à la suite des efforts amène la formation de la hernie complète. Et il se peut que chez des
adultes vigoureux présentant déjà une pointe de hernie, un de
ces efforts violents, comme dans la toux, dans le travail, dans
un accident traumatique, puisse faire faire plus de chemin au
sac herniaire et rende ainsi la hernie plus évidente ou plus
visible.

On dit que, dans ces cas, on peut observer une ecchymose ; je n'en ai jamais, vu, bien qu'il me soit passé sous les yeux un nombre considérable de hernieux, m'étant occupé de la cure de ces maladies par la méthode sclérogène.

En somme la hernie, d'une apparition soudaine et brusque, non liée à une disposition anatomique antérieure et uniquement due à un accident, n'existerait pas à mon sens, le mécanisme ne pouvant en être ni compris, ni donné. Au contraire, un examen attentif du passé des sujets, de leur enfance où l'on pourra retrouver parfois une hernie ayant nécessité le port d'un bandage, de leur genre de vie, de l'état exact de la paroi abdominale, au point de vue de sa résistance, de son amaigrissement, de sa surcharge de graisse, permettra de reconstituer en général une évolution physiologique, qui seule permet de comprendre les conditions d'apparition de la tumeur.

Mais si la hernie soudaine, formant tumeur, ne me semble pas possible chez un sujet normal, par le fait d'une violence extérieure, elle peut se produire au contraire brusquement, et j'en ai observé plusieurs exemples chez des sujets adultes atteints dans leur enfance de hernies dont ils avaient été guéris plus de vingt ans auparavant.

En voici un entre autres, qui me touche de près puisqu'il est pris dans ma famille. « Un enfant masculin fut atteint, à l'âge de deux ans, d'une hernie inguinale gauche qui nécessita un bandage durant plusieurs années, jusqu'à l'âge de huit ans. Entièrement guéri alors, il fit ses études au collège sans jamais porter de bandage et fut déclaré, plus tard, bon pour le service militaire (les hernieux, alors, étaient exemptés). A l'âge de vingt-deux ans, après avoir fait un voyage assez fatigant de vingt heures de chemin de fer, la hernie se reproduisit tout d'un coup, au moment d'un violent accès de toux.

Les efforts de cet accès de toux avaient amené une pression des viscères sur l'orifice du sac herniaire, laquelle avait dû déchirer d'anciennes adhérences, et cette déchirure accompagnée d'une douleur vive avait permis à l'intestin d'entrer dans un sac persistant depuis l'enfance.

Mais si l'accident traumatique ne permet pas de comprendre autrement le mécanisme de formation d'une hernie brusque, il n'en est plus de même des efforts répétés, journaliers même, occasionnés par un travail physique professionnel. Il suffit, alors, d'une paroi abdominale affaiblie, d'un amaigrissement marqué ou au contraire d'une surcharge adipeuse dans la région du canal inguinal, pour permettre à une pointe de se produire d'une manière physiologique et sans qu'un sujet qui ne s'étudie pas avec soin s'en doute.

Dès ce moment la tumeur herniaire pourra apparaître et être constatée à la suite d'un simple effort ou d'efforts répétés ; mais elle n'est, en réalité, que l'aggravation d'une hernie existante avec un sac déjà formé dont le contenu en est devenu plus considérable par l'introduction de nouvelles parties viscérales.

En fait, l'application de la loi sur les accidents corrobore-t-elle ces données? En d'autres termes, la jurisprudence tient-elle compte, dans ses arrêts, d'une aptitude morbide individuelle, atténuant en quelque sorte la responsabilité de l'employeur à l'égard d'un ouvrier atteint de hernie accidentelle ?

Un récent travail fort complet de MM. Forgue et Jeanbrau (1) nous montre que, dans certains cas, les juges ont fait la part d'une prédisposition manifeste, mise en évidence dans les rapports des médecins, pour diminuer le chiffre de l'indemnité. Je citerai, par exemple, les arrêts de la Cour de Chambéry le 19 novembre 1900 et de la Cour de Paris (7e chambre) le 8 février 1902.

Un ouvrier fait, en août 1900, un effort violent pour ren-

(1) La hernie-accident devant la jurisprudence française (*La Médecine des accidents du travail*, juillet 1904).

trer en magasin une caisse vide et prétend que cet effort a occasionné une hernie inguinale. Il demande une rente de 620 francs. Le tribunal civil accorde une rente de 349 francs et une provision de 100 francs.

Le patron interjette appel, se fondant sur ce que son ouvrier a reçu une balle dans le ventre en 1870, blessure qui lui a valu un secours de l'État, et soutient que la hernie est le résultat de la blessure de 1870 et non du travail, auquel X... se livrait lorsqu'elle se serait produite.

La Cour de Chambéry, le 19 novembre 1900, accorde l'indemnité, mais en réduisant le montant à 45 francs par an, « attendu que X... est âgé de cinquante-huit ans, que le procès a démontré que sa blessure de 1870 avait été la cause première de la hernie et que sa capacité de travail était déjà amoindrie. »

La Cour de Paris (7e chambre) a rendu l'arrêt suivant, le 8 février 1902 :

« Considérant que les conclusions du rapport de l'expert, rapprochées des constatations faites par l'enquête du juge de paix, établissent que l'apparition de la hernie inguinale gauche dont X... a été atteint, a été provoquée par l'effort brusque et anormal qu'il faisait, le 13 novembre 1899, au cours de son travail pour soulever une lourde pièce de fer... que l'expert a reconnu une prédisposition herniaire manifeste, révélée par des signes caractéristiques, notamment par l'imminence de la formation d'une hernie du côté droit ; que cette réduction de validité professionnelle constitue pour X..., âgé de vingt ans, une incapacité proprement dite, mais que cette incapacité était pour la plupart imputable à l'état pathologique du blessé, il convient de fixer à 10 p. 100 l'invalidité résultant des conséquences directes de l'accident. »

Par contre, la Cour de Lyon et la Cour de Grenoble ont émis des avis opposés.

Un enfant de quatorze ans avait, dans un effort pour charger un fardeau, ressenti une douleur dans l'aine. Un médecin y avait constaté plus tard une hernie. Le père réclamait une indemnité évaluée à 30 p. 100 du salaire.

La Cour de Lyon :

« Considérant qu'il est certain que la hernie du jeune F... a été causée par l'effort excessif et anormal qu'il a fait le 14 mai 1900, et qu'il n'y a pas lieu de rechercher si, comme l'assure le Dr Boyer, en sa qualité d'expert, la victime de l'accident avait, par sa nature même, des dispositions à contracter une hernie, la loi de 1898 ne prescrivant rien de semblable aux magistrats... » a réformé le jugement du tribunal civil et a fixé à 20 p. 100 la réduction du salaire entraînée par la hernie.

De même, la Cour de Grenoble a rendu un jugement analogue, en spécifiant que le degré d'incapacité du travail doit être calculé, « abstraction faite de l'état antérieur [de l'ouvrier] et de toute prédisposition naturelle à la maladie dont l'accident a amené la manifestation. »

Il est juste de remarquer que la loi ne précise pas au magistrat qu'il doit rechercher si la victime d'un accident présentait, au préalable, l'amorce de la lésion constatée après l'accident. Mais, en réalité, les magistrats doivent tenir compte de tous les éléments susceptibles de les éclairer, s'ils veulent être à même d'apprécier aussi exactement que possible le dommage subi par l'employé.

S'il en était autrement, si la façon de voir des Cours de Grenoble et de Lyon se généralisait, l'influence de la loi de 1898 serait — comme je vous l'ai fait pressentir au début de cette leçon — néfaste pour un certain nombre de travailleurs, ceux qui ont des anneaux lâches, une paroi abdominale faible et qui seraient à jamais éloignés des usines, où les industriels refuseraient de les embaucher.

Vous voyez, Messieurs, combien la question des hernies

dans leurs rapports avec les accidents du travail est riche en points épineux. Je vous ai exposé mon sentiment : il émane à la fois de l'observation clinique et des données anatomiques que personne ne doit ignorer. Je vous ai dit également comment, dans la pratique, l'appréciation du dommage subi à la suite du développement d'une hernie, peut être différente. La conclusion naturelle est que l'histoire de *chaque hernieux* doit être envisagée à part et que pour l'apprécier, il convient de tenir compte des éléments suivants : son enfance et son passé surtout, sa constitution physique, ses maladies antérieures, son genre de vie, ses occupations professionnelles et la nature de son travail. Il s'agit là d'une étude complexe, qui réclame de l'attention, du savoir, du jugement.

PARALYSIE LIMITÉE DE LA PAROI DE L'ABDOMEN, CONSÉCUTIVE A UNE ATTEINTE DE PARALYSIE INFANTILE OU POLIOMYÉLITE ANTÉRIEURE AIGUE.

Sommaire. — État de la question avant la théorie microbienne. — Apparition de la paralysie infantile au cours de l'évolution ou à la suite de maladies infectieuses : scarlatine, rougeole, fièvre typhoïde, entérite, etc. — Épidémie de Sainte-Foy-l'Argentière (1885) relatée par Cordier. Faits de Médin, Andrew Macphail, Pasteur, Frederick A. Packard, Bratsberg, Raymond et Sicard, etc. — Rapports avec la méningite cérébro-spinale. — Faits de Canerly, Schultze, Dalché, etc. — Sièges divers de la paralysie infantile. — Il n'y a pas d'exemple d'observation exclusivement limitée à la paroi de l'abdomen. — Observation d'un cas type d'une paralysie limitée. Il y a, par le fait de cette paralysie, une véritable tumeur latérale volumineuse qui disparaît au repos et reparaît par la toux et l'effort. — La cavité abdominale ne renferme rien d'anormal. — Examen des muscles paralysés et atrophiés. — Comme antécédents immédiats on ne trouve que des convulsions et de la fièvre provoquées par une éruption dentaire. — Ce fait se distingue de ceux dus à l'atrophie musculaire progressive, à l'éventration congénitale et doit prendre place dans les paralysies limitées de la poliomyélite aiguë.

Messieurs,

Magistralement décrite au point de vue clinique par Duchenne (de Boulogne) en 1855, la paralysie atrophique de l'enfance a été l'objet d'études anatomo-pathologiques très importantes, parmi lesquelles il convient de signaler particulièrement celles de Prévost, Charcot et Joffroy, Vulpian, Roger et Damaschino.

Toutes ces recherches s'accordent à démontrer comme lésion fondamentale de la maladie l'altération des cellules motrices des cornes antérieures de la moelle dans le point où naissent les nerfs qui animent les muscles paralysés. C'est à la connaissance de cette localisation qu'est due l'appellation nouvelle de la paralysie infantile : poliomyélite antérieure aiguë.

Quant à la pathogénie de l'affection, elle a été longtemps inconnue, on en était réduit à invoquer des causes banales :

« D'après l'ensemble des phénomènes, dit Charcot (1), on est conduit à admettre, comme une hypothèse très vraisemblable, que dans la paralysie infantile spinale, un travail d'irritation suraiguë s'empare tout à coup d'un grand nombre de cellules nerveuses et leur fait perdre subitement leurs fonctions motrices. »

Si l'on n'a pas encore démontré la relation qui existe entre cette maladie et la présence dans l'organisme d'un agent microbien déterminé, il n'en est pas moins vrai que l'on ne saurait douter actuellement de la nature infectieuse de la paralysie infantile. De nombreuses observations établissant le début brusque du mal, son extension, la généralisation même de la paralysie dans certains cas, l'éclosion de l'affection au cours ou à la suite de maladies infectieuses telles que la scarlatine, la rougeole, la variole, la fièvre typhoïde, une entérite, toutes ces observations devaient orienter déjà les esprits vers une telle conception. Mais ce sont surtout les relations d'épidémies nettement caractérisées qui ont permis d'affirmer que la poliomyélite antérieure aiguë est bien le résultat d'un infection.

En 1885, sur une population de 1 500 habitants, à Sainte-Foy-l'Argentière, Cordier a observé, dans l'espace de quelques mois, 13 cas de paralysie infantile (2).

En 1888, Médin assiste au développement de 44 cas, dans l'espace de dix mois, dans une région assez limitée (3). En 1890, Leegard, cité par Dieulafoy (4), voit 8 cas de paralysie infantile survenir dans la petite ville norvégienne de Mandal, où la maladie était jusque-là inconnue. Andrew Macphail (5), au Canada, a pu réunir 120 cas dans une même contrée en trois à quatre mois.

(1) *OEuvres complètes*, t. I, 1886, p. 68.
(2) CORDIER. *Lyon médical*, 1888.
(3) MÉDIN. *Congrès de Berlin*, 1890.
(4) Manuel de Pathol. interne, t. III, p. 376, 1901.
(5) ANDREW MACPHAIL. *Brit. med. Journal*, 1894.

Pasteur (1), en 1897, relate une épidémie familiale atteignant, en trois semaines, sept enfants, frères et sœurs. Frederick A. Packard, en 1899 (2), cite un cas où la poliomyélite antérieure aiguë survient simultanément chez le frère, âgé de deux ans et demi, et la sœur, âgée d'un an et demi. — Leegard rapporte, l'année suivante (3), une nouvelle épidémie de 54 cas qui a éclaté en 1899 dans la préfecture de Bratsberg, en Norvège. L'auteur ajoute : « Il y a lieu de croire que la contagion a été importée du dehors, ce qui gagne en probabilité, quand on observe que les deux ou trois épidémies connues jusqu'ici en Scandinavie (Umeaa en Suède, Mandal en Norvège) ont fait leur apparition dans des villes ayant de grandes communications avec l'étranger par la mer. »

En 1902, Raymond et Sicard (4) appellent l'attention sur les rapports très intimes qui existent entre la méningite cérébro-spinale et la paralysie infantile, et ils citent un fait à l'appui de leur thèse. Déjà, en 1894, Canerly (5) avait décrit une épidémie sévissant sur les enfants de l'État de Vermont, au Canada. En trois ou quatre mois, 120 enfants avaient été frappés. Or, les uns présentaient le tableau classique de la méningite cérébro-spinale, les autres celui de la paralysie infantile. Schultze avait fait la même remarque au cours d'une épidémie de méningite cérébro-spinale étudiée à Francfort-sur-le-Mein (6). Dalché avait également cité un cas de poliomyélite chez une jeune fille qui avait soigné une malade atteinte de méningite cérébro-spinale. Enfin, Rendu avait présenté à la Société médicale des hôpitaux, en février 1901, l'observation d'un malade chez lequel, au décours d'une

(1) Pasteur. Épidémie familiale de paralysie infantile (*Soc. clin. de Londres,* 1897).

(2) Frederick A. Packard. *Journ. of nervous and mental diseases,* 1899, p. 210.

(3) Leegard. *Norsk Magazin for Laegevidenskaben,* avril 1901, p. 377-421.

(4) Raymond et Sicard. Comm. à la Soc. de Neurologie, in : *Revue neurologique,* 30 avril 1902, p. 317.

(5) Canerly. *Medical Record,* 1894.

(6) Schultze. *Wien. medic. Wochenschrift,* 1898.

méningite cérébro-spinale, étaient apparus des symptômes de paralysie infantile.

Dans le cas de Raymond et Sicard, il s'agit d'une méningite cérébro-spinale vraie compliquée de poliomyélite, à forme de paralysie infantile.

Ces auteurs estiment qu'on est amené à conclure qu'un même agent pathogène, le pneumocoque ou le méningocoque, ou d'autres microbes, pourra déterminer « par infection ou par intoxication soit des lésions localisées à la substance grise de la moelle (poliomyélite), à la substance grise du cerveau (polioencéphalite), au niveau des racines médullaires (névrites radiculaires), au niveau des nerfs périphériques (polynévrites), soit des lésions diffuses plus ou moins généralisées à ces diverses parties du névraxe (méningite cérébro-spinale). »

Enfin, confirmant ces données, Achard et Grenet (1) ont récemment publié une observation de paralysie infantile qui paraissait bien être le reliquat d'une méningite cérébro-spinale à forme légère.

La question de la pathogénie en est là : comme on le voit, elle est en fait résolue et la paralysie infantile est due à une infection par un agent ou des agents analogues à ceux qui donnent naissance à la méningite cérébro-spinale.

La paralysie musculaire affecte des formes très variées et des sièges divers ; je ne saurais mieux faire que de rappeler à cet égard la statistique indiquée par Duchenne (de Boulogne) fils, dans une très remarquable étude publiée dans les *Archives de médecine* en 1864, d'autant que cette statistique me conduit directement au point que j'ai l'intention de développer ici, à savoir la paralysie des muscles de l'abdomen.

Sur 62 cas, Duchenne a noté :

(1) Achard et Grenet. Comm. à la Soc. de Neurologie, *Revue neurologique*, 1903, p. 345.

5 paralysies généralisées ; 6 paraplégies ; 1 hémiplégie ;
2 paralysies croisées (membre supérieur droit et inférieur
gauche) ; 25 paralysies du membre inférieur droit ; 7 paralysies du membre inférieur gauche ; 10 paralysies du membre
inférieur droit ou gauche ; 2 paralysies latérales du membre
supérieur ; 1 paralysie des muscles du tronc et de l'abdomen.

La paralysie des muscles de l'abdomen dans la paralysie
atrophique de l'enfance est donc une rareté.

Voici l'observation visée par la statistique précédente (1) :

« Paralysie atrophique des muscles du tronc à droite et des
deux membres inférieurs.

Au commencement de 1862, M. Bouvier adressa à M. le
Dr Duchenne (de Boulogne) un enfant de dix mois qui, à
quatre mois, avait été atteint d'une paralysie atrophique
généralisée après une fièvre de quarante-huit heures de durée.
Les mouvements étaient revenus dans les membres supérieurs seulement ; aux membres inférieurs, la plupart des
muscles ne donnaient plus signe d'existence, ni par l'exploration électrique, ni par les mouvements volontaires. Du
côté droit, les muscles du tronc et de l'abdomen étaient
atrophiés en grand nombre. Il en était résulté pour le rachis
une inclinaison latérale considérable, avec convexité dorsale
droite ; les parois abdominales étaient amincies de ce côté ;
l'excitation électrique n'y pouvait éveiller aucune contraction musculaire, et les viscères abdominaux semblaient faire
hernie ; pendant les cris de l'enfant le ventre se déprimait
seulement à gauche, tandis qu'à droite les interstices faisaient un relief et la hernie augmentait considérablement.
Je n'ai pas revu cet enfant depuis lors. »

Il m'a été impossible de trouver, dans les nombreuses publications, tant françaises qu'étrangères que j'ai consultées,

____

(1) Duchenne, de Boulogne (fils). *Arch. génér. de méd.*, 1864, obs. XII, p. 45.

une autre observation de paralysie des muscles de l'abdomen. Vulpian (1), parlant de l'affection qui nous occupe, dit
que « certains muscles de l'abdomen peuvent être paralysés. »
Cette simple affirmation vise évidemment l'observation de
Duchenne que nous venons de relater.

La paralysie des muscles de l'abdomen consécutive à la
paralysie spinale aiguë de l'adulte serait peut-être un peu
moins rare que dans celle de l'enfance. Ainsi, Souze (2), dans
une bonne thèse, sur 62 faits signalés dans ses tableaux et
analysés par lui, en relate 2 cas, mais sans aucun détail.
Dans le premier, dû à Franz Müller, on note que les muscles
de l'abdomen étaient atrophiés consécutivement à l'atrophie
de certains groupes musculaires des membres et du thorax :
« L'abdomen présente des dépressions très marquées dues à
l'atrophie musculaire. » Le second cas (Miles) est relatif à
un homme de vingt-trois ans. « La paralysie avait envahi les
membres l'un après l'autre, comme par étapes. Les muscles
abdominaux étaient aussi paralysés. »

De l'ensemble de ces faits il résulte que, dans la paralysie
atrophique spinale aiguë de l'adulte, on peut voir parfois,
exceptionnellement, il est vrai, les muscles de l'abdomen
envahis par l'atrophie, en même temps qu'un nombre plus
ou moins grand d'autres muscles de l'économie, ceux des
membres en particulier. Nous rappellerons, comme particularité mise en lumière par Duchenne et signalée par beaucoup d'auteurs, que jamais le diaphragme, les sphincters de
la vessie et du rectum, les muscles des yeux et de la face ne
sont atteints dans la paralysie atrophique de l'enfance.

Les paralysies multiples ou, pour mieux dire, relativement
étendues constituent la règle dans la paralysie spinale antérieure de l'enfance. Le plus souvent, ainsi qu'on peut le voir
en se reportant au tableau de Duchenne que nous avons

(1) *Maladies du système nerveux*, t. II, p. 299, 1886.
(2) *Étude clinique sur la paralysie spinale iguë de l'adulte*. Thèse, 1881.

relaté plus haut, c'est tout un membre qui est intéressé, membre supérieur ou membre inférieur. A cet égard, le tableau de Duchenne est encore curieux, car il met en lumière l'extrême fréquence de la paralysie du membre inférieur droit; cette paralysie figure 25 fois sur 62 cas de paralysies variées dont 22 paralysies isolées des membres. On pourrait croire que cette fréquence de la localisation paralytique se trouve peut-être exagérée dans les observations de Duchenne; il n'en est rien. Dans un relevé de 13 cas de paralysie infantile publié par Wilks (1), on trouve 7 cas de monoplégie du membre inférieur droit, et moi-même j'ai été frappé de la proportion énorme de cette localisation chez les enfants que je vois journellement à l'hôpital Trousseau, atteints de cette maladie.

Beaucoup *plus rarement* la paralysie se localise à un groupe musculaire ou à des muscles isolés. C'est dans la catégorie des paralysies isolées de certains groupes musculaires que rentre notre observation qui, jusqu'ici, paraît encore unique. Je l'intitulerai : *Paralysie de la paroi abdominale*, consécutive à une atteinte de paralysie infantile.

Un enfant, âgé de deux ans, est conduit à l'hôpital Trousseau le 8 janvier 1890, pour une tumeur de l'abdomen du côté gauche. Cette tumeur se présente avec la forme d'un gonflement occupant l'espace compris entre le bord externe de la masse sacro-lombaire et le bord externe du muscle droit, en haut le rebord costal, en bas la crête iliaque. La saillie arrondie que fait la tumeur donne à l'œil l'impression que la paroi abdominale est soulevée par une masse orbe. Le gonflement est beaucoup plus allongé dans le sens transversal que dans le sens vertical, puisqu'il comprend la presque totalité de la paroi abdominale et que, dans le sens vertical, il n'occupe que l'espace compris entre la crête iliaque et le rebord costal. Il en résulte qu'arrondie

______

(1) *Lancet*, 1863, I, 441.

d'une manière générale, la tumeur s'allonge transversalement sous la forme d'un cylindre.

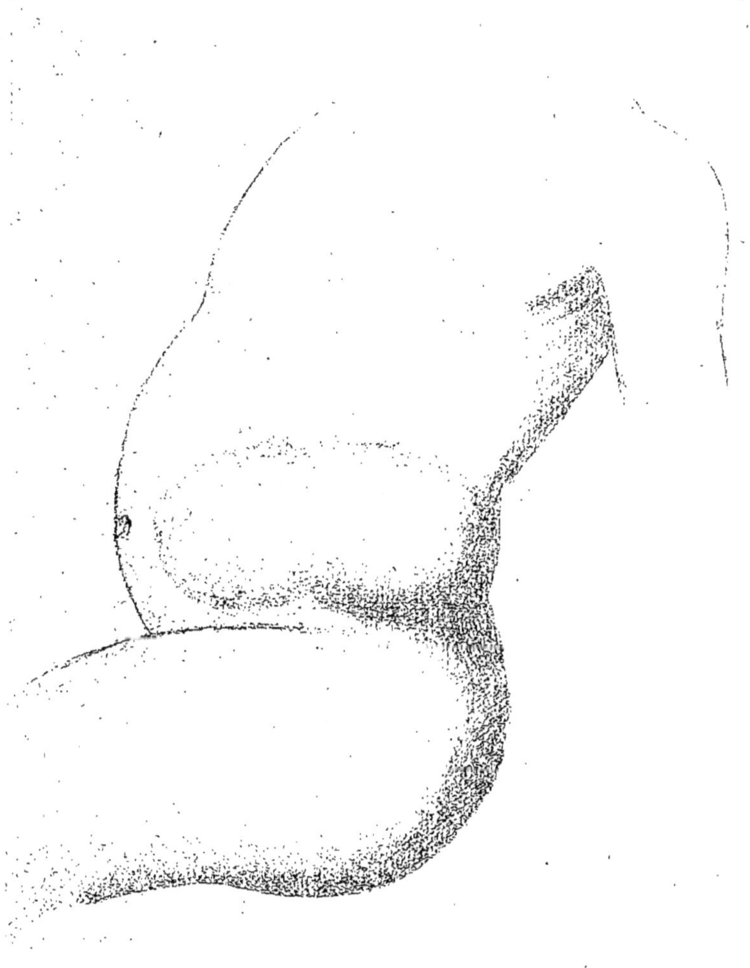

Fig. 30. — Atrophie de la paroi de l'abdomen consécutive à une paralysie
infantile d'une partie des muscles de cette paroi.

Dans son ensemble le gonflement se décompose en deux
parties : une partie postérieure, allongée et séparée de la
partie antérieure, plus arrondie, par un léger sillon.

Le gonflement disparaît totalement au repos et n'apparaît que dans l'effort ; tandis que toute la paroi abdominale est rigide et contractée, au niveau du gonflement cette paroi est molle et distendue ; elle y est amincie et il y a une sonorité tympanique exagérée. L'examen au palper de la cavité de l'abdomen est facile et ne révèle rien dans cette cavité.

Nul doute sur l'existence de la paralysie musculaire comme cause de ce gonflement, mais on doit aller plus loin et se demander quels sont les muscles de la paroi qui sont atrophiés, si ce sont tous les muscles ou seulement quelques-uns d'entre eux. Si tous les muscles de la paroi étaient paralysés, c'est-à-dire si les muscles grand oblique, petit oblique, transverse étaient atteints au même degré, le gonflement serait plus considérable ; il s'étendrait sur la portion antéro-latérale de l'abdomen depuis l'appendice xiphoïde et le rebord costal jusqu'à l'arcade de Fallope ; or ce gonflement est plus limité, et, en réalité, le muscle grand oblique est peu frappé, ainsi que le démontre d'ailleurs l'électricité. Ce mode d'interrogation des muscles nous permet de préciser davantage.

Quand on électrise avec le courant faradique la portion correspondant au carré des lombes, il y a disparition presque totale du lobe postérieur ; mais quand on électrise le lobe antérieur, c'est-à-dire la portion correspondant au transverse et au petit oblique, la partie postérieure redevient saillante et l'antérieure ne disparaît pas complètement. Somme toute, les muscles les plus atteints sont le petit oblique et le transverse.

Depuis qu'on soumet l'enfant au traitement électrique, le gonflement est moins saillant dans les cris et l'effort.

Antécédents. — Du côté des parents, la mère est nerveuse, le père a eu une bronchite ; une sœur du père de l'enfant est devenue bizarre et singulière après une fièvre typhoïde. L'enfant n'a jamais fait de maladies. A l'époque de l'éruption

des dents il a eu des crises presque convulsives et durant
cette période, au moment du jour de l'an, il a présenté des
accidents mal déterminés, pas très graves, en particulier de
la fièvre. C'est à la suite de cela que la mère s'est aperçue
de la grosseur et venait nous consulter dix ou douze jours
après le début des accidents. Peut-être l'éruption dentaire
a-t-elle amené en même temps une infection médullaire qui
a été le point de départ de la poliomyélite.

L'explication des faits cliniques contenus dans cette observation ne peut être donnée que par la paralysie spinale
infantile. On ne saurait songer ici à cette autre affection, que
Duchemin a décrite aussi au point de vue clinique et qui,
autrefois, a été fréquemment confondue avec la paralysie
atrophique de l'enfance, je veux dire l'*atrophie musculaire
progressive*. Or celle-ci est rare dans l'enfance, comparativement à la première; elle est congénitale, se développe progressivement. Ces atrophies de siège variable s'accompagnent, d'une manière à peu près constante, de l'atrophie des
muscles de la face et surtout de l'orbiculaire des lèvres.
Enfin l'atrophie primitive des muscles de l'abdomen n'a pas
été, que je sache, signalée dans cette affection.

L'*éventration congénitale*, dont on peut lire plusieurs
exemples dans les *Bulletins de la Société anatomique* (1),
observés sur des fœtus monstrueux et des veaux, ne présente
qu'une analogie symptomatique trop lointaine avec notre
observation pour qu'il y ait lieu au moindre développement
sur ce point. Dans tous ces cas, en effet, il y avait usure des
gros viscères de l'abdomen, incompatibilité du vice de conformation avec l'existence, etc.

Notre observation présente plus d'analogie clinique avec
le fait signalé par Després à la Société de chirurgie en 1887 (2),

(1) *Bull. de la Soc. de chir.*, 1887, p. 540.
(2) T. VII, 132; t. XXIII, 136, 356 : t. XXIV, 219, 296; t. XXV, 184 ; t. XXVI,
105.

sous le nom de *paralysie des muscles de l'abdomen*. Il s'agissait d'une malade de vingt-neuf ans qui, à la suite d'une
seule grossesse à vingt-six ans, s'était aperçue que son ventre
tombait, et à la suite d'une seconde grossesse qui se termina
par un accouchement facile comme la première, la chute du
ventre s'accentua encore. La tumeur formée par toute la
masse intestinale distendue et distendant la paroi abdominale amincie disparaissait quand la malade était couchée.

Les ventres tombants ne sont pas rares à la suite de gros-
sesses répétées; mais comme ce n'était pas le cas ici, il y a
lieu de se demander si, par hasard, cette femme n'aurait pas
eu dans son enfance une paralysie des muscles abdominaux, comme la chose existe dans notre observation; ce
n'est là qu'une simple hypothèse sur laquelle nous ne
pouvons insister, d'autant plus que dans son cas, Després
n'a pas interrogé les muscles avec le courant faradique.

Telle qu'elle est, notre observation, envisagée comme fait
de localisation primitive et unique de la paralysie aux muscles abdominaux, serait la seule signalée jusqu'ici, car dans
celle de Duchemin que nous avons relatée plus haut, la
paralysie des muscles abdominaux avait suivi celle d'autres
groupes musculaires. Moi-même j'avais observé cette paralysie des muscles de l'abdomen, coïncidant avec d'autres
manifestations musculaires atrophiques de la paralysie infantile, et j'ai signalé le fait dans la discussion qui a suivi la communication de Després à la Société de Chirurgie, en 1887.

Elle rentre dans la catégorie des paralysies limitées que
les auteurs ont signalées dans la paralysie infantile, en donnant lieu à diverses déformations; sans parler du pied bot
paralytique qui est dû à une paralysie d'un certain nombre
de muscles, nous rappellerons pour mémoire la paralysie des
pelvi-trochantériens, à laquelle Verneuil et ses élèves ont
voulu faire jouer un rôle prépondérant dans la luxation congénitale de la hanche.

La paralysie infantile peut même frapper un seul muscle. Ainsi Remak (1) cite un cas de paralysie infantile chez un enfant de quatre ans, intéressant le seul muscle jambier antérieur. Tous les autres muscles répondaient à l'électricité. La pointe du pied était tournée en bas et en dehors.

Pour en revenir à notre exemple, nous ne saurions dire si cette paralysie pourrait devenir dans la suite une cause de hernie ventrale proprement dite, puisque les faits manquent; en tout cas, en recherchant des documents sur ce sujet, en particulier dans la thèse de Ferrand (2), qui contient un assez grand nombre d'observations de hernies latérales de l'abdomen, nous ne voyons pas figurer parmi les causes de ces hernies la paralysie infantile; d'ailleurs, le plus jeune malade cité dans les observations n'avait pas moins de quinze ans.

Quoi qu'il en soit, le traitement électrique, qui a été fait chez notre petit malade dès le début, pour ainsi dire, des accidents, a été suivi d'un résultat satisfaisant, et sera sans doute suffisant pour le prémunir contre les inconvénients qui pourraient résulter de son affection.

(1) *Archiv. für Psychiat.*, etc., Berlin, 1879, p. 612.
(2) Contribution à l'étude des hernies latérales de l'abdomen, laparocèles. (Thèse de Paris, 1881).

FISSURE PALATINE ET ALOPÉCIE CHEZ UNE HÉRÉDO-SYPHILITIQUE. — PATHOGÉNIE DES FISSURES PALATINES — MÉTHODE D'AUTOPLASTIE EN DEUX TEMPS.

Sommaire. — Fillette de cinq ans manifestement hérédo-syphilitique. — Opérée une première fois sans succès d'une fissure palatine. — Le crâne et la face sont très asymétriques. — Elle présente en dehors de sa fissure palatine une plaque intéressante d'alopécie partielle, des marques de kératite interstitielle et d'autres caractères indubitables de la syphilis transmise par hérédité. L'alopécie est un trouble dystrophique assez rare. — Opinion de Fournier. — La pathogénie de la fissure palatine ne relève pas d'une lésion locale, d'une ostéo-périostite gommeuse fœtale, mais d'un mécanisme dont l'examen anatomo-pathologique d'un crâne a donné la clef. — Ce dernier enfant portait une division de la voûte palatine et l'examen du crâne révéla du côté de la voûte et de la base des déformations asymétriques remarquables. — Les fosses cérébrales, les sinus, le trou occipital étaient très asymétriques ; de même les os de la face, comme chez notre petite malade. — C'est à ce trouble de formation que doit être rapportée la fissure palatine, et les asymétries sont la cause habituelle du manque d'union qui produit les fissures. — La petite malade, vu les conditions spéciales de sa division, l'échec d'une première opération, a été traitée par une méthode générale d'autoplastie en deux temps que j'ai mise à exécution pour la première fois en 1872 et qui m'a donné des guérisons là où on avait échoué. — La méthode a été utilisée depuis par Langenbeck, Wolf, Polaillon, Ehrmann, etc. Elle a donné un bon résultat chez la petite malade.

Messieurs,

Cette enfant de cinq ans est déjà entrée à l'hôpital, au mois d'octobre 1902, pour se faire traiter d'une fissure palatine ; elle fut opérée à cette époque, mais les fils n'ont pas tenu, et c'est pourquoi aujourd'hui, 12 février 1903, vous voyez la famille nous la ramener pour le même motif qui l'avait déterminée il y a cinq mois. Avant de vous parler du traitement auquel j'aurai recours, je vais examiner cette enfant avec vous, car elle présente, en outre de sa fissure palatine, plusieurs autres stigmates de dystrophie très intéressants, et en particulier une alopécie congénitale partielle comme je n'en ai jamais vu.

Le crâne est dolichocéphale. Il est, en plus, très rétréci en avant, très large et très bombé en arrière. Mais il est surtout asymétrique. L'os frontal gauche offre, à côté de sa bosse très proéminente et en arrière d'elle, une dépression plus large qu'un écu de 5 francs, empiétant sur le temporal, et frappant d'autant plus le regard que la peau est glabre à son niveau, et dépourvue de cheveux dans l'endroit déprimé. A droite, toute la région temporo-pariétale est très développée, surtout en arrière où se trouve une véritable bosse. Enfin l'occipital est également très gros à gauche, tandis qu'à droite il est bien moins développé.

Le crâne est donc très asymétrique. Il est couvert de cheveux d'un rouge Titien remarquable, mais vous y voyez surtout cette zone d'alopécie qui frappe au premier coup d'œil. La peau est à ce niveau absolument glabre, elle ne présente pas l'ombre d'un seul petit poil follet; elle est, de plus, notablement plus mince que celle de l'autre côté et est plus mobile que celle-ci.

Cet état absolument glabre du tégument indique que le cuir chevelu n'a pas pris à ce niveau son développement normal. Le frontal sous-jacent a subi le même phénomène d'arrêt. Il a dû être comprimé avant le quatrième ou le cinquième mois de la vie intra-utérine, peut-être par le fait d'une adhérence de l'amnios et de la zone alopécique.

De son côté, la face est, elle est aussi, asymétrique. A gauche, elle descend plus bas, est un peu plus plate et moins développée qu'à droite. L'oreille gauche est également plus basse, et un peu moins développée que l'autre. Il en est de même de la narine gauche. Les lèvres sont abaissées à gauche, de sorte que l'axe de la bouche se dirige légèrement en bas et vers la gauche.

Ces troubles de développement ne sont pas seulement extérieurs. Si nous faisons ouvrir la bouche au petit malade, nous voyons qu'il existe une division de la voûte palatine et du voile du palais qui a certainement pour origine l'asymétrie de la base du crâne, laquelle entraîne un dénivellement d'où provient la fissure de la voûte.

Il est intéressant dans les cas de ce genre de fouiller les antécédents des malades. Malheureusement ici, les antécédents héréditaires sont à peu près muets. La mère jouit d'une bonne santé apparente. Il est vrai qu'elle a eu, après cet enfant, une fausse couche de trois mois. Quant au père, il serait bien portant, nous dit-on.

Les antécédents personnels de cette fillette sont plus intéressants. Après être venue au monde avec tous ses cheveux, sauf la plaque d'alopécie que l'on observe actuellement, elle a présenté, dès les premières années, de la kératite interstitielle double et un écoulement nasal. Les dents sont irrégulièrement implantées.

Sur le corps, on remarque de petites cicatrices circulaires à bords légèrement pigmentés, plus abondantes dans la région fessière, le tronc et les épaules. On note également la présence de hernies, enfin une dépression sacro-coccygienne très accentuée, révélant un certain degré de rachitisme.

La filiation des troubles dystrophiques que nous venons de passer en revue doit être la suivante. Il y a chez cette enfant une déformation congénitale du crâne, avec atrophie de la peau et alopécie, remontant à la période fœtale, vers le troisième ou quatrième mois de la vie intra-utérine. La nature de cet état doit être spécifique, comme l'attestent la kératite interstitielle, les phénomènes du coryza chronique, etc. D'ailleurs, l'alopécie congénitale chez les syphilitiques héréditaires a été relevée déjà par mon collègue, le professeur Fournier, qui écrit dans son *Traité de la syphilis* :

« Je serais vraiment embarrassé de dire si l'influence hérédo-syphilitique est coupable ou non de certaines dépilations, pelades ou états peladoïdes que l'on rencontre parfois sur les enfants issus de souche syphilitique. Plusieurs fois, cependant, il m'a paru rationnel de la mettre en cause comme origine possible ou probable de symptômes de cet ordre, alors qu'aucune autre raison plausible ne se présentait pour les expliquer.... »

Et cet auteur a cité trois observations très nettes de lésions de ce genre. De même, Perrin (de Marseille) (1) a observé sur un enfant de huit ans, issu d'un père syphilitique, une plaque pseudo-peladique siégeant sur la région fronto-pariétale gauche et occupant une étendue comparable à la paume de la main. Cette plaque aurait daté de la naissance.

Il est donc fort probable que l'alopécie que vous constatez chez cette fillette doit être, au même titre que la kératite double, que le coryza chronique et que la fissure palatine, mise sur le compte de troubles dystrophiques de l'hérédo-syphilis.

La fissure palatine demande à être étudiée au double point de vue de sa *pathogénie* et de son *traitement*. La pathogénie m'arrêtera dès l'abord ; il est assez difficile de trouver l'accident pathogénique qui a pu lui donner naissance, l'histoire des gommes durant la période intra-utérine est encore à faire, et on ne peut se rattacher à un accident destructif ou plutôt désunissant de cette nature.

Les circonstances m'ont permis d'avoir une opinion sur la nature des fissures palatines reposant sur quelques faits cliniques et surtout sur une étude anatomo-pathologique du crâne dans un cas de division de la voûte palatine.

Voici, en résumé, l'observation de ce fait : une fillette de quatre ans et demi, atteinte de division considérable de la voûte palatine et du voile du palais, meurt en 1882 à l'hôpital Trousseau, salle Valleix, n° 4. On m'autorisa à en faire l'autopsie, et je pus enlever toute la base du crâne

(1) Cité par Ed. Fournier, in : *Stigmates dystrophiques de l'hérédo-syphilis*, p. 217.

dont il sera donné une description sommaire (fig. 31).
La fissure commence à un centimètre du bord alvéolaire qui
est normal, elle est très large. La voûte est très profonde

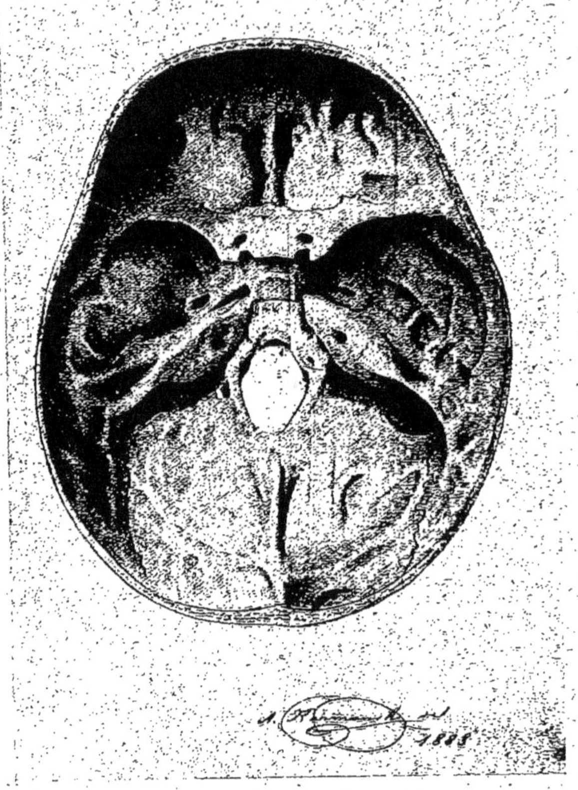

Fig. 31. — Asymétrie considérable de la base du crâne portant sur les fosses et
sur les os de chaque étage.

et inégalement cintrée d'un côté et de l'autre. La cloison
s'implante sur la partie droite de la division ; elle paraît
normale, plutôt courte dans le sens de la hauteur, ce qui
tient à la profondeur de la voûte. Les dents ont des caractères de spécificité ; tout l'intérêt se concentre dans l'étude
du crâne.

La voûte crânienne est asymétrique, mais ce qui frappe le plus c'est l'inégale épaisseur des os. En certains points elle est plus grande qu'à l'état anormal à cet âge, en d'autres il y a un amincissement extrême, un état d'usure voisin de la perforation. En outre on y voit, sur le frontal par exemple, des crêtes d'un centimètre de hauteur parfois, à côté de méplats qui en certains endroits prennent la forme de godets. Cette apparence est générale sur la face interne de la voûte. La fosse pariétale gauche est plus large et plus étendue qu'à droite où elle est plus profonde.

A la base il y a asymétrie très prononcée entre le côté droit et le gauche; de plus, les fosses de chaque étage sont très différentes l'une de l'autre. Si je prends par exemple la fosse occipitale, on voit que la droite est notablement plus profonde que la gauche; on y trouve une saillie verticale décrivant un demi-cercle et formant une cavité pouvant contenir une pièce de 50 centimes. Le sinus latéral droit est du double plus profond que l'autre et beaucoup plus large. Le trou occipital est asymétrique. Les deux autres étages présentent une conformation aussi dissemblable.

La dissymétrie de la base du crâne ne saurait exister à un tel degré sans entraîner un trouble dans l'équilibre et les rapports des os de la face entre eux et avec les os du crâne; à elle seule elle peut suffire à expliquer sinon la désunion, du moins le défaut d'union entre deux parties qui doivent venir au contact par un simple bord ou dans un même plan, pour s'unir et se souder ensemble. Il convient aussi de penser aux asymétries faciales dues à un développement inégal des parties osseuses, dont la coalescence doit avoir lieu dans un ordre et un point déterminés. C'est ce qui a lieu chez notre sujet, où on remarquait une asymétrie marquée des os palatins et maxillaires supérieurs.

Le sujet étant manifestement syphilitique, c'est au trouble déterminé par un développement irrégulier et inégal des os qu'on doit rapporter la formation de la fissure palatine.

La question pathogénique étant résolue, j'aborde le traitement qui va être appliqué à cette fissure. L'autoplastie en fera les frais. Mais on remarquera qu'elle a été opérée sans succès et, d'autre part, quelle est la ténuité de la muqueuse sur ces bords. Pour ces motifs, j'aurai recours à une méthode dont les effets me paraissent devoir être plus sûrs que ceux d'une autoplastie ordinaire.

C'est en 1872 que je communiquai à la Société de Chirurgie (*Bull. et Mém. de la Société de Chir.*, p. 197) une nouvelle méthode générale d'autoplastie basée sur le principe suivant.

On sait qu'une des causes fréquentes d'insuccès dans les autoplasties est le sphacèle partiel ou total des lambeaux, dû à l'insuffisance des vaisseaux dans leur pédicule. Le danger du sphacèle est surtout à craindre, lorsque les lambeaux sont pris dans des tissus peu vasculaires, comme ceux des cicatrices par exemple.

La méthode en question permet de conjurer ce péril : elle consiste à faire les autoplasties en deux temps. Dans un premier temps, on pratique des incisions et des décollements partiels des lambeaux, de manière à favoriser en eux le développement d'une circulation nouvelle par les points d'adhérence ou d'implantation ; le lambeau, en effet, rougit et se tuméfie. Quelques jours plus tard on procède au second temps, c'est-à-dire qu'on termine la confection des lambeaux et qu'on achève l'opération autoplastique.

Je citais, à l'appui de cet exposé, deux observations dont je vous rappellerai la première.

Il s'agissait d'une femme de trente-six ans, atteinte d'une perforation de la partie médiane de la voûte palatine, occupant à peu près la partie moyenne de cette voûte et ayant la forme d'un ovale de un centimètre un quart de longueur sur 7 à 8 millimètres dans son plus grand diamètre transversal.

Je pratiquai parallèlement à chacun des bords de la perforation et distantes de plus d'un centimètre, deux incisions
dépassant en avant et en arrière les limites de l'ouverture
accidentelle ; puis je décollai sur les os ces deux lambeaux
dans une étendue de 3 à 4 millimètres, en me dirigeant
vers les bords de la perforation. Ce décollement fut facile et
prompt. A ce moment, les deux lambeaux que j'avais cir-
conscrits restaient encore adhérents au pourtour de la perforation, sur une zone circonférencielle de 5 à 6 millimètres,
et ils n'étaient séparés du reste de la muqueuse palatine que
par mes deux incisions latérales.

Là se borna l'intervention préliminaire que j'avais conçue
et ce ne fut que sept jours plus tard que je terminai l'opération. Durant cet intervalle, chaque jour je pénétrais avec
un stylet dans toute la longueur de mes incisions latérales et je soulevais légèrement la partie libre de chaque
lambeau. Ces lambeaux rougirent et se tuméfièrent ; le
septième jour, je fis un avivement en biseau des bords
de la perforation, j'achevai le décollement des lambeaux
et je procédai à la suture métallique. Cinq points de suture
furent successivement appliqués. Le dernier des points fut
enlevé le septième jour et les autres le cinquième et le sixième
jour, deux chaque jour. Le quinzième jour, la surface était
cicatrisée.

Chez le second opéré, une division très étendue de la voûte
palatine et du voile du palais laissait entre les deux branches
de la division un écartement de plus d'un centimètre et demi.
Je parvins à combler cette perte de substance énorme en
allant chercher un lambeau dans la cavité des fosses nasales
et en faisant glisser une partie de la muqueuse même qui
tapissait la cloison. L'opération, comme dans le cas qui précède, eut lieu en deux temps.

A la suite de cette communication, Langenbeck a utilisé
plusieurs fois cette méthode. Ignorant sans doute que j'en

étais l'inventeur, les Allemands en parlèrent comme d'une découverte allemande. Puis Wolff (de Berlin), en 1887 (1), traça les règles de la méthode appliquée à l'uranoplastie sous la forme d'un procédé nouveau (2).

Dans une première séance, Wolff pratique les incisions libératrices de la façon suivante : il n'exécute d'abord que le tiers moyen de l'incision latérale et sépare le lambeau dans la région correspondante. Il incise ensuite en avant, et décolle le tiers antérieur, puis en arrière le tiers postérieur. Ces opérations se font à un jour d'intervalle, si l'enfant est très jeune. Sinon, la séparation des lambeaux se fait en une séance et, sans avivement, on leur laisse reprendre leur place.

Cinq jours après, Wolff avive et suture les lambeaux qui se laissent alors détacher aisément.

Polaillon a suivi cette manière de faire (3), en ne séparant les deux temps que d'un intervalle de vingt-quatre heures.

Mais, c'est surtout Ehrmann (4) qui, en France, s'est fait le champion de la méthode en deux temps telle que je l'avais conçue et exécutée, telle que l'emploie Wolff. Comparant les résultats de sa pratique lorsqu'il opérait les divisions congénitales du palais en un temps (85 cas) et lorsqu'il les opérait en deux temps (41 cas), Ehrmann conclut que le pourcentage des bons résultats est notablement plus favorable aux cas qui ont été opérés en deux temps.

Cette enfant sera donc opérée suivant cette méthode qui m'a toujours donné d'excellents résultats. Je l'ai mise à contribution dans une autoplastie de la face pour vasculariser

---

(1) *Verhandl. der deutsch. Gesellschaft für Chir.* 17ᵉ *Kongress*, Berlin, 1888, p. 276.

(2) *Arch. für klin. Chir.* (Bd XLVIII, p. 821).

(3) *Bull. de la Soc. de chir.*, 5ᵉ série, t. XVI, 1870, p. 422, et *Bull. de l'Acad. de médecine*, t. XXX, 1891, p. 278.

(4) *Bull. de l'Acad. de médecine*, 3ᵉ série, t. XLVI, n° 33, 1901.

des lambeaux cicatriciels, et à la vulve dans un cas de cicatrice adhérente de la face interne de la cuisse, consécutive à une brûlure.

Notre petite malade a été opérée ; le résultat a été excellent et la guérison de la fissure complète.

DE L'ECTOCARDIE ET DE SA CURE PAR L'AUTOPLASTIE (1)

Sommaire. — Enfant de quinze jours, présentant vers la partie moyenne du sternum une ulcération circulaire à travers laquelle passent les ventricules. — Aspect des lésions il y a neuf jours. — Le sternum est bifide, mais ses deux moitiés sont réunies par un appendice xiphoïde médian. — Modifications de l'espace interclaviculaire pendant l'inspiration et pendant l'expiration. — Le doigt appliqué sur les ventricules est repoussé pendant leur contraction. — Le battement est perçu sur toute l'étendue des ventricules. — Graphique des battements. — Difficultés de l'explication pathogénique du cas. — S'il faut invoquer des adhérences embryonnaires intrinsèques, il convient de ne pas oublier le rôle des adhérences extrinsèques avec l'amnios, en particulier. — Traitement. — Jusqu'ici toute intervention a été considérée comme inutile. — On peut cependant essayer de recouvrir le cœur avec une paroi indépendante de lui. — Procédé auquel on aura recours. — Opération. — Résultats des plus favorables : l'ectocardie est transformée en ectopie sous-cutanée. — Examen de l'enfant à diverses reprises jusqu'à l'âge de dix-sept ans.

Messieurs,

Le petit être que je vous présente est une fillette de quinze jours, d'apparence chétive, prenant assez bien le sein et dont les diverses fonctions paraissent normales.

Comme vous le voyez, toutes les parties du corps sont bien conformées, sauf le thorax. On découvre, en effet, sur la face antérieure de la poitrine, vers la partie moyenne du sternum, une ulcération circulaire et médiane de l'étendue d'une pièce d'un franc. Cette ulcération, environnée d'un liséré de peau rougeâtre de deux centimètres de largeur, est limitée par un bourrelet cutané rouge, faisant un relief circonférenciel assez saillant et d'où partent de gros bourgeons qui gagnent les bords des ventricules, reconnaissables à leur couleur sombre et à leurs battements ; de sorte que la pointe du cœur a l'air d'être plongée au milieu d'un tissu végétant.

(1) Le cas qui fait l'objet de cette clinique a été communiqué à l'Académie des sciences (Séance du 7 mai 1888).

Sur la face antérieure de la base de la paroi ventriculaire on remarque plusieurs bourgeons prêts à s'unir aux précédents.

Cet aspect n'a pas été toujours ce qu'il est aujourd'hui. Il y a environ neuf jours, lorsque l'enfant nous fut amené pour la première fois, l'ulcération présentait en son milieu et profondément une membrane d'aspect jaunâtre paraissant en voie de mortification ; cette membrane, qui obstruait incomplètement l'orifice, était flottante et détachée en quelques

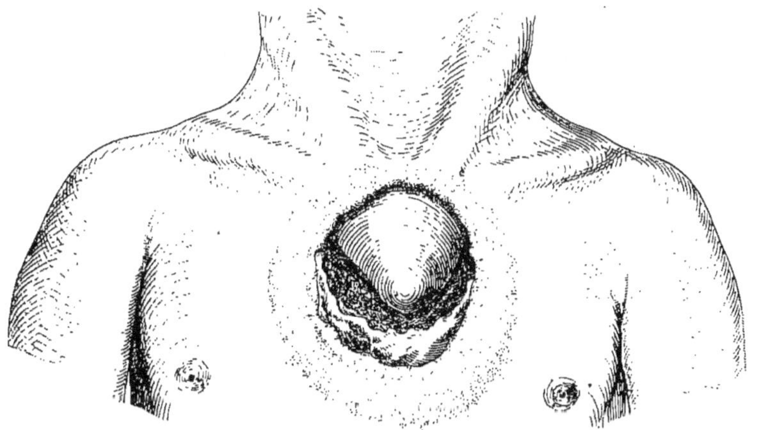

Fig. 32. — Nouveau-né atteint d'ectopie cardiaque.

endroits, surtout à la partie inférieure ; le cœur la soulevait et le sommet des ventricules venait battre à l'extérieur.

Deux jours après notre premier examen, l'apparence des parties s'était déjà modifiée ; la membrane jaunâtre avait complètement disparu ; la paroi ventriculaire s'était engagée à travers l'ulcération cutanée, de telle sorte que la pointe du cœur venait battre au dehors et en avant du thorax. La face antérieure des ventricules se trouvait tout entière exposée et la direction du cœur était manifestement verticale en même temps qu'oblique, d'avant en arrière, de la pointe à la base. Cette base elle-même occupait l'espace sous-cutané placé entre les clavicules, et la base des oreillettes venait former une voussure à la partie inférieure de la région cervicale.

Actuellement, le développement des bourgeons et le rétrécissement de l'ulcération ont changé l'aspect de la lésion. Ce qui, par contre, n'a pas varié, ce sont les particularités suivantes que révèle l'examen du thorax.

Les extrémités internes des deux clavicules se terminent par une tête articulée en bas avec la première côte et paraissant libre en dedans et en haut : l'intervalle qui les sépare est de 3 centimètres et le sternum fait défaut entre ces extrémités. Le sternum manque aussi dans la portion centrale, ou plutôt, il existe une fissure médiane du thorax et on peut, tout au plus, avancer qu'une moitié du sternum existe de chaque côté, devant les extrémités costales. Ce qui semble faire croire, en effet, à l'existence des deux moitiés du sternum, c'est que l'extrémité antérieure des côtes n'est pas isolée et libre sur la ligne médiane ; au toucher on peut reconnaître de chaque côté une travée verticale et oblique, de haut en bas et de dehors en dedans, laquelle travée réunit les côtes. Les deux moitiés du sternum viennent se joindre au-dessous de l'ulcération déjà décrite et forment là un véritable appendice xiphoïde. On sent, en effet, au-dessous de l'ulcération, un appendice triangulaire, résistant, cartilagineux. La bifidité du sternum n'est donc pas totale.

D'un appendice xiphoïde médian partent de chaque côté deux moitiés de sternum qui s'écartent en laissant entre elles un espace ayant la forme d'un triangle isocèle, dont le côté serait de 4 centimètres et la base correspondant à l'espace interclaviculaire, de 3 centimètres seulement. L'ulcération se trouve inscrite dans ce triangle. Quand l'enfant respire, il se fait dans l'espace interclaviculaire et au-dessous, un changement de forme remarquable : au moment de l'*inspiration*, affaissement complet de la partie médiane, surtout au-dessus de l'ulcération, et dans la région cervicale où se forme un creux d'un demi-pouce de profondeur; au moment de *l'expiration*, en même temps que l'enfant crie, cette partie est soulevée et forme une surface bombée.

Il était intéressant de profiter de cette anomalie de situation du cœur pour procéder à quelques recherches physiologiques. Voici les résultats que nous avons enregistrés :

Sur le jeune sujet, le cœur étant à nu, nous avons pu vérifier par le toucher que le doigt directement appliqué sur le ventricule est repoussé au moment où cet organe diminue de volumue et durcit, c'est-à-dire durant la contraction ventriculaire.

Nous avons également constaté que le battement est perçu sur toute l'étendue des ventricules et non à la pointe seulement. Ces faits ont été recherchés et vérifiés bien antérieurement à l'exemple actuel par l'éminent physiologiste Marey, dans un cas d'ectopie abdominale sous-cutanée (1).

Le professeur Potain et François Franck ont bien voulu, sur ma demande, prendre le graphique des battements du cœur, et voici la note qu'ils m'ont remise en même temps que le tracé lui-même.

« 1° Les pulsations enregistrées au moyen des appareils à transmission par l'air du professeur Marey, sont des pulsations ventriculaires et, d'après la position de l'explorateur, des pulsations de la base du ventricule droit.

« 2° Aucun signe de malformation cardiaque n'a été constaté par la cardiographie ou par l'auscultation.

« 3° L'application des appareils, faite avec la précaution voulue, sur la région découverte du cœur, a toujours provoqué des manifestations non douteuses de malaise, sinon de douleur. Aussi, les courbes cardiographiques sont-elles combinées à des courbes respiratoires très accentuées : à

(1) MAREY. Rapport sur un cas d'ectopie congénitale du cœur, in *Bull. de l'Acad. de méd. de Paris*, 2ᵉ série, t. XII, p. 1208.

chaque cri le cœur refoulé en avant soulève l'explorateur et la courbe subit une ascension générale très marquée : l'inspiration brusque et profonde qui fait suite à l'effort s'accuse par une dépression rapide de la courbe : on a, en d'autres termes, l'indication des variations de la pression médiastine subordonnées aux mouvements respiratoires modifiés par les cris avec effort et par l'inspiration profonde. »

Pour que l'observation soit complète, je vous dirai que du côté des parents, on ne trouve aucun antécédent fâcheux ; le père et la mère sont jeunes, en bonne santé ; on ne découvre pas de traces de syphilis ni de tuberculose. La mère a eu deux autres enfants bien portants. La dernière grossesse a été exempte de complications, et l'accouchement régulier et simple.

Peut-on donner du fait que nous avons sous les yeux une explication pathogénique satisfaisante ? C'est bien difficile, car il ne renferme par lui-même aucun élément permettant de remonter au mécanisme de l'ectocardie ; mais n'en est-il pas ainsi le plus souvent dans la plupart des anomalies ?

En général, les cas les plus simples, je veux dire les moins compliqués, sont ceux autour desquels existe la plus grande obscurité. Ce sont de préférence les cas les plus complexes qui fournissent les éléments les plus nombreux pour l'appréciation et l'interprétation des troubles tératologiques. En rapprochant ces derniers des autres, on constitue des séries, tout d'abord incomplètes, mais que l'observation ne tarde pas à remplir, lorsqu'on a pu fixer les termes extrêmes : l'évolution du cœur en ectopie n'échappe pas à ces données. Que des connexions anormales s'établissent entre le cœur et les parties embryonnaires voisines, durant la période où le cœur primitivement compris dans le ressort de la tête se trouve déplacé dans le cou et plus tard repoussé dans le thorax, et l'on aura une ectopie désormais permanente, cervicale, thoracique ou cervico-thoracique.

Il est aussi certain que, fréquemment, les ectopies abdominales ont pour cause une adhérence du péricarde ou du cœur avec l'intestin, le cordon ombilical ou la vésicule ombilicale. On observe, en effet, très souvent des malformations complexes de la région sus-ombilicale : hernie sus-ombilicale, éventration, fissure de la paroi thoracique, en même temps qu'une ectopie cardiaque. Breschet et Ahlfeld en ont cité des exemples ; j'en possède moi-même un autre cas.

L'époque où s'établissent ces adhérences intrinsèques, c'est-à-dire dans divers tissus embryonnaires, entre la vésicule ombilicale, par exemple, le péricarde et l'extrémité céphalique, peuvent expliquer la fissure sternale concomitante. En effet, la formation des côtes et du sternum n'a lieu que postérieurement, c'est-à-dire dans le cours du second mois, et l'on sait que, dans la deuxième moitié du second mois, chez l'homme, le cœur a pris sa place dans la poitrine (1). Par conséquent, il faut que les connexions s'établissent antérieurement pour que l'ectopie se produise.

Mais à côté de ces adhérences embryonnaires intrinsèques, certaines ectopies et en particulier les ectocardies ont aussi pour cause des adhérences extrinsèques, c'est-à-dire de l'embryon avec ses annexes, l'amnios par exemple. La preuve en est fournie par quelques faits, ceux où la pointe d'un cœur placé en dehors du thorax était attachée à une adhérence dont l'extrémité n'avait aucune insertion sur le fœtus lui-même.

Il existe d'ailleurs aussi une preuve indirecte, c'est l'existence de prolongements cutanés filiformes implantés sur le milieu du thorax. J'en possède deux exemples que j'ai fait

______

(1) A. Kölliker, Embryologie, traduction de Schneider et H. de Lacaze-Duthiers, 1882.

dessiner, pris sur des nouveau-nés. L'un est implanté sur le thorax même ; l'autre sur la ligne médiane de l'abdomen. Sur le premier, l'adhérence formait un prolongement fibro-cutané d'un centimètre de long, qui paraissait adhérer au sternum. Ce sont, à n'en pas douter, des vestiges d'adhérences amniotiques avec la paroi thoracique et abdominale. Or, si l'amnios vient à adhérer au péricarde ou au cœur lui-même, alors que cet organe n'est recouvert que par une mince cuticule, la membrane unissante de Ratke, c'est-à-dire pendant le premier mois, on comprend que ces adhérences interposées aux côtes et aux deux moitiés du sternum, qui les unissent, empêchent la soudure de ce dernier os, d'abord, et plus tard entraînent le cœur au dehors, à travers une perforation du tégument proportionnelle au volume du cœur ou à celui de l'adhérence. C'est ainsi qu'on doit expliquer, à mon sens, les ectocardies.

Il me reste à traiter une question des plus importantes. Que faire en présence de ce cas ? Est-il possible de recourir à une intervention chirurgicale ?

Si l'on s'en rapporte à l'opinion de ceux qui se sont occupés de la question, toute intervention est inutile. Breschet (1) et plus tard Geoffroy Saint-Hilaire ont pu, sans être contredits, poser cette règle reproduite en 1882 par Ahlfeld : toute ectopie du cœur dans laquelle cet organe n'est pas recouvert par les téguments entraîne la mort peu de temps après la naissance, quelques heures ou quelques jours au plus tard.

Et d'ailleurs les faits de Weese (2), Martinez (3), Sandi-

<hr>

(1) Breschet, Mémoire sur l'ectopie de l'appareil de la circulation, etc. *Répertoire général d'anatomie et de physiologie pathologiques*, 1826.

(2) Weese, *in Walleri mus. anat.*, p. I, p. 125 n° 826 ; cité *in Mém. de Breschet*, p. 13.

(3) Martinez. Halleri. *Disput. anat. select*, vol. II, p. 973, cité *in Mém. de Breschet*, p. 14.

fort (1), et d'autres plus récents encore sont venus confirmer l'exactitude de cette proposition.

Cependant, *a priori*, on conçoit qu'il puisse en être autrement. En effet, les sujets des observations que je viens de rappeler étaient, en général, nés à terme et vivants. Or, s'ils avaient vécu un certain nombre d'heures ou de jours, ne pouvaient-ils pas continuer leur existence ? et l'art chirurgical ne doit-il pas chercher à réaliser ce but ? Dans le cas actuel, en abandonnant les choses à elles-mêmes, il est évident que le travail de réparation va porter sur la paroi ventriculaire elle-même. Non seulement, cette paroi va devenir adhérente au nouveau tissu de cicatrice, mais elle est vouée à faire partie de la cicatrice elle-même ; car l'anneau cicatriciel périphérique uni aux bords latéraux des ventricules dans une grande étendue, doit plus tard être l'objet d'une rétraction telle, qu'il y a là les meilleures raisons de craindre que la paroi cardiaque ne fût enserrée dans cet anneau rétractile. De toutes les manières, il y a à redouter des complications graves au point de vue des troubles circulatoires ultérieurs et de la constitution à l'éxtérieur du corps d'une cicatrice dont la paroi cardiaque fera partie intégrante.

Pour ces motifs, je me décide à pratiquer une opération dans le but de chercher à recouvrir le cœur d'une paroi indépendante de lui.

A cet égard, deux projets se présentent à mon esprit :

On peut recourir à une méthode autoplastique consistant à placer au-devant du cœur un lambeau cutané renversé, de manière à mettre la surface épidermique du tégument en rapport avec la paroi ventriculaire : on éviterait ainsi les adhérences du cœur et du lambeau.

Je rejette ce projet, parce que l'intervention est trop

<hr>

(1) SANDIFORT, *in Actis Helveticis*, vol. VII, p. 59, cité *in Mém. de Breschet*, p. 14.

importante pour un sujet de quinze jours, parce qu'elle peut amener une trop grande perte de sang et qu'elle a de nombreuses chances d'échec. Et puis, je pense qu'on peut obtenir un résultat aussi satisfaisant par un procédé beaucoup plus

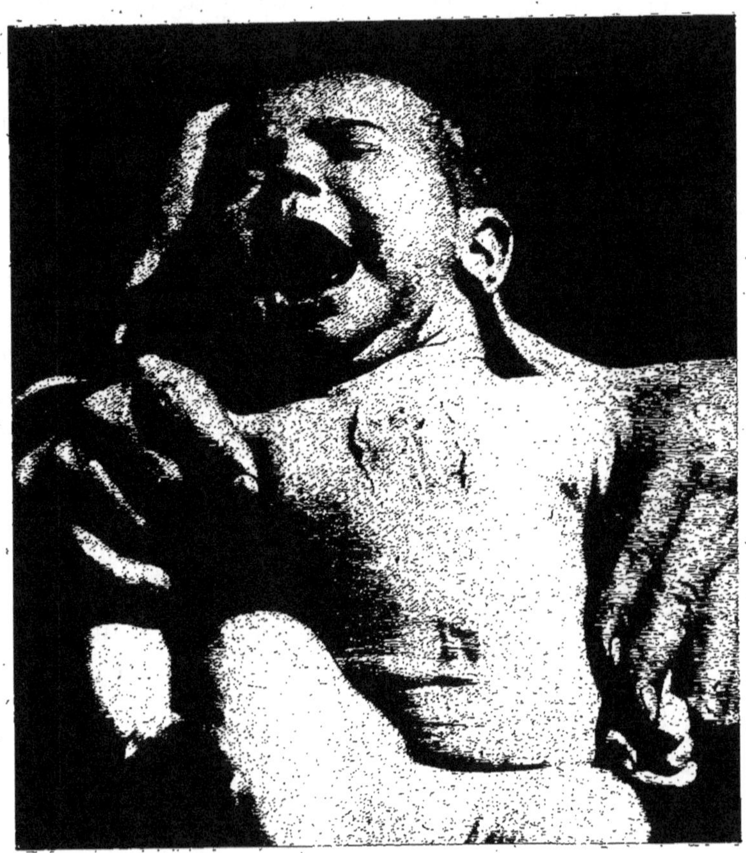

Fig. 33. — Résultat opératoire six semaines après l'opération autoplastique.

simple, plus rapide, et probablement aussi sûr dans ses résultats. Il me semble que si je fermais l'orifice cutané à l'aide de lambeaux cruentés par leur face profonde, les mouvements du cœur suffiraient à empêcher les adhérences d'être trop serrées et qu'il se ferait même un espace séreux conforme aux besoins de la fonction cardiaque.

Deux incisions semi lunaires seront faites de chaque côté de
l'anneau cicatriciel, à un centimètre et demi en dehors de la
surface ulcérée. Les deux lambeaux latéraux ainsi formés
seront mobilisés suffisamment pour que leurs bords internes

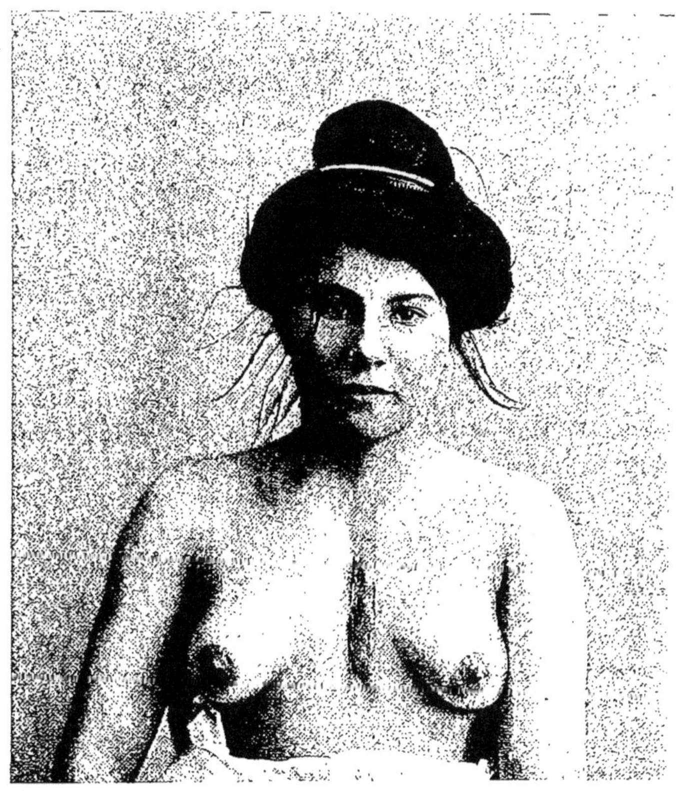

Fig. 34. — Reproduction de la photographie de la jeune femme atteinte
d'ectocardie, à l'âge de dix-sept ans.

puissent se rapprocher au-devant du cœur. Les bases adhérentes de ces lambeaux, en forme de pont, assureront largement leur vitalité. Leurs bords affrontés seront réunis par
trois points de suture au crin de Florence.

Opération. — L'opération a eu lieu dans les conditions
prévues.

L'enfant n'a perdu que quelques gouttes de sang. Son état général n'a pas été troublé et, bien que l'adhésion des deux bords suturés n'ait pas été complète, la plaie était entièrement cicatrisée en moins de vingt jours.

Deux mois après l'opération, l'enfant était parfaitement bien portante et la région du cœur se présentait sous l'aspect suivant : la cicatrice médiane, provenant de la réunion des lambeaux, est linéaire et à peine visible ; la poitrine est fermée par le tégument externe comme à l'état normal. De chaque côté, on voit aussi deux autres cicatrices verticales, traces des incisions et du déplacement des lambeaux. Les battements du cœur soulèvent la peau et les formes de cet organe se dessinent à chaque systole. On peut même prendre les ventricules entre les doigts. Mais ce qui est remarquable au point de vue du résultat opératoire, c'est que le tégument glisse librement au-devant du cœur ; on peut facilement le plisser et le pincer. Le cœur est libre dans un espace où ses mouvements ne sont nullement entravés.

En définitive, l'opération a amené la transformation d'une ectocardie en une ectopie en partie sous-cutanée. Il est encore possible que cette ectopie devienne dans l'avenir intra-thoracique, par suite du développement du cœur. En effet, cet organe ne soulève pas le tégument d'une manière permanente ; on comprend qu'à un moment donné, un défaut d'harmonie entre le développement du cœur et la fissure sternale ne permette plus à ce dernier de venir battre sous la peau.

Janvier 1905. — J'ai suivi l'enfant depuis son opération jusqu'à son mariage qui vient d'avoir lieu en décembre 1904. Son développement a été régulier et, sauf des adénites cervicales d'une nature suspecte qu'elle a eu vers l'âge de huit ans et qui persistent encore aujourd'hui, on peut dire qu'elle a joui d'une bonne santé. Elle a voulu se marier très jeune, à dix-sept ans, malgré la résistance de sa mère.

Le cœur a pris sa place dans la cavité thoracique où il s'est développé normalement. Le sternum est resté bifide ; l'espace qui sépare les deux moitiés de cet os ne s'est pas élargi ; le développement de chaque moitié du thorax l'aurait plutôt rétréci. Si on refoule les téguments, on peut introduire seulement l'extrémité de l'index entre les deux pièces du sternum.

Les anciennes cicatrices opératoires sont peu visibles, incomplètes et linéaires de chaque côté de la ligne médiane. Elles se sont beaucoup rapprochées depuis l'opération et elles sont notablement descendues.

KYSTES DERMOÏDES INTRA-CRANIENS; MÉCANISME DE LEUR FORMATION ET DE CELLE DES KYSTES DERMOÏDES ET MUCOÏDES.

Sommaire. — Historique de la théorie pathogénique des kystes dermoïdes. — Théorie de l'*inclusion*, de Verneuil, pour les kystes dermoïdes de l'orbite et de son pourtour, du plancher de la bouche et des joues, et d'une *plicature* pour les autres régions du corps. — Théorie de l'*enclavement*, de Lannelongue et Achard, pour tous les kystes dermoïdes. — Création de l'espèce des kystes *mucoïdes*. — Considérations sur les kystes cavitaires; observation d'un kyste dermoïde intra-crânien, rempli de cheveux, avec autopsie. — La tumeur, du volume d'une orange, est interposée entre les deux lobes du cervelet; en l'examinant avec soin on lui découvre un pédicule fibreux qui traverse la dure-mère, pénètre dans l'épaisseur de l'occipital dans un canal osseux, en sort sur sa surface externe pour venir sous la forme d'un ligament s'insérer sur la face profonde de la peau. — Ce fait unique constitue un témoin irrécusable de l'origine première du kyste dans le tégument externe. — On ne saurait apporter à la théorie de l'enclavement une démonstration plus saisissante. — Énumération des faits de kystes dermoïdes intra-crâniens connus; observation du Dr Clairat.

Messieurs,

C'est à Verneuil que revient le mérite d'avoir émis le premier (1) l'opinion que les kystes dermoïdes des sourcils, de l'orbite et de son pourtour, se développent aux dépens du revêtement cutané qui tapisse la fente fronto-maxillaire. Plus tard, Verneuil étendit cette explication aux kystes dermoïdes du plancher buccal (thèse de Landetta, 1863), de la joue (thèse de Cusset, 1877). Verneuil avait ainsi édifié une véritable théorie, dite de l'*inclusion*, reposant sur un mécanisme spécial; mais, comme un certain nombre de faits ne lui paraissaient pas favorables, Verneuil admit en 1855 la formation des kystes dermoïdes en divers points du corps aux dépens des *plicatures accidentelles* de la peau chez le fœtus. C'est alors que je donnai à la théorie de l'inclusion un carac-

---

(1) *Bull. de la Soc. anatom.*, 27e année, août 1852, p. 300.

tère beaucoup plus général en montrant, avec preuves à l'appui, qu'il est facile de trouver un mécanisme semblable partout, à l'extérieur comme à l'intérieur des cavités, à la surface ou dans la profondeur des tissus et des organes, et qu'il n'est pas besoin d'invoquer des plicatures du tégument externe.

Le mot inclusion prêtant à confusion à cause du groupe morbide des inclusions dites fœtales, j'ai désigné la théorie précédente sous le nom de l'*enclavement* et créé l'espèce des kystes *mucoïdes* à côté des kystes *dermoïdes*, considérant, en effet, qu'une portion du tégument externe ou d'une muqueuse, et quelquefois des deux à la fois, a été *enclavée* au sein des autres tissus et reste en arrière pour ainsi dire pendant le développement fœtal, tandis que, plus tard, son accroissement formera un kyste dermoïde ou mucoïde.

La partie enclavée devenue un sac complet ou incomplet, ce qui est plus rare, se compose non seulement d'éléments épithéliaux, mais aussi des éléments sous-jacents du derme cutané ou muqueux, c'est-à-dire qu'elle comprend l'ectoderme doublé du derme embryonnaire. C'est donc le tégument cutané ou muqueux qui se trouve emprisonné ainsi que ses dérivés, glandes, poils, dents, etc... De la sorte, ces kystes ressemblent, suivant la très juste comparaison de Heschl, aux blocs erratiques des géologues, fragments détachés de roches lointaines dont ils présentent tous les caractères, complètement étrangers aux terrains qui les portent et sur lesquels on a vu parfois croître des espèces végétales semblables à celles de leurs roches d'origine.

L'évolution de ces tumeurs n'est pas toujours aussi simple qu'il pourrait le paraître de prime abord. Sans doute, à l'époque de la vie fœtale ou embryonnaire où se détache du tégument externe son noyau primitif, le foyer originel du kyste possède un siège précis et assez facile à déterminer pour l'embryon. Mais, avec le développement, les choses peuvent changer considérablement : l'interposition de nouveaux tissus, des plans musculaires et fibreux, du crâne osseux lui-même, pourra déplacer les connexions premières à ce point que les attaches de la peau pourront disparaître sans qu'il en reste aucun vestige. Dans des cas exceptionnels, cependant, il pourra être donné de retrouver les traces du chemin parcouru par le kyste. C'est ce qui m'est arrivé chez un enfant, dont je vais vous narrer l'observation tout au long; me réservant de vous montrer ensuite la curieuse pièce anatomique qui a trait à ce cas.

Une petite fille de sept ans et demi entre le 3 septembre 1885 dans le service du Dr Triboulet. Cette enfant, toujours maladive, d'une intelligence obtuse, était devenue hydrocéphale depuis l'âge de trois ans. Pendant les quelques mois qui ont précédé son entrée à l'hôpital, elle a été prise, a des intervalles plus ou moins rapprochés, de nausées, de vomissements, de vertiges et surtout de convulsions. Les membres inférieurs ont été bientôt frappés de parésie, la vue s'est affaiblie, et lorsque l'enfant a été admise à l'hôpital, elle ne pouvait plus marcher. En l'examinant on reconnaît que la parésie a même gagné les membres supérieurs ; la vue est tout a fait perdue, et l'amaurose est complète ; les globes oculaires, très saillants, présentent du nystagmus.

Le facies exprime l'hébétude ; les réponses sont lentes et inintelligibles ; la sensibilité générale est presque intacte, à part une légère hyperesthésie des quatre membres. La malade se plaint souvent de douleurs occipitales. Du 3 septembre au 1er octobre, à trois moments différents, elle est prise de vomissements et de convulsions suivies de contractures; pendant ces attaques, la température s'élève entre 39°,5 et 40°, le facies devient vultueux et le délire presque continuel. Chaque fois la durée des accidents ne dépasse pas trois ou quatre jours.

Le 3 octobre, survient une quatrième et dernière attaque, accompagnée de fièvre intense et de diarrhée ; l'enfant meurt dans le coma le 8 octobre.

A l'autopsie, on trouve d'abord les lésions ordinaires de l'hydrocéphalie : élargissement du crâne, surtout dans son diamètre bipariétal, amincissement de la paroi osseuse, abondance du liquide céphalo-rachidien. Une tumeur du volume d'une orange est interposée aux deux lobes du cervelet, qui sont déprimés et atrophiés. Cette tumeur, non recouverte en arrière par la substance nerveuse, est adhérente en haut à la tente du cervelet. C'est une poche kystique remplie d'une matière granulo-graisseuse, blanc jaunâtre, molle comme de la mie de pain mâchée, parsemée de cheveux enroulés d'une longueur de 5 à 6 centimètres. La paroi, épaisse de 2 millimètres, se laisse décortiquer de la substance nerveuse ; sa structure est celle de la peau. Le contenu est constitué par des cellules sébacées et des cellules épithéliales plates. Il n'y a donc aucun doute : c'est un kyste dermoïde.

Les troubles fonctionnels observés durant la vie s'expliquent par l'hydrocéphalie d'une part, et d'un autre côté par la compression exercée non seulement sur le cervelet, mais en même temps sur le bulbe. Nous n'insistons pas sur ce point. Ce qui nous intéresse particulièrement ici, ce sont les rapports de la paroi kystique avec la dure-mère et avec le crâne lui-même. Or, cette paroi est adhérente à la dure-mère sur une large surface, au niveau de la tente du cervelet et sur les fosses cérébelleuses autour du pressoir d'Hérophile. En examinant par sa face interne la dure-mère qui recouvre l'occipital, on remarque qu'elle offre la disposition d'un infundibulum dont le sommet est rattaché à l'occipital par une adhérence fibreuse. Cette adhérence forme un pédicule fibreux qui part de la paroi du kyste et traverse la dure-mère, en la déprimant en infundibulum.

La languette fibreuse pénètre ensuite dans l'épaisseur de l'occipital par un petit canal osseux, à bords arrondis, et dirigé de bas en haut ; elle semble se perdre dans l'épaisseur de l'os. C'est au niveau de la partie inférieure de la protubérance occipitale interne que se fait sa pénétration dans l'occipital, sur les dernières inégalités qui composent par leur ensemble cette éminence. D'autre part, en séparant le cuir chevelu de la voûte crânienne, on reconnaît la présence d'une adhérence semblable, mais plus courte, qui, sous la forme d'un ligament fibreux ou pédicule, naît de la face profonde de la peau et vient s'engager obliquement dans l'épaisseur de l'occipital, en le pénétrant sur la ligne médiane

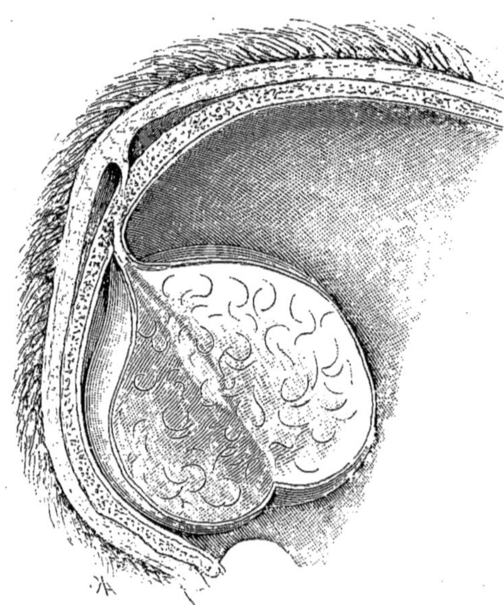

Fig. 35. — Kyste dermoïde intra-crânien contenant des cheveux. La paroi du kyste montre un pédicule fibreux qui s'engage dans l'occipital et peut être suivi jusqu'à la peau.

de haut en bas. Le point où cette dernière adhérence atteint l'occipital, est à 1 centimètre au-dessus du point où le ligament interne pénètre dans l'os ; les deux canaux osseux ne se correspondent pas, il est vrai, mais ils se dirigent l'un vers l'autre, et ils sont médians tous les deux.

Ainsi l'on constate la présence d'une adhérence reliant, d'une part, la paroi du kyste à l'occipital et, d'autre part, l'occipital à la peau du cuir chevelu. Bien que les deux pédicules ne soient pas exactement au même niveau, bien que tous deux soient adhérents à l'occipital et qu'ils ne se trouvent peut-être pas en continuité complète l'un avec l'autre, il n'en est pas moins évident que leur conformation semblable, jointe à la direction identique de leur trajet, doit les faire considérer comme les deux parties d'un même organe, primitivement continues, interrompues seulement plus tard par le développement de la paroi osseuse. Ces ligaments sont des témoignages qui ne nous paraissent pas douteux de l'origine du kyste dans la peau.

Le fait de Clairat est rapporté avec une grande abondance de détails cliniques, et l'autopsie même a été faite avec soin. Nous le reproduisons dans ses points principaux.

Une femme de trente ans, bien réglée depuis l'âge de seize ans, toujours valétudinaire, sujette à des maux de tête, est prise en 1829, à l'entrée de l'hiver, d'une céphalalgie si violente qu'il survient des mouvements convulsifs de tous les membres, avec des alternatives de coma. Les accès durent quinze, dix-huit heures, et se renouvellent vers le soir ; le lendemain, après un sommeil profond, la malade se trouve bien. Le même genre de symptômes se reproduit tous les sept ou huit jours; il en résulte un profond abattement. Cela dure quatre mois, avec des alternatives de bien et de mal.

En février 1833, une nouvelle série d'accès analogues, avec céphalalgie atroce, mouvements convulsifs dans tous les membres, constriction à la gorge, pouls petit et fréquent, se reproduisit pendant trois mois; chaque accès durait trente-six à quarante-huit heures ; les convulsions alternaient avec le coma. Enfin, la santé se rétablit.

Vers la fin de 1835, la malade devient enceinte pour la quatrième fois ; la grossesse et la période d'allaitement se passent sans autres accidents que quelques maux de tête passagers.

A la fin de 1837, après une saison de pluie, de nouveaux accidents se produisent : marche chancelante, affaiblissement de la vue, chute des paupières, dysphagie extrême par constriction de la gorge, parole balbutiante, langue épaisse, comme dans les autres accès. La déglutition des liquides provoque une toux très pénible.

Enfin, après un répit de quelques semaines dans la marche des symptômes précédents, il survient une paralysie incomplète des membres avec rétention d'urine.

La malade succombe dans le coma, le 12 février 1838.

A l'autopsie, à part l'émaciation générale, on ne trouve rien d'anormal, si ce n'est dans le crâne. « Les membranes du cerveau sont très adhérentes et très injectées ; le cerveau partage cette injection... Le sinus longitudinal est gorgé de sang noir ; les deux ventricules contiennent sept onces de liquide d'une coloration citrine. La substance du cerveau semble un peu ramollie. Le cervelet est excessivement injecté et évidemment ramolli. A la réunion des deux lobes du cervelet, sur la ligne médiane, en arrière et dans le lobe droit plus particulièrement, existe une sorte de ventricule tapissé par une membrane très fine, transparente, de coloration jaunâtre, et contenant 5 onces 3 gros (168 grammes) de liquide sanguinolent, et au milieu de ce liquide nage une sorte de flocon de la grosseur du pouce et contenant un plein dé de liquide jaunâtre. Ce flocon, vidé du liquide qu'il contient, est semblable par sa texture au plexus choroïdien, et contient dans son épaisseur des cheveux, dont plusieurs sont encore implantés dans la pièce anatomique. J'ai enlevé six de ces cheveux : leur longueur variait d'un pouce à deux... A l'extrémité de cette sorte de ventricule et tout près de sa réunion avec la protubérance annulaire, il existe une tumeur mélanique grosse comme le bout de l'index, longue d'un demi-pouce, adhérente à la substance blanche du cervelet. Trois quarts de verre de liquide de couleur citrine étaient épanchés dans les fosses occipitales, et il s'en écoulait continuellement du liquide rachidien. »

Le kyste dont vous venez d'entendre la description appartient au groupe des kystes de la protubérance occipitale ou inion. Ces kystes offrent un intérêt tout spécial en clinique, car on y rencontre non seulement des kystes superficiels, comme dans les autres régions médianes du crâne, mais aussi, en plus que dans ces régions, la variété importante des kystes intra-crâniens, à laquelle appartenait le cas que je viens de vous citer. Bien que les kystes profonds soient ici moins rares que les superficiels, ces kystes profonds sont néanmoins eux-mêmes relativement rares, puisque cinq observations seulement en ont été publiées, celles de Morgagni (1), Clairat, médecin de Villejuif (2), César Hawkins (3), P. Irvine (4), Laennec (de Nantes) (5). Mais le cas que vous venez de m'entendre vous exposer est le seul où il subsistait un témoin irrécusable de l'origine première du kyste dans le tégument externe, sous la forme d'un pédicule fibreux qui rattachait le kyste à la peau, à travers le crâne osseux. On ne saurait apporter à la théorie de l'*enclavement* une démonstration plus saisissante que celle que vous donne la pièce placée sous vos yeux.

(1) *Epist. anatom.*, XX, 58, *imprimé* dans les *OEuvres de Valsalva* ; Venise. 1740. t. II, p. 454, 456

(2) Kyste pileux dans le cerveau (*Gaz. des hôpitaux*, 1838, t. XIII, p. 166).

(3) *In* OGLE (*Transact. of the patholog. Soc. of London*, vol. VI, 1855).

(4) *Transact. of the patholog. Soc. of London*, vol. XXX. 1879, p. 195.

(5) *In* TOCHÉ : Deux cas d'endothéliome du cervelet. thèse de Paris. 1889.

ANGIOME VOLUMINEUX DE LA FACE ET DE LA RÉGION LATÉRALE DU COU.

Sommaire. — Énoncé des méthodes curatives appliquées à ces tumeurs. — Emploi avec succès de la méthode sclérogène pour un vaste angiome cirsoïde de la partie latérale inférieure de la figure, du cou et de la bouche du même côté. — L'extirpation doit être la méthode de choix pour les angiomes de la face formant tumeur. — Elle amène une guérison prompte; on doit conserver autant que possible la peau qui recouvre la tumeur, alors même qu'elle fait partie de l'angiome. — La cicatrice laissée à sa suite est minime et s'efface de plus en plus avec le temps ; on devra d'ailleurs choisir la place où on pratiquera l'incision de la peau, de manière que la cicatrice soit aussi effacée que possible. — Un angiome très volumineux de la face et du cou, traité sans résultat par l'électrolyse et d'autres méthodes, a été très heureusement guéri par l'extirpation.

Messieurs,

La question des angiomes de la figure mérite de fixer votre attention, surtout à propos du traitement qui leur est applicable.

Leur siège si différent et leur volume variable, depuis la petite tache limitée jusqu'à la tumeur diffuse, sans limites, occupant à la fois la superficie ainsi que les cavités de la bouche et du pharynx, la nature de leur tissu enfin, semblent devoir mettre l'opérateur dans la nécessité de recourir à des méthodes opératoires différentes et, d'un ordre particulier, selon les espèces. C'était surtout vrai jusqu'à il y a trente ans environ. Alors on préconisait, et non sans raison, les méthodes si variées des injections irritantes ou coagulantes, des cautérisations de toute espèce, de la vaccination, du séton, de l'électrolyse, qui jouit encore de quelque crédit, et par exception l'emploi des méthodes sanglantes. Enfin, il en était un certain nombre qu'on abandonnait souvent à eux-mêmes, les angiomes cirsoïdes entr'autres ; ceux-ci d'ailleurs sont rares à la figure. Nous n'en avons observé qu'un exemple : il s'agit d'une grosse tumeur pulsatile occupant la région du maxillaire inférieur d'un côté, les régions sous-maxillaire et parotidienne, le plancher de la bouche et une moitié de la langue du même côté. Je fus déterminé à chercher la guérison de cette vaste tumeur par le fait de douleurs violentes provoquées par des ulcérations buccales, qui empêchaient la malade de manger, et par celui plus grave encore d'une privation de tout sommeil due à un bruit de susurrus intense, qui obsédait constamment la malade et lui enlevait le repos de la nuit.

Après avoir beaucoup réfléchi au parti à prendre, je me décidai à recourir à la méthode sclérogène que j'employai sur une grande échelle. Et je parvins, après plusieurs séances pendant lesquelles mon collègue Jalaguier voulut bien m'assister, à modifier très heureusement la tumeur. Le bruit obsédant disparut, les douleurs de la langue cessèrent. Il resta toutefois dans la région cervicale une tumeur du volume d'une pomme d'api, qui demeura pulsatile.

Les taches érectiles proprement dites sont, à la figure, fréquentes et plus ou moins étendues. On peut leur appliquer diverses méthodes de traitement, depuis l'excision de la tache limitée, saillante et peu étendue, jusqu'à l'électrolyse et la vaccination ; toutefois, dans bon nombre de circonstances, on n'en obtient la disparition qu'en laissant à leur place des cicatrices tantôt superficielles, tantôt déprimées, ce qui fait qu'on ne recherche pas la disparition des taches étendues. Pour les angiomes formant tumeur, dont le volume est variable depuis celui d'une cerise jusqu'à celui d'une petite tête de fœtus, qui est celui de la tumeur actuelle dont cet enfant est atteint, je n'ai plus recours depuis bien longtemps déjà qu'à un seul mode de traitement : l'extirpation de la tumeur.

Ma détermination dans le sens de l'enlèvement de la tumeur provient de l'observation souvent répétée de l'inefficacité fréquente des autres méthodes, de l'électrolyse, en particulier,

qui semble posséder la plus grande faveur en ces temps derniers. La guérison toutefois n'est pas toujours complète et
elle s'accompagne fréquemment de cicatrices cutanées multiples disgracieuses durant de longues années. Enfin il persiste, à la suite de la transformation du tissu, des tumeurs
fibro-lipomateuses nécessitant des opérations ultérieures. Il
est à noter que les guérisons ne s'effectuent qu'à la suite d'un
nombre de séances assez long en général.

L'extirpation a non seulement l'avantage de débarrasser
le petit malade en une seule séance, mais elle ne laisse après
elle qu'une cicatrice linéaire droite ou courbe dont la trace
s'efface assez promptement. De plus, si l'extirpation entraîne
une trop grande perte de substance, on la fera suivre immédiatement, s'il est utile, d'une autoplastie en vue de rétablir la
forme normale des parties. Il est important de dire, d'ailleurs,
que si la peau est atteinte par l'angiome, il ne convient pas d'en
faire le sacrifice en même temps qu'on enlève la tumeur sous-
cutanée. On la conservera, au contraire, alors même qu'elle
est amincie, en la séparant par une dissection avec le bistouri ou, à coups de petits ciseaux, de l'angiome lui-même.

La conservation de la peau est très utile dans la plupart
des régions de la face, surtout au nez, aux paupières, etc. Et
on se rappellera que la peau télangiectasique perdra en général ce caractère pour prendre un aspect normal, lorsque l'angiome aura été extirpé.

La tumeur que présente cet enfant occupe la face, la région
parotidienne et une partie de la région latérale du cou. On la
traite par l'électrolyse sans obtenir autre chose, après de
nombreuses séances, que des cicatrices cutanées qui déparent
davantage l'enfant. Son volume est celui des deux poings
confondus et si elle soulève les téguments elle s'enfonce
profondément, ce qui veut dire, étant donnée sa réductibilité
presque totale, qu'elle a de nombreuses communications avec
les gros vaisseaux des régions latérales du cou (fig. 36, p. 484).

La dissection qui devra en être faite nécessitera la ligature de nombreux vaisseaux ; ils seront liés sur des pinces au fur et à mesure qu'ils seront ouverts, afin d'éviter les pertes de sang. On aura soin de ménager les glandes parotide et sublinguale et de ne pas léser le facial et le canal de Sténon. La peau sera séparée de la tumeur en disséquant un large lambeau cutané, dessiné par une incision curviligne partant de la région parotidienne et descendant sur le cou suivant une courbe parabolique à un demi-pouce en dessous du maxillaire. Puis on attaquera la tumeur de haut en bas, en la séparant des parties profondes et en coupant les vaisseaux qui l'alimentent.

On sera frappé, après avoir terminé cette laborieuse opération, de la petite quantité de néoplasme enlevé.

Voici, d'ailleurs, l'observation du jeune malade.

Le père et la mère de cet enfant âgé de onze mois, atteint de la volumineuse tumeur du cou qui frappe vos regards, sont tous deux très bien portants. Les seuls faits saillants à relever dans les antécédents consistent dans deux chutes faites par la mère, la première alors qu'elle était enceinte de quatre mois ; elle n'a ressenti aucune douleur ; la seconde, à huit mois, et cette fois « le ventre a porté ». Il n'y a aucune relation entre ces deux chutes et la maladie de l'enfant.

L'accouchement a été facile, avec présentation de la tête. Aucune espèce de tache n'a été remarquée sur les téguments, à la naissance. Ce n'est que trois semaines après que survint une grosseur ; cette dernière ayant été ouverte, laissa écouler du sang. Vous devinez déjà qu'il s'agit d'un angiome, c'est-à-dire d'une tumeur constituée par des vaisseaux de nouvelle formation.

Depuis cette époque, la tumeur a augmenté progressivement ; actuellement elle occupe toute la région de la joue droite, toute la région de la mâchoire inférieure, toute la région parotidienne et la plus grande partie de la région latérale du cou du même côté, jusqu'à la clavicule. Elle a le volume d'une petite tête de fœtus. Par sa partie postérieure, elle soulève l'oreille qu'elle remplit aux trois quarts. Par sa partie antérieure, elle s'arrête à la paupière et au nez.

C'est un angiome. Il est à noter seulement que cet angiome

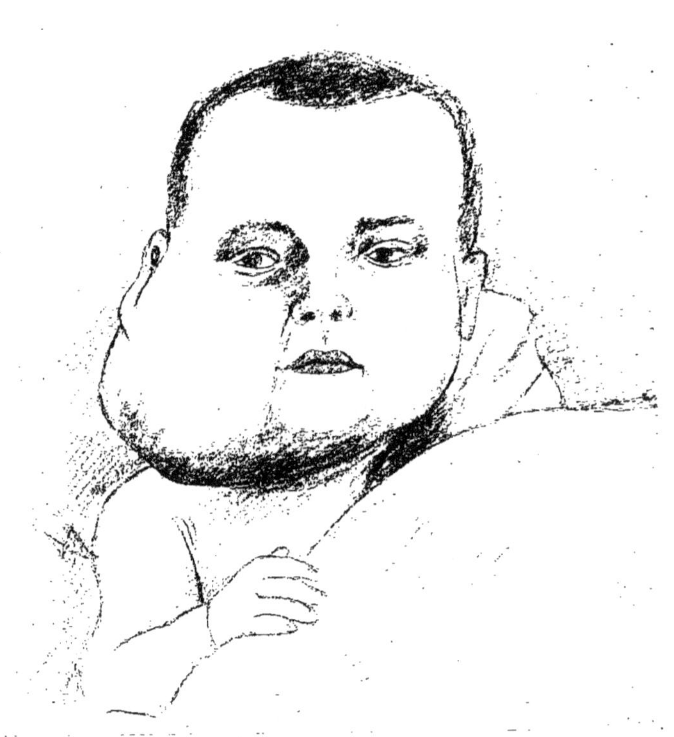

Fig, 36. — Angiome de la face et du cou du volume d'une tête de fœtus à terme.

présente une particularité intéressante, c'est son aspect irrégulier. On y constate de gros lobes surmontés de petits lobules. La partie profonde de la tumeur s'enfonce assez loin, mais l'examen de la bouche montre que la cavité buccale, le larynx et le pharynx ne sont pas envahis. Il en est de même de l'orbite.

Cette tumeur, qui occupe la région du cou, communique

avec les gros vaisseaux de la région, ainsi qu'en témoigne sa réductibilité ; elle intéresse surtout les plans superficiels. On n'y constate aucun bruit de souffle.

L'enfant a eu la rougeole à deux mois et pendant la maladie il y a eu, au dire des-parents, un aplatissement considérable de la tumeur, ce qui est la règle.

On a essayé l'emploi de l'électrolyse, à deux séances par semaine, et 15 piqûres, assez profondes chacune, ont été consacrées à ce traitement sans donner aucun résultat appréciable. Quelques petites escarres superficielles se sont produites et sont aujourd'hui cicatrisées.

L'extirpation de la tumeur est pratiquée. On a fait une grande incision verticale d'abord en partant du lobule de l'oreille, puis on l'a contournée dans la région sous-maxillaire à un gros travers de doigt de l'angle du maxillaire. On a ainsi dessiné un grand lambeau cutané cervico-facial que l'on a disséqué. Puis on a procédé à l'enlèvement de l'angiome de haut en bas. L'extirpation faite avec les ciseaux, le bistouri et le doigt qui énucléait la tumeur lorsqu'il le pouvait, a été laborieuse et a nécessité la ligature de très nombreuses veines.

La guérison a été complète et le résultat excellent, avec une cicatrice très peu visible.

TUMEURS SANGUINES DU CRANE COMMUNIQUANT AVEC LE SINUS LONGITUDINAL SUPÉRIEUR. — ANGIOME PULSATILE COMMUNIQUANT.

Sommaire. — Observation d'un jeune nègre âgé de deux ans portant une tumeur pulsatile placée sur le frontal au niveau de la ligne médiane et empiétant sur la fontanelle antérieure. — Cette tumeur est encadrée dans un cercle osseux. — Elle est réductible et présente des pulsations isochrones à celles du pouls. — C'est un angiome artériel communiquant avec de gros vaisseaux qui paraissent se rendre dans le crâne et probablement dans le sinus longitudinal supérieur. — L'enfant est mort de diphtérie. — L'autopsie a confirmé le diagnostic d'angiome et révélé la présence de grosses veines intra-crâniennes en communication avec le sinus longitudinal. — L'histoire des tumeurs veineuses en communicaton avec le sinus longitudinal montre qu'on doit les diviser en deux groupes : un groupe d'origine traumatique et un groupe d'origine congénitale. Le second est le plus nombreux. — Le mécanisme de la formation des tumeurs du premier groupe est facile à comprendre ; il s'agit, dans la plupart des faits, d'une perforation d'un sinus qui ne se cicatrise pas et qui met le sinus en communication avec un hématome extérieur, et dans les autres cas, d'une rupture des veines très près du sinus. — Dans le groupe des faits congénitaux il s'agit d'angiomes extra-crâniens en communication large avec le sinus plus ou moins dilaté. — L'ablation doit être la règle dans le groupe traumatique de ces angiomes. — On pourra intervenir dans celui d'origine congénitale par l'extirpation, si la tumeur continue à se développer.

Messieurs,

Je vais vous présenter tout à l'heure des pièces très intéressantes provenant d'un enfant de deux ans et demi, entré à l'hôpital, il y a quelques jours, avec le diagnostic de méningocèle, et mort hier à la suite de la diphtérie.

Mais, d'abord, laissez-moi vous donner sur ce petit être les renseignements que j'ai notés, lors de l'examen que j'ai pratiqué dès son entrée.

Le père est nègre, la mère est mulâtresse, tous deux bien portants. Un frère, blanc, est en bonne santé. L'enfant est lui-même nègre.

En examinant la tête de cet enfant, on voit se dessiner, dans le cuir chevelu, à deux travers de doigt environ de la

racine des cheveux, une tumeur légèrement arrondie, dont
le grand axe mesure de 5 à 5 centimètres et demi, et dont
le diamètre transverse atteint à peu près 4 centimètres. La
proéminence est peu considérable. L'exploration est assez

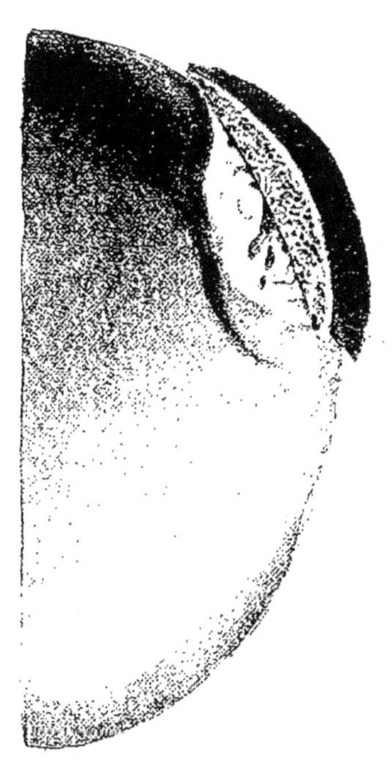

Fig. 37. — Angiome communiquant avec le sinus longitudinal supérieur.

difficile : on y distingue pourtant une partie dure et une
partie molle. La partie dure est périphérique ; elle forme un
quadrilatère allongé au niveau de la fontanelle antérieure,
dont on croit sentir les bords, durs et saillants, relevés et
rejetés en dehors. Au centre du quadrilatère, se trouve la
partie molle.

Celle-ci est très dépressible. Elle présente, en outre,

des caractères particuliers sur lesquels nous reviendrons. Lorsqu'on la réduit et qu'on en cherche le fond, on rencontre une membrane résistante et dure, comme osseuse, mais sans qu'on puisse rien préciser à son égard. Cette membrane n'est pas partout continue.

La tumeur est placée entre un fond solide et la peau.

Quand on l'explore avec le doigt, on sent des pulsations isochrones aux battements du pouls, pulsations faibles, plus sensibles à la vue qu'au toucher; en outre, quand l'enfant tousse, la tumeur reçoit l'impulsion de l'effort provoqué.

L'enfant étant nègre, le cuir chevelu est recouvert de cheveux crépus, longs de 2 centimètres environ.

L'artère temporale est sinueuse, cirsoïde, ce qui ne se voit jamais chez l'enfant. Elle est dilatée et beaucoup plus large que d'habitude. On aperçoit de même des artérioles aussi dilatées et aussi sinueuses que la temporale. D'autre part, dans la région temporale, on voit un vaisseau profond, qui grossit sous la pression. C'est une grosse veine, très sinueuse, qui remonte vers la tumeur. A côté d'elle, se trouve tout un réseau veineux qui semble émerger de cette tumeur.

Ce sont bien là les caractères d'un angiome, et, il faut ajouter, d'un angiome artériel communiquant avec la cavité crânienne et probablement avec le sinus longitudinal supérieur, à travers la membrane placée au fond du quadrilatère.

Il ne peut s'agir d'une tumeur renfermant du liquide céphalo-rachidien.

Il n'y a pas lieu non plus de s'arrêter à l'hypothèse de méningocèle.

Il y aurait lieu de rechercher s'il n'existerait pas autour de cette tumeur, sur les téguments avoisinants, des indications précises pour le diagnostic; mais l'enfant étant nègre, ces indications deviennent problématiques. On a du reste cherché, sans les trouver, des traces de nævus.

Dès le jour de son entrée, l'enfant présentait des signes d'une maladie pulmonaire. Il toussait et respirait assez difficilement.

Le surlendemain de son arrivée, en l'examinant, on aperçut sur sa lèvre quelque chose de suspect, faisant pressentir qu'il était atteint de diphtérie. Il l'était, en effet, et il ne tarda pas à succomber.

Voici les résultats de l'autopsie :

Le crâne coupé à la scie, on découvre tout d'abord un peu d'œdème de la pie-mère le long du bord supérieur de la scissure médiane. De plus, la surface du cerveau est remarquable par le développement des veines de la pie-mère, qui sont, comme vous le voyez, énormément dilatées, congestionnées et volumineuses. Par conséquent, il y a une dilatation inusitée des veines cérébrales, ce qui constitue une première altération. Le reste du cerveau est congestionné et présente un peu de piqueté hémorragique. Déjà, avant de faire la coupe du crâne, on avait remarqué qu'on voyait sur la peau une tumeur ressemblant à une tumeur érectile, irrégulière, sous-périostée et intra-osseuse, ayant environ 3 centimètres de long sur 2 centimètres de haut, et occupant le frontal du côté droit. Sur la face interne du crâne on voit de grosses veines dilatées, en forme d'étoiles, et par transparence, on aperçoit les veines du diploé plus dilatées et plus bleues.

La voûte du crâne enlevée, on aperçoit le long du sinus longitudinal supérieur, des vaisseaux dilatés qui s'y rendent, simulant des sangsues, formant un gros plexus érectile. De ces vaisseaux, les uns vont à la surface du cerveau, les autres paraissent s'enfoncer dans les os du crâne. Le sinus longitudinal supérieur est dilaté dans toute sa longueur. Enfin, l'une de ces veines, allant en avant, vers la dure-mère, a une largeur de plusieurs millimètres de diamètre. D'autres en arrière ont le même calibre, et, entre ces grosses veines, on en voit de plus petites, qui sont ampullaires, comme dans les tumeurs érectiles.

En faisant la coupe extérieure de la tumeur on aperçoit, partant de la peau, un tissu mou érectile, avec de gros vais-

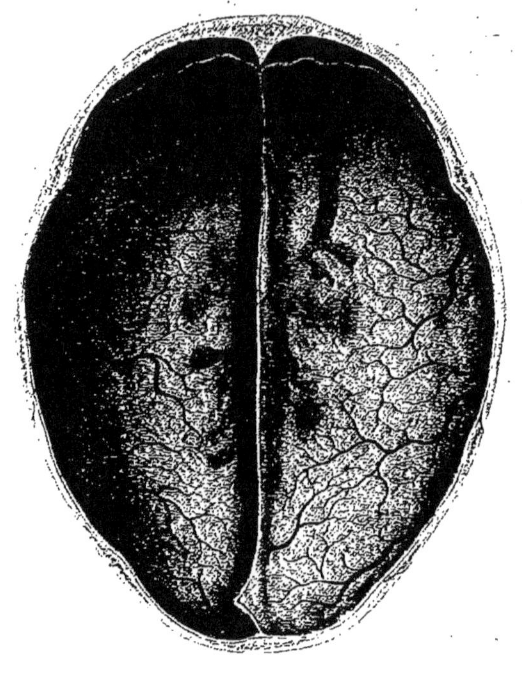

Fig. 38. — Dilatation considérable des veines qui s'abouchent dans le sinus longitudinal supérieur.

seaux dilatés parcourant la tumeur, de la peau vers le squelette, qu'ils traversent pour se perdre au niveau du diploé, d'où ils paraissent gagner le sinus longitudinal.

Le résultat de cette autopsie confirme donc le diagnostic porté pendant la vie : il s'agissait bien d'un angiome communiquant avec le sinus longitudinal supérieur. Je me propose de vous parler de cette question et d'entrer, à son sujet, dans quelques développements.

L'histoire des tumeurs veineuses en communication avec le sinus longitudinal supérieur est assez longue et je n'ai pas l'intention de l'aborder en entier, désirant limiter cette étude surtout aux tumeurs congénitales et, accessoirement, aux hématomes traumatiques. Pour plus de détails, je vous renvoie à la communication que j'ai faite, en 1886, au Congrès français de chirurgie (1).

C'est en 1810 que Pelletan rapporta la première observation publiée de « tumeur variqueuse située en haut de la région frontale et communiquant dans le crâne, » tumeur d'origine congénitale (2).

Dans la suite, Chassaignac, dans sa thèse de concours (1848), Dufour (3), Bruns (4), Azam (5), Verneuil (6), Dupont (7), Demme (8), Kœnig (9) apportèrent chacun leur part contributive à cette question. La partie la plus intéressante est celle qui a trait à la pathogénie. C'est aussi celle sur laquelle on est le moins d'accord. Or, il est un point sur lequel l'attention ne saurait être trop arrêtée, c'est celui de la congénitalité. Le relevé des 21 observations que j'ai citées au Congrès de chirurgie donne : 12 cas de tumeurs congénitales, 7 d'origine traumatique, 2 cas indéterminés comme origine. Donc, dans plus de la moitié des cas l'affection est congénitale.

L'étude pathogénique comporte une discussion à part de

(1) Tumeurs sanguines du crâne communiquant avec le sinus longitudinal supérieur. *Congrès français de chirurgie*, Paris, 1886, p. 411.

(2) Cliniques chirurgicales, t. II. p. 76.

(3) *Mém. de la Soc. de biologie.* 1851, t. III. p. 155.

(4) *Handbuch der Prakt. chir.*, 1854, t. I, 188

(5) *Gaz. méd. de Paris*, 1854, p. 411.

(6) *Bull. de la Soc. de chir.*, 1854, t. IV, p. 412 et 430.

(7) Essai sur un nouveau genre de tumeurs de la voûte du crâne formées par du sang en communication avec la circulation veineuse intra-crânienne. (*Thèse de Paris*, 1858.)

(8) *Virchow's Archiv*, XXIII. p. 48.

(9) *Lehrbuch der speciellen Chirurgie*, I, 1881.

ces deux groupes de faits ; un examen raisonné et fondé sur des preuves anatomo-pathologiques ne tarde pas à faire reconnaître, d'ailleurs, qu'ils sont d'un ordre différent et qu'on est en présence de deux espèces morbides bien distinctes.

En ce qui concerne les faits traumatiques, 4 cas sur 7 ont été l'objet d'un examen anatomique. Ce sont ceux de Percival Pott, de Hutin, de Dufour, de Demme. Deux fois, P. Pott et Hutin ont noté la perforation du sinus par un fragment d'os, perforation restée béante, non cicatrisée par conséquent et faisant communiquer le sinus avec la tumeur sanguine extra-crânienne. Ce sont là de véritables anévrysmes veineux, car il existe une circulation réelle du sinus dans la tumeur.

Les deux autres exemples de tumeurs sanguines traumatiques, dont on a fait l'étude anatomique, sont ceux de Dufour et de Demme : ils se ressemblent l'un et l'autre. On n'y a pas découvert de lésions du sinus, mais la tumeur communiquait cependant avec ce vaisseau par des veines de la dure-mère. L'hématome était réductible et extra-crânien dans le cas de Dufour, extra et intra-crânien dans celui de Demme ; dans l'un et l'autre cas les os du crâne avaient été fracturés. Ici, le sinus paraît n'avoir pas été rompu, mais les veines efférentes de ce sinus l'ont été certainement et très près du sinus lui-même ; or, le mécanisme de la circulation dans les sinus intra-crâniens où, à défaut de valvules, le sang doit, en maintes circonstances, refluer vers la périphérie, permet de comprendre que les veines ouvertes ne se soient pas oblitérées ; de là une communication permanente entre le foyer épicrânien d'une part, le sinus de l'autre ; cette variété est donc, comme la précédente, un exemple d'anévrysme veineux.

Quant aux faits sans autopsie, purement cliniques, deux hypothèses peuvent être faites. L'une d'elles consisterait à leur appliquer l'interprétation précédente, c'est même l'hypothèse la plus plausible. On pourrait aussi invoquer, comme on l'a fait pour les tumeurs cirsoïdes, soit un processus inflammatoire chronique qui diminue la résistance des veines et favorise leur dilatation, soit une altération primitive des vaisseaux de la cicatrice des tissus.

J'ai dit que les faits congénitaux sont les plus nombreux. Six fois, on a pu procéder à un examen anatomique et les observations sont complètes : ce sont celles de Pelletan, Busch, Flint, Demme, la mienne citée dans une communication au Congrès de 1886 et, enfin, le cas dont vous êtes aujourd'hui les témoins.

Dans toutes ces observations, il est à noter deux points essentiels : 1° l'existence non plus d'un hématome, mais d'un angiome extra-crânien, cutané ou sous-cutané, constitué tantôt par une dilatation flexueuse des veines, tantôt par un état caverneux ou aréolaire ; 2° il part, de cet angiome épicrânien, des veines en général multiples, dilatées, qui se rendent dans le sinus longitudinal en traversant les os du crâne ou, comme cela a eu lieu dans mes observations, la membrane qui réunit les bords des pariétaux : ce sont de véritables canaux perforants. Le sinus longitudinal peut avoir subi lui-même une dilatation ampullaire, comme dans le cas de Demme.

Il ne saurait, à mon sens, y avoir de doute sur l'interprétation à donner à ces faits. L'affection a été, dans le principe, un angiome épicrânien, et son évolution a été suivie, comme de coutume, de la dilatation des veines efférentes qui, dans l'espèce, sont les veines mettant en relation les deux circulations extra et intra-crâniennes. Remontant à la période embryonnaire ou fœtale, c'est-à-dire à une époque où l'ossification du crâne est en formation, siégeant à proximité des sutures des fontanelles, aucune résistance osseuse ne saurait s'opposer à la dilatation graduelle des veines émissaires. Il y a plus et l'on peut émettre cette opinion, que le trouble circulatoire primitif rend le travail d'ossification imparfait et inégal dans la région atteinte. Ces phénomènes sont analogues à ceux que détermine sur le squelette la dilatation variqueuse des veines des membres.

En résumé, on observe sur la voûte du crâne deux variétés de tumeurs sanguines communiquant avec le sinus longitudinal supérieur : les unes sont d'origine traumatique et consécutives à l'ouverture du sinus ou tout au moins des veines émissaires à proximité du sinus. Le défaut d'oblitération de ces vaisseaux permet à l'hématome épicrânien de rester en communication avec le sinus. Les autres correspondent à l'angiome proprement dit ; elles sont d'origine congénitale et consistent dans une affection du système circulatoire périphérique apparaissant sur le territoire des veines émissaires, ce qui explique la communication de la tumeur avec le sinus. Le cas que je vous ai présenté rentre dans cette catégorie, de beaucoup la plus nombreuse. Une seule particularité distingue mon observation, c'est la présence de pulsations isochrones au pouls, indiquant la présence de gros vaisseaux dilatés perméables au sang artériel.

Au point de vue thérapeutique, les indications me paraissent différentes dans les deux variétés de tumeurs. Dans l'hématome traumatique, on doit s'abstenir de toute intervention opératoire. La compression directe me paraît être la méthode curative à essayer. Quant à l'angiome congénital épicrânien communiquant, il réclame d'autres indications. Les injections n'ont jamais amené la guérison.

Plusieurs fois la tumeur a été incisée ; on a eu des hémorragies, qui le plus souvent ont été facilement arrêtées et ne se sont pas reproduites, mais la guérison n'a pu être obtenue. Dans une observation remarquable de Pelletan, il y eut des hémorragies répétées, et finalement le malade mourut d'une méningite suppurée avec phlébite très probable du sinus. L'enfant, dont Flint rapporte le fait, périt aussi d'hémorragie à la suite de l'incision de la tumeur. Il ne saurait être question, pour cette variété d'angiome, d'injections irritantes ou coagulantes, car on irait au-devant d'un gros danger, l'inflammation du sinus ou la coagulation du sang qu'il contient.

L'abstention, aujourd'hui comme en 1886, me paraît être la règle à suivre pour les angiomes de petit volume, stationnaires ou très peu progressifs, qui ne déterminent ni gêne, ni accidents. Mais, si l'accroissement de l'angiome est continu et assez rapide, s'il menace de se rompre par amincissement ou inflammation des téguments, l'extirpation devient la méthode de choix.

L'emploi de cette méthode n'est pas, d'ailleurs, très récent. A. Paré traitait déjà les taches de naissance peu larges et peu profondes par l'excision et la ligature. Fabrice de Hilden faisait aussi l'extirpation des tumeurs érectiles, mais il signale l'hémorragie.

L. Petit rapporte, dans son *Traité des maladies chirurgicales*, une observation de tumeur vasculaire traitée par la ligature (t. I, p. 200). Il conseille l'excision au bistouri, en recommandant de dépasser les limites du mal, afin d'éviter les hémorragies (*OEuvres posthumes*, t. I, p. 238).

Syme d'Édimbourg, Campbell de Morgan (*The Brit. and Foreign med. chir. Revue*, 1864) durent à l'extirpation de nombreux succès.

En 1881, Richelot estime, après essai vain de la coagulation, que l'avenir est au bistouri.

Poulet (*Soc. de chirurgie*, oct. 1883) ayant traité sans résultat, par les injections coagulantes, un angiome de la tempe, l'a enlevé avec succès au bistouri.

Il y a une dizaine d'années, Mlle Pasternak a consacré à ce traitement des angiomes par l'extirpation une thèse fort intéressante (1), dont les conclusions, appuyées sur de nom-

____

(1) Traitement des angiomes par l'extirpation (*Thèse de Paris*, 1893).

breux faits, sont en faveur de la conduite que je préconise.

Un des points les plus importants de la technique opéra-toire est ce fait que le temps premier et essentiel doit consister dans la ligature en bloc du pédicule ou dans la ligature isolée des veines émissaires, selon les cas. Faute de quoi le chirurgien peut se trouver aux prises avec des hémorragies des plus graves. M. Wardrop a vu périr entre ses mains un enfant de dix jours auquel il enlevait une tumeur érectile du cou. Hosack perdit un enfant de dix mois dans des circonstances analogues. Roux, enlevant une tumeur du front, vit une syncope durer près de quatre heures. Enfin, Rust fut obligé de lier la carotide externe chez un enfant auquel il avait enlevé une de ces tumeurs siégeant à la tempe.

C'est à l'extirpation que j'ai eu recours, à plusieurs re-prises, avec un plein succès. C'est la méthode que j'aurais employée chez le petit enfant qui fait le sujet de cette leçon, s'il avait vécu.

GAUCHERIE ET DROITERIE.

Sommaire. — Ce qu'il faut entendre par gaucherie. — Pourquoi l'on est droitier. — Théorie de Broca attribuant la droiterie à l'irrigation plus facile des lobes gauches du cerveau. — Quelques cas plaident en faveur de l'hérédité. — Explications de M. Dareste : les gauchers devraient leur anomalie à ce que l'embryon se serait appliqué sur le vitellus par la moitié droite du corps, au lieu de la moitié gauche. — Observations faites à l'hôpital Trousseau : chez presque tous les enfants gauchers, on a remarqué des troubles du développement physique localisés à une moité du corps : présentation de quelques malades. — La gaucherie tient à une modification anatomique (inversion vasculaire) ou pathologique (lésions de l'appareil locomoteur). — Mancinisme des auteurs italiens. — Relation entre la gaucherie et la criminalité, la folie, l'épilepsie et l'idiotie.

Messieurs,

Je ne vous donnerai pas la définition de ces deux mots dont je me sers pour exprimer une pensée correspondant à un acte, mais je reconnais que si l'un d'eux, celui de droiterie, est acceptable, l'autre, celui de gaucherie, l'est beaucoup moins. Il n'est pas nouveau, d'ailleurs, et il correspond « à l'action d'une personne gauche ou maladroite ». Il pourrait donc être appliqué pour désigner le fait d'être gaucher, s'il n'était pas, d'autre part, un terme tout à fait familier dans toutes les acceptions.

Toutefois, je pense, avec Mayet (de Lyon), qu'on peut le dévier de cette acception pour l'appliquer à un fait d'observation plein d'intérêt, afin de l'opposer uniquement au mot droiterie que je propose, et qui me paraît devoir encourir moins de critiques.

La gaucherie ainsi comprise devient l'acte de se servir de la main gauche, d'être gaucher. Mais ne croyez pas que le gaucher soit exclusivement, comme je l'ai entendu dire, celui qui écrit de la main gauche. L'écriture n'est qu'une habitude à laquelle tout le monde peut se faire, sauf le cas de troubles pathologiques et d'infirmités, qui pourraient transformer par suite un gaucher en droitier, c'est-à-dire supprimer la gaucherie.

Le gaucher est celui qui non seulement écrit de la main gauche, mais fait avec cette main tous les gestes que l'on peut qualifier d'instinctifs pour ses besoins, ses exercices familiers, ses habitudes, ses goûts, sa défense personnelle. C'est la main gauche qui répond chez lui, la première, à toutes les demandes qui exigent l'usage du membre supérieur, la main droite n'arrive qu'en second, pour venir en aide à l'autre ; c'est aussi la main habile employée à un service fin et délicat, que la droite ne sait pas et ne peut pas remplir. Le cerveau commande pour un service quelconque et la main gauche obéit. Voilà la gaucherie.

Or, l'humanité étant droitière, il y a lieu, avant de chercher à résoudre le problème du gaucher, de savoir pourquoi l'on est droitier.

La plus ancienne des théories émises pour rendre compte de l'existence de la droiterie chez la plupart des hommes est la théorie de Broca (1) que je vous résumerai.

Si l'on compare la distance comprise, suivant l'axe des vaisseaux, entre le cœur et l'extrémité supérieure des deux carotides primitives, on trouve qu'à son entrée dans les carotides internes, le sang a parcouru de 8 à 10 millimètres de plus à droite qu'à gauche ; en d'autres termes, l'hémisphère gauche est un peu plus rapproché du cœur que l'hémisphère droit. La différence est bien faible, sans doute, et en soi, elle n'aurait aucune importance, mais elle est due à une disposition anatomique qui en accroît notablement les effets, en donnant prise à une seconde influence.

Il est clair, en effet, que les deux hémisphères cérébraux

____

(1) Broca, *Mémoires d'anthropologie*, t. V, p. 140. Reinwald, 1888.

sont situés à la même hauteur au-dessus de l'aorte. Or, on voit que la carotide gauche naît de l'aorte directement au-dessous de la région où elle doit se rendre, tandis que le tronc brachio-céphalique, quoique appelé à se distribuer dans la moitié droite du corps, ne naît pas à droite de la ligne médiane, mais à gauche, reculant ensuite vers la droite en traversant obliquement presque toute la largeur de la trachée, avant de fournir le tronc ascendant de la carotide primitive. La colonne sanguine suit donc un trajet plus indirect à droite qu'à gauche.

Or, l'influence des courbures artérielles est très grande sur le ralentissement du cours du sang. C'est à cette courbure exagérée que Broca attribue l'inégal développement des deux moitiés de la tête, dans le torticolis congénital. Le tronc carotidien le plus infléchi ralentit le cours du sang de ce côté : d'où circulation moins active.

Enfin, le système de la carotide gauche ne diffère pas seulement de l'autre par une moindre longueur et par une moindre courbure, il en diffère encore par une grande simplicité. Le sang qui pénètre dans la carotide gauche ne se heurte que sur une seule bifurcation, au niveau de l'origine de ce vaisseau, tandis que la colonne sanguine se brise sur deux bifurcations successives, avant de s'engager dans la carotide droite.

Si l'on compare les deux systèmes carotidiens, on doit considérer le nombre des bifurcations et leur degré de divergence. Sous le premier rapport, l'avantage appartient évidemment à la carotide gauche. Sous le second rapport, la carotide gauche est bien plus favorisée encore : cette carotide se détache de l'aorte sous un angle très aigu, tandis que le tronc brachio-céphalique s'en détache sous un angle presque droit.

Si l'on considère encore la direction du mouvement de la colonne sanguine, on se rend compte que le courant se porte directement vers l'embouchure de la carotide gauche, au détriment en quelque sorte du tronc brachio-céphalique droit. D'ailleurs, les embolies cérébrales ne sont-elles pas quatre à cinq fois plus fréquentes à gauche qu'à droite ? Comme on le voit, les dispositions anatomiques si bien présentées par Broca favorisent la circulation dans l'hémisphère gauche, aux dépens de l'hémisphère droit. L'entrecroisement des pyramides explique encore que, chez l'enfant, l'influx nerveux part plus facilement du cerveau gauche que du cerveau droit, agissant ainsi sur les muscles du côté droit du corps, plutôt que sur ceux du côté gauche. C'est, du reste, ce que Broca dit lui-même un peu plus loin (1) tout en faisant des restrictions sur le rôle prépondérant que l'on pourrait être tenté d'attribuer à cette disposition anatomique particulière.

« Si l'on devient ordinairement droitier, c'est parce que, au moment où l'enfant commence à exercer ses hémisphères cérébraux, l'hémisphère gauche est plus apte que le droit à diriger un travail difficile ou pénible. Que la légère inégalité de la circulation dans les deux carotides concoure à donner cette avance à l'hémisphère gauche et à rendre la plupart des hommes droitiers, c'est ce qu'il me semble difficile de nier ; mais elle n'est pas assez grande pour surmonter à elle seule toutes les autres conditions héréditaires ou acquises qui peuvent influer sur le développement et la nutrition des organes. »

Il est bien certain que la droiterie ne trouve pas toute son explication dans ce fait de l'irrigation plus aisée des circonvolutions gauches du cerveau. On a constaté des anomalies circulatoires favorisant la circulation de l'hémisphère droit, sans que pour cela le sujet ait été gaucher. Et, d'un autre côté, si cette théorie était suffisante, la gaucherie tiendrait à

____

(1) *Loc. cit.*, p. 152.

une anomalie de ce genre. Or, rien de concluant n'a été observé à ce sujet.

Il faut donc chercher ailleurs la raison d'être de la prédominance d'un membre plutôt que de l'autre.

La nature héréditaire de la maladie ne saurait être mise en doute dans quelques cas.

Voici une observation de Rozier qui paraît bien probante à cet égard (1).

L... est gaucher. Il a cinq enfants qui sont gauchers, son père est gaucher et son grand-père était gaucher. L... a été obligé de faire des tentatives pour devenir droitier; il n'a réussi qu'à être incomplètement ambidextre, il peut se servir de la main droite, mais aussitôt qu'il veut faire un travail exigeant quelque précision, il est obligé de recourir à sa main gauche.

Ses enfants doivent être divisés en deux groupes :

1° Une jeune fille de quinze ans, une de dix ans et un garçon de huit ans;

2° Une petite fille de quatre ans, et un petit garçon de deux ans.

Les enfants du premier groupe tous gauchers, dès leur bas âge, ont été élevés à écrire de la main droite, sans qu'on ait eu pour cela la moindre difficulté. Mais pour l'exécution des mouvements instinctifs, ils sont restés gauchers.

La petite fille et le petit garçon du second groupe sont absolument gauchers. Le garçon cherche, pour imiter ses parents, à écrire : or, toute la famille écrit de la main droite et cependant, il saisit son crayon de la main gauche.

L'hérédité n'existe ici que du côté paternel : la mère, la grand'mère sont ou étaient toutes deux droitières.

L'auteur conclut que si la gaucherie n'est pas toujours héréditaire, elle l'est quelquefois, et souvent si

(1) La gaucherie héréditaire (*Rev. scientif.*, t. II, p. 380, 1893).

on ignore ce détail, ce doit être par absence de renseignements.

Mais encore cette fois, il s'agit d'une théorie insuffisante. Car nombreux sont les enfants gauchers issus de parents ne présentant pas cette particularité.

Parmi les nombreuses hypothèses qui ont vu le jour, je citerai, sans m'y arrêter, celle de de Beuze (1) en raison de son caractère humoristique.

L'homme, par sa station verticale, expose à toutes les attaques les organes du thorax et de l'abdomen. Un instinct nous pousse à présenter d'abord au danger les parties les moins délicates et les plus solides.

L'homme debout a dû naturellement exposer au danger la partie du corps la plus éloignée de l'órgane qu'il fallait surtout défendre : le cœur.

Plus sérieuse est l'explication proposée par Dareste (2). Chez tous les vertébrés allantoïdiens, l'embryon qui s'appliquait d'abord sur le vitellus par la face antérieure, se retourne, à un certain moment, de manière à s'appliquer sur le vitellus par le côté gauche. Dans l'embryon de poulet, ce retournement se produit du troisième au quatrième jour.

Parfois, mais exceptionnellement, le retournement de l'embryon se fait dans l'autre sens et c'est le côté droit qui s'applique sur le vitellus.

N'est-ce pas là la cause de l'inégalité de volume des deux parties du corps? En effet, le côté qui s'applique sur le vitellus est plus ou moins comprimé contre l'amnios et peut être gêné dans son développement, tandis que le côté opposé, en contact avec le liquide amniotique, se développe en toute liberté. Or, de très légères pressions de la membrane vitelline ou de l'amnios peuvent produire, dans les premiers jours

---

(1) *Rev. scientif.*, p. 155. 1892.

(2) Hypothèse sur l'origine des droitiers et des gauchers (*Bull. de la Soc. d'anthropologie*), p. 415. 1885.

de l'évolution embryonnaire, un grand nombre d'anomalies (expériences de l'auteur).

S'il en était ainsi, les gauchers proviendraient de cette catégorie fort peu nombreuse d'embryons qui s'appliquent sur le vitellus par la moitié droite du corps.

Reste à vérifier cette hypothèse chez des individus affectés d'inversion des viscères. Mais cette vérification n'a pas encore été faite.

Nous avons eu l'occasion, dans nos salles, de rencontrer un certain nombre d'enfants gauchers. Or, ce qui m'a frappé, c'est la présence chez tous ces enfants de troubles du développement physique, généralement localisés à une moitié du corps. Je vais vous présenter quelques-uns d'entre ces petits malades qui sont entrés dans ces derniers mois.

Un enfant de quinze ans, garçon boucher, est atteint de double genu valgum, et c'est pour cela qu'il est venu à l'hôpital. Ses antécédents héréditaires sont fort bons : parents bien portants et bien conformés. Il a toujours joui d'une bonne santé ; pourtant sa mère prétend qu'il a manifesté un peu de faiblesse — passagère d'ailleurs — dans les jambes, lorsqu'il a commencé à marcher. Il était placé chez un boucher, où il faisait des courses. Il a grandi beaucoup dans le dernier trimestre.

Comme vous le voyez, le développement de ce garçon est inégal et plus prononcé à gauche qu'à droite. Le genu valgum est, d'ailleurs, plus marqué à gauche.

Du côté du membre inférieur droit, la jambe est atrophiée, le mollet est moins saillant, moins dur, moins consistant. L'atrophie porte également sur les muscles de la loge antérieure et l'espace interosseux se sent facilement au doigt.

Le pied est petit, maigre, légèrement varus équin. Les orteils font un angle droit avec les métatarsiens. Les muscles de la cuisse droite sont aussi atrophiés et sans saillie. Cette cuisse est plus maigre et plus molle que l'autre.

Au membre supérieur du même côté, on remarque que les éminences thénar et hypothénar sont effacées, les espaces interosseux sont profonds.

Les muscles de l'avant-bras sont faibles, le biceps est très atrophié, le deltoïde est peu volumineux.

L'atrophie s'étend à la moitié droite du tronc.

En arrière, le sacro-lombaire, le long dorsal, les sus et sous-épineux font très peu saillie, de même que le sterno-cléido-mastoïdien, et la tête est infléchie à droite. La paroi abdominale est faible aussi bien à gauche qu'à droite, et lorsque l'enfant tousse, on voit se dessiner des hernies.

Enfin, la partie latérale droite de la langue est moins épaisse, moins développée que la gauche. Le crâne est asymétrique, il présente des bosses frontales et occipitales peu prononcées à droite, saillantes à gauche. Cette inégalité de développement a entraîné une certaine gaucherie, c'est-à-dire que l'enfant est naturellement gaucher. Il se sert de la main gauche pour tous les actes simples et pour lesquels il n'a pas eu besoin d'éducation, mais pour les autres actes acquis par l'éducation, comme écrire, couper la viande, manger, etc..., c'est de la main droite (celle dont on lui a montré à se servir) qu'il les accomplit ; enfin, dans beaucoup de cas, il se sert indifféremment de l'une ou de l'autre : il est ambidextre.

Voici un autre malade. C'est une fillette de douze ans qui travaille depuis 6 heures du matin jusqu'à 7 heures du soir, debout à faire des sacs. Elle présente une tarsalgie aiguë, très douloureuse à droite, avec un peu de pied plat, ce qui provient de son métier. Elle est rhumatisante, elle a eu en effet des rhumatismes dans l'épaule gauche et dans le cou. Il en résulte que les mouvements, dans ces régions, sont limités.

Or, cette enfant est venue au monde gauchère. La mère a rectifié cette anomalie et maintenant la fillette se sert des deux mains, mais vous remarquez qu'elle présente une atrophie de l'épaule, de l'avant-bras et de la cuisse gauches.

Enfin, le troisième sujet que je vous présente est une jeune fille de quatorze ans, n'offrant rien de particulier dans ses antécédents héréditaires, si ce n'est que son père est mort il y a quatre ans étant alcoolique et que sa mère a succombé il y a dix-huit mois à une affection pulmonaire. Toute jeune encore, à l'âge de douze ans, elle est entrée en service comme domestique et a dû se tenir longtemps debout ou faire des courses pénibles. Au bout d'un an de ce métier fatigant pour elle, des douleurs sont apparues au pied et à la jambe gauches, douleurs qui ont fini par prendre une acuité telle que la fillette a dû cesser sa profession. Elle est atteinte, vous le devinez, de tarsalgie des adolescents.

En regardant cette jeune fille, ce qui frappe au premier abord, c'est sa taille, très élevée pour son âge. Voyez notamment l'énorme disproportion qui existe entre les dimensions de son corps et la gracilité de ses membres inférieurs. Ils semblent tout à fait inaptes à supporter le poids qu'ils sont forcés de soutenir. Le système musculaire de ses jambes et de ses cuisses est flasque, mou, sans tonicité. Les pieds sont courts, étalés, aplatis. Ils ne représentent pas en longueur la base de sustentation qui doit être proportionnelle à la haute stature du sujet. A gauche, nous constatons un certain nombre de lésions. Le gros orteil est dévié en dedans ; au niveau de la tête du premier métatarsien est une saillie énorme, arrondie ; les autres orteils présentent la déformation caractéristique dite orteil en marteau. Les tendons des extenseurs font saillie, ils sont étendus comme une corde entre la tête des métatarsiens et la saillie faite par l'articulation entre la première et la seconde phalange.

Les mouvements spontanés sont loin d'avoir leur amplitude normale. La flexion du pied est impossible et tous les autres mouvements sont limités. Enfin, il y a une atrophie manifeste des muscles de la jambe, surtout à gauche. En examinant la conformation de la plante du pied, on reconnaît aisément que la voûte plantaire a complètement disparu, qu'elle est abaissée, effondrée; ajoutons que l'on constate un peu de valgus; bref, tous ces signes nous conduisent au diagnostic de tarsalgie des adolescents.

Vous savez que si banale que soit une affection et si facile que nous paraisse le diagnostic, nous avons ici l'habitude de porter toujours plus loin nos investigations et d'examiner complètement les enfants. Au cours de ces voyages d'exploration nous faisons souvent de très intéressantes découvertes.

Voici précisément que nous constatons que cette jeune malade a une atrophie très nette des muscles du bras et de l'avant-bras gauches; l'épaule même, et notamment le deltoïde, sont de ce côté plus petits qu'à droite; la sensation de consistance, de tonicité est moins marquée à gauche qu'à droite. Nous apprenons en même temps, en l'interrogeant, que cette enfant écrit de la main gauche et *est gauchère*.

Je vous ferai remarquer, à cet égard, un fait intéressant : c'est que le pied le plus volumineux correspond au côté de la gaucherie et c'est aussi celui qui a le plus souffert de la tarsalgie. Mais, de l'examen de cette malade on peut tirer d'autres conclusions : la gaucherie se rencontre chez elle avec d'autres malformations, un manque d'harmonie existe dans les parties de ce corps que nous venons d'examiner. Bien plus, si on poursuit ces recherches on constate : au niveau du tibia gauche principalement, des nouures nombreuses sur la crête de cet os et puis plusieurs cicatrices blanches, arrondies occupent la peau de la jambe gauche.

Bien qu'aucune autre marque ne vienne s'ajouter à celles qui précèdent, on peut songer à les considérer comme des stigmates de syphilis héréditaire.

Ces trois observations vous montrent qu'au moins dans

un certain nombre de cas, la gaucherie est d'ordre pathologique. On est gaucher de toute une moitié du corps, les muscles de ce côté ne valant pas ceux de l'autre côté. La gaucherie, dans ce cas, et peut-être dans la plupart des cas, paraît donc due à une inégalité musculaire, à une inégalité de développement modifiable, d'ailleurs, par l'éducation. Vous l'avez vu, pour la jeune fille qui a fait l'objet de la seconde observation ; l'enfant, grâce à l'éducation de la mère, se sert aujourd'hui de sa main droite. Quant à la cause de cette inégalité de développement, on ne saurait émettre que des hypothèses à son sujet.

Toutefois, la syphilis héréditaire peut être considérée comme une des causes assez communes de la malformation ; j'en ai vu quelques exemples.

Je pourrais ajouter cinq autres observations de gaucher atteints de troubles atrophiques divers, et nous avons vu beaucoup d'autres cas, que nous n'avons pas consignés parce que nous n'y prêtions pas grande attention tout d'abord, considérant la particularité de la gaucherie comme accessoire.

D'un autre côté, lorsqu'on examine les sujets atteints de microcéphalie avec troubles fonctionnels des membres symptomatiques des lésions cérébrales habituelles, on reconnaît que lorsque la maladie est grave il est impossible de séparer chez eux les gauchers des droitiers, dans la très grande majorité des cas ; ils sont, de fait, ambidextres, c'est-à-dire *aussi inhabiles d'une main que de l'autre.*

Lorsque la maladie est moins grave et que les membres supérieurs sont moins atteints, s'il n'existe pas des phénomènes prépondérants tels qu'une contracture très forte de la main ou des fléchisseurs, qui empêche ou gêne considérablement les divers mouvements d'un de ces membres, les sujets sont plus souvent droitiers, quoique l'emploi de la main gauche soit assez fréquent pour un certain nombre d'entre eux. En un mot, il y a chez les microcéphales plus de gauchers que chez les sujets normaux.

Enfin, lorsque les membres supérieurs ne sont pas atteints de paralysie ou de contracture, on rencontre chez les microcéphales plus de gauchers que chez les sujets sains.

La grande règle qui fait que l'homme primitivement ambidextre est devenu plus tard unidextre et droitier de préférence, sans qu'on puisse savoir par quel mécanisme, restera pour moi la règle constante. Les déviations n'y sont apportées que par un trouble nouveau, tantôt d'ordre anatomique, tantôt d'ordre pathologique.

Dans l'ordre anatomique c'est une inversion vasculaire, une anomalie qui fait que l'afflux du sang vers le membre supérieur droit est plus grand dès l'origine comme plus tard. Telle est l'explication proposée dès 1890 par le professeur Von Martens. Dans l'ordre pathologique, la raison d'être du gaucher provient de lésions diverses dans l'appareil locomoteur. L'atrophie musculaire, avec ou sans contracture, n'est que la cause secondaire de la gaucherie. Ces atrophies sont sous la dépendance de lésions cérébrales d'où provient la vraie *gaucherie*; les lésions cérébrales créent un gaucher, c'est-à-dire un être inhabile, sans aptitude à se servir de l'autre main, dont le geste est dans la main gauche, qui parle avec cette main par ordre cérébral. Ce trouble dans l'appareil moteur devient un des caractères visibles des modifications primitives cérébrales.

La théorie, que j'appelle *pathologique*, de la gaucherie montre mieux que toute autre les relations qui existent entre cette anomalie physique et les anomalies d'ordre moral, telles que la criminalité, la folie, l'épilepsie et l'idiotie, auxquelles elle est souvent associée. Ces dernières ont donné lieu à des observations nombreuses, surtout de la part des auteurs italiens.

Lombroso, parlant des tares que l'on observe chez les

criminels, dit (1) : un fait important, c'est la grande proportion des gauchers qui se rattache à ce qu'on voit chez les
enfants et les sauvages qui, on le sait, sont fréquemment
gauchers (LE BON, *Revue scientifique*, 1883).

Ce phénomène paraîtra tout d'abord plus étrange que les
autres ; mais, si l'on suit avec attention les recherches faites
sur le cerveau et celles sur la sensibilité à la douleur et au
tact, on verra qu'il n'en est que la continuation, puisque dans
un grand nombre de cas, la sensibilité est plus émoussée à
droite qu'à gauche, et puisqu'on a démontré la prédominance
du crâne et du cerveau à droite, chez les criminels.

De l'aveu de tous les savants, le mancinisme (OGLE, *Med.
Surg. Society*, 1871, London) résulte de la supériorité de
l'hémisphère droit sur le gauche, tandis que chez l'individu
de constitution normale, c'est le gauche qui prévaut (2).

Il est probable que le criminel travaille plus avec le lobe
droit comme l'homme normal avec le gauche.

Quand le peuple se méfie d'un gaucher et le traite
d'homme *sinistre*, il ne fait qu'exagérer et généraliser un
fait vrai au fond et que, seule, une longue observation pouvait faire connaître et confirmer. Remarquez bien encore,
ajoute Lombroso, que le peuple, en Émilie et en Lombardie
surtout, de même qu'en Allemagne, rattache plus particulièrement au mancinisme l'idée d'escroquerie. Or, ce sont les
criminels de ce genre qui nous ont fourni la plus forte proportion de gauchers : 33 p. 100.

Des nombreuses observations auxquelles il s'est livré,
Lombroso conclut (3) qu'il y a plus de gauchers chez les

----

(1) L'homme criminel, p. 325, 2e édition française (Alcan, 1887).

(2) LOMBROSO.- Il mancinismo, Turin, 1884.

(3) Lombroso, donne en note, dans son ouvrage sur « L'homme criminel »
(p. 325), les renseignements suivants sur le sens attribué au mot gaucher.

On dit en France : « Un gaucher ne fait rien adroit. » LEROUX, *Dictionnaire
comique*, 1786.

Les Indiens croient que les gauchers sont possédés de l'esprit du mal ; ils leur faussaires et chez tous les criminels en général que chez l'individu normal. Au total : 14,3 p. 100 de gauchers chez les hommes et 22,7 p. 100 chez les femmes. Sur 711 femmes honnêtes, on a seulement 4,3 p. 100, et sur 238 ouvriers, seulement 5,8 p. 100 de gauchers ; chez les fous 4,13 à 4,27.

De ce travail de l'auteur italien, je rapprocherai les observations récentes de Sollier et de Mayet (1), qui confirment, elles aussi, l'opinion que j'ai émise sur les causes pathologiques de la gaucherie.

Chez les sujets normaux, la gaucherie et l'ambidextrie sont peu fréquentes. Par contre, chez les idiots, Sollier a constaté :

12 p. 100 de gauchers.

16 p. 100 d'ambidextres.

72 p. 100 de droitiers.

Chez 80 épileptiques, Mayet a noté .

9 gauchers.

4 ambidextres.

67 droitiers.

Parmi ces derniers, 6 avaient une force musculaire, mesurée au dynamomètre, notablement plus grande à gauche qu'à droite.

témoignent le même dédain qu'à des êtres difformes (LIOY, *Della lege di prodizione dei sessi*, 1872).

On lit dans RICCIARDI (*Cant. polit.*, 2-3) : « Est-il possible que cet animal t'ait chassé? Que ce fourbe et ce *gaucher* puant t'ait traité de la sorte? »

(1) MAYET, *Les stigmates anatomiques et physiologiques de la dégénérescence et les pseudo-stigmates anatomiques et physiologiques de la criminalité* (Storck, Lyon, 1902, p. 97).

INDICATIONS DU TRAITEMENT LOCAL DU MAL DE POTT.

Sommaire. — Double crise subie par le traitement des tuberculoses vertébrales. — D'une part, on a cru guérir en redressant la gibbosité et en immobilisant le rachis atteint. — D'autre part, on a voulu extirper les foyers tuberculeux eux-mêmes. — Cette seconde entreprise est radicale et paraît la plus
logique ; on ne la recommande que lorsqu'une gibbosité prononcée est
associée à un abcès ou à une fistule. — Elle exige l'évidement des vertèbres
et le curettage de tous les foyers périphériques y compris la paroi de l'abcès.
— On agrandit la cavité, on détruit les parties en voie de réparation, on
s'expose à l'inoculation des tissus sains ; on fait souvent, ainsi qu'en témoignent les résultats, une opération incomplète. — Description des procédés de
Vincent, de Ménard, etc.; j'avais avant eux préconisé l'extirpation de la paroi
de l'abcès et du foyer osseux lui-même, toutes les fois que la chose est possible. — Les mauvais résultats, obtenus par ces méthodes, m'ont fait adopter
et conseiller les méthodes orthopédiques, et de préférence celle du décubitus
horizontal associé à l'extension continue ou tout au moins à l'immobilisation
du rachis : valeur de la prothèse métallique et des ligatures apophysaires. —
Durée de la méthode du décubitus jusqu'à l'ankylose constatée sous le
chloroforme. — Méthode du redressement des gibbosités, son historique et
ses nombreux procédés depuis Hippocrate jusqu'à aujourd'hui. — Traitemen
des abcès par congestion et des fistules. — Nécessité de traiter le mal de
Pott dès le début.

Messieurs,

Le traitement des tuberculoses vertébrales et plus spécialement du mal de Pott a traversé dans ces dernières années
ce que j'appellerai volontiers une double crise, car on ne
saurait appeler réforme les modifications apportées au traitement ordinaire. En premier lieu on a tenté de guérir les
pottiques, comme Hippocrate, en redressant leur bosse et en
immobilisant le rachis dans sa nouvelle et normale attitude.
En second lieu on a eu la préoccupation d'extirper les foyers
tuberculeux dans le corps des vertèbres et dans le canal vertébral, dans les parties molles enfin ; on y est plus ou moins
parvenu à l'aide de divers procédés.

Cette dernière méthode étant la plus logique et la plus

radicale, nous la discuterons tout d'abord en nous appuyant sur les résultats qu'elle a donnés.

Le mal de Pott n'étant pas une maladie à évolution cyclique et ayant souvent une phase de début d'une très longue durée avec des caractères incertains, sans gibbosité apparente, on ne saurait songer à une intervention durant cette phase. La gibbosité, la paralysie ou un abcès par congestion sont les indications qui peuvent fournir un prétexte à l'intervention. D'un avis presque général la paralysie ne saurait à elle seule suffire pour la légitimer et les lamnectomies décompressives sont à peu près abandonnées ; c'est presque toujours l'association de la gibbosité et d'un abcès ou d'une fistule qui a constitué la véritable indication opératoire. On rejette ainsi l'extirpation des foyers tuberculeux à la phase où les désordres osseux sont le moins prononcés, pour ne la pratiquer qu'à une période avancée, où la destruction et le tassement ont formé une gibbosité parvenue au terme de son développement, peut-on dire.

J'avoue, sans en comprendre la raison, qu'on a laissé passer la période la plus favorable, celle où les foyers sont moins étendus aussi bien dans les os qu'autour d'eux, et que les conditions de la réparation seront beaucoup moins bonnes plus tard. Je déclare donc que, si j'étais interventionniste, c'est durant la première période de formation de la gibbosité et dès son apparition, que je me hasarderais à ouvrir une voie directe et aussi large que possible pour procéder à l'évidement du corps des vertèbres atteintes et à un nettoyage complet des fongosités périphériques et même intra-rachidiennes. On doit se rappeler aussi, qu'on ouvrira très souvent de petits abcès qui se font très fréquemment dans les fongosités siégeant en avant de l'angle rachidien.

Les partisans de l'opération préfèrent attendre une période beaucoup plus tardive, celles où il s'est produit de longs abcès migrateurs, ouverts à l'extérieur parfois. Les altérations osseuses sont alors à leur maximum. On devra procéder à l'évidement et au curettage des vertèbres ; on pénétrera dans des cavités osseuses inégales, limitées par des parois fongueuses. On retirera à l'aide de la curette des esquilles libres ou non, plus ou moins nécrosées, infiltrées de pus, des portions d'os ramollies et on sera souvent amené par le ramollissement osseux dans le canal rachidien ; le doigt sera l'unique guide pour procéder à cet évidement. On dépassera le but d'un côté, on ne l'atteindra pas de l'autre.

D'autres difficultés se dresseront pour le nettoyage des tissus périphériques. Les fongosités, la membrane tuberculogène des abcès qui sont parfois multiples, s'étalant en arrière de l'aorte et des autres grands vaisseaux, étendues parfois très loin dans le médiastin, contre les plèvres, au milieu des viscères de l'abdomen, ne pourront être totalement enlevées, pas plus que la paroi des longs abcès migrateurs.

Comme conséquence on aura agrandi la cavité tuberculeuse de l'angle rentrant placé entre les deux tronçons vertébraux, cavité qui restera largement béante si on fait suivre l'opération du redressement rachidien. Et cette cavité, souvent infectée par d'autres agents que le bacille, continuera à suppurer ; on devra la tenir ouverte avec un drain extérieur.

Mais le plus souvent on n'aura pas détruit tous les foyers tuberculeux soit osseux, soit extérieurs et ceux qu'on n'aura pas atteints seront le point de départ de poussées d'une nouvelle propagation tuberculeuse. On n'aura pas fait un acte curatif proprement dit suffisant, et l'on devra continuer le traitement par l'immobilisation. Je suis heureux de reconnaître que le procédé de costo-transversectomie de Ménard est le plus précis et celui qui donne le plus de facilités pour atteindre l'angle rentrant, mais la statistique de ses résultats n'est guère encourageante : vingt-trois cas, pas de mort opératoire il est vrai, mais cinq morts dans la suite immédiate ;

cinq non suivis au delà de un à quatre mois ; treize enfin encore
en voie de traitement. Tous ont de grandes gibbosités, des
fistules. La paralysie s'est améliorée dans sept cas, mais
elle a reparu dans trois. Au résumé, résultats peu intéressants.

Avant Ménard, Vincent de Lyon avait, en 1892, préconisé
le drainage prévertébral pour « créer un accès vers les foyers
d'ostéite vertébrale par une voie latérale, aussi bien au cou,
qu'aux lombes et au dos ». Mais ici encore ce sont les résultats qui laissent à désirer et, en résumé, Vincent se borne à
reconnaître « l'utilité de cette intervention dans certains cas
de suppuration et de paralysie » (1).

Il y a plus de vingt ans que j'avais mis à exécution bien
des fois l'intervention directe dans les ostéites tuberculeuses
d'un os quelconque et du mal de Pott en particulier. Je
disais en 1882 à la Société de chirurgie : « Il importe de découvrir les origines de l'abcès. On aura sous les yeux, tantôt
une ulcération superficielle de l'os, tantôt une perforation
étroite, tantôt une fistule plus ou moins large. Il est indiqué de pénétrer dans l'excavation de l'os, de la déterger,
d'enlever un séquestre mobile ou adhérent, le foyer primitif
enfin ; on ne doit pas craindre de dépasser les limites du mal
Le curettage, l'évidement, une résection partielle deviennent
ainsi la conséquence de l'intervention chirurgicale, et toutes
ces opérations sont très simplifiées par la friabilité pathologique du tissu osseux » (2).

Et dans mon volume sur la tuberculose vertébrale, de 1888,
j'y insistais particulièrement : « les données anatomo-pathologiques qui ont fixé la constitution des abcès tuberculeux
devaient conduire à une pratique plus rationnelle : l'extirpation de la paroi de l'abcès et du foyer osseux lui-même, toutes

____

(1) *Revue de chirurgie*, t. XVIII, p. 50 et suivantes, 1898.
(2) Étude sur les caractères et la nature de l'arthrite fongueuse. Tuberculose
osseuse et articulaire (*Bulletins et mémoires de la Société de chirurgie*,
p. 491, 1882).

les fois que la chose est possible. On ouvre largement la poche, on décortique la paroi ; je me sers pour cela de longues spatules ou curettes d'un usage très commode ». Et j'ajoutais :

« En présence d'un abcès tuberculeux du psoas lié à un mal lombaire on ouvre d'abord cet abcès à la racine de la cuisse, là où il fait saillie extérieurement ; ensuite on pratique une contre-ouverture sur le point le plus rapproché de la lésion osseuse. On incise donc verticalement la région lombaire, en dehors de la masse sacro-lombaire ; on élargit au besoin par un prolongement oblique en avant, ajouté à l'une des extrémités de l'incision verticale ; on arrive ainsi au psoas, en passant en arrière du rein, puis sur les vertèbres malades dont on enlève les parties altérées. »

Mais, mon enthousiasme tomba après avoir reconnu alors que les résultats n'étaient pas aussi brillants que la théorie semblait l'indiquer, parce que je ne parvenais pas à obtenir une extirpation complète des foyers de tuberculose soit intra-osseux, soit péri-vertébraux. Comme Ménard plus tard, j'avais observé la persistance des fistules, de l'évolution continue de la gibbosité, de la réapparition de paralysies plus ou moins disparues. J'y renonçai donc pour me jeter dans une autre voie plus féconde, plus simple et plus sûre pour prévenir les complications du mal de Pott.

Les méthodes non sanglantes, nommées aujourd'hui orthopédiques, doivent être divisées en trois groupes séparés les uns des autres par un large fossé.

L'un comprend les procédés de réduction de la gibbosité avec recours à des appareils, à la prothèse métallique, à la ligature des apophyses, pour maintenir la réduction. On laisse le malade libre de ses mouvements s'il peut marcher.

Le second n'oppose à la gibbosité que l'immobilisation rachidienne sans tentative de réduction.

Le troisième, enfin, part d'un tout autre principe, celui de placer *le malade dans le décubitus horizontal* dès que le diagnostic est posé, avant la formation de la gibbosité ou tout à fait à son début.

De plus, on s'oppose à la formation de la gibbosité, ou on la corrige en la redressant à l'aide de l'extension continue.

Il serait trop long de discuter la valeur comparative de ces divers procédés ; mais j'établis, en principe, que doit être condamnée toute méthode qui ne repose pas *sur le décubitus horizontal des sujets*, c'est-à-dire qui autorise les malades à marcher, quel que soit le mode de contention employé. Je ne crois pas, et c'est au nom d'une grande expérience que je parle, que les corsets très perfectionnés ou plutôt qui s'appliquent le mieux puissent empêcher le tassement vertébral, la formation et l'augmentation de la gibbosité *chez les sujets qui marchent*, pas plus qu'ils ne s'opposent au développement des scolioses dans les mêmes conditions. Cela revient à dire que les appareils contentifs ne peuvent empêcher la destruction vertébrale, c'est-à-dire la réalisation des conditions qui amènent les paralysies et les abçès.

La prothèse métallique, la ligature apophysaire de Chipault, sur laquelle je n'ai pas, il est vrai, d'expérience, ne me semble pas non plus devoir suffire, si j'en juge par l'appréciation d'autrui et par les considérations qui s'attachent aux ligatures osseuses en général. Elle ne serait en tout cas qu'un moyen auxiliaire venant en aide à l'influence du décubitus horizontal et des appareils.

Le *décubitus horizontal* est donc la partie nécessaire de tout traitement. Il fait immédiatement cesser l'influence désastreuse du poids des parties supérieures du corps, en transmettant directement au lit le poids de ces parties, qui ne passe plus par un tronçon vertébral, devenu impuissant à le transmettre sans fléchir. La contracture devenue de moins en moins active disparaît, et, à moins de cas exceptionnel, les phénomènes douloureux s'apaisent en entier.

La marche doit donc être supprimée *pendant la période active de la formation de la gibbosité* jusqu'à ce que celle-ci ait atteint *le degré de consolidation voulue*. Le sujet sera placé sur un plan horizontal formé par un matelas assez consistant. A elle seule cette position aura pour résultat d'empêcher la difformité de se produire dans quelques cas et d'en atténuer le développement dans le plus grand nombre des autres.

Les moyens complémentaires du décubitus horizontal destinés à maintenir le rachis en état de rectitude sont, au premier rang, *les appareils à extension continue* et au second, les appareils de contention ou d'immobilisation, plâtrés, silicatés et peut-être la ligature des apophyses épineuses.

En immobilisant le rachis en même temps, *l'extension continue* remplit toutes les indications voulues, et elle m'a donné avec le décubitus bien entendu quelques guérisons parfaites sans gibbosité reconnaissable. A côté de celles-ci, rares, on obtient des guérisons avec une saillie tout à fait minime et on ne voit pas se produire ces grandes déformations si communes avec les autres méthodes. Viennent ensuite, toujours combinées au décubitus, la contention et l'immobilisation simple dans un appareil plâtré, silicaté ou dans un corset orthopédique.

La marche avec la contention du rachis dans les appareils quand il n'y a ni abcès, ni fistule, est actuellement la méthode de traitement du mal de Pott la plus répandue; elle est très générale dans beaucoup de pays étrangers. Je ne saurais pas assez m'élever contre cette pratique qui n'arrête pas le développement de la gibbosité, en même temps qu'elle favorise la formation des abcès et des paralysies.

On placera donc le malade dans le décubitus horizontal, en état d'extension ou d'immobilisation, le plus tôt possible, dès qu'on aura fait le diagnostic. Dans la plupart des cas le mal de Pott peut être reconnu avant l'apparition d'une saillie gibbeuse ou alors qu'elle commence à poindre. La méthode de l'extension appliquée à cette époque préviendra l'aggravation des désordres ; la guérison des foyers existants n'ayant plus à compter avec les altérations nouvelles dues à l'*ulcération compressive* sera plus facile et plus prompte.

On pourra transporter aisément les malades étendus sur la planche matclassée d'un lieu à un autre, les laisser séjourner à l'air toute la journée en les couvrant pour les garantir du froid et en les protégeant contre le soleil et la pluie. J'en connais qui ont fait sur la planche, sans fatigue ni malaise, le trajet de Paris au Caucase et de Téhéran à Paris, d'Amérique en France, etc., et qui sont très bien guéris.

Cette méthode n'empêchera nullement le traitement des complications s'il s'en produit, des abcès entre autres, mais j'insiste sur ce point qu'elle est un moyen prophylactique vis-à-vis d'elles.

On l'appliquera durant le temps nécessaire à la consolidation du rachis et ce temps est de plusieurs années : on n'y renoncera que lorsque l'ankylose du rachis sera obtenue.

Un examen attentif permet ordinairement de la constater ; toutefois la chloroformisation du malade est le seul moyen d'apprécier d'une manière précise le degré exact de la consolidation rachidienne. Lorsque celle-ci sera faite, on pourra supprimer l'extension et se borner à un corset de contention avec lequel le malade devra essayer ses premiers pas, mais un long temps est nécessaire avant d'arriver là.

Doit-on redresser les gibbosités pottiques récentes ou anciennes ?

La question est brûlante. Elle n'est pourtant pas nouvelle. Bien avant qu'elle soit revenue d'actualité j'en avais donné, en 1888, une histoire sommaire dont j'extrais ces quelques lignes.

« Les procédés de redressement de la gibbosité... sont

revenus à toutes les époques en discussion parmi les chirurgiens… ; le redressement a été tenté tantôt à l'aide de pressions et d'extensions, le malade étant couché, tantôt à l'aide d'appareils orthopédiques variés, permettant la marche. » Depuis Hippocrate jusqu'à Sayre, qui y a ajouté la suspension, en passant par Gillebert d'Hercourt, Arisson, Jœrg, Delpech de Montpellier et Bampfield qui faisait coucher le malade sur le ventre en exerçant des extensions momentanées, des pressions douces et continues sur la gibbosité, on a eu recours presque à toutes les manœuvres que l'esprit ingénieux des chirurgiens a su inventer. Et successivement toutes sans exception ont été abandonnées, soit comme inefficaces, soit comme dangereuses, bien qu'elles aient donné une petite part de résultats plus ou moins heureux.

Sont survenus récemment les procédés de réduction propres à Chipault, Calot, Redard, Jeannel, Levassort, soit par la ligature vertébrale ou la prothèse métallique, les appareils plâtrés, soit à l'aide de machines ou d'appareils nouveaux. A-t-on fourni un contingent de résultats assez satisfaisants pour entraîner la conviction chez les chirurgiens ; a-t-on établi qu'on n'avait pas de désastres à déplorer; s'est-on bien rendu compte, avant d'innover et d'appliquer, de l'état anatomique d'une gibbosité, de ce qui va survenir quand on va désunir les os, détruire le cal s'il existe, en ouvrant l'angle vertébral et en agrandissant les cavités osseuses ; a-t-on bien réfléchi à la nature bacillaire du mal de Pott, et à la véritable inoculation qu'on allait produire en déposant la matière tuberculeuse des abcès au milieu de nouveaux tissus ?

Bien d'autres questions pourraient être encore posées ; mais celles-là n'ont pas été résolues dans les milieux scientifiques, de sorte qu'à l'heure actuelle les esprits qui cherchent la vérité ne peuvent pas croire que là est l'avenir de la thérapeutique du mal de Pott.

La première condition d'un traitement curatif d'un foyer de tuberculose est de le laisser en complet repos et de ne pas troubler son évolution par le mouvement, à plus forte raison de ne pas détruire les adhérences établies, les cicatrisations faites. Les tissus normaux ont dans leurs éléments une très grande force de résistance, il convient donc de favoriser et de diriger avantageusement le *travail curatif* et non de le *contrarier* et de l'arrêter. La contracture étant un élément de désorganisation, on devra lutter contre elle par l'immobilisation, et là est le *rôle tout à fait supérieur* de l'extension continue qui ramène les deux segments du *rachis* dans la position de simple contact, en supprimant par suite les phénomènes si étendus et si graves dus exclusivement à la compression déterminée par la contracture des muscles.

Le traitement approprié aux altérations osseuses est aussi celui qui convient le mieux aux diverses paralysies ; on dit non sans raison qu'elles guérissent pour la plupart sans traitement spécial. En réalité les paralysies motrices imposent aux malades un repos forcé dans le décubitus horizontal, et c'est à cette attitude qu'on doit rapporter dans un certain nombre de cas la décompression, au niveau de la moelle ou des racines des nerfs, qui a été la cause de la paralysie.

Quant au traitement des abcès symptomatiques, j'ai donné plus haut les raisons qui m'ont fait rejeter, tant qu'il n'y a pas une fistule, l'extirpation de ces abcès, ainsi que des foyers tuberculeux osseux. J'estime qu'il convient, avant d'en arriver à cette pratique, de traiter ces foyers par la méthode des *injections à l'éther iodoformé et à la créosote*, médicaments qui, à mon avis, remplissent mieux que les autres les indications curatives de ces abcès. Les doses à injecter, d'après la formule que je préconise, sont les mêmes que pour les abcès tuberculeux ordinaires et intra-articulaires (Voy. p. 247).

Et je me borne à résumer le procédé de la guérison. L'éther n'a pas d'autre effet que de porter avec plus de certitude l'iodoforme et la créosote sur tous les points de la paroi de l'abcès, dans les cavernes osseuses et les foyers d'ostéite granuleuse, sur les méninges enfin et jusque dans le canal rachidien.

L'action efficace est due à l'iodoforme qui, par un contact durable et que j'ai retrouvé plus d'un mois après ces injections dans la paroi d'un abcès, contribue avec la créosote à produire les effets curatifs suivants. En premier lieu il affaiblit la virulence du bacille, ainsi que cela est expérimentalement prouvé ; il diminue sa repullulation, c'est-à-dire sa faculté procréatrice. Le *contact prolongé* de l'iodoforme avec les foyers tuberculeux contribue puissamment à cet important résultat. En second lieu, il irrite peut-être mécaniquement, par les cristaux qui se déposent, la paroi tuberculogène et il favorise une leucocytose utile à la destruction bacillaire.

Enfin l'iodoforme sclérogène la paroi et les foyers tuberculeux avec le concours de la créosote.

Une injection peut suffire à la guérison, mais dans la plupart des cas il sera nécessaire d'en pratiquer une seconde et quelquefois plusieurs autres. Chaque injection sera précédée du lavage de la poche fait avec soin à l'eau stérilisée.

Les trajets fistuleux succédant à l'ouverture spontanée des abcès peuvent guérir spontanément. Mais si leur cicatrisation s'attarde par trop, ou s'ils viennent à être infectés par d'autres agents, il devient alors urgent de chercher la guérison en imitant les opérateurs qui, comme moi pour les lombes, Ménard et Vincent pour les autres régions, vont à la recherche de la lésion osseuse elle-même, et c'est là une indication précieuse d'application des méthodes sanglantes.

En terminant, permettez-moi, Messieurs, d'insister sur un point qui est à mes yeux le fondement le plus sûr de la guérison de tout mal de Pott, quel que soit l'âge des sujets, c'est d'appliquer le traitement curatif rationnel dès le début, alors qu'il n'y a encore ni abcès ni paralysie, et que la gibbosité est elle-même fort peu appréciable. On peut dire qu'alors, en supprimant la cause la plus active de la pullulation bacillaire, à l'aide de la position horizontale et de l'extension, on guérira les sujets en réduisant la maladie à un minimum d'accidents et de durée.

ADÉNITE CERVICALE TUBERCULEUSE. — TUBERCULOSE ET MARIAGE.

Sommaire. — Présentation d'une jeune fille de vingt ans. atteinte d'adénites cervicales tuberculeuses multiples disposées : un groupe en pléiade et un groupe en série linéaire ou en chapelet ; il y a eu récidive à la suite de l'extirpation d'un ganglion suppuré — Règles de l'intervention opératoire dans les cas suivants : 1° Adénite monoganglionnaire sans abcès, dépassant le volume d'une olive ; — 2° Adénite monoganglionnaire avec un petit foyer purulent ou avec un gros abcès tuberculeux extra-ganglionnaire ; — 3° Adénites polyganglionnaires disposées en pléiade, symétriques ou non ; — 4° Adénites en série linéaire.
Tuberculose et mariage. — Question des plus graves sur laquelle on ait à se prononcer. — Le bacille est l'agent nécessaire de la tuberculose, et d'autre part, l'hérédité de la tuberculose est acceptée unanimement. — Il n'y a pas de tuberculose conceptionnelle engendrée par le spermatozoïde ou l'ovule des tuberculeux, c'est-à-dire par des parents tuberculeux. — Le placenta sain oppose une barrière infranchissable au bacille. — Ce dernier fait explique la rareté de la tuberculose congénitale de l'homme aussi bien que celle des veaux nouveau-nés. — Donc, la tuberculose de l'homme n'est pas héréditaire par le bacille, elle est exogène. — L'hérédité pourrait transmettre un terrain prédisposant. — Il y a de nombreux faits qui ne s'accordent pas avec un terrain spécifique. — Ce terrain n'a pas encore été défini malgré les travaux les plus récents de Robin et Binet. — Le mariage entre un sujet sain et un sujet tuberculeux, ainsi qu'entre deux tuberculeux, ne saurait être empêché quand les contractants sont guéris de leurs lésions locales.

MESSIEURS,

On m'a conduit ces jours derniers, une jeune fille âgée de vingt ans, atteinte d'une rechute d'une adénite cervicale tuberculeuse, traitée il y a dix-huit mois environ, par l'ouverture et le grattage d'un abcès tuberculeux. La guérison opératoire effectuée, cette jeune fille, quoique de très belle apparence, alla chercher la consolidation de sa santé sur les bords de la mer d'abord, et l'hiver suivant dans le midi. Elle en revient avec un petit abcès soulevant son ancienne cicatrice. Elle porte, de plus, deux groupes de ganglions. L'un près du ganglion malade occupe comme lui la région carotidienne à la partie moyenne du cou ; il est sous le sterno-mastoïdien. L'autre occupe le creux sus-claviculaire et se compose de trois ganglions.

Le groupe carotidien forme une pléiade dans laquelle, à côté du ganglion suppuré, s'en trouve un autre du volume d'une petite cerise ; les voisins sont moins volumineux.

Enfin, les trois ganglions inférieurs sus-claviculaires sont d'un petit volume, très mobiles et durs.

Lorsque l'examen et l'interrogatoire furent terminés, la mère de cette jeune fille me pria de répondre à ces deux questions : Quel traitement faut-il suivre? Le mariage est-il permis à ma fille qui, sans attendre mon consentement, s'est fiancée hier, et pourra-t-elle se marier dans six mois?

La réponse à la première question se trouve contenue dans le traitement des adénites tuberculeuses qui fera le premier objet de mon entretien d'aujourd'hui. Je ne m'arrêterai pas sur le traitement de la première phase, durant laquelle le ganglion tuberculeux se développe, malgré divers traitements locaux employés : révulsion, injections interstitielles, etc. Et j'aborde au point de vue thérapeutique les cas les plus ordinaires fournis par la clinique. En premier lieu, l'adénite est *monoganglionnaire* et le ganglion présente un volume égal ou supérieur à celui d'une *olive* ; il est dur ou mou et non suppuré d'une façon apparente. Il est indiqué de ne plus attendre et de recourir à l'extirpation totale du ganglion.

Si on se trouve en présence d'un abcès ganglionnaire peu développé, qu'on a néanmoins su diagnostiquer, c'est encore à l'extirpation du ganglion et du foyer purulent intra ou extra-ganglionnaire qu'il convient de s'adresser. Il y aura quelques précautions à prendre pour préserver, durant l'opération, les tissus voisins du contact des produits tuberculeux.

Mais si l'abcès atteint un volume dépassant celui d'une grosse noix ou celui d'une pomme d'api, il est évident alors que le foyer purulent est en grande partie extra-ganglionnaire et que le ganglion d'où il émane est plus ou moins détruit.

On devra chercher la guérison par la méthode des injections
à l'huile iodoformée avant de recourir à l'extirpation. Une,
deux ou plusieurs injections pourront être nécessaires. La
guérison définitive sera fréquemment obtenue par ce moyen.
On sera, au contraire, conduit à ouvrir l'abcès si la méthode
des injections échoue et on devra du même coup *extirper
le ganglion* d'où émane l'abcès. La cavité de l'abcès sera
l'objet d'un curettage minutieux et on évitera autant que possible le contact du pus avec les parties molles cruentées. On
explorera ensuite, soigneusement avec le doigt, le fond de
la cavité pour y découvrir le ganglion qui est quelquefois
réduit à une coque ou à un petit noyau ; on l'extirpera en
entier.

Les fistules tuberculeuses réclament l'ablation totale du
trajet fistuleux et du ganglion d'où elles proviennent. En
introduisant un stylet jusqu'au fond de la fistule, on aura un
guide sûr pour procéder à la dissection du trajet sans l'ouvrir.
On évitera ainsi la contamination des tissus voisins et on
sera sûrement à l'abri de toute rechute. L'incision du trajet
et son curettage, comme on le fait presque toujours, a l'inconvénient de laisser contaminer par le pus, les fongosités
ou un fragment du ganglion les tissus incisés ; de là de très
fréquentes récidives, et notre jeune malade en est un exemple.

Les *adénites polyganglionnaires* donnent lieu à des considérations qui méritent d'arrêter votre attention un instant.
Tantôt on se trouve en présence d'une pléiade de ganglions
isolés ou agglomérés dans une région déterminée du cou,
tantôt les ganglions sont disposés en chapelet et échelonnés
sur un trajet d'une assez grande longueur ; tantôt enfin, la
tuméfaction est très étendue, multiple et parfois symétrique.
L'observation clinique y montre certaines particularités.
L'évolution morbide est, par exemple, plus avancée dans le
premier ganglion que dans les autres ; il sera le siège
d'un abcès, alors que les autres n'ont pas encore de foyers

ramollis. Cela répond à ce fait que, les ganglions étant des organes d'arrêt et de défense, les bacilles qui pénètrent dans le premier ganglion y perdent une partie de leur virulence et de leur faculté de multiplication. Par suite le second et les autres ganglions du groupe, étant infectés par le premier, se trouvent en présence d'agents moins nombreux et moins virulents, les réactions pathologiques y sont moins intenses et plus lentes à se produire

Il en est de même pour les ganglions de toute une chaîne, infectés à leur tour par les précédents ; ces ganglions restent le plus souvent moins volumineux, plus mobiles et suppurent rarement. C'est ce qui a lieu chez notre malade qui présente dans la pléiade seulement deux gros ganglions, dont le premier est suppuré, et, loin de la pléiade, des ganglions éloignés petits, durs et très mobiles ; ils ne sont presque plus reconnaissables à mesure qu'on s'éloigne davantage du foyer du premier ganglion qui les a engendrés.

Il n'y a d'exception à cette évolution que lorsque les adénites, au lieu d'être produites par des bacilles provenant d'une source unique, sont le résultat d'une infection par la voie sanguine ; plusieurs ganglions peuvent être, dans ce dernier cas, ensemencés en même temps par des bacilles en nombre plus ou moins considérable.

Quoi qu'il en soit, les indications thérapeutiques doivent être suivies selon l'*ordre de gravité des désordres*. On s'adressera d'abord aux ganglions dont le volume dépasse celui d'une olive, suppurés ou non, ce sont les plus anciennement pris d'habitude, et on en extirpera un, deux, trois et même tout le groupe de la pléiade, si les ganglions sont gros, ramollis, suppurés. On laissera les ganglions plus éloignés dont le volume est inférieur aux précédents. Ils rétrocéderont de même que ceux de la pléiade qu'on aura cru devoir laisser pour ne pas multiplier les incisions, lorsqu'ils n'ont pas le volume et les conditions cliniques indiquées. Les règles suivantes ne souffrent pour ainsi dire pas d'exception.

Tout ganglion tuberculeux caséifié et suppuré, ne rétrocède pas et doit être extirpé dans tous les cas ; la méthode des injections intra-cavitaires ne s'adresse, je l'ai dit plus haut, qu'aux poches extra-ganglionnaires volumineuses évoluant vers l'extérieur.

Dans les adénites tuberculeuses polyganglionnaires, on procédera par l'extirpation du ganglion, suppuré ou non, le plus anciennement atteint, lorsqu'il acquiert le volume d'une olive ; puis on enlèvera ceux qui font partie de la pléiade et qui ont été pris secondairement. On pourra respecter les ganglions plus éloignés d'un petit volume, surtout s'ils ne sont pas ramollis ou suppurés ; ne recevant pas une infection nouvelle, ces ganglions éloignés rétrocéderont le plus souvent.

Mariage des tuberculeux. — La mère ayant tenu à connaître mon opinion sur le mariage de sa fille, dont elle désirait fixer la date à six mois environ, je lui fis la réponse suivante, après avoir ausculté la malade et recueilli en même temps l'avis de son médecin, qui était très affirmatif ainsi que moi sur l'absence de toute lésion pulmonaire : — « Je ne saurais en aucune façon m'élever contre le mariage de votre fille, dis-je à la mère ; quant à la date choisie, je ne puis l'aborder qu'après avoir connu les suites de l'opération qui sera pratiquée. » Et pour en finir avec cette seconde particularité, on extirpa chez la malade les ganglions et l'abcès qui partait de l'un d'eux ; la guérison nécessita une seconde extirpation ganglionnaire ; durant les mois qui suivirent on put se convaincre que les autres ganglions de la pléiade non extirpés avaient diminué de volume et étaient en voie de rétrocession.

Le mariage des tuberculeux étant une des questions les plus graves sur lesquelles on soit appelé à se prononcer, je n'hésite pas à l'aborder en donnant une opinion née de mes réflexions et des notions que nous possédons sur la tuberculose en général.

Vous savez que c'est à Villemin et à Koch que l'on doit la démonstration de la contagion de la tuberculose. Le premier a fourni la preuve expérimentale ; le second a extrait du tubercule le microbe qui le fabrique et crée la maladie dans le terrain. Sans lui il n'y a pas de maladie tuberculeuse, il est donc l'agent nécessaire auquel aucun autre ne saurait être substitué.

Cette base étant établie, il en découle que si deux individus mariés sont indemnes du bacille tuberculeux, ils ne sauraient, quel que soit l'état de délabrement et de ruine de leur santé, transmettre la tuberculose.

Mais en est-il de même si l'un des parents est bacillaire ou si les deux générateurs le sont en même temps, quel que soit l'organe affecté ?

L'opinion de la transmission de la tuberculose par hérédité est tellement ancienne et tellement entrée dans l'esprit public et médical, qu'il semblerait qu'elle émane d'une observation journalière irrécusable. Que de faits cliniques n'a-t-on pas cités plus ou moins semblables aux suivants ! Un père tuberculeux pulmonaire a, de sa femme non tuberculeuse, sept enfants qui disparaissent tous par le fait de la tuberculose avant l'âge de la puberté (Ferrand). Une mère est phtisique avancée, son père, ses deux sœurs et un frère sont morts tuberculeux. Elle a, étant phtisique, neuf enfants, l'aîné et trois des autres meurent tuberculeux.

Des statistiques portant sur un grand nombre de faits ont cherché à établir la transmission de la tuberculose des grands-parents et des parents à leurs descendants dans les familles qu'ils ont fondées.

On se trouve ainsi amené à chercher comment on peut concilier tous ces exemples si frappants où l'hérédité semble évidente, avec la notion de la contagion par le bacille. Avant de juger et de conclure, il convient de procéder par un libre examen de la doctrine, à une discussion serrée de la question à l'aide des faits seulement.

On conçoit que la tuberculose héréditaire puisse apparaître à la naissance ou plus tardivement; dans l'un et l'autre cas elle réclame la transmission du bacille par l'un des générateurs ; sinon elle aurait une origine exogène.

Examinons donc quel est le mécanisme de cette transmission. Deux hypothèses peuvent fournir la solution. La première est celle de la *tuberculose conceptionnelle* par le père ou par la mère, c'est-à-dire par le spermatozoïde ou l'ovule. Aucun fait démonstratif, aucune expérience certaine n'autorise à admettre qu'un père tuberculeux a engendré un fœtus tuberculeux. Le sperme des animaux tuberculeux n'a jamais rendu tuberculeux les animaux auxquels on l'a injecté. D'autre part, les observations cliniques étant à leur tour sans valeur, car elles peuvent être autrement interprétées, on est en droit de dire que rien ne prouve que le bacille du père se transmet à son produit.

On est d'autant moins fondé à le prétendre que la *tuberculose congénitale* observée à la *naissance* est tout à fait exceptionnelle et qu'elle a une forme spéciale en rapport avec une autre origine.

Pareille argumentation s'adresse à l'ovule. Ici l'expérimentation fait défaut; mais on connaît, depuis les travaux mémorables de Vignal, l'imperméabilité du placenta normal à la plupart des agents microbiens, au bacille tuberculeux en particulier. Le passage de ce bacille à travers le placenta n'est possible que lorsqu'il existe des altérations de cet organe, c'est-à-dire dans les cas pathologiques et très exceptionnels d'ailleurs.

Cette conclusion est en parfaite concordance avec ce que nous savons de l'extrême rareté de la tuberculose congénitale dont on peut compter les exemples aussi bien chez l'homme que chez les produits de la vache, laquelle étant très fréquemment atteinte de tuberculose devrait donner naissance à de nombreux veaux tuberculeux.

La tuberculose conceptionnelle par le spermatozoïde ou l'ovule doit donc être rejetée. On est, dès lors, amené à cette induction forcée que la tuberculose fœtale, très exceptionnelle d'ailleurs, toujours d'origine maternelle, est engendrée par le passage du bacille à travers le placenta, d'où il est apporté dans le foie du fœtus par la veine ombilicale, le canal d'Aranzi ne dérivant vers le cœur qu'une partie du sang fœtal. La circulation fœtale, au surplus, ramènera encore de nouveau le sang vers la veine ombilicale. Ainsi s'explique que la tuberculose fœtale, c'est-à-dire congénitale, se montre dans le foie, les os, plutôt que dans le poumon et qu'elle ne devienne pulmonaire qu'après infection des organes précédents.

On ne saurait prétendre en tous cas que les bacilles tuberculeux, en admettant que le nouveau-né les ait reçus de la mère, vont *demeurer à l'état latent* dans les poumons, le foie, les os durant des années et jusqu'à trente et quarante ans, sans y produire aucun désordre, ni faire même aucune menace.

Le bacille n'étant pas transmissible de l'homme à son produit, la tuberculose dont le bacille est le germe, c'est-à-dire l'expression fondamentale, n'est pas et ne peut pas être *une maladie héréditaire par le bacille* : elle est donc exogène et c'est un bacille emprunté au milieu extérieur qui détermine en fait la maladie.

Cette conclusion s'imposera et durera aussi longtemps que nos connaissances sur le bacille tuberculeux ne seront pas modifiées. Mais je ne me dissimule pas qu'on ne l'acceptera pas aisément, parce qu'il est un autre terme dans l'équation de la maladie que je n'ai pas envisagé, celui du terrain cons-

titutionnel des malades. Hippocrate avait émis l'aphorisme
« qu'un phtisique naît d'un phtisique », ce qui revient à dire
qu'il existe, puisque le germe ne saurait être mis en cause,
une *prédisposition héréditaire* émanant des parents, éminemment favorable à l'infection bacillaire. De telle sorte que le
malheureux atteint d'un spina-ventosa très limité, d'une
adénite bacillaire unique et peu volumineuse, d'une ulcération cutanée de même nature, toutes affections tuberculeuses
parfaitement curables et restant définitivement guéries, en-
gendrera des produits appelés à devenir tuberculeux, à être
phtisiques, coxo-tuberculeux, méningitiques, bacillaires à
tout âge, en même temps qu'ils continueront à transmettre
le terrain propice, sans qu'on sache s'il peut être jamais
amendé ou modifié, redevenir normal en un mot.

Heureusement qu'il n'en est pas toujours ainsi, comme
le prouve l'exemple suivant qui me touche de près : une
femme de cinquante-six ans meurt d'une coxo-tuberculose suppurée remontant à l'enfance, mais n'ayant laissé
qu'une boiterie légère jusqu'à cinquante ans. Alors son mal
se réveille, la hanche suppure, des complications pulmonaires éclatent et elle succombe. Son mari était mort cardiaque à soixante-dix-sept ans. Il y avait trois enfants :
l'aîné, une fille, a vécu bien portante jusqu'à soixante-douze
ans ; le second, une autre fille, est morte à l'âge de quinze ans
d'une broncho-pneumonie aiguë qui l'a emportée en huit
jours ; le troisième enfant vit encore, il a soixante-quatre ans
passés, il se porte très bien.

Pourquoi parmi les nombreux descendants de phtisiques
ou de tuberculeux articulaires, les uns vont-ils devenir la
proie du bacille, tandis que les autres résisteront, n'auront
jamais rien, pas plus que leurs produits immédiats ? Je connais beaucoup d'enfants procréés par un père phtisique qui
ne sont pas encore devenus tuberculeux, bien qu'ils aient,
quelques-uns, dépassé vingt ans. Et je connais de nombreux

parents ayant été atteints de tuberculoses chirurgicales les plus diverses, dont les enfants adultes pour la plupart se portent très bien.

D'un autre côté, comment ne pas être frappé par les faits de contamination des sujets indemnes de toute prédisposition ? Un logement est occupé par un tuberculeux qui y meurt. De nouveaux venus non tuberculeux, ni par eux-mêmes, ni par leurs ascendants, n'ayant donc aucune prédisposition héréditaire et paraissant tous très résistants, viennent occuper le susdit logement. Ils ne tardent pas à être atteints de tuberculose et, successivement, tous l'un après l'autre deviendront la proie du mal. Le terrain *normal* n'a donc montré aucune résistance chez ces malheureux, pas plus que dans cette famille de parents parfaitement sains, eux ainsi que leurs ascendants, chez laquelle sur cinq à six enfants magnifiques, tout d'un coup l'un d'eux, le troisième, est pris sans raison apparente, au milieu de toute la famille qu'il n'a pas quittée et dont il partage la vie matérielle et morale. Il sera seul atteint de tuberculose du poumon, de la hanche, etc. On ne recherche pas cet ordre de faits qui paraissent défavorables à l'hérédité, on met au contraire très en évidence les cas opposés.

Je conclus en disant que je ne puis rejeter sans preuve cette *hérédité prédisposante* du terrain, mais quelle est-elle ? en quoi la série de perturbations organiques ou fonctionnelles consiste-t-elle ? a-t-elle une durée illimitée ? en se transmettant aux descendants, peut-on l'amender, la modifier, la guérir même ? quel rôle joue-t-elle à l'égard du bacille ? a-t-elle la propriété d'attirer et de fixer le bacille venu du dehors, ou d'élever au rang de bacille virulent des organismes vivant indistinctement chez tous les hommes ? Le terrain n'aurait-il, au contraire, qu'une simple action sur l'évolution tuberculeuse au point de vue des fins curables ou destructives et mortelles ? Toutes ces questions peuvent être posées, mais malgré les récentes recherches de Gaube (du Gers), de Robin et Binet, etc., elles ne me semblent pas résolues, tant s'en faut. Et plus je suis l'évolution des tuberculoses chirurgicales, plus je reconnais l'influence salutaire du traitement local qui, en procurant de solides et durables guérisons, montre que la part d'influence constitutionnelle n'est pas aussi grande qu'on le prétend. Il semble seulement qu'entre toutes les maladies infectieuses la tuberculose est celle qui germe le plus facilement sur les terrains débiles.

Dans ces conditions, le mariage entre deux individus, l'un sain et l'autre tuberculeux, ou tous les deux tuberculeux, ne saurait être proscrit, à moins que l'évolution tuberculeuse ne soit parvenue à une période dangereuse pour la vie des contractans.

Je dirai, en premier lieu, pour les tuberculoses chirurgicales, qu'on ne doit conseiller le mariage qu'après la guérison complète de la maladie, sans crainte de rechute ou de récidive, autant qu'on peut le prévoir.

Il en sera de même pour la tuberculose des poumons ou des viscères dont s'occupent plus spécialement les médecins. On devra s'assurer, par une période d'attente suffisamment longue, que la guérison paraît entière et définitive, sans toutefois qu'on puisse avoir un degré très grand de certitude. Une tuberculose pulmonaire fermée, arrêtée depuis un certain temps dans son évolution, à la période de crudité, ne saurait constituer une contre-indication formelle au mariage. Au surplus si les sujets qui contractent leur union sont encore bacillaires, ils ne transmettront en aucun cas le bacille, mais uniquement cette prédisposition qui est pour nous une grande inconnue.

Le bacille est dangereux presque exclusivement par les destructions ou les complications locales qu'il engendre ; la règle est la même pour la phtisie pulmonaire, pour la méningite tuberculeuse comme pour les tuberculoses chirurgicales où elle trouve journellement une démonstration éclatante.

Ne possédant et ne fabriquant que des toxines fort peu actives, qui ne paraissent pas très nocives à distance, l'infection de l'organisme doit être infiniment peu prononcée, à moins qu'il ne s'y ajoute des infections étrangères dues à des associations microbiennes ou un terrain spécifique et à perpétuité héréditaire. Mais il reste alors à faire en entier la démonstration de l'hérédité du terrain tuberculeux, et, si elle existe, à déterminer quelle est la composition organique de ce terrain.

TRAITEMENT DES ADÉNITES TUBERCULEUSES, DES ABCÈS, DES FISTULES ET DES ULCÉRATIONS QUI EN DÉPENDENT.

Sommaire. — Deux malades atteints d'adénite cervicale tuberculeuse.
Le premier est à la deuxième période : description des lésions. — Absence de
fluctuation. — Nature tuberculeuse de la lésion. — Traitement du début :
attendre en observant. — En cas d'accroissement, on peut choisir entre
divers traitements : le meilleur est l'extirpation totale des ganglions malades ;
y recourir lorsque le ganglion atteint le volume d'une amande ou d'une
noisette.
Le deuxième enfant est à la 3ᵉ période : tumeur suppurée prête à s'ouvrir. —
Intervention nécessaire ; on ne peut, à cause de l'imminence de l'ulcération,
recourir à la méthode des injections intra-cavitaires chez notre petit malade.
— Avantage des injections intra-cavitaires lorsqu'il y a des abcès ganglionnaires. — Elles amènent la transformation de la paroi et ne contredisent
nullement l'extirpation ganglionnaire après la cure de l'abcès, si l'adénite
tuberculeuse persiste.
Traitement des fistules et des ulcérations tuberculeuses ganglionnaires par
l'extirpation. — Le curettage est une pratique à abandonner comme n'offrant
pas une sécurité suffisante.

Messieurs,

Nous avons actuellement dans le service deux jeunes
malades atteints, à deux périodes très différentes de son
évolution, d'une maladie extrêmement fréquente et que
vous devez apprendre à connaître à fond ici : la tuberculose
ganglionnaire. Ces deux jeunes garçons présentent l'un et
l'autre une adénite cervicale tuberculeuse. Je ne m'occuperai aujourd'hui que du traitement de cette affection.

Le premier de nos deux petits malades représente ce que
les auteurs ont appelé la deuxième période de l'adénite,
c'est-à-dire la période à laquelle la maladie a abandonné ses
premières allures calmes de légère hypertrophie ganglionnaire pour entrer dans une phase vraiment active et progressive, sans avoir atteint toutefois le stade de la suppuration.
Cet enfant porte à la région carotidienne droite un paquet
ganglionnaire du volume du poing et, à gauche, quatre à
cinq ganglions gros chacun comme une petite noix.

Un examen minutieux ne révèle pas de fluctuation, la peau est du reste encore saine et mobile. Les parents du petit malade nous apprennent que les tumeurs du cou se sont mises à grossir il y a quatre mois environ, et qu'elles augmentent progressivement de volume. Avant cette époque, le cou avait été très longtemps un peu gros ; de temps à autre, de petites tumeurs avaient paru se développer, puis elles avaient diminué de volume au bout de quelques jours : actuellement, elles ne s'arrêtent plus dans leur évolution.

Un certain nombre d'adénites tuberculeuses offrent ces alternatives de gonflement et de diminution.

Jadis, lorsque régnait encore la théorie de la scrofule, on attribuait à cette diathèse presque toutes les adénites à allures torpides. La microbiologie, en même temps que l'inoculation aux animaux, ont fait justice de cette théorie, et aujourd'hui tout le monde s'accorde à reconnaître que la presque totalité des adénites chroniques est tuberculeuse.

Le traitement de notre petit malade ne saurait vous être indiqué sans soulever la question du traitement des adénites tuberculeuses. Elle peut être ramenée aujourd'hui à quelques formules assez précises.

Une distinction première et importante doit être faite entre les adénites tuberculeuses sans abcès et celles qui se compliquent de tuberculomes suppurés.

I. *Adénites tuberculeuses non suppurées.* — Habituellement on n'assiste pas à l'évolution de l'adénite ; on est appelé pour guérir la maladie parvenue à un certain développement. C'est le cas de notre petit malade. Pourtant l'affection n'a pris un certain volume que lentement et progressivement, présentant parfois de petites poussées qui en augmentent assez vite les proportions. L'adénite est d'ailleurs unique ou multiple. D'autre part, sous l'influence d'un traitement médical tonique et reconstituant, de conditions de régime et d'hygiène meilleures, l'adénite peut rétrocéder et disparaître en entier.

On ne se hâtera donc pas d'en appeler à la chirurgie pour guérir une adénite tuberculeuse et on attendra d'abord les effets du traitement médical en exerçant une surveillance attentive. Je donne comme une règle approximative de conduite, qu'une adénite tuberculeuse non suppurée qui a pris le volume d'une olive ou d'une petite noix et qui le conserve depuis quelques mois sans variations appréciables, doit être *l'objet de l'extirpation* du ganglion principal. Il appartient d'ailleurs à chacun de la modifier selon son tact médical et les circonstances particulières d'âge, de milieu et de soins où peut se trouver un malade.

Cette règle montre quelles sont mes tendances; elle me dispensera de discuter tour à tour les autres traitements, et ils sont nombreux, proposés contre les adénites tuberculeuses. Après avoir essayé la plupart des autres méthodes, principalement les injections intrinsèques, pour lesquelles on a proposé les substances les plus diverses, je suis revenu à la pratique radicale de l'extirpation totale du ganglion. Il y a une raison principale qui explique l'échec habituel de toutes ces méthodes diverses : c'est la présence dans les ganglions tuberculeux de nombreux foyers minuscules, disséminés dans le ganglion, que les injections ne peuvent pas atteindre. Et d'un autre côté mes recherches et celles de Cornil apprennent que la fonction bacillaire s'accomplit toujours excentriquement et que c'est le pourtour du ganglion qu'il faut modifier. Ce sont ces considérations qui m'avaient conduit à proposer l'emploi de la méthode sclérogène autour du ganglion ; mais on rencontre des difficultés d'application qui ont fait que j'y ai renoncé.

Je me trouve ainsi conduit à proposer l'extirpation d'un ganglion ou de plusieurs ganglions s'ils se trouvent agglomérés en une seule masse ou atteints les uns et les autres à un degré comparable, quel qu'en soit le siège, comme la méthode présentant seule toutes les garanties voulues. Elle devra être faite sans timidité et en plein tissu sain. On aura recours à des incisions plutôt grandes pratiquées dans un sens particulier suivant la région, dans celui des plis naturels afin d'en rendre les marques moins visibles. On évitera par-dessus tout d'ouvrir les petits foyers caséeux ramollis qui sont si fréquents dans les ganglions, et on ne devra jamais recourir à un curettage quelconque. Le contact des produits tuberculeux avec les tissus ouverts expose à des contaminations qui aboutissent plus tard à des abcès tuberculeux ou à des fistules spécifiques, à des récidives en un mot. C'est pour cela qu'on devra manœuvrer pour cette extirpation toujours en tissu normal et sans jamais saisir le ganglion avec des pinces pointues pouvant ouvrir un foyer ramolli. En un mot : étant donnée une adénite tuberculeuse, unique ou multiple, non suppurée, qui augmente progressivement et atteint déjà le volume d'une olive, on doit recourir à l'extirpation totale des ganglions malades. Cette extirpation a pour but de faire disparaître tous les foyers tuberculeux qui menacent d'infecter non seulement les tissus voisins, mais d'autres ganglions et même les viscères les plus importants de l'organisme. Telle est la thérapeutique qui sera mise en œuvre chez notre petite malade.

II. *Adénites tuberculeuses suppurées.* — Quant à l'autre enfant, il présente la troisième période de la tuberculose ganglionnaire sous la forme d'une volumineuse adénite suppurée du côté gauche du cou. La peau distendue, rouge, amincie, est prête à s'ouvrir. A droite se trouve aussi un autre abcès du volume d'une mandarine. Je vous exprimais tout à l'heure combien il est regrettable que l'on ait pu laisser se développer des lésions d'un tel volume sans y remédier ; en présence de l'étendue des altérations placées sous vos yeux, je ne puis que déplorer qu'une thérapeutique efficace ne soit pas intervenue pour entraver une évolution aussi dangereuse pour le présent et pour l'avenir.

Je viens de vous conseiller de ne pas attendre lorsque l'affection non suppurée atteignait le volume d'une amande ou d'une petite noix; à plus forte raison convient-il d'intervenir dans ces cas extrêmes par l'extirpation de tout le ganglion, quel que soit le volume de l'abcès tuberculeux qui en fait partie ou qui lui est rattaché. Sans doute, les conditions actuelles ne sont plus les mêmes que chez le premier malade. La peau rouge, tendue, enflammée, amincie, n'aura plus la résistance suffisante pour se réunir *per primam*, et on ne pourra pas procéder à l'extirpation ganglionnaire sans ouvrir l'abcès, c'est-à-dire sans exposer les tissus voisins à une infection.

Malgré ces craintes, malgré la possibilité de pareils inconvénients, je demeure *dans ce cas spécial* résolument interventionniste et interventionniste à fond, c'est-à-dire partisan de l'extirpation *totale du ganglion* et de la *paroi de l'abcès* qui contient le pus, paroi de nature tuberculeuse, comme vous le savez, et qui est en dehors du ganglion, lequel lui semble annexé.

Si l'état local n'était pas aussi avancé, c'est-à-dire si on n'était pas en présence d'une ulcération prête à se faire, tellement la peau est amincie, je vous proposerais une méthode d'intervention moins radicale et qui doit être conseillée dans les adénites tuberculeuses avec abcès moins avancé et n'ayant pas encore envahi et détruit les tissus mous sous-cutanés et cutanés. C'est la méthode des injections intra-cavitaires des abcès et non plus interstitielles, comme précédemment.

Cette méthode repose sur le fait anatomo-pathologique suivant. Les abcès sont, au début, contenus dans le ganglion tuberculeux, mais bientôt par les progrès de leur développement ils s'en dégagent sur un point et ils viennent proéminer en dehors de lui dans les tissus mous, du côté des téguments, d'ordinaire. Ce n'est pas, comme on l'a cru à tort, le pus qui vient fuser, sans règle ni loi, dans les interstices des tissus, mais bien la membrane tuberculogène qui se développe extérieurement à l'aide de gros bourgeons tuberculeux et qui envahit successivement les tissus extérieurs jusqu'à la peau elle-même qu'elle finit par absorber peu à peu. Cette membrane part du ganglion et repose sur lui de manière à former avec lui un tout continu. Le pus, mélangé ou non à des débris caséeux, y est enfermé comme dans une outre et la distend plus ou moins.

Il en résulte qu'après avoir évacué le pus on pourra le remplacer par un liquide modificateur plus ou moins spécifique, c'est-à-dire atténuateur de la virulence du bacille et plus ou moins irritant, de manière à attirer les phagocytes dans la paroi précédente.

Le liquide ainsi introduit n'ira pas fuser dans tous les tissus, il restera uniquement dans l'enceinte close où était le pus. Il pourra, par ses propriétés, y produire une transformation salutaire de la paroi. On commencera donc par injecter l'abcès avec une solution d'huile iodoformée, selon la formule suivante qui nous est habituelle :

Huile	90
Iodoforme	10
Éther	40
Créosote	2

et on laissera dans la poche quelques grammes de cette solution. On pourrait recourir également à des injections phéniquées, de naphtol, etc.

La poche, après avoir été préalablement lavée avec de l'eau stérilisée, recevra la solution précédente et on en laissera quelques grammes dans sa cavité.

On attendra ensuite la résorption du liquide injecté. Si elle ne se produit pas au bout de quinze jours ou trois semaines par exemple, on fera une seconde injection dans les mêmes conditions et on surveillera de la même manière. On pourra même recourir à une troisième injection.

Les injections du tuberculome abcédé amènent sa guérison ainsi que celle du ganglion tuberculeux qui lui a donné naissance et sur lequel sa paroi s'insère.

La méthode des injections devient alors curative pour les deux lésions, l'adénite et l'abcès, que celui-ci soit extra ou intra-ganglionnaire.

Mais il peut arriver que l'abcès ne se reproduisant plus, l'adénite seule persiste aussi volumineuse qu'auparavant et non transformée. On devra dans ce cas procéder à l'extirpation d'un ganglion, comme s'il n'y avait pas eu d'abcès.

En résumé : 1° S'il n'y a pas d'abcès tuberculeux apparent faisant partie du ganglion augmenté de volume ou en continuité de tissu avec lui, il est préférable de recourir à l'extirpation du ganglion ou des ganglions plus ou moins nombreux.

2° Lorsqu'il s'y ajoute un abcès tuberculeux, que cet abcès soit contenu dans le ganglion ou seulement en continuité de tissu avec lui à l'aide de sa paroi d'origine, on commencera par injecter l'abcès et chercher la guérison par les injections intra-cavitaires. Si la cure de l'abcès se produit, le ganglion peut avoir conservé ses caractères tuberculeux, rester gros et non transformé; on procédera à son extirpation comme il a été dit plus haut.

Au contraire, lorsque le ganglion subit en même temps que l'abcès une transformation curative qu'on reconnaît à sa diminution de volume et à son induration plus grande avec absence de toute sensibilité à la pression, on s'abstiendra de l'extirpation en surveillant la guérison, c'est-à-dire la diminution progressive de l'adénite.

Enfin on se trouve encore en présence de cas plus complexes, où à côté d'adénites non abcédées coexistent, chez le même sujet et dans la même région du cou ou d'ailleurs, des abcès multiples en rapport aussi avec des ganglions tuberculeux.

Ce sont les mêmes principes qui doivent fixer le traitement. On extirpe les ganglions tuberculeux simples de préférence, en commençant par le premier atteint, et si on ne procède pas également à l'extirpation des abcès avec leurs ganglions d'origine, on injectera les abcès jusqu'à ce qu'on en ait obtenu la guérison, ou on procédera à leur extirpation avec leurs ganglions, si la méthode des injections échoue.

Les *trajets fistuleux* consécutifs à l'ouverture des abcès ganglionnaires devront être, eux, totalement extirpés *dans tous les cas* avec le ganglion d'où ils émanent, et à son défaut avec leur foyer d'origine. Les topiques modificateurs qu'on leur applique si souvent ne servent qu'à faire perdre du temps et à prolonger un état qu'il est inutile d'entretenir, puisqu'il peut avoir certains dangers. Le curettage est lui-même une opération imparfaite ; il n'enlève pas tous les bacilles tuberculeux et est suivi très souvent de récidives. Je l'ai depuis longtemps abandonné, le considérant comme un moyen n'offrant pas une sécurité suffisante.

On fera de même à propos des ulcérations tuberculeuses cutanées plus ou moins étendues, consécutives à l'ouverture d'abcès ganglionnaires. L'antisepsie et la désinfection les mieux comprises n'en viennent à bout que très difficilement et après un temps très long. Aussi ne doit-on pas attendre indéfiniment une cicatrisation qu'on obtient péniblement et qui laisse des marques disgracieuses, sinon des cicatrices vicieuses, témoins accusateurs d'une tuberculose antérieure. On les extirpera avec les plaques et les ganglions tuberculeux qui les supportent et qui leur ont donné naissance. On substituera de la sorte une cicatrice régulière et unique à toutes ces variétés de cicatrices plus ou moins difformes qui résultent d'une guérison naturelle. L'extirpation des ulcérations et des masses ganglionnaires sous-jacentes devra être largement faite ; elle ne sera pas toujours suivie d'une guérison franche et à l'abri de quelques retours offensifs.

Comme les tissus voisins ont été infectés par les bacilles ou leurs toxines, il en résulte assez fréquemment la reproduction de petits abcès superficiels, d'exulcérations tenaces, de fistules ou fistulettes plus ou moins profondes. Sans perdre de temps on les réopérera de nouveau et on les poursuivra dans leurs retours offensifs, multipliés parfois, jusqu'à leur disparition entière et définitive.

La poursuite ne doit cesser qu'avec l'extermination complète d'un ennemi qui se révèle encore par quelques dernières réapparitions.

FRACTURE DU COUDE AVEC CAL EXUBÉRANT. — RÈGLES DU TRAITEMENT DES FRACTURES DU COUDE ET DES FRACTURES ARTICULAIRES EN GÉNÉRAL.

Sommaire. — Observation d'une fracture ancienne datant de quatre ans chez un garçon de douze ans. — Examen et emploi de la méthode dermographique. — *Gros cal* de l'épicondyle et de la région voisine de l'humérus, extra et intra-articulaire. — Fracture de la base de l'olécràne. — Mouvements du coude très restreints. — L'enfant fut traité par le massage et les mouvements qui ont contribué à augmenter l'activité productive du cartilage conjugal et l'ostéite du cal. — Le traitement de toute fracture comprend deux opérations distinctes : 1° la remise en état de l'os ; 2° la restauration des fonctions et de l'esthétique du membre. — Il y a antagonisme, au point de vue du résultat, entre ces deux opérations pratiquées simultanément. — Principes du traitement au coude et dans les fractures articulaires des autres régions.
Réduction et contention. — Première partie du traitement : immobilisation et contention après réduction ; moyens de l'obtenir ; appareils ; durée de l'immobilisation, ses effets sur la régularité du cal. — Utilité de la radiographie. — Seconde partie du traitement : 1° mouvements articulaires ; 2° massage et électricité ; exercices et manœuvres. — Conclusion.

Messieurs,

Il est entré ces jours derniers dans nos salles un garçon de douze ans qui, s'étant fracturé le coude gauche anciennement, a fait il y a six semaines une chute sur le même bras. Quelques jours de repos du membre ont suffi pour qu'il ne reste plus aujourd'hui de traces de son second accident. Mais le coude est considérablement déformé par la fracture ancienne, et les mouvements de l'articulation sont très compromis. Il est intéressant d'étudier l'état de ce membre et de le connaître exactement, afin de savoir si on peut encore le corriger et rétablir les fonctions perdues. Cette étude profitera d'ailleurs à notre instruction commune sur le meilleur traitement des fractures du coude, en nous apprenant à éviter autant que possible des conséquences semblables à celle que présente notre malade.

Le coude est la région des membres à la fois la plus facile et la plus difficile à connaître, lorsqu'il s'agit d'y déceler les conséquences d'un traumatisme. Difficile, si on procède sans méthode et par à peu près ; facile, si on a un plan d'examen et si on le suit fidèlement. J'ai donné ailleurs la description de cette méthode d'examen (page 97) et je n'y reviens pas.

Dans l'espèce, la *méthode dermographique* me paraît indispensable pour apprécier comparativement la configuration et le développement des mêmes parties dans les deux coudes. Elle substitue une notion réelle et persistante, qu'on a sous les yeux et que tout le monde peut apprécier pendant que l'esprit compare et cherche l'explication des différences, à une impression fugitive, difficile à garder et qu'on peut mal interpréter. Les dessins permettent de voir les changements opérés dans la forme des épiphyses. Successivement les contours de chaque saillie, épicondyle, épitrochlée, ainsi que de l'extrémité inférieure de l'humérus ont été dessinés avec exactitude, puis la tête radiale, l'olécrâne ainsi que l'interligne articulaire ont été indiqués à leur tour dans les deux coudes, les deux avant-bras ayant été placés à angle droit sur le bras et maintenus dans cette position pendant l'examen comparatif.

En procédant ensuite avec ordre et examinant saillie par saillie de dehors en dedans, sur l'humérus d'abord, on reconnaît tout de suite de loin, à la vue et au toucher, que la région épicondylienne de l'humérus est presque doublée de volume en tous sens et plus large d'un tiers en dehors ; la saillie épicondylienne d'un côté est moins pointue que la saillie correspondante de l'autre côté et le bord inférieur de l'humérus est plus épais et plus haut. L'épaississement va se perdre en dedans sur l'humérus. Le creux placé entre l'épicondyle et l'olécrâne est augmenté de près d'un tiers, ce qui sera l'objet d'une explication plus loin. Quant à l'épitrochlée, elle est normale comme forme et comme rapports. Il en est de même du reste de l'humérus.

Avant d'aller plus loin, on peut et on doit conclure à la

présence d'une ancienne fracture de l'épicondyle, fracture oblique qui s'est étendue depuis le bord de l'humérus jusqu'à l'articulation, plus ou moins en dehors du condyle, et qui a détaché cette dernière éminence.

L'examen des épiphyses osseuses de l'avant-bras montre que la tête radiale est à sa place et de forme normale, mais que l'olécrâne est très déformé ; il est augmenté de plus du tiers de son volume, élargi et reporté en dedans et un peu en haut. Son bord supérieur est épais, irrégulier.

Le développement portant sur toute la hauteur de l'os, on peut affirmer qu'il y a eu autrefois une fracture de l'olécrâne, à sa base probablement. De plus, cette saillie osseuse étant plus en dedans qu'elle ne devrait être par rapport à l'axe du bras, on s'explique maintenant l'agrandissement de l'espace situé entre lui et l'épicondyle et la diminution de l'espace situé entre l'olécrâne et l'épitrochlée.

Le nerf cubital n'a pas été comprimé.

Les rapports des saillies étant les mêmes, malgré le développement de l'épicondyle et de l'olécrâne, il n'y a pas lieu de songer à un déplacement articulaire, c'est-à-dire à une luxation.

L'étude des mouvements doit compléter l'examen, et elle peut servir à l'interprétation des altérations.

Les mouvements de pronation et de supination sont entiers et la tête radiale est à sa place ; donc il n'y a rien eu de changé dans les jointures radio-humérale et radio-cubitale.

Par contre, la flexion et l'extension de l'avant-bras sur le bras sont l'une et l'autre très incomplètes. La flexion s'arrête à l'angle droit et il manque, pour arriver à l'extension complète, environ 30°. En somme, les mouvements sont très réduits et on remarque que ceux qui se produisent sont très faciles, mais qu'ils s'arrêtent brusquement à une limite infranchissable, aussi bien pour la flexion que pour l'extension. Si on veut les forcer, l'arrêt est absolu et net.

Il résulte donc de l'examen que cet enfant a été atteint, il y a quatre ans, d'une double fracture du coude, épicondylienne d'une part, olécrânienne de l'autre, sans luxation proprement dite. Le cal a été exubérant sur chaque épiphyse et on trouve encore, quatre ans après, un gonflement énorme de la région externe et inférieure de l'humérus, ainsi que de l'olécrâne. Ce gonflement et la déformation articulaire qui en résulte sont l'unique obstacle aux mouvements de flexion et d'extension, la première étant arrêtée par le développement de l'humérus, la seconde par celui de l'olécrâne et peut-être encore par une déformation de la cavité olécrânienne. L'appareil musculaire est comparable à celui du côté sain et rien d'anormal n'existe autour du coude pour expliquer le trouble fonctionnel.

Pour compléter l'examen, il est indispensable de faire connaître le récit des parents sur le traitement suivi. L'enfant fut, à la suite de sa chute il y a quatre ans, placé dans une gouttière métallique pendant quelques jours et soumis à un massage actif du coude, puis à des mouvements qui furent très douloureux.

Pendant plusieurs mois, on eut recours à ces dernières manœuvres, auxquelles on a fini par renoncer parce qu'on n'a pas obtenu le résultat qu'on en attendait.

En dehors de l'intérêt rétrospectif de ce fait particulier, il y a là une question de doctrine trop sérieuse pour que je ne développe pas aujourd'hui, ainsi que je le fais annuellement, mon sentiment à cet égard.

Vous pouvez vous rendre compte, chez ce sujet, du grand volume du cal. La raison d'un pareil développement de l'os pathologique est double, comme je le disais en 1880, à la Société de chirurgie (1). La fracture occupe l'extrémité d'un os qui grandit en tous sens ; *le trauma du cartilage conjugal*

(1) *Bull. et Mémoires de la Soc. de chirurgie*, p. 234.

excite le travail d'ossification et augmente la production physiologique. C'est la première raison à laquelle on pourrait ajouter les effets fréquents d'une mauvaise réduction, *qui crée dans chaque fragment des centres d'ossification distincts et sans continuité, au lieu d'une ligne normale d'ossification.*

La seconde raison se trouve dans les mouvements provoqués, c'est-à-dire exécutés en vue d'en augmenter l'étendue, même au prix de la douleur, ainsi que dans le massage local du coude.

Ces manœuvres sont de véritables irritations traumatiques nouvelles jetées, chaque fois qu'on y a recours, à la traverse du travail réparateur pathologique. Ce travail est, on ne doit pas l'ignorer, anormal ; il ne consiste que par très grande exception en une cicatrice osseuse linéaire. Habituellement, il dépasse ces proportions, constituant ce qu'on appelle un cal, c'est-à-dire une néoformation osseuse résultant d'une ostéite productive. Le cal est déjà gros, alors même que les fragments sont dans une immobilité absolue et aussi bien réduits que possible. A plus forte raison sera-t-il plus volumineux et plus irrégulier, si l'on ajoute une nouvelle source d'irritation à celle qui existe. De plus, la formation du cal se fait avec lenteur et dure longtemps, plus dans les fractures articulaires que dans les autres et plus encore dans les fractures atteignant la région du cartilage conjugal ou ce cartilage lui-même.

Toute manœuvre, tout mouvement intempestif forcé que l'on étend au delà de ce que peut faire le malade sans souffrir, tout massage local précoce réveillant lui aussi de la sensibilité ou de la douleur dans le cal, augmenteront l'ostéite productive, c'est-à-dire le cal et, avec le cal proprement dit, les parties osseuses avoisinant la fracture. Il se développe, en effet, en dehors du cal, une ostéite interstitielle plus ou moins étendue.

C'est au nom de ces faits, véritables principes, que la clinique et la physiologie expérimentale établissent de la façon la plus formelle qu'une thérapeutique rationnelle des fractures du coude et des fractures articulaires, en général, doit être instituée et suivie, afin d'éviter autant que possible des conséquences analogues à celles qui se sont produites chez le malade que vous avez sous les yeux, conséquences désastreuses et irrémédiables.

L'exemple de cet enfant est frappant et bien fait pour être proposé à vos méditations.

Le traitement de toute fracture consiste non seulement dans la remise en état de l'os, mais encore dans la restauration des fonctions et de l'esthétique du membre. Ce sont là des opérations très différentes, et qui comportent chacune un traitement particulier. De plus, le traitement qui convient le mieux à la consolidation de l'os, dans les conditions les plus favorables au point de vue de la solidité et d'une réduction parfaite, ne convient plus dans la plupart des cas pour assurer la fonction et combattre l'atrophie. Il y a donc là *antagonisme d'effets* qu'il convient de connaître pour en tirer parti et s'en servir au moment opportun.

Les conditions les meilleures pour la réfection parfaite de l'os sont, d'une part une réduction exacte, c'est-à-dire la réapplication des surfaces séparées exactement à leur place primitive ; et, d'autre part, le maintien sévère de la réduction durant la formation du cal et l'éloignement, pendant cette période, de toute cause locale susceptible de rendre le cal exubérant ou défectueux dans sa forme.

On ne peut obtenir ce résultat qu'en immobilisant le membre dans un appareil et en le privant de tout mouvement, si la fracture est articulaire ou au voisinage d'une articulation.

Mais, d'un autre côté, pour éviter les troubles de nutrition du membre et la diminution de la fonction articulaire, on doit recourir le plus promptement possible au massage, à

l'électricité et aux exercices articulaires, c'est-à-dire aux opérations contraires à celles que réclame une bonne consolidation osseuse.

Peut-on concilier et appliquer en même temps ces deux
traitements opposés ? On a cherché à le faire, on a d'abord
essayé de ne pas immobiliser les os, c'est-à-dire de faire passer le premier traitement avant le second ; on a proposé
pour certaines fractures articulaires, l'olécrâne en particulier,
d'immobiliser durant quelques jours, puis de mouvoir la
région traumatisée, pour la réimmobiliser après et ainsi de
suite.

Ces alternatives d'immobilisation et de mobilisation où, de
propos délibéré, on défait le travail d'union à peine commencé, ne sauraient à mon sens constituer une pratique
recevable ; elles sont contraires à la logique et nullement
justifiées par les résultats.

On est donc ramené par la raison et l'évidence à la thérapeutique dont les principes ont été énumérés et qui comprend deux périodes : une première période d'immobilisa·
tion avec contention des fragments, après réduction assurée ;
une seconde période de mobilisation avec électricité, massage et tous les autres moyens ayant pour but de ramener la
nutrition dans le membre fracturé. On ne saurait prétendre
qu'avec ces derniers moyens seulement, on obtiendra une
consolidation avantageuse pour la forme du membre et la
conservation articulaire, et notre jeune malade en est un
exemple très instructif. Étudions la thérapeutique à chacune de ces deux périodes.

I. *Première période du traitement : Réduction, contention
des fragments, immobilisation.*

Si la réduction est assez facile, il est loin d'en être de
même de la contention. Dans un certain nombre de cas, où
il s'est produit avec la fracture un gros épanchement sanguin qui cache les désordres osseux et rend souvent l'examen

difficile, on devra, avant de réduire, mettre durant 3 à 4 jours un appareil ouaté légèrement compressif, le coude étant à angle droit. On a, dans le même but, proposé le massage, afin de faire diffuser plus facilement le sang épanché ou infiltré, ainsi que l'œdème habituel ; la manœuvre serait bonne en soi, mais à la condition expresse d'être très douce, de se borner à l'accident indiqué, de ne pas imprimer de mouvements aux fragments, de ne pas réveiller de la douleur. Elle ne constitue, en tout cas, qu'un expédient momentané avant l'immobilisation définitive.

La contention des fragments a pour but de reconstituer la *forme intérieure*, c'est-à-dire *intra-articulaire* des épiphyses. C'est là un des côtés fondamentaux du traitement. Si la forme de la surface articulaire change, si le cal envahit l'intérieur de l'articulation, le jeu articulaire va être modifié, diminué ou même aboli. Aussi comprend-on bien que, pour rétablir la forme exacte de la surface articulaire, on ait recours à la suture osseuse, pour immobiliser les fragments durant le temps nécessaire à leur consolidation : c'est la pratique mise en œuvre pour les fractures de la rotule, de l'olécrâne. Mais, la suture ne saurait être recommandée à titre de règle générale, et comme l'on ne possède pas d'autres moyens immédiats permettant une emprise sur les fragments épiphysaires, afin de les réunir, on est dans l'obligation de recourir à des procédés de contention détournés.

Après avoir, dans le cas particulier, repoussé, ramené, abaissé, on rapproche en travers les éminences osseuses déplacées, en s'assurant autant que possible de la reconstitution de la forme normale ; on se servira de tampons ouatés disposés de manière différente, de petites attelles en carton ou même en bois léger ou de petites compresses de gaze découpées suivant le cas, pour maintenir les parties rapprochées, *en agissant directement sur elles*.

A leur tour, ces agents immédiats seront soutenus par

un *appareil contentif*, c'est-à-dire *compressif*. Pour cela, l'avant-bras sera fléchi sur le bras *au delà de l'angle droit*, la main en demi-pronation. On enroulera une couche d'ouate sur tout le membre, principalement sur le coude, où la réduction est déjà maintenue, comme je l'ai indiqué.

Une bande de fil ou de crêpe assure, en comprimant, l'application de la ouate, et on roule par-dessus une large bande de tarlatane amidonnée mouillée, laquelle, en durcissant, formera un appareil solide. On peut encore mettre sur ce membre des attelles coudées qu'une bande de crêpe maintient solidement fixées.

Durant l'application de l'appareil contentif, la main d'un aide ne cessera pas de maintenir la réduction des fragments.

L'appareil ouaté étant élastique demande à être surveillé de près et resserré assez souvent.

Toutes les fois qu'on le pourra, on devra recourir à la radiographie, afin d'être certain que la fracture est bien réduite. Si les épreuves indiquaient une mauvaise réduction, on devrait procéder à de nouvelles manœuvres, jusqu'à ce qu'on ait obtenu le résultat voulu.

Dans le cas où une fracture transversale de l'extrémité inférieure de l'humérus existerait simultanément, on réduirait cette dernière, en même temps que celle du coude et on appliquerait sur les fragments de l'humérus deux attelles immédiates, l'une antérieure, l'autre postérieure, sans préjudice des tampons autour du coude.

Le temps d'application des appareils, chez les puéri-adolescents, ne devra à mon sens être jamais moindre que de quinze à vingt jours dans les cas simples, c'est-à-dire sans déplacement, et de vingt-cinq jours à un mois dans les cas qui ont nécessité une réduction franche, le maintien des fragments en place, ou chez lesquels il y a eu de gros délabrements périphériques ou intra-articulaires.

Une bonne réduction et une contention exacte se traduisent

au bout de ce temps, non par des promesses, mais par des résultats qui sont, en premier lieu, un cal aussi réduit que possible.

L'ostéite productive qui constitue le cal sera d'autant moindre que l'immobilisation aura été plus parfaite et la réduction opérée ; c'est là un fait à la fois d'observation et d'expérience. En second lieu l'immobilisation articulaire aura aussi pour conséquence de faire que l'arthrite sera nulle ou très atténuée, moins vive en tout cas que si on a eu recours à la mobilisation ou au jeu articulaire. Mais il convient de dire que cette arthrite en général modérée n'est pas la cause de la diminution de l'étendue des mouvements.

Au contraire, toute manœuvre comme la mobilisation ou le massage durant la période d'ostéite productive, c'est-à-dire de formation du cal, deviendra irritante pour le cartilage conjugal et l'os, et augmentera le volume du cal aussi bien à la surface extérieure des fragments qu'à l'intérieur de l'articulation. Ce sont ces déformations osseuses extra et intra-articulaires qui sont le principal obstacle aux fonctions de l'articulation. A l'extérieur le cal proéminent empêche tantôt la flexion complète et tantôt l'extension de l'avant-bras en remplissant plus ou moins la cavité olécrânienne. Les déformations qui se produisent à leur tour sur les surfaces articulaires sont un obstacle plus fréquent encore et s'opposent au glissement des os ou elles en limitent l'étendue.

C'est à ce glissement sur des surfaces d'une configuration anormale qu'on doit rapporter les craquements qu'on perçoit, en même temps que la limitation des mouvements, bien plus qu'à des adhérences articulaires qui n'existent pour ainsi dire pas, en dehors des cas d'arthrite suppurée et destructive des cartilages.

Ces considérations expliquent pourquoi toutes les manœuvres sont douloureuses et mal supportées ; c'est qu'en effet elles s'adressent à un os enflammé, à des cartilages en voie de prolifération et elles viennent en augmenter l'irritation. Elles doivent donc être proscrites comme aggravantes, durant la période de formation du cal et tant que ce dernier est douloureux ou nettement sensible à la pression.

Cela ne veut pas dire qu'il faille laisser indéfiniment les membres dans les appareils et rejeter tout autre traitement. J'ai fixé plus haut la durée de l'application de ces appareils chez les enfants; plus ces derniers sont jeunes et plus tôt on peut les en retirer, à quelques jours près bien entendu.

II. *Seconde période du traitement : Électricité, massage, mouvements, etc.*

Lorsque, après le temps indiqué, on se rend compte que la consolidation est suffisante pour que l'on puisse écarter toute crainte d'un déplacement de fragments ou d'une inflexion du cal, on supprimera les appareils et on laissera le membre libre, mais libre seulement et en veillant à ce que l'avant-bras soit soutenu de jour et de nuit par une écharpe ordinaire ou à boucle, dans la position *à angle droit.*

A partir de ce moment et après deux ou trois jours d'observation, si le bon état se maintient, un nouveau traitement, reposant sur des considérations inverses du précédent et visant un double but, doit être méthodiquement institué. Ce traitement se proposera de retrouver en entier la fonction articulaire et de corriger les troubles de dénutrition des parties molles du membre fracturé, de l'atrophie en particulier. Cette dernière n'est nullement le fait de l'immobilisation, mais du trauma lui-même, surtout de l'arthrite et d'autres causes différentes que je ne saurais envisager ici.

1° *Mouvements articulaires.* — A partir du moment où le membre sera mis définitivement en liberté, quoique soutenu toujours par l'écharpe, on autorisera le malade à exécuter lui-même les mouvements qu'il peut accomplir sans gêne et surtout sans douleur. Au préalable, le médecin pourra s'assurer de l'étendue de ces mouvements. D'abord une fois, puis

plusieurs fois par jour, soit dans l'écharpe, soit en dehors
d'elle, le malade essaiera de faire ces mouvements, en même
temps qu'il se servira de sa main pour les divers usages.
Très vite, il gagnera un certain jeu, mais il aura de la peine
à le dépasser pour arriver à la flexion ou à l'extension complètes. Il devra alors chercher peu à peu à étendre les mouvements par divers procédés, en prenant à terre, à bras tendu,
des objets de plus en plus pesants, et inversement en cherchant à se suspendre par la main à un baillon, bref en faisant
travailler sa jointure.

Depuis le commencement de ces exercices *exécutés par le
malade seul*, le critérium de ce qu'il doit et peut faire est
fourni par la douleur ; il ne devra jamais la réveiller, parce
qu'elle est le signe d'une irritation qu'on provoque dans le
foyer de fracture, et toute irritation même à cette période
est, à mon sens, fâcheuse. On devrait même cesser les mouvements, si l'on remarquait des douleurs au niveau du cal.

Plus tard, au contraire, quand le cal a cessé d'être sensible
à la pression, on pourra, selon les circonstances, dire au
malade de forcer les mouvements, ou même confier ce soin
à un aide ou aux appareils. Mais, mon sentiment est formel
à cet égard, la condition qui autorise ces manœuvres doit se
trouver dans l'indolence absolue du cal qu'on explorera à ce
point de vue, durant les diverses manœuvres.

Dans beaucoup de circonstances, d'ailleurs, si on n'a pas
le désir de vouloir aller trop vite, ce qui amène parfois à mal
faire, on obtiendra le retour complet des mouvements plus
facilement en allant avec lenteur et douceur qu'en procédant
avec précipitation et violence.

2° *Massage. Électricité.* — L'atrophie musculaire et une
diminution nutritive des parties molles du membre sont des
phénomènes constants dans les fractures et dans les fractures
articulaires plus spécialement. Elles sont liées au trauma
osseux et à ses conséquences sur les nerfs et la moelle, à des

actes réflexes, à l'arthrite et à l'inactivité. L'immobilisation n'est donc pas faite pour les atténuer.

Aussi convient-il de consacrer à la guérison l'emploi des moyens reconnus les plus utiles et les plus favorables. Le massage, sous ses diverses formes, et surtout l'électricité sont les deux principaux moyens auxquels il convient de s'adresser.

On a trop l'habitude de considérer qu'on a conduit à bonne fin une fracture lorsqu'on en a obtenu la consolidation. Sans doute on a rempli la première partie du traitement, la plus importante incontestablement, mais non la seconde ; celle-ci, qui est le retour du coude à ses fonctions, n'est atteinte qu'ultérieurement et par l'emploi de moyens spéciaux que l'immobilisation et les appareils ont rendus impraticables jusque-là.

Le massage s'adressera à des organes différents : les muscles, le squelette et la région articulaire.

Le massage des muscles favorisera le retour des propriétés musculaires et diminuera l'atrophie. On devra y recourir, en l'associant à l'électricité.

Le massage de l'articulation, c'est-à-dire de la région de la fracture, demande à être discuté. Il trouvera, à mon sens, une contre-indication formelle si le cal est douloureux ou plutôt si, par le massage des fragments, on réveille des douleurs assez vives par la raison qu'on va provoquer une irritation nouvelle et dangereuse au niveau de ce cal.

Le massage ne doit être employé que s'il ne provoque pas de douleurs dans le cal, et si celui-ci est sensible à la période du traitement que j'ai indiquée, il devra être pratiqué dans la région de la fracture avec beaucoup de douceur. En tout cas, on ne fera exécuter à la jointure que les mouvements dont elle dispose, et ce n'est, comme je l'ai dit plus haut, que peu à peu que le malade arrivera à augmenter les mouvements transmis.

En somme, c'est le massage des muscles du membre qui est le fait essentiel.

L'électricité est le moyen le plus précieux que l'on possède pour lutter contre l'atrophie musculaire, quelle qu'en soit l'origine. Les courants faradiques, faciles à appliquer et à la portée de tout le monde, donneront les résultats les plus sûrs et les plus prompts. On fera des séances quotidiennes de cinq à dix minutes selon l'importance de l'atrophie et aussi, d'ailleurs, selon l'âge du sujet.

Lorsqu'à l'atrophie musculaire s'ajoutent d'autres troubles trophiques et de la raideur articulaire, on emploiera avec fruit, pendant un certain nombre de séances, les courants continus, autrement dit l'électricité voltaïque. On pourra, avec avantage, les alterner avec les courants faradiques.

Les deux moyens précédents, l'électricité et le massage, joints aux mouvements exécutés par le malade, conviennent exclusivement pendant la période encore douloureuse du cal. Chez certains sujets, le cal est à peine sensible lorsqu'on enlève l'appareil ; chez d'autres sujets, au contraire, le cartilage, le périoste et l'os continuent à produire de l'os, alors que la consolidation est achevée, et le cal est encore douloureux plus ou moins longtemps pendant une, deux semaines après qu'on a levé l'appareil. On devra donc, durant ce laps de temps, s'en tenir aux moyens précédents. Dans un certain nombre de cas, d'ailleurs, ces moyens auront suffi pour guérir l'atrophie et rendre à la jointure tous ses mouvements ou tout au moins la plus grande partie de ses mouvements.

Chez ces malades, ainsi que chez les sujets où ce résultat n'est pas obtenu, il convient alors de recourir à des manœuvres plus importantes. On continuera, à l'égard de l'atrophie, l'électricité et le massage ; mais de plus, on s'attellera aux mouvements de l'articulation, afin d'en augmenter peu à peu l'étendue, pour gagner ce qui reste à acquérir. Les mains d'un aide, d'un bon masseur, certains appareils, la mécanothérapie, rendront ici les plus grands services. On n'aura plus à craindre d'augmenter le volume du cal. On agira sur les parties molles péri-articulaires avec une certaine énergie, de manière à leur rendre leur souplesse. On pourra aussi forcer les résistances, jusqu'à les faire céder insensiblement par les mouvements répétés et de plus en plus étendus, en se rappelant qu'il faut savoir se contenter de petits gains successifs. On aura recours enfin à la gymnastique et à l'hydrothérapie, qui achèveront la cure.

On ne réussira pas toujours. En dehors des cas exceptionnels où une interposition de tissus entre les fragments empêche la réduction, on rencontrera un certain nombre de faits, où la réduction n'aura pas eu lieu ou ne se sera pas maintenue, où le traitement contentif n'aura pas été efficace ; mais on observe des faits de ce genre, quel que soit le traitement suivi. On observera d'autres cas où, malgré l'immobilisation prolongée et l'absence de toute cause d'irritation, le cal sera devenu volumineux et constituera un obstacle à la flexion comme à l'extension. La radiographie des fragments, faite au début et à la fin du traitement, rendra de précieux services en dénonçant ces faits, ce qui permettra d'en chercher activement la correction.

Par contre, beaucoup de sujets guériront avec une forme osseuse intacte ou à peine modifiée et tous leurs mouvements. Et à l'égard des cas où le traitement ne donnera pas toute satisfaction, on aura la conscience de pouvoir dire, surtout quand la radiographie aura montré que la réduction était bonne, qu'on a cherché la cure en mettant le malade dans les conditions les meilleures pour lui faire éviter un gros cal, l'arthrite et la périarthrite, et qu'on n'y est pas parvenu. Les fonctions dévolues au cartilage conjugal sont en grande partie la cause des mauvais résultats.

C'est avec une intention bien arrêtée que je me suis appesanti sur les règles du traitement des fractures du coude, afin de faire ressortir ce fait que la réduction et l'application d'un appareil de contention sont plus nécessaires au coude que dans toute autre région, chez les puéri-adolescents, comme chez les adultes d'ailleurs, si l'on est soucieux de la régularité de la forme du squelette et du rétablissement de la fonction articulaire. Mais, ce n'est que la première partie du traitement ; la seconde partie, presque aussi essentielle, relève du massage, de l'électricité et des mouvements. Nous ne pouvons en aucune manière accepter comme traitement de ces fractures le simple massage, avec ou sans appareil contentif, durant la période de formation du cal, cette pratique étant contraire au but qu'on doit poursuivre, alors même que les fragments n'auraient subi aucun déplacement.

GANGLIONS LYMPHATIQUES D'UN SIÉGE INSOLITE SUR LA PAROI LATÉRALE DU THORAX.

MESSIEURS,

J'ai rencontré deux fois, dans le cours de ma carrière, des ganglions lymphatiques placés sur les parois du tronc dans un siège absolument insolite. Une fois ils étaient dans la paroi abdominale en avant, au-dessus et en dedans de l'épine iliaque antéro-supérieure, entre elle et l'ombilic, plus près cependant de cette épine. Aucune raison anatomique ou pathologique ne semblait justifier ce siège particulier ni le développement du ganglion qui avait le volume d'un haricot. Il fut extirpé et reconnu comme un véritable ganglion. Ce fait, qui remonte déjà loin, se bornait à une simple note à laquelle je ne songeais plus, lorsqu'un second exemple plus important s'est présenté à mon observation chez un garçon de dix ans.

Celui-ci porte trois tumeurs arrondies, visibles et assez volumineuses, sur la paroi latérale du thorax. Leur siège, que reproduit fidèlement la figure 39, n'a rien de commun avec le bord axillaire du grand pectoral ; elles sont absolument distinctes du bord du muscle et éloignées de lui.

L'une de ces tumeurs, la plus inférieure, est placée en face du corps de la septième côte ; elle a le volume d'une très petite cerise et une consistance assez dure rappelant celle de certaines adénites hypertrophiques. Elle est mobile profondément sur la paroi du thorax et la peau glisse facilement au-devant d'elle. Elle est insensible.

Les deux autres tumeurs, moins volumineuses, sont placées plus haut ; elles se rapprochent davantage du bord du muscle grand pectoral, quoiqu'elles reposent comme la précédente sur la paroi costale. Leurs caractères sont les mêmes.

Localement rien ne permet d'expliquer la présence de ces tumeurs, dont le diagnostic a été discuté longuement avant

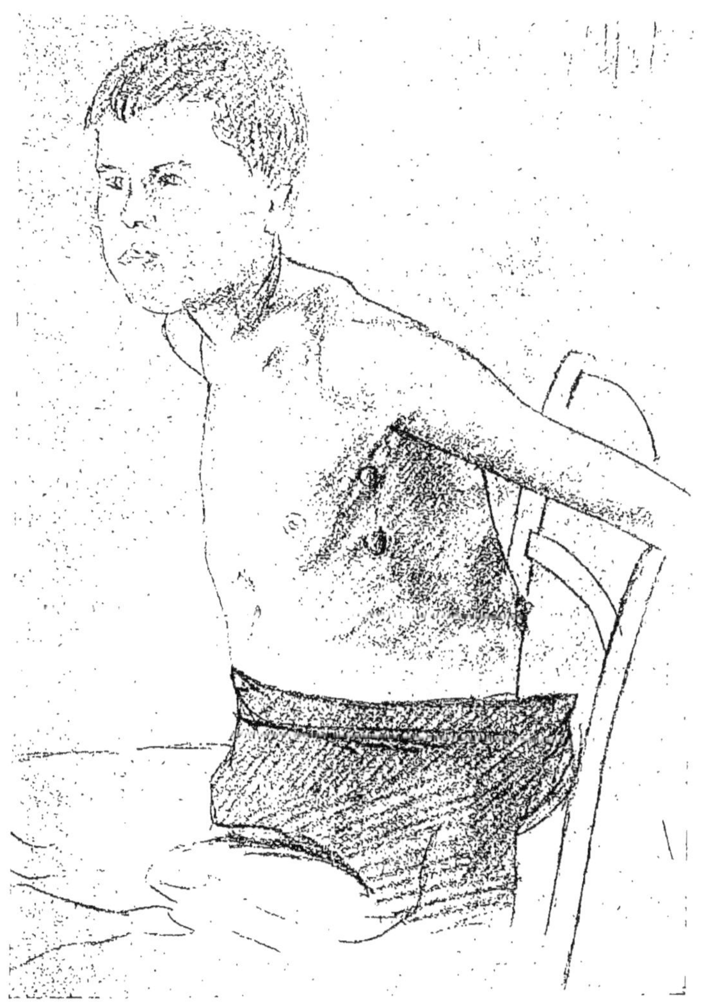

Fig. 39. — Ganglions lymphatiques de la paroi thoracique.

d'accepter l'opinion qu'il s'agissait d'organes lymphatiques hypertrophiés d'un siège anormal. Par exclusion les diverses hypothèses de névromes, de fibromes, de lipomes même ont été rejetées et on s'est arrêté à celle de néoplasmes lymphatiques, de lymphadénomes thoraciques, de nature tuberculeuse peut-être. Aucune autre région du corps ne renferme rien de semblable et la mère de l'enfant raconte que ces tumeurs remontent à plusieurs années et qu'elles ne paraissent pas se développer, sauf l'inférieure. On ne peut tirer d'elle aucune autre réponse utile.

Ces tumeurs n'ont aucune ressemblance avec le tuberculome proprement dit du tissu cellulaire.

La plus inférieure a été extirpée ; elle était placée en avant de l'aponévrose. L'examen histologique fait par Achard y a fait reconnaître le tissu réticulé normal des ganglions lymphatiques.

On l'a inoculée au cobaye sans résultat.

Les auteurs d'anatomie descriptive, Testut, Poirier et ceux qui se sont spécialement occupés des ganglions lymphatiques de l'aisselle, Kirmisson (1), Poirier (2), signalent avec le groupe des ganglions satellites des vaisseaux axillaires, un second groupe antéro-interne au nombre de quatre ou cinq ganglions couchés sur la paroi interne ou thoracique du creux de l'aisselle, dans la partie inférieure de l'angle dièdre que forment en se rencontrant les deux muscles pectoraux et le grand dentelé, et enfin un troisième groupe postérieur placé dans le voisinage du bord inférieur du muscle grand dorsal et de l'artère scapulaire inférieure.

Nos trois ganglions n'appartiennent à aucun des groupes précédents ; ils correspondraient plutôt au groupe antéro-interne, mais ils n'en ont pas le siège. Ils sont échelonnés suivant une ligne verticale sur la paroi antéro-latérale du thorax, ce qui a fait émettre par Cunéo et d'autres anatomistes qui se sont adonnés à l'étude de l'appareil lymphatique, l'opinion que ces ganglions pouvaient appartenir non à la

(1) Kirmisson. *Bulletin de la Soc. anatom.* 1884, p. 453.
(2) Poirier. *Progrès médical.* 1888. p. 68.

région de l'aisselle, mais bien aux espaces intercostaux. Dans cette hypothèse, ces ganglions correspondraient aux ganglions placés au point d'émergence des nerfs intercostaux ; nous ferons remarquer toutefois que ces ganglions sont situés plus en arrière que la ligne d'émergence antérieure de ces nerfs et que d'autre part ils sont souscutanés.

En résumé, on se trouve en présence, sans qu'on puisse se prononcer, soit d'un groupe de ganglions *supplémentaires* formant une variéte particulière comparable à celle signalée par Aubry entre le grand pectoral et le deltoïde, par Theile et Blandin entre la peau et l'aponévrose du creux axillaire, par Mascagni et par moi dans le voisinage de l'ombilic, soit d'un groupe de ganglions normaux déplacés.

OSTÉO-TENDO-SYNOVITE AU NIVEAU DE LA PATTE D'OIE.

Sommaire. — Un jeune garçon de douze ans, de bonne santé habituelle, se livre à une course tout à fait rapide et exagérée. — Aussitôt après, douleur à la partie interne d'un genou, puis gonflement. — Au bout de quelques jours, entrée à l'hôpital.

Ce qui frappe, c'est la présence d'un gonflement en dedans du genou malade. — Possibilité de tous les mouvements, sauf celui d'abduction combiné à la rotation externe de la cuisse et à la flexion de la jambe. — Légère claudication. — Examen détaillé du gonflement : ses caractères ; il occupe la région de la patte d'oie. — La percussion et la compression de l'os aux environs ne sont pas douloureuses. — Il s'agit d'une affection aiguë des tendons de la patte d'oie et de leurs bourses séreuses, mais il y a plus. — Mécanisme de cette affection. — Se rappeler le mécanisme du développement des ostéites apophysaires. — Le tiraillement inusité des tendons sur leur insertion osseuse a déterminé ici une tendo-synovite et de l'ostéite. — On ne doit pas songer à une localisation soit rhumatismale, soit blennorragique. — Traitement.

MESSIEURS,

Il est entré dans nos salles un jeune garçon de douze ans, qui avait été hospitalisé d'abord durant deux jours dans un service de médecine. Vous le voyez, il est grand pour son âge, d'aspect solide, bien musclé ; il exerce la profession de garçon boucher. Voici l'histoire intéressante qu'il nous a contée.

Il y a huit jours, il entend passer les voitures des pompiers se rendant à un incendie. Il quitte immédiatement son ouvrage, s'élance à leur suite et, en cinq minutes, affirme-t-il, il parcourt un trajet qu'on peut évaluer à plus d'un kilo‑ mètre et demi. Il a donc dépensé en un temps relativement très court un effort musculaire très considérable et cet effort a spécialement porté sur les muscles de la cuisse. Or, en arrivant sur le lieu du sinistre, il a senti une douleur très nette, minime d'abord, puis qui s'est accentuée de plus en plus, et qui siégeait sur la région interne et inférieure du genou gauche. Il est rentré chez lui en boitant, s'est couché, a mal dormi, tourmenté qu'il était par cette souffrance parvenue à un certain degré d'acuité.

Le lendemain, la région malade était enflée, un peu rouge, tendue. Il essaya en vain de se rendre à son travail. Après trois jours de repos, pendant lesquels il eut un peu de fièvre, voyant que son état ne s'améliorait pas, il fut reçu à l'hôpital où il vient d'être soumis à notre examen deux jours après son entrée.

Au premier abord, on ne distingue pas de différence dans l'aspect des membres inférieurs droit et gauche. Les régions antérieures et externes des genoux sont identiques et sensiblement symétriques des deux côtés. Mais, il n'en est plus de même si l'on compare la région interne et inférieure gauche avec la droite. La première apparaît nettement plus saillante que l'autre. Le petit malade affirme, du reste, que depuis deux jours une certaine amélioration s'est produite et que, lors de son entrée à l'hôpital, le gonflement — comme aussi la douleur — était plus accentué.

Si l'on examine l'état fonctionnel de ce membre inférieur gauche, on constate d'abord que tous les mouvements provoqués s'exécutent facilement, c'est à peine si la flexion forcée de la jambe sur la cuisse détermine une douleur quelque peu intense, au niveau de la région qui a déjà attiré notre attention. Les mouvements spontanés s'exécutent avec facilité, à l'exception d'un seul, celui que font les tailleurs en s'asseyant, leurs deux jambes croisées devant eux, c'est-à-dire l'abduction avec rotation externe de la cuisse, la jambe étant fléchie sur cette dernière. Je vais demander à l'enfant de faire, devant vous, ce mouvement avec chacun de ses deux membres inférieurs. Vous voyez qu'il l'exécute parfaitement à droite, tandis qu'à gauche il est incapable de le continuer jusqu'au bout, à cause d'une douleur très vive. Si maintenant je fais marcher le malade, nous observons une légère claudication : son membre inférieur gauche se meut avec hésitation pendant le premier temps de la marche, c'est-à-dire pendant le mouvement d'élévation qui précède le temps d'appui sur le sol.

Enfin, il n'est pas inutile de constater que si le malade a eu un peu de fièvre dans les premiers jours, il est actuellement apyrétique.

Pour définir avec quelque précision le siège et la nature de l'affection que nous avons sous les yeux, il convient de procéder à un examen méthodique de la région intéressée.

Le gonflement occupe le côté interne de la région diaphyso-épiphysaire du tibia : partant de la crête de l'os, il s'étend vers le haut et en arrière de l'épiphyse. De plus, il est sous-cutané, adhérent à l'os et on n'y perçoit pas de fluctuation ; enfin, l'articulation du genou ne présente rien de particulier et tous ses mouvements sont normaux.

Ces caractères éveillent l'idée d'une affection du tibia, très localisée, ou encore des gaines tendineuses de la patte d'oie. Serrons de plus près l'examen.

L'exploration de l'épiphyse, faite avec le doigt par une pression douce et identique point par point, révèle partout une insensibilité absolue de l'os, principalement dans la région du cartilage conjugal et de l'insertion du ligament latéral interne ; seule la région tuméfiée est douloureuse. Et elle l'est d'abord à partir de la crête du tibia en dedans de la tubérosité antérieure, puis le long de toute la surface recouverte par les tendons de la patte d'oie. Cette sensibilité à la pression paraît d'origine plutôt profonde que superficielle, sans toutefois qu'on puisse la localiser nettement. La percussion de l'os en dehors du gonflement n'est pas douloureuse.

Par son siège, sa forme, sa direction, il n'est pas douteux que le gonflement occupe les deux étages des tendons de la patte d'oie et que la large bourse séreuse qui sépare le couturier des tendons réunis du droit interne et du demi-tendineux soit en cause. Comme cette bourse se confond très souvent avec la bourse placée sous les deux derniers tendons, contre le ligament latéral interne, on s'explique le siège profond et adhérent du gonflement.

Les symptômes locaux et les troubles fonctionnels établissent donc qu'il s'agit d'une affection aiguë des tendons de la patte d'oie et de leurs bourses séreuses.

Or, on ne saurait séparer ces accidents de la cause physiologique qui paraît les avoir fait naître, je veux parler de cette marche à allure excessive, à la suite de laquelle ils se sont immédiatement montrés. Mais par quel mécanisme cette course violente les a-t-elle produits? Là est le problème qu'il nous reste à résoudre.

Ce qu'on peut dire, c'est que l'action des mouvements de flexion de la jambe sur la cuisse répétés coup sur coup avec une grande rapidité, sans arrêt pendant plus de cinq minutes, s'est concentrée dans les attaches des tendons de la patte d'oie. Se serait-il produit alors des déchirures de quelques faisceaux tendineux ou de leurs gaines? Rien ne l'indique et n'autorise à y croire. On ne saurait davantage songer à une déchirure quelconque du puissant ligament latéral interne, dont nous avons constaté l'intégrité. Tout a dû se passer à l'attache tibiale des trois tendons. Je vous rappellerai à cet égard que les points d'insertion tendineuse sont les points de concentration des effets utiles d'un muscle et que ces points se localisent en dernière analyse sous le périoste et dans l'os par continuité de tissu. C'est là que des tractions anormales par leur intensité et leur répétition ont pu entraîner, dans notre cas, des désordres qui se sont propagés à la fibre tendineuse et à sa gaine épithéliale.

J'ai, ailleurs, exposé ce mécanisme pour expliquer le développement des ostéites apophysaires (1).

____

(1) Mémoire sur les ostéites apophysaires pendant la croissance (*Bull. et Mém. de la Soc. de Chirurgie*, p. 162; 1878).

Permettez-moi de vous le rappeler succinctement, car il est peu connu. Vous savez que les apophyses, comme les autres parties du squelette, sont primitivement constituées par du tissu cartilagineux. Peu à peu, au fur et à mesure que le développement s'accomplit, un noyau osseux apparu au centre de l'hépiphyse augmente de plus en plus et se substitue à la formation cartilagineuse du début. Ce changement d'état des épiphyses, cette transformation lente ou rapide réclame, pour se produire, le concours d'une irritation physiologique active poursuivant son but de substitution jusqu'au dernier terme : l'ossification complète après croissance terminée. Sous cette influence et pendant toute sa durée, se trouve constituée une vraie prédisposition, une sorte d'imminence morbide. Dès ce moment, les apophyses peuvent subir primitivement les mêmes atteintes que celles qui frappent ailleurs le tissu osseux.

Les influences sous lesquelles se produisent les ostéites apophysaires sont, disais-je alors, le rhumatisme, la scrofule ou la tuberculose héréditaire, le traumatisme. Mais j'ajoutais qu'une autre cause méconnue jouait dans certains cas un rôle actif, direct et immédiat, c'était la contraction des muscles s'insérant sur l'apophyse, contraction mise en jeu par l'exercice d'une profession nouvelle adoptée par les sujets ou par des fatigues dues à des marches exagérées. Et je citais, à l'appui de cette opinion, deux cas bien intéressants : dans l'un, il s'agissait d'une ostéite de la tubérosité antérieure du tibia, survenue chez un enfant dont la profession de tourneur en cuivre exigeait des mouvements de flexion et d'extension de la jambe répétés plusieurs milliers de fois par jour. Le triceps fémoral avait déterminé une perturbation physiologique dans le développement régulier de l'apophyse. Car il existe — c'est un fait aujourd'hui bien établi — une véritable continuité entre les cellules cartilagineuses et les cellules tendineuses.

L'autre cas concernait un enfant, atteint d'ostéite du calcanéum, à la suite de marches fatigantes et exagérées.

Ne retrouvez-vous pas dans ces exemples la confirmation de l'explication pathologique qu'il convient de donner au fait qui nous intéresse aujourd'hui ? Et ces considérations ne nous amènent-elles pas à penser qu'à côté de la tendo-synovite, dont nous avons établi l'existence, s'est produit aussi un peu d'ostéite, d'origine locomotrice, d'ailleurs, au même titre que les précédents accidents ? Cette ostéite semble avoir été aseptique et elle est demeurée localisée à la zone des insertions tendineuses. Elle a contribué à produire le gonflement qui commence à la crête du tibia et qui est le siège d'une douleur assez vive à la pression.

En résumé, nous sommes, selon toutes probabilités, en présence d'une ostéo-tendo-synovite par excès de travail musculaire localisé aux attaches des tendons de la patte d'oie.

Cette interprétation rend inutile de discuter d'autres influences comme celle du rhumatisme ou de la blennorragie. Le sujet n'est pas et n'a jamais été rhumatisant ; il a douze ans et n'a jamais eu de blennorragie.

Le repos au lit, la compression ouatée du gonflement, l'immobilisation du membre dans une simple gouttière sont les moyens qui paraissent devoir aider la résolution naturelle des accidents locaux,

On pouvait, d'après les conjectures précédentes, s'attendre à ce que l'affection eût quelque durée ; en effet, trois semaines après cette leçon, il persistait encore de la sensibilité sur l'os et il restait un peu de gonflement sur la face interne, immédiatement en dedans de la crête tibiale ; ces accidents ont disparu peu à peu.

MAL DE POTT CHEZ L'ADULTE ET LE VIEILLARD.

Sommaire. — L'histoire du mal de Pott de l'adulte et du vieillard est beaucoup moins avancée que celle des puéri-adolescents. — Utilité de montrer les différences et les analogies avec la tuberculose de ces derniers. — Sa fréquence au cou, au dos et aux lombes. — La variété cervicale est très rare, je n'en ai vu que deux exemples en quinze ans ; dans le même laps de temps, j'ai suivi seize cas de tuberculose dorsale et dorso-lombaire, en dehors de la tuberculose du corps des vertèbres lombaires, ancienne carie des auteurs. — Les seize cas se répartissent ainsi : onze hommes et cinq femmes ; le plus âgé des hommes a été atteint à soixante-dix ans passés ; il a guéri et vit encore ; la plus âgée des femmes atteintes l'a été à cinquante-trois ans et a vécu jusqu'à soixante-huit ans, conservant de la paralysie. — Une jeune fille de vingt ans passés a eu à la fois une atteinte dorsale et une atteinte cervicale. — Mortalité sur les onze hommes : trois sont morts, l'un de méningite, le second de granulie, le troisième de tuberculose pulmonaire. Six ont guéri ; deux sont encore en cours de traitement, mais ils touchent à leur guérison. — Sur les cinq femmes, trois sont guéries et deux ont succombé.
Le début du mal est plus obscur et infiniment plus sujet à erreur que le mal de Pott de l'enfance : on ne pense pas à examiner le rachis et les sujets sont soignés durant des mois ou des années pour des maladies d'estomac (dyspepsie et cancer), de l'intestin, de la vessie, pour des rhumatismes, des hémorroïdes, un kyste ovarique, du tabès, de l'hystérie.
Étude des signes dans chaque région : gibbosité, paralysie, abcès. — Gravité comparative et curabilité. — Traitement par l'extension continue ou l'immobilisation dans un appareil plâtré, associé au décubitus horizontal dans le lit. — Durée de la maladie.

Messieurs,

L'histoire du mal de Pott des puéri-adolescents est à peu près faite, sauf en ce qui concerne sa thérapeutique spécifique qui est encore à trouver. Cela ne veut nullement dire d'ailleurs qu'on ne guérira pas cette maladie, elle est parfaitement curable en lui appliquant les principes et les règles pratiques des autres tuberculoses osseuses ; mais pour différents motifs la guérison est obtenue dans de beaucoup moins fortes proportions.

La tuberculose de l'adulte et des vieillards est infiniment moins fréquente que celle des puéri-adolescents et il semblerait qu'elle soit de plus en plus rare, à mesure qu'on avance en âge. Il m'a paru utile de montrer les différences assez sensibles qui existent entre elle et celle de l'enfant, en me plaçant uniquement sur le terrain des faits observés.

Je ne comprends parmi ces derniers que ceux de tuberculoses dorsales et dorso-lombaires, n'ayant vu d'ailleurs que deux cas de tuberculose des vertèbres cervicales chez l'adulte, l'un primitif, l'autre survenu durant le cours d'un mal de Pott dorsal. J'en ai observé, au contraire, plusieurs exemples immédiatement avant vingt ans; j'en compte cinq cas dont trois chez des jeunes filles, deux à dix-huit ans, un à dix-neuf ans.

La tuberculose du corps des dernières vertèbres lombaires (ancienne carie des auteurs) ne donnant pas toujours lieu à la formation d'une gibbosité, est aussi fréquente à elle seule chez l'adulte que celle des autres régions du rachis. Les considérations qui s'y rattachent méritent un examen à part.

Arrêtons-nous d'abord aux variétés dorsale et dorso-lombaire. J'en ai enregistré seize cas en une quinzaine d'années : onze chez l'homme et cinq chez la femme. Deux femmes, dont une femme de médecin, ont succombé à la tuberculose pulmonaire et à des complications rénales. L'une d'elles n'a jamais voulu s'arrêter, elle avait eu un abcès qui s'était ouvert et infecté; elle est morte d'accidents très lents, après quinze ans de durée de son mal.

Une des trois autres a repris sa vie normale; son traitement a duré cinq ans.

La quatrième peut être considérée comme guérie; elle n'a pas eu d'abcès, elle marche et fait son ménage.

La cinquième enfin, a eu une première atteinte de mal de Pott dorsal avec gibbosité, dont elle paraissait guérie, lorsqu'elle eut une rechute deux ans plus tard avec des troubles paralytiques des membres inférieurs. Durant cette rechute, il survint une gibbosité cervicale localisée à la quatrième vertèbre cervicale. Elle paraît, depuis un temps assez long, parfaitement guérie.

Sur les cinq femmes, trois ont eu des phénomènes paralytiques qui ont été temporaires pour deux d'entre elles et ont persisté chez la troisième jusqu'à la mort.

Trois hommes sont morts sur les onze cas suivis. Six sont guéris depuis plusieurs années ; deux sont encore en cours de traitement, mais ils paraissent devoir être guéris prochainement.

Quatre ont été paralysés, parmi lesquels deux sont morts ; un est guéri et un dernier se trouve en cours de traitement, mais n'est plus paraplégique.

Le plus âgé des sujets a aujourd'hui soixante-seize ans et est guéri depuis deux ans ; il marche autant qu'avant sa maladie ; il était atteint d'un mal dorsal ; sa gibbosité était angulaire et l'angle proéminent correspondait à la cinquième dorsale. Il n'y a pas eu d'abcès. La durée de l'affection a été de huit ans ; le malade est resté étendu durant cinq années.

A côté de ces cas avancés se trouve celui d'une femme âgée de soixante-huit ans, atteinte d'une gibbosité dorso-lombaire assez proéminente. Elle a eu un volumineux abcès migrateur qui a été traité d'abord par des injections iodoformées. Il s'est produit une fistulisation cutanée de la poche qui a fini par se fermer entièrement après un temps des plus longs.

La maladie de cette femme a duré quinze ans pendant lesquels elle est restée à demi paralysée des membres inférieurs jusqu'à la fin de sa vie.

Puis les autres exemples correspondent aux divers âges. Il y en a cinq entre vingt-cinq et trente-deux ans. L'un d'eux est mort d'une méningite tuberculeuse, alors que tout semblait faire croire à sa guérison ; un abcès proéminent dans un espace intercostal avait été injecté et était guéri depuis longtemps. Le mal occupait le milieu de la région dorsale.

On trouve ensuite trois cas avant quarante ans, deux chez la femme et un chez l'homme.

Le *début* est particulièrement obscur. Déjà chez les puéri-adolescents on peut être assez longtemps trompé, parce qu'on attache peu d'importance à la fatigue dont se plaignent les jeunes malades, à quelques désordres de la marche. qu'on met sur le compte de la paresse, à des troubles fonctionnels viscéraux, laryngés, pulmonaires, urinaires, gastriques et intestinaux, etc. Plusieurs mois, un an et plus quelquefois peuvent se passer sans qu'on découvre la cause de ces petits accidents, dont aucun d'eux ne présente un caractère suffi-samment précis, ni assez constant pour devenir indicatif.

Chez l'adulte l'incertitude est encore beaucoup plus grande assurément parce que l'attention est encore moins éveillée chez lui que chez l'enfant. Je trouve dans mes notes que certains sujets ont été soignés pendant deux et trois ans pour les maladies les plus diverses : maladies de l'estomac surtout, depuis la dyspepsie jusqu'au cancer du foie, de l'intestin, des reins, de la vessie. Dans la plupart des cas on a cru à des affections rhumatismales du dos ou des lombes. Chez quel-ques malades devenus impotents et presque paraplégiques on a pensé longtemps à de l'ataxie ou à une myélite ; tel est le cas d'un docteur en médecine, praticien des plus occupés, qui continuait à donner des consultations chez lui, cloué sur son fauteuil par une impuissance de ses membres inférieurs rapportée au tabès. C'était en réalité une compression de la moelle d'origine pottique.

La douleur en ceinture, localisée souvent dans la région de l'estomac, a donné parfois le change et fait croire pendant bien longtemps, chez quelques malades, à une affection plus ou moins grave de l'estomac.

La femme d'un docteur en médecine de la rue Dauphine se croyait atteinte d'une sciatique et fut soignée pour cette maladie pendant près de deux ans (1).

(1) Le Dr Laval a observé un mal de Pott lombaire avec abcès migrateur abdominal volumineux chez un homme de trente-six ans, traité depuis plus d'un

Un adulte de vingt-huit ans, grand entrepreneur de travaux publics, fut soigné durant des années pour des rhumatismes lombaires, et il se maria dans une période d'accalmie de ses accidents rhumatismaux. Quelques mois plus tard le mal de Pott était reconnu, le malade fut soumis à l'immobilité dans son lit. Il succomba au bout d'un an à une généralisation tuberculeuse par granulie.

Chez un autre malade on crut pendant longtemps à un tabès à cause de certains troubles urinaires, de la difficulté de la marche et de quelques douleurs des membres inférieurs.

La rareté des maux de Pott de la région cervicale chez l'adulte fait que le début en est mal connu. Le seul cas primitif qui soit passé sous mes yeux est celui d'un homme de quarante-deux ans qui faisait remonter sa maladie à l'âge de trente et un an. Son enfance n'avait offert rien de particulier. Il avait eu une adolescence délicate et avait été réformé pour « faiblesse de constitution ». Il s'enrhumait souvent, était petit et chétif, mais il n'avait jamais eu de rhumatisme. Sa maladie commença à trente ans passés, par une gêne dans les mouvements de flexion et d'extension du cou, gêne passagère, mais qui se renouvela au point qu'elle devint permanente et absolue entre trente-trois et trente-quatre ans, c'est-à-dire deux ans après le début. Il ressentit à cette époque d'assez fréquents troubles respiratoires, de la dyspnée, surtout quand il marchait. A trente-six ans il eut, sur la partie latérale du cou, un gonflement suivi d'un abcès qui s'ouvrit spontanément, suppura durant plusieurs mois, puis se ferma et se rouvrit un an plus tard, pour se fermer de nouveau d'une manière définitive.

La fistule n'existe plus depuis trois ans environ. Il n'y a

un pour une sciatique contre laquelle tous les remèdes étaient demeurés vains. Ce malade avait, avant de voir notre confrère, consulté vingt-huit médecins qui, tous, avaient conclu à une sciatique rebelle.

jamais eu de douleurs dans les membres, ni de phénomènes paralytiques. Une seule particularité mérite d'être relevée durant la maladie de cet homme, c'est celle d'un zona assez tenace, apparu sur la région latérale droite du cou.

Cet homme avait vu se déclarer, quelques mois avant sa visite chez moi, un spina-ventosa avec un petit abcès tuberculeux de la première phalange de l'index gauche et c'est pour cette maladie qu'il venait me consulter. L'attitude fléchie de sa tête et la gêne pour la redresser attirèrent immédiatement mon attention et j'obtins de lui les renseignements qui précèdent.

J'ai dit que le second cas de mal tuberculeux cervical que j'ai observé était survenu durant le cours d'un mal dorsal récidivé.

A l'égard du mal tuberculeux lombaire, carie des anciens auteurs, le début est peut-être moins insidieux et moins obscur, quoiqu'on ne puisse pas ne pas être frappé de la fréquence des abcès et même du temps assez court au bout duquel ces abcès se montrent. Une enquête plus précise fait reconnaître que la maladie a aussi été longtemps confondue avec le rhumatisme, la sciatique, des douleurs névralgiques des membres inférieurs, des varices même, ainsi que j'en ai vu un cas, de la gravelle, des coliques néphrétiques, de la dysurie et même des hémorroïdes.

Les malades continuent à travailler et à marcher ; au bout d'un temps plus ou moins long, ils se sentent plus raides et ont de la peine à se redresser.

Les douleurs des reins prennent plus d'intensité. En examinant alors les sujets on ne trouve parfois encore aucune déformation.

Dans la plupart des cas on reconnaît soit *une rectitude* de la concavité lombaire, signe qui prend une grande valeur, soit même un commencement de saillie médiane aiguë ou arrondie, avec ou sans élargissement du rachis en ce point.

Ainsi s'explique l'apparition d'abcès par congestion, qui sont à la fois une révélation et une surprise. Le volume de ces derniers devient quelquefois considérable sans que rien dans le siège qu'ils occupent indiquât leur présence. J'ai vu chez un capitaine de cavalerie un abcès migrateur de la fosse iliaque gauche du volume d'une grosse tête de fœtus, abcès ignoré qui n'avait donné lieu à aucune espèce de phénomène, douloureux ou autre. Cet officier éprouvait depuis près de deux ans de la gêne et des douleurs lombaires intermittentes qu'on rattachait à un rhumatisme.

Je puis encore citer l'exemple d'une jeune fille de vingt et un ans, venue se faire opérer pour un kyste de l'ovaire. Elle était ma compatriote et on me pria de l'examiner avant qu'elle se rendît chez Péan. Elle portait un énorme abcès migrateur dont on a sorti, depuis, près d'un litre de pus. Le premier avertissement de sa maladie avait été un grossissement du ventre. Mais elle ressentait depuis plus de deux ans de la fatigue, de la gêne à la marche, une constipation opiniâtre qu'elle rapportait à des troubles gastriques, consistant en douleurs assez vives après avoir mangé et en éructations pénibles. Elle éprouvait, de plus, la sensation constrictive d'une « boule » qui, partant de l'épigastre, remontait et serrait sa gorge. Tous ces accidents variés furent primitivement mis sur le compte de l'hystérie, et plus tard on les rapporta à un kyste ovarique. Les injections médicamenteuses dans cette poche et le repos ont guéri complètement cette personne qui, depuis, s'est mariée et est devenue mère.

Le Dr Touche (de Brévannes), dans une étude instructive des paralysies pottiques, émet l'opinion que les troubles de la sensibilité allant de la douleur à l'anesthésie sont les plus fréquents et se montrent, ainsi que les paralysies motrices, avant la gibbosité et les abcès, dans une proportion de quatre cas sur cinq. Cette assertion ne se trouve pas confirmée dans nos observations.

Les paralysies sont rarement flasques et les réflexes patellaire, plantaire, le clonus du pied, la trépidation épileptoïde présentent, selon le siège du mal de Pott, des caractères particuliers d'exagération ou de diminution.

Il était absolument nécessaire d'insister sur ce début obscur, parce qu'il explique les incertitudes et le peu de sûreté du diagnostic. On est d'autant moins amené à penser au rachis, en effet, que dans la plupart des cas, les sujets jouissent d'une excellente santé et n'ont rien qui rappelle de près ou de loin une tuberculose quelconque. Leur passé n'en offre aucune trace. Sur les seize cas que j'ai analysés, c'est tout au plus s'il y en a deux qui pourraient passer pour avoir eu une santé médiocre. Tous les autres étaient bien portants et, pour la plupart, des gens d'une santé robuste. Voici, d'ailleurs, les professions des hommes : un ancien officier de marine et un capitaine qui a continué son service militaire après sa guérison et s'est marié ; un grand entrepreneur ; un gros fermier très robuste du pays de Caux ; deux docteurs en médecine jeunes, de trente-deux et trente-cinq ans ; un terrassier vivant à l'air continuellement ; deux malades aisés et ne travaillant pas ; un employé de bureau de Fécamp. Quant aux femmes, elles appartenaient à la classe aisée.

Nous espérons qu'après avoir appelé l'attention sur cette question le diagnostic ne se fera pas aussi exclusivement à la période d'existence d'une gibbosité ou d'un abcès évident. A cette période on est loin du vrai début ; le rachis est en pleine destruction dans une région donnée et on a perdu, au point de vue du traitement, un temps précieux.

Nous n'entendons pas faire dans cette leçon l'histoire complète de la symptomatologie de l'affection ; mais nous devons mentionner ses traits essentiels et distinctifs chez l'adulte. La gibbosité a manqué une fois seulement à la région dorsale chez une femme ; dans les autres cas elle est beaucoup moins prononcée que chez les puéri-adolescents et elle y a presque toujours la forme angulaire avec saillie d'une ou de deux apophyses. Le mal semble donc être limité exclusivement à une vertèbre, au moins pendant un certain temps, ce qui n'est pas sans avoir une influence sur la curabilité de la maladie. Cette fixation des foyers vertébraux rend compte également du faible degré ou de l'absence des troubles fonctionnels dépendant de la solidité rachidienne, dans les premières périodes du mal de Pott dorsal, motif qui n'est pas sans détourner l'attention des observateurs sur le rachis lui-même. Et comme, à ce moment, il n'y a qu'une très faible saillie rachidienne et limitée à une vertèbre très peu apparente, on passe à côté du mal sans le chercher si on n'est pas prévenu.

L'exploration du rachis point par point par la *méthode directe* avec un doigt qui comprime également toutes les parties accessibles, devient alors le critérium le plus sûr de l'existence d'une ostéite tuberculeuse profonde ; elle fera aussi reconnaître souvent une déformation commençante qui eût échappé à un examen moins méthodique et plus sommaire. Il est à remarquer que le siège de la douleur réveillée par la compression n'est pas toujours au niveau de la saillie de l'apophyse proéminente, mais le plus souvent au-dessous, tantôt sur une autre apophyse épineuse et tantôt latéralement d'un côté ou de l'autre. Il y a d'ailleurs généralement alors un certain degré de contracture des muscles latéraux du rachis.

Dans la région dorso-lombaire la gibbosité est moins limitée, plus répartie sur plusieurs vertèbres et également moins prononcée que chez l'enfant. Aux lombes enfin la gibbosité fait parfois défaut ; elle est presque toujours fort peu prononcée et ne consiste qu'en un redressement de la concavité normale ; la ligne devient plus droite en présentant un point culminant plus ou moins convexe.

Telles sont les particularités à l'égard de la gibbosité qui montrent d'assez notables différences avec la déformation de l'enfance.

Par contre, les paralysies motrices des membres inférieurs sont peut-être plus fréquentes ; elles se sont produites sept fois sur nos seize malades et elles n'ont été à peu près complètes sur les deux membres que trois fois. Elles ont persisté jusqu'à la mort deux fois. Dans les autres cas elles n'ont eu qu'un caractère temporaire. La vessie et l'intestin ont été aussi plus ou moins affectés plusieurs fois.

Enfin les abcès migrateurs se sont montrés huit fois chez nos seize patients. L'un d'eux a eu certainement, et probablement plusieurs autres malades ont eu des tumeurs tuberculeuses au niveau du foyer vertébral, comme c'est la règle. Mais elles n'ont pas abouti à l'abcès migrateur proprement dit et elles se sont transformées en tissu fibreux. Dans les autres cas, les tuberculomes symptomatiques ont présenté les caractères de tumeurs étendues dont le développement a eu lieu par le fait de la paroi tuberculogène qui a progressé tantôt dans un sens, tantôt dans un autre, soit en descendant dans l'abdomen, soit en remontant en arrière ou dans la cavité thoracique. C'est ici le cas de rappeler que nous avons vu un abcès venir proéminer aux lombes et remonter ensuite de bas en haut jusqu'au cou.

Ainsi se trouve confirmé le mécanisme de l'extension de ces tumeurs non pas par l'accroissement de leur contenu, mais uniquement par les progrès de la paroi tuberculogène et par le fait du travail bacillaire, mécanisme essentiellement vital et qui n'a rien de passif, ni de subordonné à la pesanteur ou à une disposition anatomique de la région (Voy. p. 129).

La mortalité a été de cinq cas sur seize, soit 33 p. 100. Toutefois on doit la diminuer au point de vue des foyers vertébraux proprement dits. Un malade est mort de méningite tuberculeuse, alors qu'il était guéri de son abcès et qu'il était parvenu au terme de son traitement dans les conditions les meilleures. Un autre est mort de granulie pulmonaire, alors que son mal vertébral, datant de plusieurs années, évoluait vers la guérison sans abcès. La mortalité doit donc être réduite à 15 ou 20 p. 100, un troisième malade ayant guéri avec une paralysie persistante qui a fini par amener la mort quinze ans après le début de l'affection.

Deux sujets sont encore en traitement ; mais ils touchent au moment où on va leur permettre de marcher, leur guérison paraissant évidente et certaine.

Le traitement suivi n'a pas été sans exercer une influence sur la mortalité des sujets, de même que sur les paralysies ou les tuberculomes migrateurs.

J'ai depuis longtemps développé les raisons pour lesquelles je considère que chez les puéri-adolescents plus encore que chez l'adulte l'extension continue associée à l'immobilisation du rachis dans le décubitus horizontal est la méthode par excellence. Elle seule peut, appliquée dès le début, empêcher la gibbosité de se produire et la corriger plus ou moins entièrement lorsque, s'étant produite, elle n'est ni trop ancienne, ni trop considérable.

L'appareil que j'ai conçu dans ce but m'a fait obtenir des guérisons datant déjà de quinze et dix ans sans aucune déformation reconnaissable, les autres avec une déformation absolument insignifiante.

Mais je reconnais qu'en France cette méthode est peu employée et j'en cherche vainement la raison, attendu que si on veut éviter les complications et guérir, il y a deux indications urgentes à remplir. La première consiste à tenir les sujets dans le décubitus horizontal, c'est-à-dire couchés sur le dos habituellement, durant des années et sans qu'ils puissent se départir un seul jour, un seul moment de cette position ; la seconde comporte l'immobilisation du rachis. Pourquoi, dès lors, ne pas substituer un appareil à extension continue qui immobilise, corrige et redresse, aux appareils exclusivement immobilisateurs qui ne sauraient exercer aucune modification utile sur une déformation existante et qui ne la préviennent même pas, quand elle fait encore défaut ?

Étant donné que chez l'adulte les gibbosités sont beaucoup moins prononcées, la nécessité de recourir à l'extension continue n'est pas aussi grande que chez l'enfant. Mais l'indication d'immobiliser les sujets et de les tenir horizontalement étendus s'impose d'une manière absolue. On a beaucoup de peine à l'obtenir chez eux, même quand le diagnostic est absolument fixé par une proéminence vertébrale anormale ne laissant aucune espèce de doute, à plus forte raison avant cette période.

J'ai suivi plusieurs malades qui n'ont consenti à s'arrêter que devant l'impuissance à marcher résultant d'une paralysie de plus en plus complète des membres inférieurs.

Les malades seront donc placés dans un corset plâtré et tenus étendus durant de longs mois. On surveillera les complications pouvant survenir, particulièrement les paralysies, les tuberculomes migrateurs, les fonctions urinaire et intestinale.

On les fera vivre à l'air le plus possible. Étant apyrétiques, on peut les tenir dehors presque toute la journée, la plus grande partie de l'année sous notre climat, à la condition de les protéger contre la pluie, le vent et le soleil trop ardent.

On les nourrira abondamment et substantiellement, tout en se rappelant que l'absence de mouvements les expose aux accidents de combustions organiques incomplètes se traduisant par des dyspepsies, de la gravelle, des coliques néphrétiques ou hépatiques, dont j'ai vu plusieurs exemples chez mes malades.

Les médications qui m'ont paru les plus utiles sont l'huile de foie de morue et l'arsenic ; mais tous les toniques reconstituants peuvent trouver leur place et leurs indications : on y aura recours d'autant plus volontiers que l'huile de foie de morue est beaucoup moins acceptée par les sujets adultes que par les enfants.

Vous dire, Messieurs, quelle sera la durée du traitement, m'est absolument impossible. Aucune règle ne peut être établie à cet égard. Aucun de mes malades n'a guéri en moins de quatre ans de maladie et aucun d'eux n'est resté étendu moins de trois ans, n'ayant d'ailleurs été vu par moi que loin du début du mal.

La plupart ont vécu étendus quatre, cinq ans et plus ; la malade la plus âgée est restée plus de quinze ans allongé, incomplètement paralysée.

Au surplus, s'il est un problème difficile et malaisé à résoudre, c'est celui de la connaissance du moment de la guérison des grandes maladies tuberculeuses chirurgicales, du mal de Pott en particulier. L'embarras se renouvelle non seulement pour chaque espèce de maladie tuberculeuse, mais encore pour chaque cas pris isolément.

La condition locale la plus certaine de la guérison se trouve dans l'ankylose ostéo-fibreuse du segment rachidien où se place la gibbosité. Mais cette constatation ne peut guère être faite avec précision qu'en anesthésiant le malade.

L'ankylose n'est pas une preuve absolue, car il peut persister encore quelques foyers tuberculeux inclus dans un cal osseux, mais elle constitue l'argument le plus sûr en faveur d'une guérison définitive.

BURSITE DU FASCIA LATA PRISE POUR UNE EXOSTOSE ÉPIPHYSAIRE DE L'EXTRÉMITÉ SUPÉRIEURE DU FÉMUR.

Messieurs,

Cet enfant de huit ans présente une lésion rare et intéressante. Il peut, à volonté, en imprimant certains mouvements à sa cuisse gauche, déterminer un craquement tout à fait insolite, que l'on entend fort bien à distance et qui est comparable au gros craquement de la rotule frottant contre les condyles fémoraux. Si l'on palpe la région d'où paraît provenir ce bruit, on constate à la surface de l'extrémité supérieure du fémur, vers la base du grand trochanter, une saillie de forme allongée comme une amande, fort peu mobile, adhérente profondément. La mobilité ne semble exsister, d'ailleurs, que d'avant en arrière, et pas du tout de haut en bas. Il est probable qu'il s'agit là d'une exostose ostéogénique pédiculisée sur laquelle le muscle fascia lata provoque, en se déplaçant, le craquement particulier que l'on perçoit.

On pourrait se demander si on n'est pas en présence d'une lésion d'un autre genre, telle qu'un corps étranger siégeant dans la bourse séreuse qui se trouve au niveau du grand trochanter. Ce qui pourrait donner quelque crédit à cette hypothèse, c'est l'apparente mobilité de la tuméfaction. Mais, en réalité, cette mobilité semble appartenir au muscle fascia lata ; lorsque l'enfant est debout, on sent très manifestement que la saillie est immobile et fait corps avec le fémur à la base du grand trochanter. Ce n'est donc pas le corps étranger qui se déplace, c'est le faisceau musculaire du fascia lata qui glisse avec frottement sur une exostose épiphysaire.

Opération. — Une incision a été pratiquée sur la face

externe de la cuisse, à partir du sommet du grand trochanter. Tous les tissus ayant été divisés jusques et y compris le fascia lata, on découvre une tumeur à parois très épaisses, de plus d'un centimètre, contenant un peu de liquide, et constituée par un tissu dense comparable au tissu des disques inter-vertébraux. La tumeur enlevée, on a rencontré en avant d'elle, s'insérant sur le fémur, l'attache aponévrotique du vaste externe.

En somme, il n'y avait pas d'exostose recouverte par une *bourse séreuse accidentelle*, comme cela arrive fréquem-ment. Mais la *bourse normale* était devenue pathologique et sa paroi présentait un épaississement fibreux considérable. Le bruit perçu provenait du frottement du fascia lata sur la tumeur, et lorsque l'enfant était placé debout, la tumeur était appliquée sur le fémur et immobilisée par l'aponévrose d'in-sertion du vaste externe et non par le fascia lata qui pouvait glisser sur elle.

L'enfant a quitté l'hôpital guéri; tout craquement avait disparu.

OSTÉO-PÉRIOSTITES MULTIPLES DU CRANE ET DE LA FACE D'ORIGINE HÉRÉDO-SYPHILITIQUE. — AUTRES DESCENDANCES HÉRÉDITAIRES.

Sommaire. — Exemple de tumeurs multiples de la tête de nature syphilitique chez un enfant fils d'un père syphilitique. — Deux autres enfants sont, l'un sourd-muet et l'autre rachitique. — Utilité de consigner de pareils faits.

Messieurs,

Voici un enfant de deux ans dont le père, âgé de trente-deux ans, a été manifestement syphilitique, ayant présenté des accidents secondaires multiples à l'âge de vingt-quatre ans et une iritis spécifique, plus tard, vers l'âge de vingt-six ou vingt-sept ans.

La mère a trente-six ans. Elle semble vieille et affaiblie, elle a perdu ses cheveux et ses dents, elle a des coryzas et des maux de tête continuels, mais elle ne présente pas sur la peau de traces de syphilis. Il y a cinq ans, elle a craché le sang et depuis cette époque elle est sujette aux bronchites. Une de ses sœurs est morte phtisique. Cette femme a eu trois enfants et n'a pas fait de fausse couche, contrairement à ce qu'on aurait pu croire. Le premier enfant, élevé au biberon, est mort de rachitisme à l'âge de vingt et un mois. Le second enfant, âgé de quatre ans et demi, est sourd-muet et a une santé peu robuste, il ne présente sur la peau ni taches, ni cicatrices. Le troisième est celui qui nous occupe, il n'avait rien de particulier sur le corps en venant au monde et s'est bien porté jusqu'au mois de décembre dernier, il avait seulement de fréquents maux d'yeux.

A cette époque, la mère s'aperçut de la présence d'une première bosse au front : c'était celle qui occupe la région frontale supérieure sur la ligne médiane. La mère n'y attacha d'abord aucune importance, mais peu de temps après et simultanément apparurent les bosses situées au niveau des pariétaux gauche et droit, puis celle qui est à cheval sur le nez.

La mère a remarqué que ces tuméfactions ne se déplaçaient pas, quand on les prenait avec la main, qu'elles semblaient adhérentes à l'os et qu'elles étaient dures et résistantes. C'est alors qu'elle amena son enfant à l'hôpital, où nous l'examinons actuellement.

Le petit sujet porte au front et sur le crâne des tumeurs multiples, qui représentent, à un degré plus ou moins avancé, les mêmes phénomènes relevant indubitablement de la même cause.

1° Au niveau de la bosse frontale moyenne et descendant sur la racine du nez, on rencontre une tumeur médiane et symétrique, régulièrement sphérique, adhérente à l'os et possédant quatre centimètres de diamètre sur deux centimètres et demi de hauteur.

Elle entoure en bas toute la base du nez dont les os propres semblent avoir subi un enfoncement marqué. Cet enfoncement est dû en partie à la présence de la tumeur qui proémine et déborde la racine du nez. On constate, au toucher, que cette tumeur est molle et ramollie au centre, où la fluctuation est manifeste.

2° Sur le frontal au-dessus de la première, et séparée de celle-ci par un sillon horizontal d'environ deux centimètres, on voit une seconde tumeur également arrondie, du diamètre d'une pièce d'un franc ; sa proéminence est encore plus considérable que celle de la précédente. Elle est un peu plus dure, mais cependant fluctuante.

3° A la région temporale gauche fait saillie une autre tumeur plus dure encore ; l'os sur lequel elle repose semble avoir subi un travail de nouvelle formation ; un rebord osseux existe autour de la tumeur.

Le même phénomène existe, quoique moins sensible, autour de toutes les autres tumeurs.

4° Une quatrième bosse proémine à la région frontale supérieure droite ; elle est dure et non fluctuante.

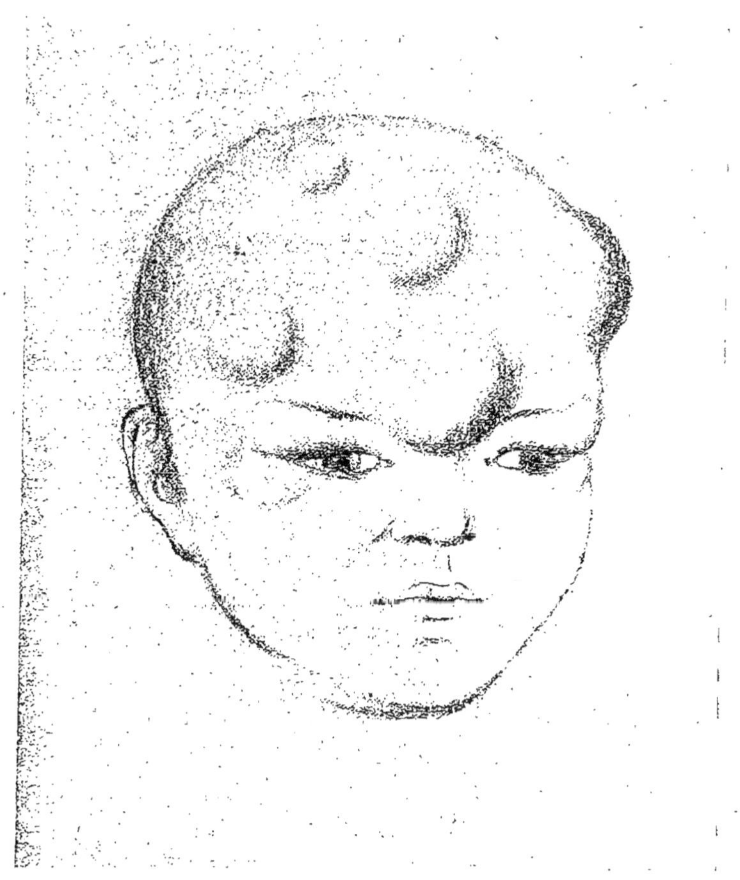

Fig. 40. — Tumeurs syphilitiques du crâne.

5° Une cinquième se rencontre dans la région temporale droite, à trois centimètres au-dessus de l'angle interne de l'œil, elle est dure.

En explorant le reste du système osseux de l'enfant on découvre, à la partie inférieure de la diaphyse humérale gauche, un léger empâtement en fuseau faisant corps avec l'os et manifestement sensible à la pression.

Sur les fesses apparaissent de petites cicatrices circulaires sur lesquelles la mère ne fournit aucun renseignement.

Les dents présentent une série d'altérations symétriques en hache, les canines font défaut de chaque côté.

Bien que l'état général soit assez bon, on note cependant un certain degré de rachitisme : les bosses occipitales sont très développées et très saillantes.

L'enfant soumis à un traitement spécifique mixte, ioduré et mercuriel, a été débarrassé en peu de temps de toutes ces tumeurs.

La nature de ces altérations multiples ne saurait donc présenter de difficultés. Elles étaient syphilitiques et leur origine héréditaire a été démontrée. On remarquera toutefois que certaines formes de tuberculose crânienne ressemblent à celles-ci, et on rencontre sur le crâne, exceptionnellement, il est vrai, des tumeurs multiples d'origine osseuse qui sont des tuberculomes abcédés ou en voie de le devenir.

Au point de vue du diagnostic différentiel, la présence d'autres manifestations syphilitiques chez le malade prend une grande importance, et on devra toujours les rechercher avec soin et leur attribuer la valeur qu'elles méritent.

Il est un second point à mettre en évidence dans cette observation. La mère, qui semble bien avoir eu la syphilis, quoique ce ne soit pas aussi démontré que pour le père, n'a point fait de fausse couche, mais sur les trois enfants qu'elle a mis au monde, un est mort rachitique à vingt-un mois, le second est un sourd-muet et il n'y en a jamais eu dans la famille des parents, le troisième est un syphilitique avéré. On surprend donc sur le fait deux au moins, sinon trois espèces d'effets de l'hérédité syphilitique : un état de dégénérescence sur l'un des sujets, des accidents osseux syphilitiques de la période tardive sur le second enfant, le rachitisme, enfin, associé ou non à la syphilis elle-même ; je n'ai pu m'en assurer, n'ayant pas obtenu des renseignements précis sur le troisième enfant, qui a succombé de bonne heure. On ne saurait pas assez, à mes yeux, consigner des exemples aussi démonstratifs, afin de faire la lumière la plus complète sur la modalité clinique des transmissions diverses de la syphilis héréditaire.

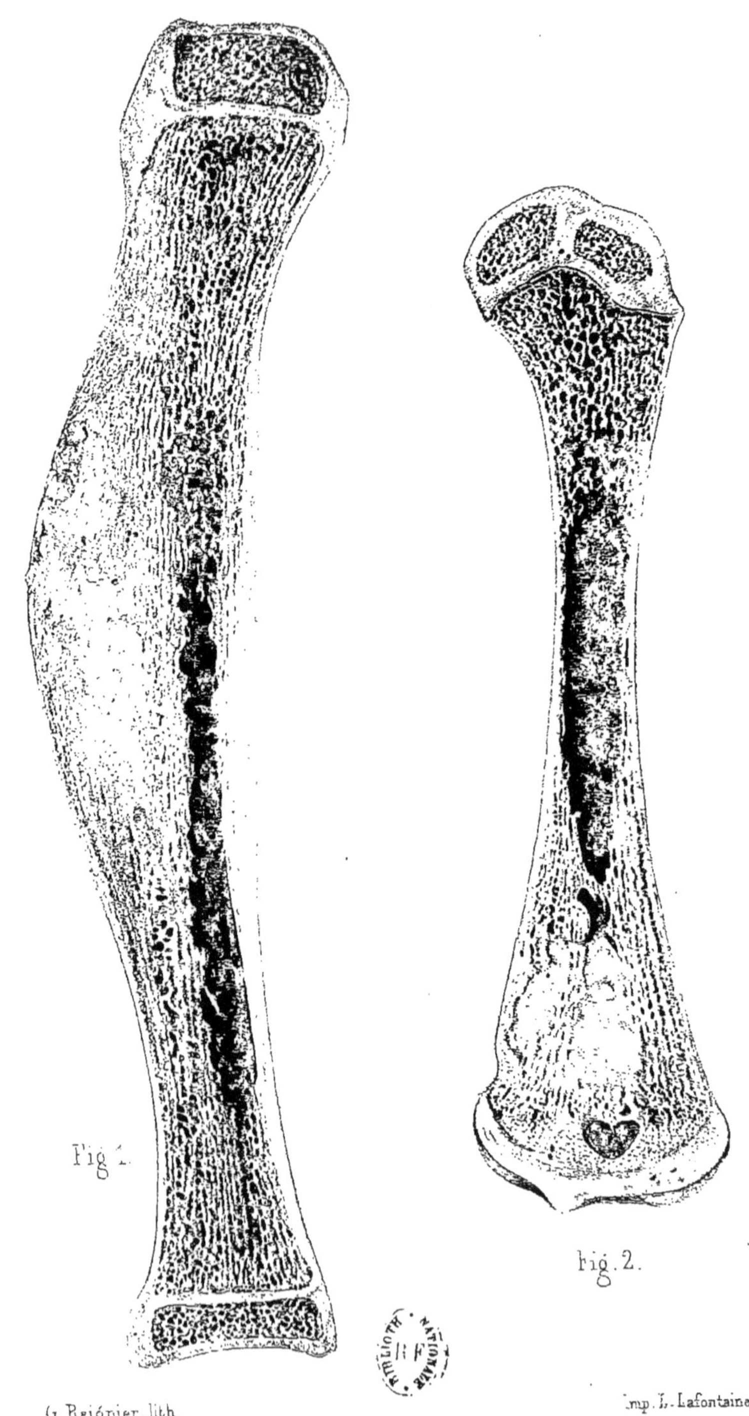

G. Reignier, lith.

Imp. L. Lafontaine

Masson et Cie

EXPLICATION DES PLANCHES

PLANCHE I

Fig. 1 et 2. — Altérations de syphilis héréditaire dans le tibia
et dans le fémur.

A la coupe du tibia (fig. 1), on voit une infiltration gommeuse considérable occupant la partie d'hyperostose qui part de l'extrémité supérieure de l'os.

La coupe du fémur (fig. 2) montre une gomme du bulbe inférieur de l'os, autour de laquelle il s'est produit, comme le fait voir aussi la figure 1, de l'ostéite interstitielle, raréfiante et lamellaire en certains endroits, compacte en d'autres.

PLANCHE II

Fig. 1 et 2. — Altérations de syphilis héréditaire dans le foie.

La figure 1 montre, sur la face inférieure du foie, dix dépressions cicatricielles étoilées correspondant à des gommes syphilitiques, situées dans la partie superficielle du parenchyme hépatique.

La figure 2 représente la coupe d'une de ces gommes.

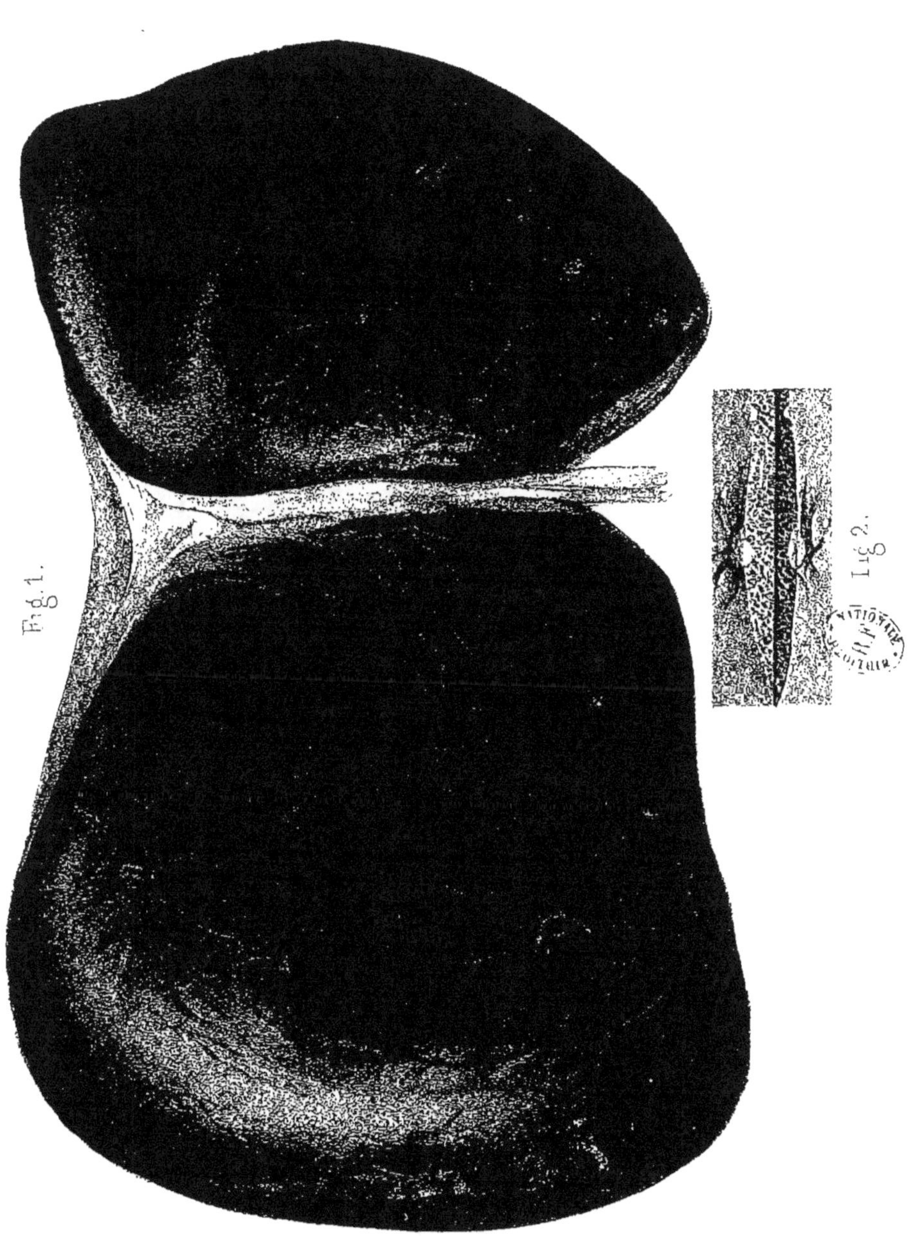

G. Reignier, lith.

Imp. L. Lafontaine

Masson et C.ie, éditeurs.

TABLE ALPHABÉTIQUE

3759-03. — Corbeil. Imprimerie Éd. Crété.

MASSON & CIE, ÉDITEURS
Libraires de l'Académie de Médecine, 120, boulevard Saint-Germain, Paris (vi^e)

Pr. n° 431

EXTRAIT DU CATALOGUE MÉDICAL [1]

RÉCENTES PUBLICATIONS Mai 1905

COLLECTION DE PRÉCIS MÉDICAUX

Cette nouvelle collection s'adresse aux étudiants, pour la préparation aux examens, et à tous les praticiens qui, à côté des grands Traités, ont besoin d'ouvrages concis, mais vraiment scientifiques, qui les tiennent au courant. D'un format maniable ces livres seront abondamment illustrés ainsi qu'il convient à des livres d'enseignement.

Viennent de paraître :

Précis de ▧ ▧ ▧ ▧ ▧ ▧ ▧
▧ ▧ Physique Biologique

PAR

G. WEISS

Professeur agrégé à la Faculté de Médecine de Paris.
Ingénieur des Ponts et Chaussées

1 vol. petit in-8 de 528 pages avec 543 figures, cart. toile anglaise souple. **7 fr.**

Ce petit livre contient celles des principales applications de la physique a la biologie qui doivent rentrer dans le cadre des connaissances d'un étudiant à la fin de ses études et de tout médecin instruit.

Éléments de Physiologie

PAR

Maurice ARTHUS

Professeur à l'École de médecine et de pharmacie de Marseille
Ancien professeur de physiologie à l'Université de Fribourg (Suisse)

Deuxième édition revue et corrigée

Avec 122 figures dans le texte

1 vol. petit in-8° de XVI-764 pages, cart. toile anglaise souple. . . . . . **9 fr.**

(1) *La librairie Masson et Cie envoie gratuitement et franco de port les catalogues suivants à toutes les personnes qui lui en font la demande.* — Catalogue général *contenant, classés par subdivisions, tous les ouvrages ou périodiques publiés à la librairie.* — Catalogues de l'Encyclopédie scientifique des Aide-Mémoire. *I. Section de l'ingénieur.* — *II. Section du biologiste.* — Catalogue des ouvrages d'enseignement.

Les livres de plus de **5 francs** *sont expédiés franco au prix du Catalogue.*
Les volumes de 5 francs et au-dessous sont augmentés de 10 °/₀, pour le port.
Toute commande doit être accompagnée de son montant.

Introduction
à l'Étude de la Médecine

PAR

Le Dʳ H. ROGER

Professeur à la Faculté de Médecine de Paris.
Médecin de l'hôpital d'Aubervilliers.

Deuxième édition

1 volume in-8° de 761 pages, cartonné, suivi d'un lexique donnant l'étymologie
et la signification des termes techniques.

Broché . . . . 9 fr. — Cartonné . . . . **10** fr.

Glossaire Médical illustré

PAR LES DOCTEURS

L. LANDOUZY
Professeur à la Faculté de Paris,
Membre de l'Académie de médecine.

F. JAYLE
Chef de Clinique de la Faculté
à l'hôpital Broca.

1 vol. in-8° carré de 664 pages avec 426 figures et 5 cartes en couleurs.

Cartonné . . . . **18** fr.
Broché . . . . **16** fr.

L'Æsculape

Guide pratique à l'usage des Étudiants et des Docteurs en Médecine

PAR LES DOCTEURS

E. DE LAVARENNE
Médecin des Eaux de Luchon.

F. JAYLE
Chef de Clinique à la Faculté.

1 fort volume petit in-8°, richement relié toile. . . . . **6** fr.

Pathologie générale
expérimentale

Processus généraux

PAR LES

Dʳ CHANTEMESSE
Professeur
à la Faculté de médecine
de Paris

Dʳ PODWYSSOTZKY
Professeur de Pathologie à l'Université
d'Odessa,
Doyen de la même faculté

TOME I

Histoire naturelle de la maladie. Hérédité. Atrophies. Dégénérescence.
Concrétions. Gangrènes.

1 volume in-8° jésus de 428 pages, avec 162 figures en noir et en couleurs,
broché. . . . . **22** fr.

TOME II

Hypertrophies. — Régénérations. — Tumeurs. — Pathologie de la circulation
sanguine. — Pathologie du sang. — Pathologie de la lymphe et de la circulation
lymphatique. — Inflammation. — Hypothermie. — Hyperthermie. — Fièvre.

1 volume grand in-8°, avec 57 figures en couleurs et 37 figures en noir. **22** fr.

Traité de Pathologie générale

OUVRAGE COMPLET

PUBLIÉ PAR

CH. BOUCHARD

MEMBRE DE L'INSTITUT
PROFESSEUR DE PATHOLOGIE GÉNÉRALE A LA FACULTÉ DE MÉDECINE DE PARIS

SECRÉTAIRE DE LA RÉDACTION

G.-H. ROGER

Professeur agrégé à la Faculté de médecine de Paris, Médecin des hôpitaux.

COLLABORATEURS :

MM. ARNOZAN — D'ARSONVAL — BENNI — F. BEZANÇON — R. BLANCHARD — BOINET — BOULAY — BOURCY — BRUN — CADIOT — CHABRIÉ — CHANTEMESSE — CHARRIN — CHAUFFARD — J. COURMONT — DEJERINE — PIERRE DELBET — DEVIC — DUCAMP — MATHIAS DUVAL — FÉRÉ — GAUCHER — GILBERT — GLEY — GOUGET — GUIGNARD — LOUIS GUINON — J.-F. GUYON — HALLÉ — HÉNOCQUE — HUGOUNENQ — M. LABBÉ — LAMBLING — LANDOUZY — LAVERAN — LEBRETON — LE GENDRE — LEJARS — LE NOIR — LERMOYEZ — LESNÉ — LETULLE — LUBET-BARBON — MARFAN — MAYOR — MENETRIER — MORAX — NETTER — PIERRET — RAVAUT — G.-H. ROGER — GABRIEL ROUX — RUFFER — SICARD — RAYMOND TRIPIER — VUILLEMIN — FERNAND WIDAL.

6 *vol. grand in-8°, avec figures dans le texte :* **126** *fr.*

Chaque volume est vendu séparément.

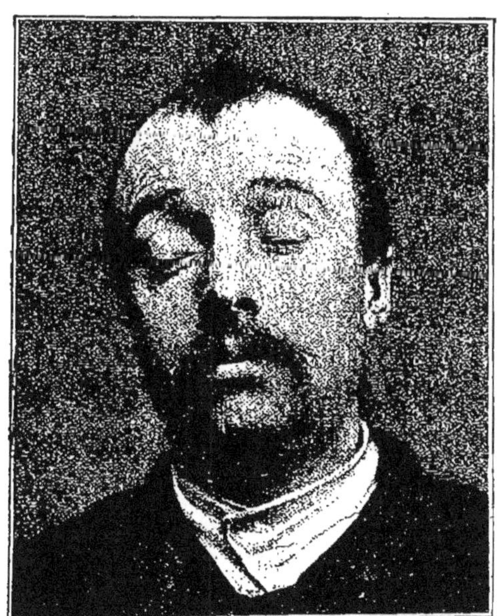

Fig. 3oo. — Facies de Hutchinson dans le tabes.

TOME I. — 1 vol. grand in-8° de 1018 pages avec figures dans le texte : **18** fr.

TOME II. — 1 vol. grand in-8° de 940 pages avec figures dans le texte : **18** fr.

TOME III. — 1 vol. in-8° de 1400 pages avec figures dans le texte, publié en deux fascicules : **28** fr.

TOME IV. — 1 vol. in-8° de 719 pages avec figures dans le texte : **16** fr.

TOME V. — 1 vol. in-8° de 1180 pages avec nombreuses figures dans le texte : **28** fr.

TOME VI. — 1 vol. in-8° de 935 pages : **18** fr.

CHARCOT — BOUCHARD — BRISSAUD

BABINSKI — BALLET — P. BLOCQ — BOIX — BRAULT — CHANTEMESSE — CHARRIN
CHAUFFARD — COURTOIS-SUFFIT — O. CROUZON — DUTIL — GILBERT — GUIGNARD
G. GUILLAIN — L. GUINON — GEORGES GUINON — HALLION — LAMY
LE GENDRE — A. LÉRI — P. LONDE — MARFAN — MARIE — MATHIEU
NETTER — ŒTTINGER — ANDRÉ PETIT — RICHARDIÈRE
ROGER — RUAULT — SOUQUES — THOINOT
THIBIERGE — TOLLEMER — FERNAND WIDAL

TRAITÉ DE MÉDECINE

DEUXIÈME ÉDITION

(Entièrement refondue)

PUBLIÉE SOUS LA DIRECTION DE MM.

BOUCHARD

Professeur à la Faculté de médecine de Paris
Membre de l'Institut.

BRISSAUD

Professeur à la Faculté de médecine de Paris
Médecin de l'hôpital St-Antoine.

---

10 volumes grand in-8°, avec figures dans le texte

En Souscription. . . . . 150 francs.

Chaque volume est vendu séparément.　　　　JUIN 1905.

TOME I. 1 vol. grand in-8° de 845 pages, avec figures dans le texte : **16 fr.**

Les bactéries, par L. GUIGNARD. — *Pathologie générale infectieuse*, par A. CHARRIN. — *Troubles et maladies de la nutrition*, par PAUL LE GENDRE. — *Maladies infectieuses communes à l'homme et aux animaux*, par G.-H. ROGER.

TOME II. 1 vol. grand in-8° de 896 pages, avec figures dans le texte : **16 fr.**

Fièvre typhoïde, par A. CHANTEMESSE. — *Maladies infectieuses*, par F. WIDAL. — *Typhus exanthématique*, par L.-H. THOINOT. — *Fièvres éruptives*, par L. GUINON. — *Erysipèle*, par E. BOIX. — *Diphtérie*, par A. RUAULT. — *Rhumatisme articulaire aigu*, par W. ŒTTINGER. — *Scorbut*, par TOLLEMER.

TOME III. 1 vol. grand in-8° de 702 pages, avec figures dans le texte : **16 fr.**

Maladies cutanées, par G. THIBIERGE. — *Maladies vénériennes*, par G. THIBIERGE. — *Maladies du sang*, par A. GILBERT. — *Intoxications*, par H. RICHARDIÈRE.

TOME IV. 1 vol. grand in-8° de 680 pages, avec figures dans le texte : **16 fr.**

Maladies de l'estomac, par A. MATHIEU. — *Maladies du pancréas*, par A. MATHIEU. — *Maladies de l'intestin*, par COURTOIS-SUFFIT. — *Maladies du péritoine*, par COURTOIS-SUFFIT. — *Maladies de la bouche et du pharynx*, par A. RUAULT.

TOME V. 1 vol. grand in-8°, avec figures en noir et en couleurs dans le texte : **18 fr.**

Maladies du foie et des voies biliaires, par A. CHAUFFARD. — *Maladies du rein et des capsules surrénales*, par A. BRAULT. — *Pathologie des organes hématopoïétiques et des glandes vasculaires sanguines, moelle osseuse, rate, ganglions, thyroïde, thymus*, par G.-H. ROGER.

Tome VI. 1 vol. grand in-8ª de 612 pages, avec figures dans le texte : **14** fr.

Maladies du nez et du larynx, par A. RUAULT. — *Asthme,* par E. BRISSAUD. — *Coqueluche,* par P. LE GENDRE. — *Maladies des bronches,* par A.-B. MARFAN. — *Troubles de la circulation pulmonaire,* par A.-B. MARFAN. — *Maladies aiguës du poumon,* par NETTER.

Tome VII. 1 vol. grand in-8° de 550 pages, avec figures dans le texte : **14** fr.

Maladies chroniques du poumon, par A.-B. MARFAN. — *Phtisie pulmonaire,* par A.-B. MARFAN. — *Maladies de la plèvre,* par NETTER. — *Maladies du médiastin,* par A.-B. MARFAN.

Tome VIII. 1 vol. grand in-8° de 580 pages, avec figures dans le texte : **14** fr.

Maladies du cœur, par M. ANDRÉ PETIT. — *Maladies des vaisseaux sanguins,* par W. ŒTTINGER.

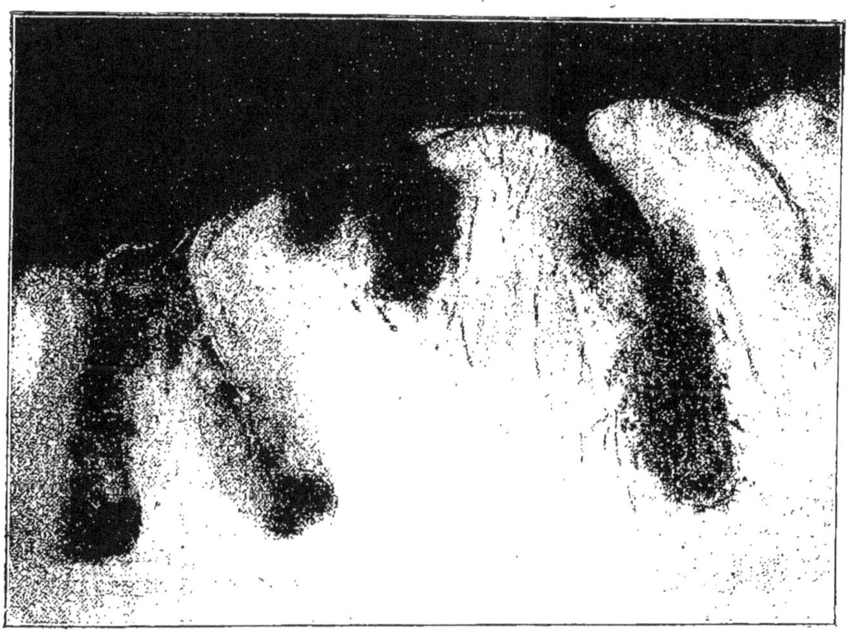

Figure extraite du Tome IX.

Tome IX. 1 vol. grand in-8° de 1092 pages, avec figures dans le texte : **18** fr.

Maladies de l'encéphale, par E. BRISSAUD, SOUQUES, P. LONDE et TOLLEMER. — *Maladies de la protubérance et du bulbe,* par G. GUILLAIN. — *Maladies intrinsèques de la moelle épinière,* par P. MARIE, O. CROUZON, A. LÉRI et G. GUINON. — *Maladies extrinsèques de la moelle épinière,* par G. GUINON. — *Maladies des méninges,* par G. GUINON. — *Syphilis des centres nerveux,* par H. LAMY.

Tome X. 1 vol. grand in-8° avec figures dans le texte. (*Sous presse.*)

Les névrites. — Maladies des nerfs et des muscles en particulier. — Myopathie primitive, progressive. — Dystrophie d'origine nerveuse, paralysie générale progressive. — Les psychoses. — Chorées. — Paralysie agitante. — Maladie de Thomsen. — Neurasthénie, Épilepsie, Hystérie.

Table analytique des 10 volumes.

Traité des 🮐🮐🮐🮐🮐🮐🮐🮐🮐

🮐🮐 Maladies de l'Enfance

Deuxième Édition, revue et augmentée

PUBLIÉE SOUS LA DIRECTION DE MM.

J. GRANCHER   ET   J. COMBY

PROFESSEUR A LA FACULTÉ DE PARIS
MEMBRE DE L'ACADÉMIE DE MÉDECINE

MÉDECIN
DE L'HÔPITAL DES ENFANTS-MALADES

5 volumes grand in-8° avec figures dans le texte. . . . . **112** francs.

Tome I. 1 volume grand in-8° de 1060 pages, avec figures : **22** fr.

Physiologie et Hygiène de l'Enfance. — Maladies infectieuses. — Maladies générales de nutrition. — Intoxications.

Tome II. 1 volume grand in-8° de 964 pages, avec figures : **22** fr.

Maladies du tube digestif. — Maladies du pancréas. — Maladies du péritoine. — Maladies du foie. — Rate et ses maladies. — Maladies des capsules surrénales. — Maladies génito-urinaires.

Tome III. 1 volume grand in-8° de 994 pages, avec figures : **22** fr.

Maladies de l'appareil respiratoire. — Maladies de l'appareil circulatoire.

Tome IV. 1 volume grand in-8° de 1076 pages avec figures : **22** fr.

Système nerveux. — Maladies de la peau.

Tome V. 1 vol. gr. in-8° de 1224 p. avec figures **24** fr.

Maladies du fœtus et du nouveau-né. — Organes des sens. — Maladies chirurgicales. — Thérapeutique. — Formulaire.

Traité d'Anatomie Pathologique
GÉNÉRALE
PAR
R. TRIPIER
Professeur d'anatomie pathologique à la Faculté de Médecine de l'Université de Lyon

1 vol. grand in-8, avec 239 figures en noir et en couleurs . . . . **25** fr.

Manuel Technique de Massage
PAR
J. BROUSSES
Ex-répétiteur de Pathologie chirurgicale à l'École du service de santé militaire, lauréat de 'Académie de médecine, membre correspondant de la Société de Chirurgie.

Troisième édition revue et augmentée

1 vol. in-16, de 407 pages, avec 66 figures dans le texte, cartonné toile souple. **4** fr. **50**

CINQUIÈME ÉDITION REVUE ET AUGMENTÉE
DU

Traité élémentaire de Clinique Thérapeutique

PAR

Le Dr Gaston LYON

Ancien chef de clinique médicale à la Faculté de médecine de Paris.

1 volume grand in 8°, de 1654 pages, relié peau . . . . **25** fr.

Formulaire Thérapeutique

PAR MM.

G. LYON   et   **P. LOISEAU**
Ancien chef de clinique   Ancien préparateur
à la Faculté de Médecine.   à l'École supérieure de Pharmacie.

AVEC LA COLLABORATION DE MM.

E. LACAILLE, M. MARCHAIS, Paul-Émile LÉVY

Troisième édition revue.

1 volume in-18, tiré sur papier indien très mince, relié maroquin souple . . . . **6** fr.

Action des Médicaments

Leçons de Pharmacologie et de Thérapeutique

par Sir LAUDER BRUNTON

Docteur en médecine et en droit de l'Université d'Édimbourg.

TRADUIT DE L'ANGLAIS PAR

E. BOUQUÉ et J.-F. HEYMANS

Professeur à l'Université de Gand.

1 volume in-8° jésus, de 596 pages, avec 146 figures, broché . . . . **18** fr.

Les Sérothérapies

Leçons de Thérapeutique et Matière médicale
Professées à la Faculté de médecine de l'Université de Paris

PAR

Le Dr LANDOUZY

Professeur à la Faculté de Paris, Médecin de l'hôpital Laënnec,
Membre de l'Académie de Médecine.

1 volume in-8°, avec 27 figures et une planche en couleurs, cartonné à l'anglaise . . . . **20** fr.

Précis d'Urologie Clinique

PAR

Auguste LÉTIENNE et Jules MASSELIN

1 volume in-8°, de 470 pages, avec 58 figures et une planche hors texte . . . . **12** fr.

OUVRAGE COMPLET :

La Pratique ✿ ✿ ✿ ✿ ✿ ✿ ✿ ✿ ✿
✿ ✿ ✿ ✿ ✿ ✿ Dermatologique

Traité de Dermatologie appliquée

PUBLIÉ SOUS LA DIRECTION DE MM.

ERNEST BESNIER, L. BROCQ, L. JACQUET

PAR MM.

AUDRY, BALZER, BARBE, BAROZZI, BARTHÉLEMY, BÉNARD, ERNEST BESNIER,
BODIN, BRAULT, BROCQ, DE BRUN, DU CASTEL, COURTOIS-SUFFIT, A. CASTEX,
J. DARIER, DÉHU, DOMINICI, W. DUBREUILH, HUDELO, L. JACQUET, JEANSELME,
J.-B. LAFFITTE, LENGLET, LEREDDE, MERKLEN, PERRIN, RAYNAUD, RIST,
SABOURAUD, MARCEL SÉE, GEORGES THIBIERGE, F. TRÉMOLIÈRES, VEYRIÈRES.

4 volumes reliés toile, illustrés de figures en noir et de planches en couleurs.
156 fr.

Chaque volume est vendu séparément.

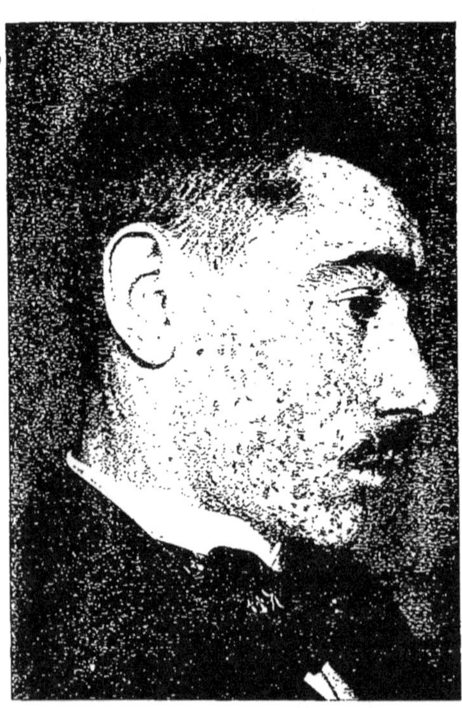

TOME I. Avec 230 figures et 24 planches. **36 fr.**

Anatomie et Physiologie de la Peau. — Pathologie générale de la Peau. — Symptomatologie générale des Dermatoses. — Acanthosis nigricans. — Acnés. — Actinomycose. — Adénomes. — Alopécies. — Anesthésie locale. — Balanites. — Bouton d'Orient. — Brûlures. — Charbon. — Classifications dermatologiques. — Dermatites polymorphes douloureuses. — Dermatophytes. — Dermatozoaires. — Dermites infantiles simples. — Ecthyma.

TOME II. Avec 168 figures et 21 planches. **40 fr.**

Eczéma. — Électricité. — Eléphantiasis. — Epithéliomes. — Eruptions artificielles. — Erythèmes. — Erythrasma. — Erythrodermies. — Esthiomène. — Favus. — Folliculites. — Furonculose. — Gale. — Gangrène cutanée. — Gerçures. — Greffes. — Hématodermites. — Herpès. — Hydroa vacciniforme. — Ichtyose. — Impétigo. — Kératodermie symétrique. — Kératose pilaire. — Langue.

TOME III. Avec 201 figures et 19 planches. **40 fr.**

Lèpre. — Lichen. — Lupus. — Lymphadénie cutanée. — Lymphangiome. — Madura (Pied de). — Mélanodermies. — Milium et Pseudo-Milium. — Molluscum conta-

giosum. — Morve et Farcin. — Mycosis fongoïde. — Nævi. — Nodosités cutanées. — Œdème. — Ongles. — Maladie de Paget. — Papillomes. — Pelade. — Pellagre.
— Pemphigus. — Perlèche. — Phtiriase. — Pian. — Pityriasis, etc.

TOME IV. Avec 213 figures et 25 planches. **40 fr.**

Poils. — Porokératose. — Prurigo. — Prurit. — Psoriasis. — Psorospermose. —
Purpura. — Rhinosclérome. — Rupia. — Sarcomes. — Sclérodermie. — Séborrhée.
— Séborrhéides. — Sensibilité. — Sudoripares (Glandes). — Tatouages. — Télangiec-
tasie. — Tokelau. — Trichophytie. — Trophonévroses. — Tuberculoses — Tumeurs.
— Ulcères de jambes. — Ulcères des pays chauds. — Urticaire. — Urticaire pigmen-
taire. — Vergetures. — Verrues. — Vitiligo. — Xanthomes. — Xeroderma. — Zona.

Thérapeutique des Maladies de la Peau

Par le Dʳ LEREDDE

DIRECTEUR DE L'ÉTABLISSEMENT DERMATOLOGIQUE DE PARIS

1 volume in-8°, de 700 pages. . . . . **10 fr.**

Cours de Dermatologie exotique

Par E. JEANSELME

Professeur agrégé à la Faculté de médecine de Paris, Médecin des Hôpitaux.

1 vol. in-8°, avec 5 cartes et 108 figures en noir et en couleurs. **10 fr.**

Les Maladies du Cuir chevelu

PAR LE

Dʳ R. SABOURAUD

Chef du Laboratoire de la Ville de Paris, à l'Hôpital Saint-Louis.

I. — Maladies séborrhéiques : Séborrhée, Acnés, Calvitie

1 vol. in-8°, avec 91 figures, dont 40 aquarelles en couleurs . . . . . . **10 fr.**

II. — Maladies Desquamatives : Pityriasis et Alopécies pelliculaires

1 vol. in-8°, avec 122 fig. dans le texte, en noir et en couleurs . . . . **22 fr.**

BIBLIOTHÈQUE
d'Hygiène thérapeutique

Fondée par le Professeur PROUST

Chaque volume in-16, cartonné toile, tranches rouges, **4** fr.

L'Hygiène du Goutteux (2ᵉ *édition*), par le Pʳ PROUST et A. MATHIEU.
L'Hygiène de l'Obèse, par le Professeur PROUST et A. MATHIEU.
L'Hygiène des Asthmatiques, par le Pʳ E. BRISSAUD.
L'Hygiène du Syphilitique, par H. BOURGES.
Hygiène et thérapeutique thermales, par G. DELFAU.
Les Cures thermales, par G. DELFAU.
L'Hygiène du Neurasthénique (2ᵉ *édition*), par le Pʳ PROUST et G. BALLET.
L'Hygiène des Albuminuriques, par le Dʳ SPRINGER.
L'Hygiène des Tuberculeux, par le Dʳ CHUQUET, préface du Dʳ DAREMBERG.
Hygiène et thérapeutique des maladies de la bouche, par le Dʳ CRUET, dentiste des hôpitaux de Paris, avec une préface du Professeur LANNELONGUE.
L'Hygiène des Diabétiques, par le Professeur PROUST et A. MATHIEU.
L'Hygiène des maladies du cœur, par le Dʳ VAQUEZ.
L'Hygiène du Dyspeptique, par le Dʳ LINOSSIER.
Hygiène thérapeutique des Maladies des fosses nasales, par MM. les Dʳˢ LUBET-BARBON et R. SARREMONE.

Traité d'Hygiène

par A. PROUST

Professeur d'hygiène de la Faculté de médecine de l'Université de Paris.
Membre de l'Académie de médecine, Inspecteur général des services sanitaires.

Troisième Édition, revue et considérablement augmentée
Avec la collaboration de

A. NETTER   ET   **H. BOURGES**
Professeur agrégé à la Faculté.   Chef du laboratoire d'hygiène à la Faculté.
Médecin de l'hôpital Trousseau.   Auditeur au Comité consultatif d'hygiène publique

OUVRAGE COURONNÉ PAR L'INSTITUT ET LA FACULTÉ DE MÉDECINE

1 fort volume in-8°, avec figures et cartes . . . . **25** fr.

Vient de paraître :

L'Alimentation
et les Régimes

CHEZ L'HOMME SAIN ET CHEZ LES MALADES

PAR

ARMAND GAUTIER

Membre de l'Institut et de l'Académie de Médecine,
Professeur à la Faculté de Médecine de Paris.

Deuxième Édition, revue et augmentée

1 *volume in-8°, avec figures, broché* . . . . **10** *fr.*

Les Maladies Populaires

MALADIES VÉNÉRIENNES, ALCOOLISME, TUBERCULOSE
ÉTUDE MÉDICO-SOCIALE

Leçons faites à la Faculté de médecine de Paris

par le D' Louis RÉNON
Professeur agrégé à la Faculté de Paris, Médecin de l'hôpital de la Pitié

1 volume in-8°, de 480 pages. . . . . **6 fr.**

GUIDE PRATIQUE DU MÉDECIN

dans les Accidents du Travail

LEURS SUITES MÉDICALES ET JUDICIAIRES

PAR

Em. FORGUE | **E. JEANBRAU**
Professeur à la Faculté de Montpellier | Professeur agrégé à la Faculté de Montpellier
Correspondant de l'Académie de médecine | Lauréat de la Société de chirurgie

AVEC UNE PRÉFACE DE M' Jean CRUPPI

1 volume in-8°, de 370 pages. . . . . **4 fr. 50**

Traité de l'Alcoolisme

PAR LES DOCTEURS

H. TRIBOULET | **Félix MATHIEU**
Médecin des Hôpitaux | Médecin de l'Assistance à domicile

Roger MIGNOT
Ancien chef de clinique à la Faculté, Médecin des Asiles publics d'aliénés
PRÉFACE DE M. LE PROFESSEUR JOFFROY

Un volume grand in-8°, de 480 pages . . . . **6 fr.**

COMMENTAIRE ADMINISTRATIF ET TECHNIQUE
De la Loi du 15 Février 1902 relative à la

Protection de la Santé publique

PAR MM.

Le D' A.-J. MARTIN et **Albert BLUZET**
Inspecteur général de l'Assainissement | Docteur en Droit
Chef des services techniques de la Ville de Paris | Rédacteur principal au Ministère de l'Intérieur

Un vol. in-8° de 480 pages avec une *table alphabétique*. Broché, **7 fr. 50**; cartonné toile. **8 fr. 50**

Vient de paraître :

L'Ankylostomiase

Maladie sociale (Anémie des Mineurs)

Biologie, Clinique, Traitement, Prophylaxie

PAR

A. CALMETTE | **M. BRETON**
Membre correspondant de l'Institut et de | Chef de clinique médicale à la Faculté
l'Académie de Médecine, | de Médecine de Lille,
Directeur de l'Institut Pasteur de Lille. | Assistant à l'Institut Pasteur de Lille.

AVEC UN APPENDICE PAR **E. FUSTER**
Secrétaire général de l'Alliance d'Hygiène sociale.

Avec figures dans le texte

1 volume in-8° cartonné toile anglaise. . . . . **5 fr.**

Traité
de Physiologie

PAR

J.-P. MORAT
PROFESSEUR A L'UNIVERSITÉ DE LYON

Maurice DOYON
PROFESSEUR AGRÉGÉ A LA FACULTÉ DE MÉDECINE
DE LYON

5 vol. grand in-8°, avec fig. en noir et en couleurs dans le texte. En souscription (Juin 1905). **60** *fr.*

Chaque volume sera vendu séparément. — Toutefois, les éditeurs acceptent jusqu'à nouvel ordre, **au prix à forfait de 60 francs**, des souscriptions à l'ouvrage **complet**. — Les souscripteurs payeront en retirant chaque volume le prix marqué; mais le tome V et dernier leur sera fourni gratuitement ou à un prix tel qu'ils n'aient, en aucun cas, payé plus de 60 francs pour le total de l'ouvrage.

Volumes publiés :

Tome I. — **Fonctions élémentaires.** — Prolégomènes, contraction, par J.-P. Morat. — Sécrétion, milieu intérieur, par M. Doyon. 1 vol. grand in-8°, avec 194 figures noires et en couleurs. . . . . **15** fr.
Tome II. — **Fonctions d'innervation,** par J.-P. Morat. 1 vol. grand in-8°, avec 263 figures noires et en couleurs. **15** fr.
Tome III. — **Fonctions de nutrition.** — Circulation, par M. Doyon; Calorification, par J.-P. Morat. 1 vol. grand in-8°, avec 173 figures noires et en couleurs. . **12** fr.
Tome IV. — **Fonctions de nutrition** (*suite et fin*). — Respiration; excrétion, par J.-P. Morat; Digestion; absorption, par M. Doyon. 1 vol. grand in-8°, avec 167 figures en noir et en couleurs . . . . **12** fr.

Sous presse : Tome V et dernier. — Fonctions de relation et de reproduction.

Éléments de
Physiologie Humaine

PAR

Léon FRÉDÉRICQ   ET   **J.-P. NUEL**
Professeurs à l'Université de Liège.

CINQUIÈME ÉDITION REVUE ET AUGMENTÉE

1 vol. grand in-8° de XXVI-716 pages, avec 284 fig. dans le texte. . . **12** fr. **50**

Le Vertige

PAR LE
D' Pierre BONNIER

1 vol. in-8° de 342 pages, broché. **5** fr.

Le Paludisme et les Moustiques
Prophylaxie

PAR

André PRESSAT
Médecin de la Compagnie du Canal de Suez.

1 vol. gr. in-8 de VIII-180 p. avec 8 fig. dans le texte et 11 planches hors texte. **6 fr.**

Maladies des Pays chauds
par le Dr Patrick MANSON
Traduit de l'anglais, par MM. GUIBAUD et BRENGUES

1 vol. in-8° cavalier de 776 pages, avec 3 pl. hors texte et 113 fig., broché. . . **12 fr.**

Trypanosomes et Trypanomiases

PAR

A. LAVERAN	**F. MESNIL**
de l'Institut et de l'Académie de médecine.	Chef de Laboratoire à l'Institut Pasteur.

1 vol. in-8° de XII-418 p., avec 61 figures et 1 planche en couleurs, . . **10 fr.**

L'Année Psychologique

PUBLIÉE PAR

Alfred BINET
Directeur du Laboratoire de Psychologie physiologique de la Sorbonne (Hautes Études)

AVEC LA COLLABORATION DE H. BEAUNIS — V. HENRI — TH. RIBOT

SECRÉTAIRE DE LA RÉDACTION :
LARGUIER DES BANCELS

10e année (1904). 1 volume in-8° avec figures dans le texte... . . . . **15 fr.**

Le Système Nerveux Central
Structure et fonctions
Histoire critique des Théories et des Doctrines
par J. SOURY
Docteur ès lettres, directeur d'études à l'École pratique des Hautes Études, à la Sorbonne.

In-8° jésus de X-1868 pages, avec 25 figures, cart. à l'anglaise en 2 vol. **50 fr.**

Les Psychonévroses

ET

leur Traitement moral

LEÇONS FAITES A L'UNIVERSITÉ DE BERNE
par le Dr DUBOIS
Professeur de Neuropathologie
Avec une Préface du Professeur DÉJERINE, de Paris.

DEUXIÈME ÉDITION

1 volume in-8. . . . . **8 fr.**

Traité
de
Physique Biologique

PUBLIÉ SOUS LA DIRECTION DE MM.

D'ARSONVAL
Professeur au Collège de France
Membre de l'Institut et de l'Académie de médecine.

CHAUVEAU
Professeur au Muséum d'histoire naturelle
Membre de l'Institut et de l'Académie de médecine.

GARIEL
Ingénieur en chef des Ponts et Chaussées
Professeur à la Faculté de médecine de Paris
Membre de l'Académie de médecine.

MAREY
Professeur au Collège de France
Membre de l'Institut et de l'Académie de médecine

SECRÉTAIRE DE LA RÉDACTION
M. WEISS
Ingénieur des Ponts et Chaussées
Professeur agrégé à la Faculté de médecine de Paris.

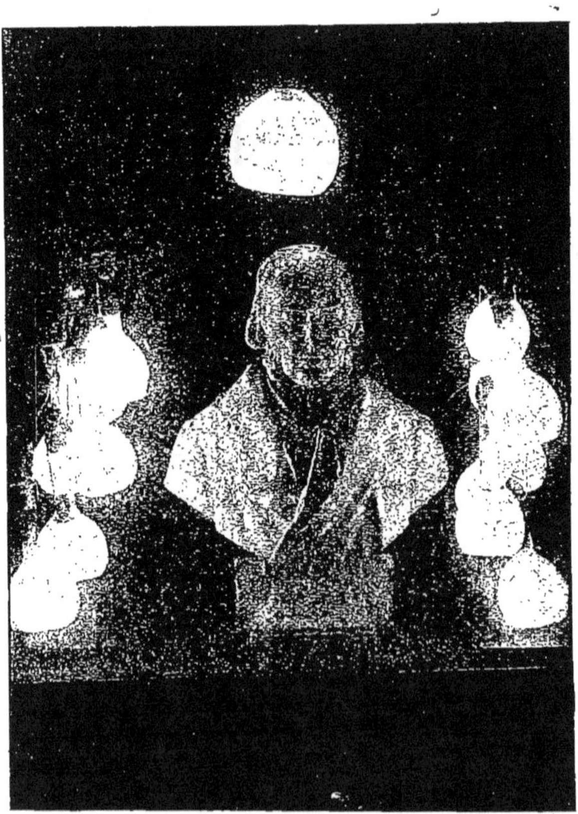

Tome II. Fig. 193. — Buste de Claude Bernard
éclairé à la lumière des microbes photogènes.

Tome I. — **Mécanique, Actions moléculaires, Chaleur.**

1 volume in-8° de 1150 pages avec 591 figures dans le texte
25 fr.

Tome II. — **Radiations, Optique.**
1 volume in-8° de 1160 pages avec figures dans le texte
25 fr.

Tome III. — **Électricité, Acoustique** (*Sous presse*).

CONDITIONS
DE LA
PUBLICATION :

Le **Traité de Physique Biologique** sera publié en trois volumes : Tome I. *Mécanique. Actions moléculaires. Chaleur.* — Tome II. *Radiations. Optique.* — Tome III. *Électricité. Acoustique.* — Chaque volume sera vendu séparément.

Les tomes I et II sont vendus **25 fr.** chacun. On souscrit dès maintenant à l'ouvrage complet au prix de **70 fr.** — Ce prix restera tel jusqu'à la publication du tome III.

COLLECTION DE PLANCHES MURALES

DESTINÉES A

L'Enseignement

de la Bactériologie

Publiées par l'INSTITUT PASTEUR DE PARIS

65 planches du format 80 × 62 cm., tirées en couleurs sur papier toile. *Avec texte explicatif rédigé en français, allemand et anglais.* **Prix : 250 fr.** (port en sus).

CLINIQUE MÉDICALE LAËNNEC

PLANCHES MURALES DESTINÉES A L'ENSEIGNEMENT

de l'Hématologie

et de la Cytologie

PUBLIÉES SOUS LA DIRECTION DE

L. LANDOUZY   et   **M. LABBÉ**
Professeur de Clinique   Chef de Laboratoire

SANG NORMAL, SANG PATHOLOGIQUE, SÉRUM, CYTODIAGNOSTIC

15 planches du format 80×62 cm., tirées en couleurs sur papier toile. *Avec texte explicatif en français, allemand et anglais.* **Prix: 60 francs** (port en sus).

Traité de Bactériologie

Pure et appliquée

à la médecine et à l'hygiène

PAR LES DOCTEURS

P. MIQUEL   et   **R. CAMBIER**
Docteur ès sciences, Directeur du Laboratoire   Sous-Directeur du Laboratoire de Bactériologie
de Bactériologie de la Ville de Paris   de la Ville de Paris.

1 fort volume grand in-8° jésus de 1060 pages avec 224 figures noires et en couleurs.

Prix: 25 francs

OUVRAGE COMPLET

Traité d'Anatomie Humaine

PUBLIÉ SOUS LA DIRECTION DE

P. POIRIER   et   A. CHARPY

Professeur d'anatomie à la Faculté
de médecine de Paris
Chirurgien des hôpitaux

Professeur d'anatomie
à la Faculté de médecine
de Toulouse

AVEC LA COLLABORATION DE

O. AMOEDO — A. BRANCA — A. CANNIEU — B. CUNÉO — G. DELAMARE
Paul DELBET — A. DRUAULT — P. FREDET — GLANTENAY — A. GOSSET — M. GUIBÉ
P. JACQUES — TH. JONNESCO — E. LAGUESSE — L. MANOUVRIER
M. MOTAIS — A. NICOLAS — P. NOBÉCOURT — O. PASTEAU — M. PICOU
A. PRENANT — H. RIEFFEL — CH. SIMON — A. SOULIÉ

5 volumes grand in-8° avec figures noires et en couleurs . . . . **160** fr.

Tome I. — **Introduction. — Notions d'Embryologie. — Ostéologie. — Arthrologie.** *Deuxième édition, entièrement refondue.* 1 fort volume grand in-8°, avec 814 figures, noires et en couleurs . . . . **20** fr.

Tome II. — 1ᵉʳ fascicule : **Myologie.** *Deuxième édition, entièrement refondue.* 1 volume grand in-8°, avec 351 figures. . . . . **12** fr.

2ᵉ fascicule : **Angéiologie** (Cœur et artères). Histologie. *Deuxième édition, entièrement refondue.* 1 volume grand in-8° avec 150 figures . . . **8** fr.

3ᵉ fascicule : **Angéiologie** (Capillaires. Veines). *Deuxième édition revue.* 1 vol. grand in-8° avec 85 figures. . . . . **6** fr.

4ᵉ fascicule : **Les Lymphatiques.** 1 volume grand in-8° avec 117 fig.   **8** fr.

Tome III. — 1ᵉʳ fascicule : **Système nerveux.** Méninges. Moelle. Encéphale. Embryologie. Histologie. *Deuxième édition, entièrement refondue.* 1 vol. grand in-8° avec 265 figures. . . . . **10** fr.

2ᵉ fascicule : **Système nerveux.** Encéphale. *Deuxième édition, entièrement refondue.* 1 vol. grand in-8° avec 131 figures . . . . **10** fr.

3ᵉ fascicule : **Système nerveux.** Les nerfs. Nerfs crâniens. Nerfs rachidiens. *Deuxième édition, entièrement refondue.* 1 volume grand in-8° avec 228 figures. . . . . **12** fr.

Tome IV. — 1ᵉʳ fascicule : **Tube digestif.** Développement. Bouche. Pharynx. OEsophage. Estomac. Intestins. Anus. *Deuxième édition, entièrement refondue.* 1 volume grand in-8° avec 201 figures. . . . . **12** fr.

2ᵉ fascicule : **Appareil respiratoire.** Larynx. Trachée. Poumons. Plèvre. Thyroïde. Thymus. *Deuxᵐᵉ édit. revue.* 1 volume grand in-8° avec 121 fig. **6** fr.

3ᵉ fascicule : **Annexes du Tube digestif.** Dents. Glandes salivaires. Foie. Voies biliaires. Pancréas. Rate. **Péritoine.** *Deuxième édition, entièrement refondue.* 1 volume grand in-8° avec 448 figures. . . . . . . **16** fr.

Tome V. — 1ᵉʳ fascicule : **Organes génito-urinaires.** Reins. Uretère. Vessie. Urètre. Prostate. Verge. Périnée. Appareil génital de l'homme. Appareil génital de la femme. 1 volume grand in-8° avec 431 figures . . . **20** fr.

2ᵉ fascicule : **Les Organes des Sens.** Tégument externe, OEil. Oreille, Nez et Fosses nasales. **Les Glandes surrénales.** 1 volume grand in-8° avec 544 figures. . . . . **20** fr.

Traité
de Chirurgie

Publié sous la direction

DE MM.

<table>
<tr><td>

SIMON DUPLAY

Professeur de Clinique chirurgicale à la Faculté
de médecine de Paris
Chirurgien de l'Hôtel-Dieu
Membre de l'Académie de médecine

</td><td>

PAUL RECLUS

Professeur agrégé à la Faculté de médecine
Chirurgien des hôpitaux
Membre de l'Académie de médecine

</td></tr>
</table>

PAR MM.

**BERGER — BROCA — Pierre DELBET — DELENS — DEMOULIN
J.-L. FAURE — FORGUE — GÉRARD-MARCHANT
HARTMANN — HEYDENREICH — JALAGUIER — KIRMISSON — LAGRANGE
LEJARS — MICHAUX — NÉLATON
PEYROT — PONCET — QUÉNU — RICARD — RIEFFEL — SEGOND
TUFFIER — WALTHER**

DEUXIÈME ÉDITION, ENTIÈREMENT REFONDUE

8 volumes grand in-8° avec nombreuses figures dans le texte. . . . **150** fr.

TOME PREMIER. 1 vol. grand in-8° de 912 pages avec 218 figures.	**18** fr.
TOME II. 1 vol. grand in-8° de 996 pages avec 361 figures. .	**18** fr.
TOME III. 1 vol. grand in-8° de 940 pages avec 285 figures . . .	**18** fr.
TOME IV. 1 fort vol. de 896 pages, avec 354 figures.. . .	**18** fr.
TOME V. 1 fort vol. de 948 pages, avec 187 figures. . .	**20** fr.
TOME VI. 1 fort vol. de 1127 pages, avec 218 figures. . .	**20** fr.
TOME VII. 1 fort vol. de 1272 pages, avec 297 figures. . .	**25** fr.
TOME VIII. 1 fort vol. de 971 pages, avec 163 figures. . .	**20** fr.

TABLE ALPHABÉTIQUE des 8 volumes du *Traité de Chirurgie.*

Chaque volume est vendu séparément.

Précis de Manuel opératoire
Par L.-H. FARABEUF

Professeur à la Faculté de Paris, Membre de l'Académie de médecine.

Nouvelle édition. 1 vol. in-8°, avec 799 figures dans le texte. . . . . **16** fr.

Traité de Technique

Opératoire

PAR MM.

Ch. MONOD
Professeur agrégé
à la Faculté de Médecine de Paris
Chirurgien de l'Hôpital Saint-Antoine
Membre de l'Académie de Médecine.

J. VANVERTS
Ancien interne
Lauréat des Hôpitaux de Paris
Chef de Clinique
à la Faculté de Médecine de Lille.

2 vol. gr. in-8°, formant ensemble 1960 p. et illustrés de 1908 fig. **40** *fr.*

Tome I : *1° Méthodes et procédés de l'asepsie et de l'antisepsie, moyens de réunion et d'hémostase, anesthésie; 2° Opérations sur les divers tissus; 3° Opérations sur les membres, le crâne et l'encéphale, le rachis et la moelle, l'appareil visuel, le nez, les fosses nasales, les sinus de la face, le naso-pharynx, l'oreille, le cou, le thorax, le sein.*

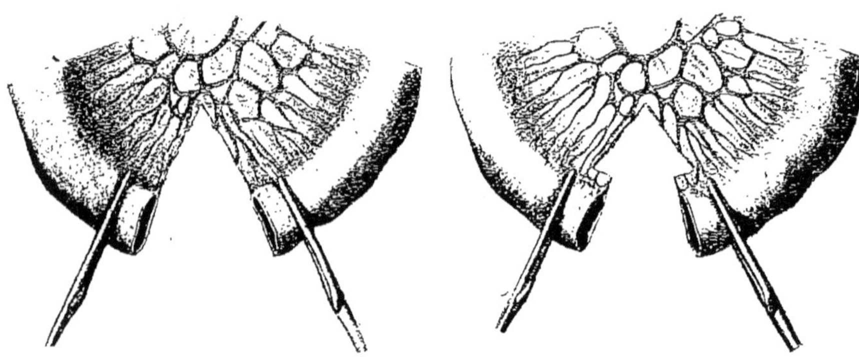

Tome II. Fig. 260 et 261. Résection du mésentère.

Tome II : *Opérations sur la bouche, les glandes salivaires, le pharynx, l'œsophage, l'estomac, l'intestin, le rectum et l'anus, le foie, les voies biliaires, la rate, le rein, l'uretère, la vessie, l'urètre, les organes génitaux de l'homme et de la femme.*

Les Fractures

des Os longs

Leur Traitement pratique

PAR LES DOCTEURS

J. HENNEQUIN   ET   **Robert LŒWY**
Membre   Ancien interne des Hôpitaux
de la Société de Chirurgie.   Lauréat de l'Institut.

1 vol. grand in-8° avec 215 fig. dont 25 planches représentant 222 radiographies originales. . . . . **16** fr.

Exploration des Fonctions rénales

(Etude Médico-chirurgicale)

PAR

J. ALBARRAN

Professeur agrégé à la Faculté de Médecine de Paris, Chirurgien des Hôpitaux

1 *vol. grand in-8, de* x-604 *pages avec* 143 *figures et graphiques en couleurs.* **12** fr.

Endoscopie de l'Urètre et de la Vessie

PAR

Georges LUYS

Ancien assistant du service des voies urinaires à l'hôpital Lariboisière, ancien aide d'anatomie à la Faculté de Médecine de Paris.

Préface par le Dr Henri HARTMANN.

1 *vol. in-8, avec* 86 *figures dans le texte et* 3 *planches en couleurs.*
Relié toile anglaise. **7** fr.

Ouvrage complet :

Précis de Technique opératoire

PAR LES PROSECTEURS DE LA FACULTÉ DE MÉDECINE DE PARIS

AVEC INTRODUCTION
Par le Professeur Paul BERGER

Le *Précis de Technique opératoire* est divisé en 7 volumes.

Tête et cou, par CH. LENORMANT.
Thorax et membre supérieur, par A. SCHWARTZ.
Abdomen, par M. GUIBÉ.
Appareil urinaire et appareil génital de l'homme, par PIERRE DUVAL.
Pratique courante et Chirurgie d'urgence, par VICTOR VEAU.
Membre inférieur, par GEORGES LABEY.
Appareil génital de la femme, par ROBERT PROUST.

Chaque volume cartonné toile et illustré d'environ 200 *figures.* . . . . **4** fr. **50**

Précis d'Obstétrique

PAR

A. RIBEMONT-DESSAIGNES

Professeur agrégé à la Faculté de médecine de Paris. Accoucheur de l'Hôpital Beaujon.
Membre de l'Académie de médecine.

ET

G. LEPAGE

Professeur agrégé à la Faculté de médecine de Paris.
Accoucheur de l'Hôpital de la Pitié.

SIXIÈME ÉDITION ENTIÈREMENT REFONDUE

1 volume grand in-8° de 1420 pages avec 568 figures dans le texte dont 400 dessinées par
RIBEMONT-DESSAIGNES. Relié toile : **30 fr.**

Cette nouvelle édition du **Précis d'obstétrique** n'est pas une simple réédition de l'édition précédente plus ou moins modifiée, mais est le résultat d'un remaniement complet.

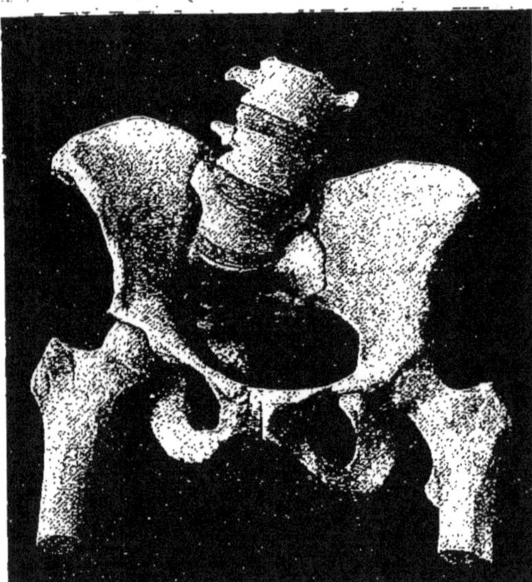

Fig. 376. — Bassin oblique ovalaire avec synostose de l'articulation sacro-iliaque du côté droit.

Pour rester dans le cadre d'une œuvre didactique, il était nécessaire que le volume ne fût pas augmenté. C'est à quoi sont arrivés les auteurs en supprimant la presque totalité des notions anatomo-physiologiques concernant l'appareil génital de la femme et en procédant à une revision soigneuse des figures et du texte.

Ils ont pu ainsi 1° ajouter un certain nombre de figures nouvelles; 2° développer certaines questions de pratique, telles que celles des complications et hémorragies de la délivrance, des infections puerpérales, des ruptures de l'utérus, de l'ophtalmie purulente des nouveau-nés, etc.; mettre au point la plupart des questions importantes; 3° traiter des sujets nouveaux, tels que l'application de la radiographie à l'obstétrique. A la pathologie médicale du nouveau-né ont été ajoutées des notions sommaires sur la pathologie chirurgicale de l'enfant qui vient de naitre.

Précis Élémentaire d'Anatomie, ❦ ❦ ❦ ❦ ❦ ❦
❦ ❦ ❦ ❦ ❦ ❦ ❦ de Physiologie et de Pathologie

PAR

P. RUDAUX

Ancien chef de clinique à la Faculté de médecine de Paris

avec Préface par **M. RIBEMONT-DESSAIGNES**

1 volume avec 462 figures. Cartonné toile . . . . **8 fr.**

Ce volume, destiné aux élèves sages-femmes, contient les notions qui leur sont nécessaires et sert en quelque sorte de complément à la nouvelle édition du **Précis d'Obstétrique**, où les auteurs, en raison de la publication de ce petit volume, ont cru pouvoir supprimer la presque totalité des notions anatomo-physiologiques.

Traité de Gynécologie
Clinique et Opératoire
par Samuel POZZI

Professeur de Clinique Gynécologique à la Faculté de Médecine de Paris
Membre de l'Académie de Médecine, Chirurgien de l'hôpital Broca.

QUATRIÈME ÉDITION ENTIÈREMENT REFONDUE

AVEC LA COLLABORATION DE

F. JAYLE
Chef de Clinique à la Faculté de Paris.

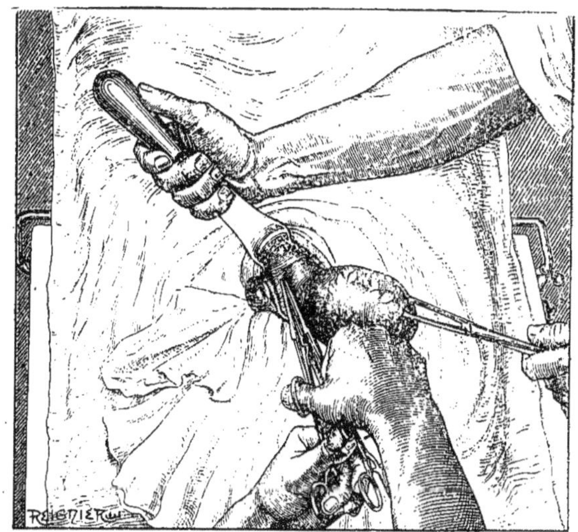

Vient de paraître :

Tome I. — Asepsie et Antisepsie. — Anesthésie. — Moyens de reunion et d'hémostase. — Exploration gynécologique. — Métrites. — Adénomes et Adéno-myomes de l'utérus. — Cancer de l'utérus. — Sarcome et endothéliome de l'u-térus. — Tumeurs utérines d'origine placentaire. — Déviations de l'utérus. — Prolapsus des organes génitaux. — Inversion de l'utérus. — Difformités du col de l'utérus. — Atrésie. — Sténose. — Atrophie. — Hypertrophie.

1 vol. grand in-8° de 800 pages avec figures dans le texte, relié toile. **20** fr.

Tome II. — Maladies des annexes. — Tuberculose génitale. — Grossesse extra-utérine. — Maladies du vagin. — Maladies de la vulve. — Malformations.

Le Tome II actuellement sous presse sera vendu **15** *fr.*

A dater de l'apparition du Tome II le Tome premier ne sera plus vendu séparément et le prix de l'ouvrage complet sera porté à **40** *fr.*

Petite Chirurgie Pratique

PAR LES DOCTEURS

Th. TUFFIER	**P. DESFOSSES**
Prof. agrégé, Chirurgien de l'hôpital Beaujon.	Ancien interne des hôpitaux de Paris.

1 volume in-8° de 528 pages, avec 307 figures, cartonné à l'anglaise. . . **10** fr.

ACHARD. — *Nouveaux procédés d'exploration*. Leçons professées à la Faculté de médecine de Paris, par CH. ACHARD, agrégé, médecin de l'hôpital Tenon, recueillies et rédigées par P. SAINTON et M. LŒPER. *Deuxième édition, revue et augmentée.* 1 vol. grand in-8°, avec figures en noir et en couleurs . **8 fr.**

ALBARRAN ET IMBERT. — *Les Tumeurs du Rein,* par MM. J. ALBARRAN, professeur agrégé à la Faculté de médecine de Paris et L. IMBERT, professeur agrégé à la Faculté de médecine de Montpellier. 1 vol. grand in-8° avec 106 figures dans le texte, en noir et en couleurs . . . . **20 fr.**

BOREL. — *Choléra et Peste dans le Pèlerinage musulman. Étude d'Hygiène internationale,* par le Dr FRÉDÉRIC BOREL, médecin sanitaire maritime, ancien médecin de l'Administration sanitaire de l'Empire ottoman. 1 vol. in-8°. **4 fr.**

BRISSAUD. — *Leçons sur les maladies nerveuses* (Salpêtrière, 1893-1894), par le professeur BRISSAUD, recueillies et publiées par HENRY MEIGE. 1 vol. in-8° avec 240 figures . . . . **18 fr.**

— *Leçons sur les maladies nerveuses* (*Deuxième série* ; hôpital Saint-Antoine), par le professeur BRISSAUD, recueillies et publiées par HENRY MEIGE. 1 vol. in-8° avec 165 figures . . . . **15 fr.**

BROCA. — *Leçons cliniques de Chirurgie infantile,* par A. BROCA, chirurgien de l'hôpital Tenon (Enfants-Malades), professeur agrégé.
2e SÉRIE. 1 vol. in-8° broché, avec 99 figures . . . . **10 fr.**

CALOT. — *Technique du Traitement de la Coxalgie,* par le Dr CALOT, Chirurgien en chef de l'hôpital Rothschild, de l'hôpital Cazin-Perrochaud, etc. 1 vol. grand in-8°, avec 178 figures dans le texte . . . . **7 fr.**

CHARRIN. — *Leçons de pathogénie appliquée. Clinique médicale, Hôtel-Dieu* (1895-1896), par A. CHARRIN, professeur agrégé, médecin des hôpitaux, assistant au Collège de France. 1 vol. in-8° . . . . **6 fr.**

— *Les Défenses naturelles de l'organisme : Leçons professées au Collège de France,* par A. CHARRIN. 1 vol. in-8° . . . . **6 fr.**

DEGUY ET WEILL. — *Manuel pratique du traitement de la diphtérie* (*Sérothérapie, Tubage, Trachéotomie*), par DEGUY, chef du laboratoire à l'hôpital des Enfants, et BENJAMIN WEILL, moniteur à l'hôpital des Enfants-Malades. Introduction par A.-B. MARFAN. 1 vol. in-8° br., avec figures . . . . . **6 fr.**

DIEULAFOY. — *Clinique médicale de l'Hôtel-Dieu de Paris,* par le Professeur G. DIEULAFOY. 4 vol. gr. in-8°, avec figures dans le texte.

    I. 1896-1897. 1 vol. in-8° . . . . **10 fr.**
    II. 1897-1898. 1 vol. in-8° . . . . **10 fr.**
    III. 1898-1899. 1 vol. in-8° . . . . **10 fr.**
    IV. 1900-1901. 1 vol. in-8° . . . . **10 fr.**

DUCLAUX. — *Pasteur. Histoire d'un esprit,* par E. DUCLAUX, membre de l'Institut, directeur de l'Institut Pasteur. 1 vol. gr. in-8°, avec 22 figures. . . **5 fr.**

— *Traité de microbiologie,* par E. DUCLAUX. 7 volumes.
    Tome I. *Microbiologie générale.* — Tome II. *Diastases, toxines et venins.* — Tome III. *Fermentation alcoolique.* — Tome IV. *Fermentations variées des diverses substances ternaires.* Chaque volume gr. in-8° avec figures. **15 fr.**

DUVAL. — *Précis d'histologie,* par M. MATHIAS DUVAL, professeur à la Faculté de médecine de Paris, membre de l'Académie de médecine. *Deuxième édition revue et augmentée.* 1 vol. gr. in-8°, avec 427 figures dans le texte . . . **18 fr.**

GAUTIER (A.). — *Cours de Chimie minérale et organique*, par M. Arm. Gautier, membre de l'Institut, professeur à la Faculté de médecine de Paris. *Deuxième édition*, revue et mise au courant. 2 vol. grand in-8°, avec figures.
   I. *Chimie minérale.* 1 vol. grand in-8°, avec 244 figures dans le texte. **16 fr.**
   II. *Chimie organique.* 1 vol. grand in-8°, avec 72 figures. . . . . . . **16 fr.**

— *Leçons de Chimie biologique normale et pathologique. Deuxième édition*, publiée avec la collaboration de M. Arthus, professeur de physiologie à l'Université de Fribourg. 1 vol. in-8°, avec 110 figures. . . . . **18 fr.**

HAYEM. — *Leçons sur les maladies du sang* (*Clinique de l'hôpital Saint-Antoine*), par Georges Hayem, professeur, médecin des hôpitaux, membre de l'Académie de médecine, recueillies par MM. E. Parmentier et R. Bensaude, 1 vol. in-8°, avec 4 planches en couleurs. . . . . **15 fr.**

JAVAL. — *Entre aveugles* : *Conseils à l'usage des personnes qui viennent de perdre la vue*, par le Dr Émile Javal, membre de l'Académie de médecine. 1 vol. in-16 avec frontispice. . . . . **2 fr. 50**

KIRMISSON. — *Leçons cliniques sur les maladies de l'appareil locomoteur* (*os, articulations, muscles*), par le Dr Kirmisson, professeur à la Faculté de médecine, chirurgien des hôpitaux. 1 vol. in-8°, avec figures . . . . . **10 fr.**

— *Traité des maladies chirurgicales d'origine congénitale*, par le professeur Kirmisson. 1 vol. in-8°, avec 311 fig. et 2 pl. en couleurs . . . **15 fr.**

— *Les Difformités acquises de l'Appareil locomoteur pendant l'enfance et l'adolescence*, par le professeur Kirmisson. 1 vol. in-8°, avec 430 figures dans le texte. . . . . **15 fr.**

LAVERAN. — *Traité du Paludisme*, par A. Laveran, membre de l'Académie de médecine et de l'Institut de France. 1 vol. grand in-8°, avec 27 figures dans le texte et une planche en couleurs . . . . **10 fr.**

LUYS. — *La Séparation de l'urine des deux reins*, par Georges Luys, assistant du Service des voies urinaires à l'hôpital Lariboisière, préface de Henri Hartmann, professeur agrégé, chirurgien de l'hôpital Lariboisière, avec 35 figures dans le texte . . . . **6 fr.**

Manuel de pathologie externe, par MM. Reclus, Kirmisson, Peyrot, Bouilly, professeurs agrégés à la Faculté de médecine de Paris, chirurgiens des hôpitaux. Septième édition entièrement refondue, illustrée de nombreuses figures. 4 vol. in-8°, avec figures dans le texte. . . . . **40 fr.**

   I. *Maladies des tissus et des organes*, par le Dr P. Reclus.
   II. *Maladies des régions : Tête et rachis*, par le Dr Kirmisson.
   III. *Maladies des régions : Poitrine et abdomen*, par le Dr Peyrot.
   IV. *Maladies des régions : Organes génito-urinaires, membres*, par le Dr Bouilly.

   Chaque volume est vendu séparément . . . . **10 fr.**

MEIGE (Henry) et FEINDEL (E.). — *Les Tics et leur Traitement.* Préface de M. le Professeur Brissaud. 1 vol. in-8°, de 640 pages. . . . . **6 fr.**

METCHNIKOFF. — *L'immunité dans les maladies infectieuses*, par Elie Metchnikoff, professeur à l'Institut Pasteur, membre étranger de la Société royale de Londres. Un vol. gr. in-8°, avec 45 figures en couleurs, dans le texte. **12 fr.**

— *Études sur la Nature humaine*, *essai de philosophie optimiste*, par Elie Metchnikoff, professeur à l'Institut Pasteur. 1 vol. in-8°, avec fig. dans le texte. **6 fr.**

NOCARD ET LECLAINCHE. — *Les maladies microbiennes des animaux*, par Ed. Nocard et E. Leclainche, professeur à l'Ecole de Toulouse. *Troisième édition entièrement refondue et considérablement augmentée.* 2 vol. grand in-8. **22 fr.**

— *Traité des Résections* et des opérations conservatrices que l'on peut pratiquer sur le système osseux, par le Pr L. Ollier. 3 vol. . . . . . **50 fr.**

     I. *Introduction.* — *Résections en général.* 1 vol. in-8°, avec 127 fig. . . . . **16 fr.**
     II. *Résections en particulier. Membre supérieur.* 1 vol. in-8°, avec 156 fig. **16 fr.**
     III. *Résections en particulier. Résections du membre inférieur, tête et tronc.*

     1 vol. in-8°, avec 224 fig. . . . . **22 fr.**

PANAS. — *Traité des maladies des yeux*, par Ph. Panas, professeur de clinique ophtalmologique à la Faculté de médecine, chirurgien de l'Hôtel-Dieu, membre de l'Académie de médecine, membre honoraire et ancien président de la Société de chirurgie. 2 vol. gr. in-8°, avec 453 fig. et 7 pl. en coul. Reliés toile. **40 fr.**

PRUNIER. — *Les Médicaments chimiques,* par Léon Prunier, membre de l'Académie de médecine, pharmacien en chef des hôpitaux de Paris, professeur à l'École supérieure de pharmacie.

     I. *Composés minéraux.* 1 vol. grand in-8°, avec 137 fig. dans le texte. . **15 fr.**
     II. *Composés organiques.* 1 vol. grand in-8°, avec 47 fig. dans le texte. **15 fr.**

QUINTON. — *L'eau de mer milieu organique. Constance du milieu marin originel comme milieu vital des cellules à travers la série animale,* par René Quinton, Assistant du laboratoire de Physiologie pathologique des Hautes Études au Collège de France. 1 vol. in-8°, broché. . . . . **15 fr.**

RECLUS. — *L'anesthésie localisée par la cocaïne*, par le Dr Paul Reclus, professeur agrégé à la Faculté de médecine de Paris, chirurgien de l'hôpital Laënnec, membre de l'Académie de médecine. 1 vol. petit in-8°, avec 59 figures dans le texte. . . . . **4 fr.**

REDARD. — *Traité pratique des déviations de la colonne vertébrale*, par P. Redard, ancien chef de clinique chirurgicale de la Faculté de médecine de Paris, chirurgien en chef du dispensaire Furtado-Heine, membre correspondant de l'« American Orthopedic Association ». 1 volume grand in-8°, avec 231 figures dans le texte. **12 fr.**

REGNARD. — *La Cure d'altitude*, par le Dr Paul Regnard, membre de l'Académie de médecine, professeur de physiologie générale à l'Institut national agronomique, directeur adjoint du laboratoire de physiologie de la Sorbonne. *Deuxième édition.* 1 fort vol. grand in-8°, avec 29 planches hors texte et 110 figures dans le texte, relié toile pleine. . . . . **15 fr.**

ROGER. — *Les maladies infectieuses*, par G.-H. Roger, professeur agrégé à la Faculté de médecine de Paris, médecin de l'hôpital de la porte d'Aubervilliers, membre de la Société de Biologie. 1 vol. in-8°, de 1520 pages, publié en 2 fascicules avec figures dans le texte. . . . . **28 fr.**

SOULIER (H.). *Traité de Thérapeutique et de Pharmacologie*, par M. H. Soulier, professeur à la Faculté de médecine de Lyon, membre correspondant de l'Académie de médecine. *Additionné d'un memento formulaire des médicaments nouveaux* (1901). *Ouvrage couronné par l'Académie des sciences et par l'Académie de médecine.* 2 vol. grand in-8°. . . . . **25 fr.**

THIBIERGE. — *Syphilis et Déontologie*, par Georges Thibierge, médecin de l'hôpital Broca. 1 vol. in-8°, broché . . . . **5 fr.**

TRABUT. — *Précis de Botanique médicale*, par L. Trabut, professeur d'histoire naturelle médicale à l'École de médecine d'Alger. *Deuxième édition*, entièrement refondue. 1 vol. in-8°, avec 954 figures . . . . **8 fr.**

Encyclopédie Scientifique ✻ ✻ ✻ ✻ ✻ ✻
✻ ✻ ✻ ✻ ✻ ✻ ✻ des Aide-Mémoire

Publiée sous la direction de **H. LÉAUTÉ**, Membre de l'Institut

Au 1ᵉʳ Juin 1905, 357 VOLUMES publiés

Chaque ouvrage forme un vol. petit in-8°, vendu : Br., **2 fr. 50**. Cart. toile **3** fr.

DERNIERS VOLUMES MÉDICAUX PUBLIÉS

dans la SECTION DU BIOLOGISTE

BAZY. — *Maladies des Voies urinaires, Urètre, Vessie*, par le Dʳ Bazy, chirurgien des hôpitaux, membre de la Société de chirurgie. 4 vol.
  I. *Moyens d'exploration et traitement.* 2ᵉ édition. II. *Séméiologie.* III. *Thérapeutique générale. Médecine opératoire.* IV. *Thérapeutique spéciale.*

BÉRARD ET PATEL. — *Les Formes chirurgicales de la Tuberculose Intestinale*, par Léon Bérard, chirurgien des hôpitaux de Lyon, professeur agrégé à la Faculté de médecine de Lyon, et Maurice Patel, professeur agrégé à la Faculté de médecine de Lyon.

BERNARD. — *Les Méthodes d'exploration de la perméabilité rénale*, par Léon Bernard, chef de clinique médicale à la Faculté de Paris.

BODIN. — *Biologie générale des Bactéries*, par E. Bodin, professeur à Rennes.
  — — *Les Bactéries de l'Air, de l'Eau et du Sol*, par E. Bodin.

BONNIER. — *L'Oreille*, par Pierre Bonnier. 5 vol.
  I. *Anatomie de l'oreille.* II. *Pathogénie et mécanisme.* III. *Physiologie : Les Fonctions.* IV. *Symptomatologie de l'oreille.* V. *Pathologie de l'oreille.*

BROCQ ET JACQUET. — *Précis élémentaire de Dermatologie*, par MM. Brocq et Jacquet, médecins des hôpitaux de Paris. 2ᵉ édition entièrement revue. 5 vol.
  I. *Pathologie générale cutanée.* II. *Difformités cutanées, éruptions artificielles, dermatoses parasitaires.* III. *Dermatoses microbiennes et néoplasies.* IV. *Dermatoses inflammatoires.* V. *Dermatoses d'origine nerveuse. Formulaire thérapeutique.*

CHARRIN. — *Poisons de l'Organisme, poisons du Tube digestif*, par A. Charrin, professeur au Collège de France. *Deuxième édition.*

CHATIN. — *La Pelade*, par A. Chatin et F. Trémolières, ancien interne à l'hôpital Saint-Louis.

DELOBEL. — *L'Hygiène scolaire*, par le Dʳ J. Delobel.

FAISANS. — *Maladies des Organes respiratoires. — Méthodes d'Exploration ; Signes physiques*, par le Dʳ Léon Faisans, médecin de l'hôpital de la Pitié. *Troisième édition.*

HÉDON. — *Physiologie normale et pathologique du Pancréas*, par E. Hédon.

LABBÉ. — *Analyse chimique du sang*, par H. Labbé, chef de Laboratoire à la Faculté de médecine de Paris.

LABIT. — *L'eau potable et les maladies infectieuses*, par le Dʳ H. Labit, Médecin principal de l'armée.

LAVERAN. — *Prophylaxie du Paludisme*, par A. Laveran, membre de l'Institut.

LEVADITI. — *La Nutrition* dans ses rapports avec l'immunité, par C. Levaditi.

MATHIEU ET ROUX. — *L'inanition chez les dyspeptiques et les nerveux.* Séméiologie et traitement par A. Mathieu, médecin à l'hôpital Andral et J. Ch. Roux, ancien interne des hôpitaux.

MERKLEN. — *Examen et Séméiotique du Cœur, signes physiques*, par le Dʳ Pierre Merklen, médecin de l'hôpital Laënnec. *Deuxième édition.*

SERGENT ET BERNARD. — *L'Insuffisance surrénale*, par E. Sergent, ancien interne, médaille d'or des Hôpitaux, et L. Bernard, chef de clinique adjoint à la Faculté. *Ouvrage couronné par la Faculté de médecine de Paris.*

Bibliothèque Diamant

DES

Sciences médicales et biologiques

A l'usage des Étudiants et des Praticiens

Cette Collection est publiée dans le format in-16 raisin, avec nombreuses figures dans le texte, cartonnage à l'anglaise, tranches rouges.

QUATORZIÈME ÉDITION

entièrement refondue et considérablement augmentée du

MANUEL DE PATHOLOGIE INTERNE

par Georges DIEULAFOY

Professeur de Clinique médicale à la Faculté de médecine de Paris,
Médecin de l'Hôtel-Dieu, membre de l'Académie de médecine.

4 vol. in-16 diamant avec figures en noir et en couleurs, cartonnés à l'anglaise,
tranches rouges . . . . . **32** *fr.*

DERNIERS VOLUMES PUBLIÉS

ARTHUS. — ***Éléments de Chimie physiologique***, par MAURICE ARTHUS, professeur de physiologie et de chimie physiologique à l'Université de Fribourg (Suisse). *Quatrième édition revue et augmentée.* 1 vol., avec figures. . . **5 fr.**

BARD. — ***Précis d'anatomie pathologique***, par M. L. BARD, professeur à la Faculté de médecine de Lyon, médecin de l'Hôtel-Dieu. *Deuxième édition, revue et augmentée.* 1 volume, avec 125 figures . . . . **7 fr. 50**

BERLIOZ. — ***Manuel de Thérapeutique***, par le Dʳ F. BERLIOZ, professeur à l'Université de Grenoble, avec une préface du professeur BOUCHARD. *Quatrième édition revue et augmentée.* 1 vol. . . . . **6 fr.**

— ***Précis de Bactériologie médicale***, par F. BERLIOZ, avec une préface du professeur LANDOUZY. 1 vol. avec figures. . . . . **6 fr.**

BROCA (A.). — ***Précis de Chirurgie cérébrale***, par Aug. BROCA, chirurgien de l'hôpital Tenon, professeur agrégé à la Faculté de médecine. 1 vol. avec fig. **6 fr.**

GILIS. — ***Précis d'Embryologie***, *adapté aux sciences médicales*, par PAUL GILIS, professeur agrégé à la Faculté de médecine de Montpellier, avec une préface de M. le professeur MATHIAS DUVAL. 1 vol., avec 175 figures. . . . . **6 fr.**

LAUNOIS. — ***Manuel d'Anatomie microscopique et d'Histologie***, par M. P.-E. LAUNOIS, professeur agrégé à la Faculté de médecine, médecin des hôpitaux. Préface de M. le professeur MATHIAS DUVAL. *Deuxième édition entièrement refondue.* 1 vol., avec 261 figures . . . . **8 fr.**

SOLLIER. — ***Guide pratique des maladies mentales*** (*séméiologie, pronostic, indications*), par le Dʳ PAUL SOLLIER, chef de clinique adjoint des maladies mentales à la Faculté de médecine de Paris. 1 vol. . . . . **5 fr.**

SPILLMANN ET HAUSHALTER. — ***Manuel de diagnostic médical et d'exploration clinique***, par P. SPILLMANN, prof. de clinique médicale à la Faculté de médecine de Nancy et P. HAUSHALTER, prof. agrégé. *Quatrième édition entièrement refondue.* 1 vol., avec 89 figures. . . . . **6 fr.**

THOINOT ET MASSELIN. — ***Précis de Microbie.*** *Technique et microbes pathogènes*, par M. le Dʳ L.-H. THOINOT, professeur agrégé à la Faculté de médecine de Paris, médecin des hôpitaux, et E.-J. MASSELIN, médecin vétérinaire. Ouvrage couronné par la Faculté de médecine (Prix Jeunesse). *Quatrième édition entièrement refondue.* 1 vol., avec figures en noir et en couleurs . . . . . . **8 fr.**

WURTZ. — ***Précis de Bactériologie clinique***, par le Dʳ R. WURTZ, professeur agrégé à la Faculté de médecine de Paris, médecin des hôpitaux. *2ᵉ édition revue et augmentée*, 1 vol., avec tableaux et figures. . . . . **6 fr.**

L'ŒUVRE MÉDICO-CHIRURGICAL

Dr CRITZMAN, directeur

SUITE DE MONOGRAPHIES CLINIQUES

SUR LES QUESTIONS NOUVELLES

En Médecine, en Chirurgie et en Biologie

La science médicale réalise journellement des progrès incessants. Les traités de médecine et de chirurgie auront toujours grand'peine à se tenir au courant. C'est pour obvier à ce grave inconvénient que nous avons fondé ce recueil de Monographies, avec le concours des savants et des praticiens les plus autorisés.

Chaque monographie est vendue séparément. . . . . **1** fr. **25**

Il est accepté des abonnements pour une série de 10 Monographies consécutives, au prix à forfait et payable d'avance de **10** francs pour la France et **12** francs pour l'étranger (port compris).

MONOGRAPHIES EN VENTE (Juin 1905).

2. **Le Traitement du mal de Pott,** par A. CHIPAULT, de Paris.
4. **L'Hérédité normale et pathologique,** par le prof. CH. DEBIERRE, de Lille.
5. **L'Alcoolisme,** par JAQUET, privat-docent à l'Université de Bâle.
6. **Physiologie et pathologie des sécrétions gastriques,** par A. VERHAEGEN.
7. **L'Eczéma,** *maladie parasitaire,* par LEREDDE.
8. **La Fièvre jaune,** par SANARELLI, de Montevideo.
9. **La Tuberculose du rein,** par TUFFIER, prof. agr., chir. de l'hôp. de la Pitié.
10. **L'Opothérapie,** par le prof. A. GILBERT et P. CARNOT.
11. **Les Paralysies générales progressives,** par M. KLIPPEL.
12. **Le Myxœdème,** par G. THIBIERGE.
13. **La Néphrite des saturnins,** par H. LAVRAND.
15. **Le Pronostic des tumeurs,** *basé sur la recherche du glycogène,* par A. BRAULT.
16. **La Kinésithérapie gynécologique,** par H. STAPFER.
17. **De la Gastro-entérite aiguë des nourrissons,** par A. LESAGE, méd. des hôp.
18. **Traitement de l'Appendicite,** par FÉLIX LEGUEU, prof. agr., chir. des hôp.
19. **Les lois de l'Energétique dans le régime du diabète sucré,** par E. DUFOURT.
20. **La Peste,** par H. BOURGES.
21. **La Moelle osseuse à l'état normal et dans les infections,** par G.-H. ROGER.
23. **L'Exploration clinique des fonctions rénales par l'élimination provoquée,** par CH. ACHARD, prof. agr. à la Faculté, méd. des hôp. et J. CASTAIGNE.
24. **L'Analgésie chirurgicale,** par voie rachidienne (injections sous-arachnoïdiennes de cocaïne), par TUFFIER, prof. agr. à la Faculté de Paris, chir. des hôp.
25. **L'Asepsie opératoire,** par MM. PIERRE DELBET, prof. agr. à la Faculté de Paris, chir. des hôp., et LOUIS BIGEARD, chef de clinique chirurgicale adjoint.
26. **Anatomie chirurgicale et médecine opératoire de l'Oreille moyenne,** par BROCA, prof. agr. à la Faculté de Paris, chir. des hôp.
27. **Traitements modernes de l'hypertrophie de la prostate,** par E. DESNOS.
28. **La Gastro-entérostomie** (Indications, Procédés d'investigation et procédés opératoires, Résultats), par les professeurs ROUX et BOURGET (de Lausanne).
29. **Les Ponctions rachidiennes accidentelles et les complications des plaies pénétrantes du rachis,** par E. MATHIEU, directeur du Val-de-Grâce.
30. **Le Ganglion lymphatique,** par M. DOMINICI.
31. **Les Leucocytes.** *Technique (Hématologie, cytologie),* par M. le prof. COURMONT et F. MONTAGNARD.
32. **La Médication hémostatique,** par le Dr P. CARNOT, docteur ès sciences.
33. **L'Elongation trophique.** *Cure radicale des maux perforants, ulcères variqueux, etc., par l'élongation des nerfs,* par le Dr A. CHIPAULT, de Paris.
34. **Le Rhumatisme tuberculeux,** par le professeur A. PONCET et M. MAILLAND.
35. **Les Consultations de nourrissons,** par Ch. MAYGRIER, agrégé.
36. **La Médication phosphorée,** par le professeur GILBERT et le Dr POSTERNAK.
37. **Pathogénie et traitement des névroses intestinales,** *en particulier de la « Colite » ou entéro-névrose muco-membraneuse,* par le Dr GASTON LYON.
38. **De l'Enucléation des fibromes utérins,** par Th. TUFFIER, professeur agrégé, chirurgien de l'hôpital Beaujon.
39. **Le Rôle du Sel en Pathologie,** par CH. ACHARD, professeur agrégé, médecin de l'hôpital Tenon.
40. **Le Rôle du Sel en Thérapeutique,** par CH. ACHARD.
41. **Traitement de la Syphilis,** par le professeur GAUCHER.

28   LIBRAIRIE MASSON ET C⁽ⁱ⁾, 120, BOULEVARD St-GERMAIN, PARIS

Annales Médico-Psychologiques

(ORGANE DE LA SOCIÉTÉ MÉDICO-PSYCHOLOGIQUE)

JOURNAL DESTINÉ A RECUEILLIR TOUS LES DOCUMENTS RELATIFS A

L'Aliénation mentale, aux Névroses et à la Médecine légale des Aliénés

Fondateur : Dr **J. BAILLARGER**

RÉDACTEUR EN CHEF : **D^r ANT. RITTI**, Médecin de la Maison Nationale de Charenton

Les Annales Médico-Psychologiques paraissent tous les deux mois par fascic. in-8° d'environ 180 pages

ABONNEMENT ANNUEL : PARIS, **20** fr. — DÉPARTEMENTS. **23** fr. — UNION POSTALE, **25** fr.

REVUE NEUROLOGIQUE

Organe Officiel de la Société de Neurologie de Paris

PUBLIÉE SOUS LA DIRECTION DE

E. BRISSAUD	P. MARIE
Professeur à la Faculté de Médecine	Professeur agrégé à la Faculté
Médecin des hôpitaux de Paris.	Médecin des hôpitaux de Paris.

Secrétaire de la Rédaction : Dr Henry MEIGE

La Revue Neurologique parait le 15 et le 30 de chaque mois dans le format gr. in-8° et forme, chaque année, un volume d'environ 1200 pages avec figures dans le texte.

ABONNEMENT ANNUEL : PARIS ET DÉPARTEMENTS. **30** fr. — UNION POSTALE. **32** fr.

Nouvelle Iconographie
de la Salpêtrière

J.-M. CHARCOT

GILLES DE LA TOURETTE, PAUL RICHER, ALBERT LONDE

Recueil de Travaux originaux consacrés à l'Iconographie médicale et artistique

PUBLIÉ SOUS LE PATRONAGE SCIENTIFIQUE DE :

F. RAYMOND, A. JOFFROY, A. FOURNIER et de la SOCIÉTÉ DE NEUROLOGIE DE PARIS

Direction : Paul RICHER — Rédaction : Henry MEIGE

Abonnement annuel: Paris, **25** fr. Départements, **27** fr. Union postale, **28** fr.

La Revue Neurologique et la Nouvelle Iconographie de la Salpêtrière sont les deux seules publications françaises qui s'occupent exclusivement des maladies du système nerveux. Elles se complètent l'une par l'autre : la première, sous la direction des créateurs de cette science en France, donnant l'ensemble de tout ce qui paraît en Neurologie ; la seconde, choisissant dans les affections neuropathologiques les cas les plus intéressants et les plus typiques pour les décrire et les fixer par l'image, doublant ainsi l'utilité scientifique d'un intérêt artistique.

Archives de Médecine des Enfants

PUBLIÉES PAR MM.

J. COMBY	O. LANNELONGUE
Médecin de l'Hôpital des Enfants-Malades.	Professeur, Chirurgien à l'Hôpital des Enfants-Malades.
	A.-B. MARFAN
J. GRANCHER	Agrégé, Médecin de l'Hôpital des Enfants-Malades.
Professeur de Clinique des maladies de l'enfance.	P. MOIZARD
	Médecin de l'Hôpital des Enfants-Malades.
V. HUTINEL	A. SEVESTRE
Professeur, Médecin des Enfants-Assistés.	Médecin de l'Hôpital Bretonneau.

Dr **J. COMBY**, Directeur de la Publication.

Les Archives de Médecine des Enfants paraissent le 1er de chaque mois. Elles forment chaque année un volume in-8° d'environ 800 pages.

ABONNEMENT ANNUEL FRANCE (Paris et Départements), **14** fr. — ÉTRANGER (Union postale), **16** fr.

Bulletin de l'Institut Pasteur

REVUES ET ANALYSES

DES TRAVAUX DE MICROBIOLOGIE, MÉDECINE, BIOLOGIE GÉNÉRALE, PHYSIOLOGIE, CHIMIE BIOLOGIQUE

dans leurs rapports avec la BACTÉRIOLOGIE

COMITÉ DE RÉDACTION :

**G. BERTRAND — A. BESREDKA — A. BORREL — C. DELEZENNE
A. MARIE — F. MESNIL**
de l'Institut Pasteur de Paris

Le Bulletin paraît deux fois par mois en fascicules grand in-8°, d'environ 5o pages.
ABONNEMENT ANNUEL : Paris, **22** fr. — Départements et Union Postale. **24** fr.

ANNALES DE L'INSTITUT PASTEUR

(Journal de Microbiologie)

Fondées sous le patronage de **M. PASTEUR**

par **M. E. DUCLAUX**

Membre de l'Institut, Directeur de l'Institut Pasteur, Professeur à la Sorbonne et à l'Institut agronomique

Comité de rédaction : MM. les Docteurs **CALMETTE, CHAMBERLAND, GRANCHER, LAVERAN, METCHNIKOFF, NOCARD, ROUX** et **VAILLARD.**

Les **Annales** paraissent tous les mois dans le format grand in-8°, avec planches et figures.

ABONNEMENT ANNUEL : Paris, **18** fr. — Départements, **20** fr. — Union postale, **20** fr.

Archives de Médecine Expérimentale
et d'Anatomie pathologique

Fondées par **J.-M. CHARCOT**

Publiées par MM. **GRANCHER, JOFFROY, LÉPINE**

Secrétaires de la rédaction : **CH. ACHARD, R. WURTZ**

Les **Archives** paraissent tous les 2 mois et forment chaque année un fort volume grand in-8°, avec planches hors texte en noir et en couleurs.

ABONNEMENT ANNUEL : Paris, **24** fr. — Départements, **25** fr. — Union postale, **26** fr.

Revue de Gynécologie
ET DE
Chirurgie Abdominale

DIRECTEUR
S. POZZI

Professeur de clinique gynécologique à la Faculté de Médecine de Paris
Chirurgien de l'hôpital Broca, Membre de l'Académie de Médecine
Secrétaire de la Rédaction : **F. JAYLE**

La **Revue** paraît tous les deux mois en fascicules très grand in-8° de 160 à 200 pages, avec figures et planches en noir et en couleurs.
Abonnement annuel : France (Paris et départements), **28** fr. Étranger (Union postale), **30** fr.

Annales de Dermatologie ✴ ✴ ✴ ✴ ✴ ✴

✴ ✴ ✴ ✴ ✴ ✴ ✴ ✴ ✴ et de Syphiligraphie

PUBLIÉES PAR MM.

**ERNEST BESNIER, A. DOYON, L. BROCQ, R. DU CASTEL,
A. FOURNIER, H. HALLOPEAU, G. THIBIERGE, W. DUBREUILH**

Directeur de la publication : Dʳ G. THIBIERGE

ABONNEMENT ANNUEL : Paris. . . **30** fr. — Départements et Union postale. . . **32** fr.

BULLETIN DE LA SOCIÉTÉ FRANÇAISE
DE
Dermatologie et de Syphiligraphie

ABONNEMENT ANNUEL : Paris et Départements, **12** fr. — Union postale, **14** fr.
Nota : Les abonnés aux *Annales de Dermatologie* ont droit à recevoir cette publication aux
conditions suivantes : Paris et Départements, **6** fr. — Union postale, **7** fr.

Revue d'Hygiène et de Police Sanitaire

Organe de la Société de Médecine publique et de Génie sanitaire

FONDÉE PAR **E. VALLIN**

PARAISSANT TOUS LES MOIS SOUS LA DIRECTION DE

A.-J. MARTIN
Inspecteur général de l'Assainissement de la Ville de Paris,
Membre du Comité consultatif d'Hygiène de France.

ABONNEMENT ANNUEL : Paris, **20** fr. — Départements, **22** fr. — Union postale, **23** fr.

Archives d'Anatomie microscopique

FONDÉES PAR

E.-G. BALBIANI   ET   **L. RANVIER**

PUBLIÉES PAR

L. RANVIER   ET   **L.-F. HENNEGUY**
Professeur d'Anatomie générale   Professeur d'Embryogénie comparée
au Collège de France.   au Collège de France.

Les **Archives d'Anatomie microscopique** *paraissent par fascicules in-8° d'environ
150 pages. Quatre fascicules, paraissant à des époques indéterminées, correspondent à
un volume dont l'abonnement est au prix unique de* **50** *francs.*

MATÉRIAUX POUR L'HISTOIRE DE L'HOMME
REVUE D'ANTHROPOLOGIE, REVUE D'ETHNOGRAPHIE RÉUNIS

L'ANTHROPOLOGIE

Paraissant tous les deux mois

RÉDACTEURS EN CHEF :
MM. BOULE ET VERNEAU

PRINCIPAUX COLLABORATEURS :

MM. D'ACY, BOULE, CARTAILHAC, COLLIGNON, DENIKER, HAMY, LALOY, MONTANO
Mⁱˢ DE NADAILLAC, PIETTE, SALOMON RÉINACH,
PRINCE ROLAND BONAPARTE, TOPINARD, VERNEAU, VOLKOV

Un an : Paris, **25** fr.; Départements, **27** fr.; Union postale, **28** fr.

REVUE D'ORTHOPÉDIE

PARAISSANT TOUS LES DEUX MOIS

SOUS LA DIRECTION DE

M. le Pr KIRMISSON

Avec la collaboration de MM.

O. LANNELONGUE,   A. PONCET,   PIÉCHAUD et PHOCAS

Secrétaire de la Rédaction : Dr GRISÉL, chef de clinique à l'hôpital Trousseau.

La Revue d'Orthopédie paraît tous les deux mois, par fascicules grand in-8°, illustrés de nombreuses figures dans le texte et de *planches hors texte*, et forme chaque année un volume d'environ 5oo pages.

ABONNEMENT ANNUEL : PARIS, **15** fr. — DÉPARTEMENTS, **17** fr. — UNION POSTALE, **18** fr.

Annales des Maladies de l'Oreille et du Larynx
du Nez et du Pharynx

DIRECTEURS :

M. LERMOYEZ | **P. SEBILEAU**
Médecin de l'Hôpital Saint-Antoine. | Professeur agrégé, chirurgien des hôpitaux.

E. LOMBARD
Oto-Rhino-Laryngologiste des Hôpitaux.

SECRÉTAIRES DE LA RÉDACTION : **H. BOURGEOIS** ET **H. CABOCHE**

Les Annales des Maladies de l'Oreille et du Larynx paraissent tous les mois, et forment chaque année un volume in-8°, avec figures dans le texte.

ABONNEMENT ANNUEL : PARIS, **12** fr. — DÉPARTEMENTS, **14** fr. — UNION POSTALE, **15** fr.

REVUE DE LA TUBERCULOSE
Paraissant tous les deux mois

SOUS LA DIRECTION DE MM.

CH. BOUCHARD, Président de l'Œuvre de la Tuberculose

Comité de Rédaction : MM.

ARLOING, BROUARDEL, CHAUVEAU, CORNIL, A. FOURNIER, J. GRANCHER. LANNELONGUE, F. RAYMOND, CH. RICHET, KELSCH, L. LANDOUZY

Rédacteur en chef : Dr Henri CLAUDE
Professeur agrégé à la Faculté de Paris, Médecin des hôpitaux.

Secrétaire de la Rédaction : Dr G. VILLARET

ABONNEMENT ANNUEL : Paris **12** fr. — Départements, **14** fr. — Union postale, **15** fr.

Journal de Physiologie
et de Pathologie Générale

PUBLIÉ PAR MM.

BOUCHARD et CHAUVEAU

Comité de Rédaction : MM. J. COURMONT, E. GLEY, P. TEISSIER

Le *Journal de Physiologie et de Pathologie Générale* paraît tous les deux mois dans le format grand in-8, avec planches hors texte et figures dans le texte. Outre les mémoires originaux, chaque numéro contient un *index bibliographique* de 30 ou 40 pages comprenant l'analyse des travaux français et étrangers.

Abonnement annuel : PARIS ET DÉPARTEMENTS, **35** fr. — UNION POSTALE, **40** fr.

32   LIBRAIRIE MASSON ET Cie, 120, BOULEVARD St-GERMAIN, PARIS

LA
PRESSE MÉDICALE

JOURNAL BI-HEBDOMADAIRE

Paraissant le Mercredi et le Samedi

Par numéros de 16 pages, grand format, avec de nombreuses figures noires

Rédaction :

E. DE LAVARENNE, DIRECTEUR

Secrétariat :

P. DESFOSSES — J. DUMONT — R. ROMME

Direction scientifique :

F. DE LAPERSONNE Professeur de clinique ophtalmologique de l'Hôtel-Dieu.	**L. LANDOUZY** Professeur de clinique médicale à l'hôpital Laënnec, Membre de l'Acad. de médecine	**H. ROGER** Professeur de Pathologie expé- rimentale à la Faculté de Paris. Méd. de l'hôpital d'Aubervilliers.
E. BONNAIRE Professeur agrégé, Accouch. de l'hôp. Lariboisière.	**M. LETULLE** Professeur agrégé, Médecin de l'hôpital Boucicaut.	**M. LERMOYEZ** Médecin de l'hôpital Saint-Antoine.
E. DE LAVARENNE Médecin des eaux de Luchon.	**J.-L. FAURE** Professeur agrégé, Chirurgien de l'hôpital Hérold.	**F. JAYLE** Chef de clin. gyn. à l'hôp. Broca, **Secrétaire de la Direction.**

ABONNEMENTS :

Paris et Départements. . . . . **10** fr. | Union postale. . . . . . . **15** fr.

Les Abonnements partent du commencement de chaque mois.

Le Numéro : Paris, 10 centimes. Départements et Étranger, 15 centimes.

BULLETIN DE L'ACADÉMIE DE MÉDECINE

PUBLIÉ PAR MM.

S. JACCOUD, Secrétaire perpétuel et **A. MOTET**, Secrétaire annuel

Abonnement annuel : PARIS, **15** fr. — DÉPARTEMENTS, **18** fr. — UNION POSTALE, **20** fr.

COMPTES RENDUS HEBDOMADAIRES DES SÉANCES
DE LA SOCIÉTÉ DE BIOLOGIE

Abonnement annuel : PARIS ET DÉPARTEMENTS, **25** fr. — ÉTRANGER, **28** fr.

Bulletins et Mémoires de la Société de Chirurgie de Paris

Publiés chaque semaine par les soins des Secrétaires de la Société

Abonnement annuel : PARIS, **18** fr. — DÉPARTEMENTS, **25** fr. — UNION POSTALE, **28** fr.

Bulletins et Mémoires de la Société Médicale

DES HOPITAUX DE PARIS

Abonnement annuel : PARIS ET DÉPARTEMENTS, **12** fr. — UNION POSTALE, **15** fr.

55223. — Imprimerie LAHURE, 9, rue de Fleurus, Paris.

A LA MÊME LIBRAIRIE

Traité de Gynécologie Clinique et opératoire, par Samuel Pozzi, professeur à la Faculté de Paris, membre de l'Académie de médecine, chirurgien de l'hôpital Broca. 4ᵉ *édition entièrement refondue*, avec la collaboration de F. Jayle, chef de clinique à la Faculté de Paris.

Tome I. — 1 vol. gr. in-8, de xx-768 pages avec 526 figures dans le texte, relié toile anglaise....................... .... 20 fr.
Tome II (*Sous presse*).

Traité de Chirurgie publié sous la direction de MM. les Prs Simon Duplay et Paul Reclus, par MM. Berger — Broca — Pierre Delbet — Delens — Demoulin — J.-L. Faure — Forgue — Gérard-Marchant — Hartmann — Heydenreich — Jalaguier — Kirmisson — Lagrange — Lejars — Michaux — Nélaton — Peyrot — Poncet — Quénu — Ricard — Rieffel — Segond — Tuffier - Walther. 2ᵉ *édition entièrement refondue*. 8 forts vol. gr. in-8 avec nombreuses figures dans le texte................................ .... 150 fr.

Traité de Technique opératoire, par Ch. Monod, professeur agrégé à la Faculté de Paris, Membre de l'Académie de médecine, et J. Vanverts, chef de clinique à la Faculté de médecine de Lille. 2 forts vol. gr. in-8, formant ensemble 1960 pages et illustrés de 1908 figures dans le texte.. 40 fr..

Traité de Chirurgie d'urgence, par Félix Lejars, professeur agrégé, chirurgien de l'hôpital Tenon. 4ᵉ *édition revue et augmentée*, 820 fig. en noir et en couleurs (dont 478 dessinées par le Dr E. Daleine, et 167 photographies originales), et 16 planches hors texte en couleurs. 1 vol. grand in-8, de 1046 pages. Relié toile.......... .... 30 fr.

Précis de Manuel opératoire, par L.-H. Farabeuf, professeur à la Faculté de Paris. 1 vol. in-8, avec 799 figures.................... 16 fr.

Les Fractures des Os longs. Leur traitement pratique, par les Drs J. Hennequin, membre de la Société de Chirurgie, et Robert Loewy, ancien interne des hôpitaux. 1 vol. in-8, avec 215 figures dans le texte, dont 25 planches représentant 222 radiographies originales... .... 16 fr.

Petite Chirurgie pratique, par les Drs Th. Tuffier, professeur agrégé à la Faculté de Paris, chirurgien de l'hôpital Beaujon et P. Desfosses, ancien interne des hôpitaux de Paris. 1 vol. in-8, de 528 pages, avec 307 fig., cartonné à l'anglaise.................................... ..... 10 fr.

Précis de Technique opératoire, par les prosecteurs de la faculté de médecine de paris, avec introduction par le professeur Paul Berger.
Le *Précis de Technique opératoire* est divisé en 7 volumes.
Tête et cou, par Ch. Lenormant. — Thorax et membre supérieur, par A. Schwartz. — Abdomen, par M. Guibé. — Appareil urinaire et appareil génital de l'homme, par Pierre Duval. — Pratique courante et Chirurgie d'urgence, par Victor Veau. — Membre inférieur, par Georges Labey. — Appareil génital de la femme, par R. Proust.
Chaque vol., cart. toile anglaise et illustré d'environ 200 figures..... 4 fr. 50

Leçons de Clinique et de Technique chirurgicales (Charité, Hôtel-Dieu, 1899-1904), par J.-L. Faure, professeur agrégé à la Faculté de médecine de Paris, chirurgien des hôpitaux. 1 vol. grand in-8, avec figures dans le texte............................ .... 6 fr.

3759-05. — Corbeil. Imprimerie Éd. Crété.

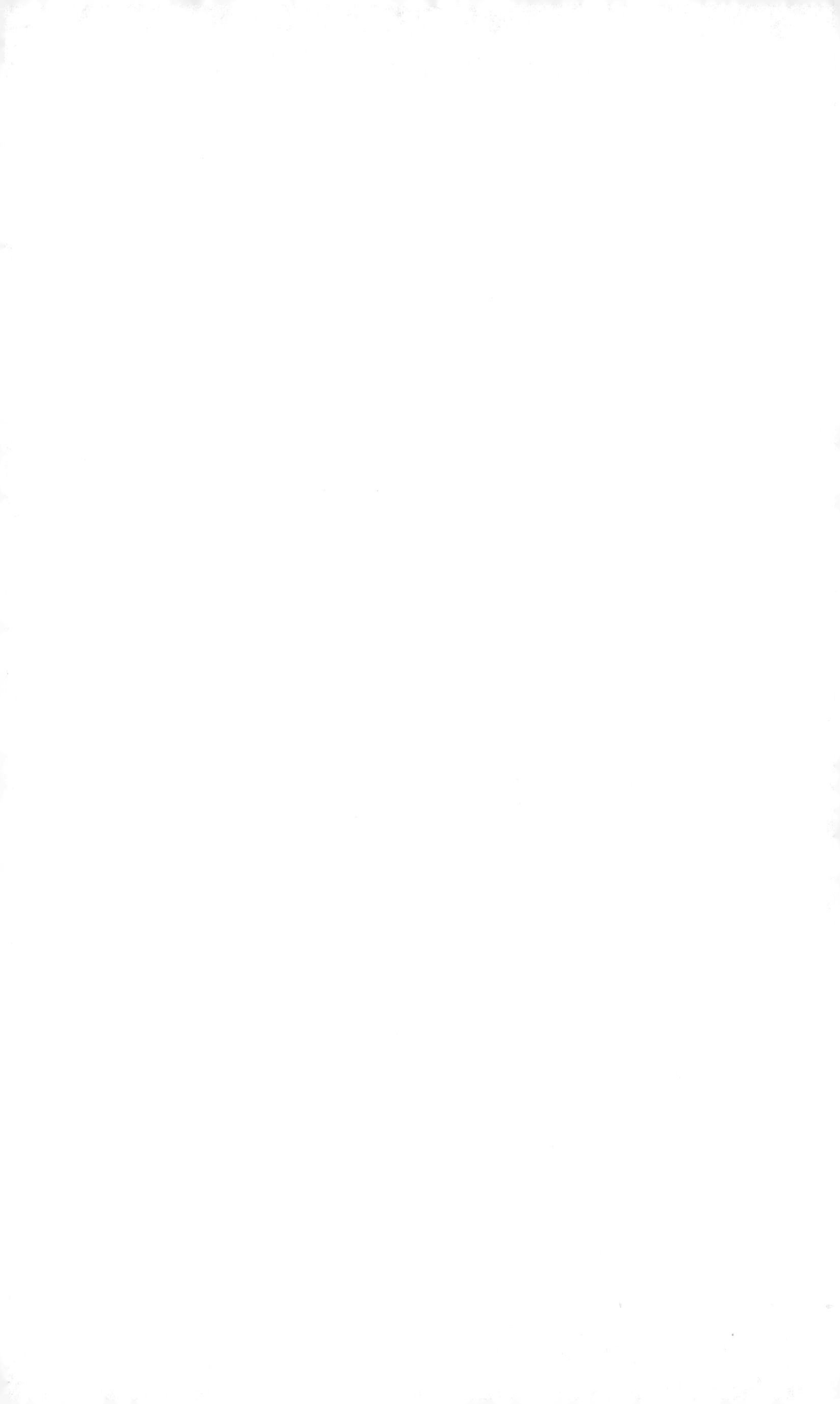

www.ingramcontent.com/pod-product-compliance
Lightning Source LLC
LaVergne TN
LVHW010102070726
842525LV00017B/46